思考中藥

講活中藥五行，
玩味經方哲學，落實於日常養生，
宛如短篇小說的中藥通俗演義。

二〇〇種常用中藥性格演義、
活說中醫用藥韜略。

審定、作序——楊世敏 明医中醫診所院長

唐略

《思考中藥》敘述通俗靈動，以方劑和藥材為核心，演繹中醫的基礎理論和治病的方法。它不是硬邦邦的專業教科書，而是給一般對中國文化、中醫感興趣、會走訪蔘藥行民眾的通俗讀物，內容饒富趣味而生活化，讀完同時會對中醫天地人的思維有所領略。

——中華民國中醫師公會全國聯合會榮譽理事長、中國醫藥大學中醫學院院長　孫茂峰

《思考中藥》打破中藥教科書嚴肅的教學模式，以淺顯生動的文字來敘述中藥材在天地自然環境下的特質，五行屬性如何轉化為臨床治病的藥性，以及各個藥材在方劑中扮演的角色。作者引領讀者從整體思維下去體會、去深入中醫，讓初學者擺脫見樹不見林的困境，也讓專業中醫師有更寬廣的思考方向，實屬難得的好書。

——中醫經方大師倪海廈指定傳人、陽氣中醫院院長　李宗恩

本書作者對中藥有全面及深入的了解，以五行為基礎，將中藥以物類比，以經典的記載為基礎，不斷推敲琢磨，並於臨床應用中實際驗證；以生動的語言敘說中藥的藥性及功能，突破傳統制式的解說方式，讓中藥更加靈活地進入生活中，也讓學習中藥者有不同角度的理解，並能更有趣地學習中藥！

——全真中醫醫療體系總院長　褚柏菁

對於中藥的「氣、味、象、神」都有深度的描述及說明，讓初學者對中藥之性味歸經及作用，能有更深一層的了解；對進階者或醫師來說，處方的組合上能更靈活的運用。

——俏女巫的草藥秘方

一本帶您進入中醫藥精華的好書

每當我受邀到一個新的場合、新的單位，去做中醫養生概念的演講時，我總會問聽眾們以下的問題……

問①　您的周遭親友當中，有沒有人罹患了某些疑難重症被西醫宣布無效以後，卻找到中醫快速調治好疾病的狀況的？有聽過嗎？

（通常都回答：有）

問②　那您覺得這些近似奇蹟的案例，是如何達成的？

（回答有：針灸、蹻按、把脈、祖傳祕方……等等）

最後，我都會自問自答地說：

「中醫最精華中的精華，能幫無助的病人在山窮水盡疑無路的困境中，找到柳暗花明的可能的，不是針灸，不是把脈，不是中藥，而是中醫的思考！」

立足在實證療效上的中醫思維邏輯！

是的，只有在中醫特有的整體思維下，中醫的優勢才能不斷地重複出現在實際的臨床療效上；這樣的成果，不僅僅是幾千年來漢人祖先在醫療上的經驗累積，更是祖先們在生死成敗的病案中，所扒梳出來的活命理路，而這些對疾病的觀察與治療軌則，就被記載在歷代經典中，舉凡：《黃帝內經》、《難經》、《中藏經》、《傷寒論》、《金匱要略》，乃至明清溫病學派的歷代名家著作。

這些名醫著作，乍看像是立論不同：或者強調攻下、或者強調滋補、或滋陰、或溫陽……

然而他們腦中思維運作的基本程式是大致相同的。它包括天人合一的思想，以及具形具像的人體內在臟象理論、經絡學說、氣血津液，乃至對外在時空的定性定量抽象描述（五運六氣的推算）；最後在內外環境共振下，去找到可以達到內外「動態平衡」的方法：包括導引、蹻按、針灸、飲食、藥物等，這些方法也各別被定性、定位在這個看似簡單粗略，卻又綿密複雜的生理病理網中。

生活中的中醫藥，處處有用心有深情

就如同本書的書名《思考中藥》所明示的，中藥在人體的運用，絕對不單是老祖先們嘗試錯誤與修正經驗的累積，而是以中醫思維模式為根底，去詮釋每味藥在人體所產生的效用，並將相關藥品，像工作團隊般地組織成一個方，使1＋1發揮遠大於2的效果。

而本書的作者，便是以「五行」的思考來做為認識中藥藥理的基本模式，將中藥的紛雜屬性，綱舉目張地用「木、火、土、金、水」的屬性將中藥分類，再由這五種類似的屬性，從生活中去觀察感受，在臨床運用上小心翼翼地用心驗證，並從中不斷精益求精地取捨，並與經典上的記載不斷地比對磨合並推廣使用；使中藥的功效，能從生活中感性的認知，進而結合經典裏的理性認知，終而匯入人們生命的起落中。「既有情，亦有智」，是本書作者帶領讀者大眾進入「生活中醫」的一種境界。

既是科普的書，更是中醫系學生必備的素養

中醫教育體制下的學生，雖然接受現代科學教育的薰陶，但講科學難免要有數據，也就離不開成份分析，但是分析到最後就容易掉入見樹不見林的誤區，就中藥而言，就容易掉入主要有效成分的指標限制，而忽略其他次要，甚至微量元素的觸媒轉換作用，所以，反而無法精準而全面的掌握中藥藥效。

以往中醫學徒的生活，其實就是活生生的中醫藥教育，從認藥、摸藥、聞藥、曬藥、炮製、切片，乃

至跟隨師傅到藥市買藥，甚至到深山採藥，這樣的過程，會把中醫藥從業人員的五官（相應於五行的運作），訓練成對萬物極有「感性覺知」的能力，具備這樣的素養，再加上現代科學的雕琢，這樣的中醫藥從業人員才是可以繼往開來的！但是可惜的是，中醫學院的師生大多缺乏這種傳統的養成訓練。

本書的形成，雖然始於網路講堂錄音的文字稿，乍看是為了讓普羅大眾了解中藥的妙用無窮，但，正因為是口語的文字化，細讀此書時，就好像是跟在兩位唐略老師身旁，聽他們如數家珍地認識中藥的奧妙，這多少也填補了學校教育的一部分遺憾！

這是一本好書，不僅適合對中醫藥有興趣的社會大眾，更適合中醫系學生做為方藥的入門書，在此，不僅誠摯地推薦，更期待作者有下一部相關著作。

明医中醫診所　院長　楊世敏

前言

二〇一二年，我開始在清艾軒的網絡講堂講方藥，課程的名稱叫《方藥之道》，蒙聽眾們的熱情，課程的錄音被整理成文字稿，我再加工潤色，成為本書。整個加工整理工作，持續了三年多。

時間是最好的老師，像中醫這樣的學問，更需要時間的積澱。如今再看這個講座，內容已經略顯單薄。畢竟中醫學海無涯，方藥妙用無窮，古聖先賢積累下來的經驗還有待我們長期不斷地學習、領悟，本書也無法窮盡這些知識，但作為學習中醫方藥的入門之書，讓大家樹立中國傳統學問的思維方式和認知方式，這本書還是綽綽有餘的。有了這個基礎，我們再去接受古人講的東西，就勢如破竹了。所以，和出版社商議，決定把本書的書名定為《思考中藥》。

有人說：「胸中有萬卷書，筆底無半點塵者，始可著書。可見著書之難。中醫不到六十歲之後爐火純青，不可著書，否則，必將貽誤後人！」我不敢說自己「胸中有萬卷書」。而且，即使胸中有萬卷書，也是不夠的，還得行萬里路呢！尤其是像中醫這樣的學問，書本中能承載一半，還有一半在無言的實踐中，只能心領神會。著書，歷來聖賢用於傳道受業的，一字不慎，則謬種流傳，誤盡蒼生，所以過去人們是不敢輕言著書的。但在今天這個眾聲喧譁的信息爆炸時代，著書的意義又有所不同。如今，書籍是作者跟讀者交流的媒介。今人讀書，或者說，讀今人的書，已經不可能像古人讀書那樣十遍百遍地字斟句酌了，而往往是一讀而過，取其精華，從中有選擇地獲取自己需要的經驗和啟發，這樣的書，可以源源不斷，多多益善。任何事情都不是固定的，我們要靈活對待，用藥如此，寫書也如此。

這本書，源於講習。講習自古就是治學過程中不可或缺的一個環節，通過講習可以操練思維，交流思想，使學問不再是尋章摘句式的嚴謹，而是融入自我生命的深情。尤其是中國傳統學問的思維，是更需要這種反覆操練的。

這本書體現了這種操練。首先，在方藥的分類上，我們以五行為依據。五行是中國傳統思維方式的基本模型。儒家典籍《尚書・洪範》降五行列為「洪範九疇」之首，並概括了它們的基本特徵：「水曰潤下，火曰炎上，木曰曲直，金曰從革，土爰稼穡。」還提示了其類比聯想的思維模式：「潤下作咸，炎上作苦，曲直作酸，從革作辛，稼穡作甘。」《五行大義》云：「夫萬物自有體質，聖人象類而制其名……五行為萬物之先，形用資於造化，豈不先立其名，然後明其體用？」人們把萬事萬物按木、火、土、金、水分成五大類，去歸納他們的性質，認識他們的關係，甚至通過取象比類，縱情聯想，大膽猜測，再在反覆的實踐中小心翼翼地驗證，精益求精地取捨。自古以來，人們對中藥的認識，也經歷著這樣一個過程。本書更傾向於讓大家體驗這個認識的過程，而不急於灌輸教條式的藥理藥性。

中國傳統學問的思維方式是中醫的根本，幾千年來，中國人都是這樣思維的，只可惜在西方思維的影響下，這種思維已經邊緣化了，甚至被人嘲笑。所以，在當今，我這本書中的很多內容也會被人不認可。不認可不要緊，只因為思維方式不同，君子可以求同存異，也可以和而不同。感謝清艾軒整理小組的朋友，他們來自各行各業，懷著對中醫的熱愛，通過網路集結在一起，每天抽出寶貴的時間進行錄音翻錄，五分鐘的錄音通常需要一個小時才能翻錄完成，這是一項艱巨的工作。尤其是要感謝方海平、沈敏玲、高尚、董捷、張萌、蔡曉秋、陳林炎等朋友，他們還承擔了後期編輯整理工作。有這麼多志同道合的朋友的協助，我心裡感到溫暖。

唐略，二〇一六年秋於北京。

目錄

第六章 白殭蠶與祛風息風類藥……107

第三卷 桂之屬—火部方藥

第四章 肉桂

第四章 其他甘寒藥

第八章 養陰類動物藥

第六卷　朮之屬——土部方藥

第一卷

方藥導論

第一章

「方藥之道」題解

大家好，從今天開始，我們一起來學習中藥。

本章的名稱，本來是想叫「中藥學」，但考慮到講中藥就離不開方劑，講方劑又會講到藥物，方劑和藥物沒法分開，所以改為「方藥之道」。

「一以貫之」的學問

西方的學問喜歡把一個東西分割開來講，於是有了一個一個的科，一個一個的學，分科而學，就是科學。可能當初東方人把 science 一詞翻譯成「科學」時，就注意到了它「分科而學」的特徵。中國傳統學問不是這樣的，它講究「一以貫之」。這跟「分科而學」恰好相反。

有的學問可以分科而學，有的卻不可以。比如設計一個很大的機器，我們可以把它分成幾個部分，每個組負責完成一個部件，最後由總工程師把它拼裝起來，就大功告成了。製造機器可以分工，然後組裝的。而那些靈動的、有機的、圓融的東西則不然。比如人體，人體可以組裝嗎？腦袋卸下來了可以重新安上去麼？器官移植，還能有原裝的那樣好嗎？不可能的。

面對這樣一個靈動的、有機的、圓融的人體，就需要一門靈動的、有機的、圓融的醫學。到目前為止，只有中醫達到了這個境界，其他醫學仍在發展之中。所以，其他醫學可以分科而學，中醫不能。

現在的大學裡，中藥學和方劑學是分開講的，先講中藥學，然後再講方劑學。二者割裂了，講中藥的時候光講中藥什麼性質，講方劑的時候又講某個方是什麼方義，同時也不得不講一些藥性，何不放到一塊講呢？

「受師不卒」的弊端

更要命的是，如果這兩門課程分屬兩位老師講，他們用藥風格不一樣，甚至治療思想不一樣，學生就會感到無所適從。

人體是不能割裂的，中醫也不能割裂，把中醫分解成中藥學、方劑學、中醫基礎理論、內科學、外科學這些學科，由不同的老師來講，一個老師是一個老師的思維方式，一個老師是一個老師的體系。學生學到最後，無所適從，會看病才怪呢！

前不久有一位初學中醫的人來拜訪我，他說他參訪了很多的名師、高人。我對此毫不以為然，因為一個名師講一套，一個高人講一點，你聽到的只不過是一些浮光掠影的碎片。針對這種狀況，《黃帝內經》提到過四個字，叫「受師不卒」，就是你在一個老師門下，沒有學到底，這是學不好中醫的。必須善始善終，把這個老師所有的東西完完整整地學來。接下來，你可以去參訪名師，取長補短，這樣才能有所成。你一開始還不懂什麼，就去參訪名師，沒有跟他們交流對話的基礎，張三老師說向東你就向東，李四老師說向西你就向西，最後你就失去了方向。

「方藥之道」的講法

方不離藥，藥不離方，方和藥又不離醫理，不離臨床，必須放在一起講。現在我們要講方藥，也不會離開醫理，不會離開臨床，而是以方劑和藥物為核心，演繹中醫的基礎理論和治病的方法。因此，我們講一遍方藥，也等於又從方藥的角度，演繹了一遍中醫的基礎理論，一以貫之，這就上升到了道的高度。所以，我們稱之為「方藥之道」，而不是把它僅僅局限於一個學科。

第二章

中藥為什麼能治病

不要割裂中藥的整體性

何謂「中藥」？

認識中藥為什麼能治病，首先我們要排除一個錯誤的觀念：就是認為中藥裡含有某種物質，某種物質對某種病有什麼作用，某種物質對某種病菌有什麼抑制作用，或者說能夠給人補什麼東西。

如果有這種觀念，那麼你就不是在講中藥，或者說就不是在用中藥，你就是在用西藥的觀點來看待中藥了。何謂中藥？在中醫思想的指導下所開的藥，謂之中藥。黃連、杜仲、石膏、龜版，從物質形態上講，只不過是樹皮草根、土石枯骨而已，中醫思想發現它們的作用，賦予它們以靈魂，它們才成為中藥。

不要用分析的方法割裂中藥的整體性

一說藥裡面含有某種物質，那你就把這個藥給割裂了。比如說黃連，有人研究說黃連之所以有清火的作用，就是因為它含有黃連素。於是大家把黃連素提取出來，用來治療這個病，還真的有用，但用久了，人體產生抗藥性，沒有用了。回過頭來用黃連，卻依然有用。

青蒿也是一樣。青蒿截瘧，治療很多瘧疾，青蒿是必不可少的一味藥。後來有人說青蒿裡面有青蒿素，青蒿素對瘧疾有很好的抑制作用，於是把青蒿素提取出來，剛用也還是有效，但是用久了，沒效了。怎麼辦？

繼續用青蒿，依然有效。可見青蒿跟青蒿素是兩回事。

這就好比一個人家興旺發達，你不能說這是因為他家某一個人的功勞。其實，功勞是大家齊心協力取得的，全家人都在發揮作用，各有其功勞，不要割裂地看。某一個人哪怕再有本事，你把他從這個家裡獨立出來，他就什麼都不是了。

從物質分析的角度看，一味中藥裡含有許許多多種物質，它們就像一家人，永遠在一起，共同發揮作用，不可割裂。黃連就是整個黃連在發揮作用，青蒿就是整個青蒿在發揮作用，而不是其中含有的某種物質。這個作用是怎麼發揮的呢？咱們如果用微觀理論分析其物質組成、化學性質，將永遠分析不到盡頭。

所以，我們用中國傳統學問獨有的分析方法，首先講四氣五味。

中藥的四氣五味

中藥，它是天地所生的。我們中國的傳統學問，視野非常遼闊，看任何一個東西，首先都要想到天、地、人。中藥生在天地之間，天生四氣，地生五味。四氣，就是一年四季、寒熱溫涼，這是天賦予的；五味，就是酸苦甘辛鹹，這是地賦予的。每一味藥的稟賦都不一樣。

人得天地之全，藥得天地之偏

你說天地偏不偏心？天地是非常偏心的，它在四氣五味上給每一種動物、植物、礦物，都只給一部分。比如說，給了石膏、黃連寒性，給了附子、乾薑熱性，給了山萸肉溫性，給了白芍酸味，給了黃連苦味……

有人要說，五味子不是酸苦甘辛鹹都有嗎？但這種情形較少。而且，五味都具備了，它在四氣上必有所偏，五味子是溫性的。

很多藥，比如很多植物藥，它是春天生，秋天就枯了，還有的藥冬至時發芽，到夏至的時候就枯死了，一年四季它都沒有走完；有的藥只能生在南方，有的藥只能長在北方，東西南北都沒有走遍。其性之偏，顯而易見。

只有人是天地之靈，得天地賦予之大全。人的壽命是很長的，他要歷經許多個春夏秋冬；人的適應性也強，可以東南西北到處跑，所以人身上是四氣五味都有，稟賦很全。正因為如此，人才能成為人，跟動物有著本質的區別。咱們千萬不要說，人也是動物。人有動物的屬性，但人絕不是動物。人在人道，動物是在畜生道，畜生道屬於三惡道，人道比畜生道的層次要高，人身難得啊！人是天地的驕子，自然的寵兒，天地對人是很照顧的，所以，天地會生出很多的物來養人。人生病了，身體裡四氣五味的平衡狀態被打破，有所偏了，這時，就可以用中藥的四氣五味來給人體補偏救弊。這是四氣五味的第一重含義。

四氣五味各有作用

第二重含義，四氣五味都有各自的作用：

如果人體過於寒，就要用溫藥或者熱藥來溫暖他；如果身體過於熱，那麼就要用涼藥來涼他，甚至要用寒藥去他的大熱。這就叫「寒者熱之，熱者寒之」。

五味作用，主要是：辛散，鹹軟，酸收，甘緩，苦燥。

氣味也有厚薄之分，我們可以概括為：「氣薄則發泄，氣厚則發熱，味薄則通，味厚則泄。」

這是一些基本的原則，就像數學裡的定理、公理一樣。我先不做過多解釋，大家先記住。以後我們在具體講解每一味藥的時候會經常用到這些原則，並加深對它們的認識。

中藥的其他自然屬性

四氣五味是理解藥物的主要途徑，也是大家非常重視的。中藥不僅僅是四氣五味，還有許許多多的自然屬性需要我們去觀察，古人說「仰觀俯察」，仰觀是在觀天，俯察是在察地，如此去體悟自然萬物的性質，這是非常宏闊的視野，也是非常有趣的過程。

下面以幾味中藥為例，來說明不同藥的自然屬性。

麻黃與蔥管的異同

比如麻黃，從四氣五味上講，它是一味辛溫的藥。氣溫味辛。辛，就能散邪；溫，就能散寒。這就具備發汗的作用了。但辛溫的藥有很多，為什麼麻黃發汗的作用比較大？這是因為麻黃又有它其他的特徵，我們看它的形狀：麻黃是一種草，綠色的，細管狀，中間是空的，有節。中間空，就能通氣，能通毛孔。很細，它就能開細孔，也就是開毛孔。

我們再想，氣味辛溫，同時又中空的還有什麼？還有蔥啊。但蔥管比麻黃要粗一些。這意味著蔥也能發汗，但蔥發汗的力度比麻黃要弱一些。因為它粗，所以它對毛孔的作用比較小，而對鼻孔的作用相對大一些。因為蔥管的粗細更接近鼻孔。所以，風寒感冒的鼻塞，經常用蔥豉湯，喝下去後，微微出點汗，鼻子馬上就通了。蔥豉湯的組成非常簡單，而且是廚房常備菜——小蔥和豆豉，都不用跑藥店了。

觀鳴蟬則知蟬蛻妙用

再比如，蟬蛻，就是知了蛻下來的那層皮。書中講，它氣味甘寒，能散風熱。

它為什麼甘寒？因為長在土裡。我們看過法布爾的《昆蟲記》，其中講蟬，「四年地下的苦功，換來四個月枝頭上的歌唱。」蟬的幼蟲，至少要在土裡生存四年。土裡，冬天不會太冷，夏天也不會太熱，溫度比較均衡，土是平性的，能容納萬物。火性再大的東西，到了土裡，時間久了，火性就去掉了。很多用火制過的藥，如炒白朮，炒蒼朮，炒完以後，要把它攤在地上，至少要攤一個晚上。因為你炒過了，有火性了，如果不經處理，直接使用，火熱之性就能傷人。攤在地上，就是用土來收掉火性。蟬生存在土裡時間長，也就被收掉了火性，所以它是偏涼的，從這裡我們可以知道，它是一味甘寒的藥。

為什麼會甘呢？也是因為它在土裡，土味就是甘的，它與土同氣相求，也跟著味甘。為什麼它又能散呢？因為它是動物的皮，皮在表，在表就主透散人體在表之邪。它能散風熱，還能透疹，疹子也是邪在體表啊。所以從這些自然屬性上，我們就可以聯想出這味藥的氣味、作用，不用去死記硬背。

我們繼續聯想，蟬蛻還能幹嘛？它還能退翳障，人年齡大了，會感覺眼睛模糊了，這往往是有翳障。常在辨證論治的基礎上，方中再加一味蟬蛻，效果會非常好。為什麼呢？蟬是蛻皮的，蟬蛻下來的皮又能使人體眼睛上的那一層翳障，像蟬蛻皮那樣蛻掉，重新擁有閃亮的眼睛。

蟬蛻還可以治療皮膚病。皮膚病當然也要辨證論治，在療程的中後期，往往方中加一味蟬蛻，其意也就是使身上這一層皮膚病能夠像蟬蛻皮一樣蛻掉，甩開。

咱們這裡用的是一種詩意的說法，似乎很荒謬，但自然界的微妙往往要通過這種詩意的思維去把握。

還有，蟬在夏天叫得很歡，聲音很大，所以，嗓子啞了可以用蟬蛻，它能亮嗓子。在給很多歌唱家、教師開方子的時候，可以加一味蟬蛻，他說話的聲音會特別脆，特別亮。如果嗓子沙啞了，咱們在辨證論治的基礎上，加蟬蛻，效果也會非常好。

小孩子晚上老哭，聲音還非常大，吵得四鄰不安，這不也跟知了似的嗎？要治這個，當然也要弄清原因，是寒還是熱，是有食積還是受過驚嚇，方中也常加蟬蛻。

嗓子啞了的，蟬蛻可以使其洪亮；小兒夜啼，嗓子很洪亮，蟬蛻又可以來抑制。一種事物往往有不同的兩方面作用。這些都是古人在觀察蟬蛻的性質的基礎上慢慢摸索出來的。聽起來似乎有點懸，但實際上歷代的醫家都在這麼用，在實踐中不斷得到驗證。屢用屢效，大家才津津樂道；如果屢用無效，早就有人提出異議了。

現在我們的《中藥學》教材一般不按我現在的這種思維來講中藥，僅僅是講它的氣味、歸經、主治，列一大堆。我們則希望是在仰觀俯察，在通曉事物性質的基礎上深入理解這味藥的用法。

朱砂何以鎮心安神？

再舉一個例子：朱砂。朱砂是紅色的，紅得非常好看，現在比較高檔的印泥，就是用天然朱砂做的。色紅入心。同時，它又非常重，我們要是買一斤朱砂，會發現只有一點點，但拿到手裡沉甸甸的。重，就能往下鎮壓。入心且能重鎮，所以它鎮靜安神，小到失眠，大到精神病，都可以用到它。

當然，如果不是非常難治的失眠，請不要用朱砂，一般用磁石就行了。磁石就是吸鐵石，也是重鎮的，而且磁石吸鐵，能收斂人失散的元神。如果是那種久治不愈的失眠，咱們可以用一點朱砂，當然仍不要直接用朱砂，用朱茯神或朱茯苓就行了，也就是用朱砂染過的茯苓或茯神，紅色的。

精神病中的狂症，在辨證用藥中，可以加一點朱砂來使之鎮靜。

此外，朱砂還能鎮宅、辟邪，也是通過它的重鎮的作用。

有的小孩晚上夢多，甚至做惡夢，總是從夢中嚇醒，咱們可以用一些朱砂放到枕頭裡，雖然沒有吃下去，但仍有用。《神農本草經》說，朱砂「久服通神明，不老」，服，並非內服，它有佩戴之義。

當然朱砂入心且能重鎮，吃多了肯定不好，心陽被它鎮壓下去了，人就容易傻傻呆呆的，用我們當地方言說就是犯了「朱砂孬」。孬，就是有點傻。吃多了朱砂，人會變得有點傻，發起脾氣又會很倔很拗。

以形象思維窮究物理，明其實用

物有其性，性有其用。用藥其實就是在體察萬物，在利用萬物的自然屬性。

中國人講的物理，跟西方的物理是不一樣的，中國的物理範圍很廣，也更深奧，更靈動，中醫的用藥必須上升到這個高度。僅僅知道某味藥的性味歸經，功效，跟什麼配伍，治什麼病，這也未免太初級了，沒有上升到仰觀俯察、窮究物理的高度。我們學中醫，一開始就要站在這樣的高度，方能勢如破竹。

上面我們舉了三個例子，來看一味藥的功效。其實這是一個很詩意、很生動形象的理解，它是通過聯想，讓你把這些藥的性質全部掌握。如果是乾巴巴地講蟬蛻能止小兒夜啼，能夠亮嗓子，還能夠退疹，還能夠退眼睛上的那一層翳障，還能治皮膚病，一個一個地去背，這就太難了。現在我根據知了的特點，一層一層地講，就比較容易記住，它還能激發人的聯想，幫助人記住這些藥的性質，而不是去死記硬背，這種生動活潑的聯想可以陶冶人的性情，可以鑄就我們生動、活潑、自然的人格。所以說，學中醫會讓人成為一個很有詩意、很靈動的人。

藥物的行走

光知道一味藥物的作用和性質還不夠，還得明白它的走向。

西方的物理學裡有一個概念叫「向量」，比如力，有大小、有方向。中藥也與此類似。大小就相當於藥物的性質，而方向則意味著這味藥物到人體後會怎麼走、到哪裡去。這就涉及升降浮沉和歸經的問題。

藥性，大家都很重視；但藥的走向大家都不是太重視，或是一到運用的時候就忘了，這大大影響了用藥的效果。

升降浮沉

不同的藥走向不同。有的藥往上升，有的藥往下降；有的藥走五臟，有的藥走四肢；有的走上焦，有的走中焦，有的走下焦……都不同。所以你要根據病位，根據邪氣的出入來選擇用藥。

怎麼把握藥的升降浮沉呢？靠死記硬背當然不行。我們師門從來不要求背任何東西。過去要求背的《藥性賦》、什麼方歌、歌訣，我們從來沒有背過。咱們要去體會。明白了它的道理，這些東西自然就記住了。不明白其中的的道理，死記硬背是沒有用的。

很多藥，藥名本身就體現了升降浮沉。比如升麻，肯定是往上升的；沉香它肯定是往下沉的。沉香就是沉香木，一般的木頭都浮於水，唯獨沉香木，扔到水裡會下沉，用於人體它也會往下沉，它能降氣。

我們必須非常注意中醫裡的藥名、方名、穴位名稱，其中都含有很多密碼，可以去破解。

植物類藥，我們可以看它長在植物哪個部位，以確定其性質和走向。

花葉升散，凡子必降

花和葉是升散的，它們在植物的最表層。花散發出清香，它是散的；葉子上每天蒸發出大量的水分，這也是在散。用於人體也有升散的作用。抓過感冒藥的人應該都知道，一個方子，藥味不多，藥量也不大，但是抓回來卻是一大包，以花和葉居多，質地都是非常輕的，因為要取它的升散之性，來發散掉我們體表的邪氣。花葉升散，但也有例外，比如旋覆花，它不升不散，而是降的。

凡子必降。植物的種子，比如萊菔子、五味子、白芥子、車前子、川楝子等，種子在枝頭成熟了以後，都要掉到地上，才能生根發芽，這就是在往下降。作用於人體，它也有下降的作用。還有比如桃仁、杏仁、柏子仁、酸棗仁，它們不但是種子而且還有很明顯的油性，所以能潤下，潤腸通便。這些種子藥還有一個特點，就是偏溫。沒有溫熱，它哪有力量發芽呢？但也有例外的，比如蔓荊子就是往上升的，而且性涼，它質地輕，可以用於升散頭面之風。

枝走四肢，梗通上下

植物的枝椏就會走人體的四肢。我們可以說，他們同氣相求。比如桂枝、桑枝、紫蘇旁枝，都是走四肢的。像胳膊痛，手指發麻，引經藥可用桑枝，如果因為受寒較深，也可以加桂枝；如果只是因為臨時受了一點寒，用紫蘇旁枝和桑枝就可以了。

梗，就是植物的中間的梗子，也叫主莖。養分要通過莖從根部往上輸送；葉子通過光合作用合成的能量，輸送到根部去儲藏，也要通過莖。所以說，莖是能升能降的。我們經常說的紫蘇梗、藿香梗，在人體內，能通氣、調氣，能升能降，調氣就在這升降之中完成。

根分三部

根部入藥要複雜一點。靠上部的根，主要往上面的植株輸送養分，它偏往上走；靠下部的根鬚，是要往下扎的，它的性質偏往下走，治下焦的病；至於中間的那一截根，就是守中的，治中焦的病。比如當歸，按上中下的部位，可分為當歸頭、當歸身、當歸尾三部分，當歸頭上行而活血，當歸身守中而養血，當歸尾下行而破血。現在大家用根都不是太分明，整個根都放在一塊用了。

當然，現在用蘆和用鬚還是有講究的。

蘆在根的最上方，是植物根和莖的交會處，比如說人參有一個參蘆。蘆是一心向上升的，因為根的養分在蘆這裡往整個植物上輸送，蘆也就具有了很強的上升作用，甚至能夠引發嘔吐。我們在用根部的藥的時候，一般都把蘆去掉。像人參這樣比較珍貴的藥材，我們捨不得扔掉它的蘆，又因為它有很特殊的作用，所以我們就留下來，遇到體質比較虛的人，上焦有邪，你想讓他吐一下，又不敢用那些峻烈的催吐藥，就用參蘆。

根鬚在根的最下方，它使勁往下走，往土裡鑽，所以又有攻破作用。比如甘草，你要是用它來調和諸藥，又不想讓他過於固守中焦，就可以用甘草梢，它會往下走得快一點；再比如小便帶血，小便刺痛，一般也會用甘草梢。甘草梢能走陰莖，走尿道，有清利的作用。

藥物走向的其他判定方法

此外，植物的節則走人體的關節，皮則走人體體表，心則入心，絡則通絡，藤則上行，刺則刺破……這都需要我們格物致知，觀察這味藥的本身。

金石、貝類藥，即金屬、礦物、化石、貝殼之類。這些藥都很重，藥只要重就會往下走，這是它們的基本走向。

還有動物藥，被稱為「血肉有情之品」，它跟人體血肉同氣相求，對人體的作用就會非常明顯，它能峻補不足，搜剔頑邪。人體有虛，用它可以很峻猛地給你補一下。比如說鹿茸，是峻補真陽的；龜版，是大補真陰的。還有鹿筋，保健品店裡買的蛤蚧、鹿鞭等，都是用來峻補人體的。當你需要補的時候可以補，不需要補的時候用了反而會過猶不及。

人體有非常頑固的邪氣時，一般的藥攻不下來，可以用動物藥，尤其是蟲類藥來搜剔。一塊骨頭，啃完了，上面還剩一些碎肉，咱們怎麼啃也啃不下來，有的在縫隙裡，剔也剔不下來，扔在地上，很多螞蟻爬上去了，開始吃骨頭上面的肉，很快骨頭就被啃得光溜溜了，這就是蟲類的搜剔功能。蟲類的藥也會鑽到人體筋骨的縫隙裡，把一些頑固的風寒濕邪，像從骨頭上搜剔筋肉一樣剔除，從而達到很好的祛邪的效果。但是，咱們不要輕易用蟲類的藥。醫者是救人的，是拯救眾生生命的，不能因為救一個人而殺害更多的眾生。當用則用，不必用時，就千萬別濫用。這是醫家必須具有的一種情懷。動不動就用蟲類藥，不算本事。中藥也稱本草，而不稱本蟲，其實也是在提示大家盡量用植物類的藥，蟲類的藥不要濫用。

入氣入血解

蟲類藥也是有入氣分入血分之區別。葉天士比較善於用蟲類的藥，他總結說：「有血者入血，無血者入氣。」有的蟲子有血，有的蟲子沒有血。比如說一隻螞蟻，你把牠拈死，就沒有紅色的血。當然從生物學意義上你可以說牠有血，牠的血可以是其他顏色，但是牠沒有紅色，在中醫裡面就叫無血，這樣的蟲子入藥就往往走氣分。知了死了以後，你把牠剝開，看不到紅色的，知了沒有血，蛇則肯定有血。所以蟬蛻就走氣分，蛇蛻就走血分。咱們自己就能看出來。

其他的藥也是如此。紅色的入血分，青色的以入氣分為主。紫蘇葉一面是紅的一面是綠色，還有的葉子春天夏天是綠的，到了秋天的時候成紅的了。這說明牠一定能溝通氣血。或者說當牠青的時候採就入氣分為主，紅的時候採就以入血分為主。但你不管什麼時候採，因為牠在紅和綠之間的變化比較快，牠肯定是能溝通氣血的。

有規律就有例外

當然，有規矩就有特權，有規律就有例外，凡事沒有絕對。

比如紅花是紅色的，入血分，這是規律；金銀花不是紅的，所以入氣分，這也是規律；但金銀花也入血分，這又另當別論。

再比如，三七是一味活血化瘀的藥，它肯定要入血分。三七是什麼顏色？它外表是灰白色或是黃色的，裡面則是墨綠色的，而且很堅硬。沒聽說它是紅色的，但是依然走血分。

藥的行走速度

藥的行走也有速度。有的藥走得快，有的藥走得慢；有的藥是走而不守，有的藥是守而不走。

比如大黃，它在人體內走得非常快，從來不停留，就像關公過五關斬六將那樣，那就叫做走而不守，從東嶺關到黃河渡口，他不會佔領了哪個關就守在那兒不走了，這味藥下肚會迅速從上往下通，奪關斬將而出。

有的藥則是守而不走，喝下去了以後走得特別慢，甚至會在某個地方守一陣子。比如甘草。其實很多甘甜的藥都喜歡守；而很多苦藥，它都走得相對快一些。當然也有例外，比如黃連走得就慢。黃連、甘草都是守而不走的。尤其是小劑量的甘草，它走得尤其慢。

這些藥怎麼配伍呢？要相互牽引。就好比兩個人，如果他們都是急性子，會互相催促著趕緊走，大黃和芒硝在一起就是這樣，喝下去了馬上就要大便了。如果在此基礎上再加厚朴、枳實這兩個下行的藥，它們就走得更快了，這就是大承氣湯。有時候我們並不想讓它們走得那麼快，拉肚子拉得太厲害了，人會受不了。這時候可以配點甘草，它走得就慢了，走得慢了，它們就會在路上把滌蕩汙濁的工作做得更細。這就是調胃承氣湯，用甘草來牽制大黃和芒硝。大黃和芒硝要走，甘草不走，怎麼辦？我等你一會兒，大黃和芒硝行走的速度就慢下來了。當然也不會太慢，甘草想守在這裡，大黃和芒硝說「我們走了，你怎麼不走啊？」甘草只好說：「你們走我也走吧，你們等我一會兒。」

地道藥材與順時採摘

生長環境也是藥材的自然屬性。不同地方生長的人不一樣，生長的藥材也不一樣，那麼哪裡產的最好、最適用呢？於是就有地道藥材的說法。不管是不是地道藥材，採收的時間也要有講究，要符合它的天性。

地道藥材舉例

比如苦楝樹，很多地方都有，但四川的苦楝子是最好的，叫川楝子，個頭比安徽的大，安徽的苦楝樹子是不入藥的，非常小，我們小時候用它來做彈弓的子彈，打人都不怎麼痛。川楝子很大，用來打人可能就會闖禍了。

再比如艾葉，全國各地都有，最好的是湖北蘄春的，叫「蘄艾」。我在蘄春的時候聽人說過，蘄艾跟其他地方的艾葉不一樣，葉子的形狀不一樣，香氣也有所區別。有人曾經翻過一道山梁，到了武穴地界，就發現武穴的艾跟蘄春的艾有所不同了。鄰縣的就不一樣了，何況隔得更遠的呢？

再比如枸杞，在淮河沿岸是非常小的灌木，到了寧夏就能長成大樹，寧夏的枸杞子、地骨皮是最好的。桔梗，以安徽安慶的最好；黨參是山西上黨一帶的好。高麗參就要出自高麗，也就是朝鮮和韓國。西洋參產於美國和加拿大。現在北京也能產西洋參了，北京產的西洋參為什麼也叫西洋參呢，他們說西洋參只是一個品牌，這就是笑話了。

動物也是這樣的，蘄春除了蘄艾還有蘄蛇。

礦物也看產地，比如說朱砂以辰州的最好，叫辰砂。現在的人工朱砂跟天然的辰州朱砂根本沒法比。至於這是為什麼，解釋可以有多種。說到底，俗話說「一方水土養一方人」，我們也可以說「一方水土養一方藥」吧。

地產藥材

現在有很多「地產藥材」，就是在河北安國、江西樟樹、安徽亳州等幾大藥材市場所在地種植的藥材，如祈木香、亳白芍、亳三七等。這樣做是為了減少物流成本，但藥材質量大大降低了。

但話又說回來，雖然質量差些，用起來依然有效。做醫生的，不要每到不見療效的時候就怪藥材不好。地道藥材，能講究的時候可以講究，不能講究的時候也不要強求。

藥材須順其自然屬性而採摘

採摘藥物，也要順隨它的自然屬性。

根，要在植物還沒有萌芽的時候、或在植物已經枯萎的時候採。植物到秋天枯萎時，會把全身的精華全部灌注到根裡，這時的根是最充實的。快要萌芽的時候，根部積聚了很大的能量，所含精氣或者說藥力是最足的。要是在植物長得最茂盛的時候，比如說夏天，它的根就可能比較枯瘦，藥力也薄。為什麼呢？植物也有表裡之分，它的表就是在地上的部分，它的裡就是根。春天夏天，陽氣走表它的精氣全部在外面，根是很空虛的，這時候你去挖它的根做藥，效果必然不好。只要動動腦筋就能想到這一層。

莖和葉就得在它們最茂盛的時候採，秋天採枯葉，藥力就薄了，它的精氣已經耗盡。

花一般都是在含苞待放的時候採，或者在剛剛開放的時候採，不要等花快凋謝了再採，因為這時它的精氣已經泄掉，效果就不大了。

果實要在成熟的時候採，這是眾所周知的。當然也有例外，比如青皮和陳皮。青皮就是還沒有成熟的小青橘子的皮。當橘子還沒成熟的時候，它的皮就像年輕人，渾身是勁，脾氣暴烈，可以用來破氣；成熟了的橘子的皮經過炮製或者經過長期的保存就成了陳皮，就像一個成熟了的人，經歷了很多風雨，辦事更加沉穩了，所以用來理氣。還有枳實和枳殼，也是同一個實物，只是採收的時間不一樣。採摘枳實，也得趁枳還沒成熟的時候採。這也是在利用其不同時期的自然屬性。

自然之理我們要自然明白，很多東西我們其實都不用說。學中醫千萬不要有依賴之心，要靠自己去觀察、去琢磨，不要什麼問題都問別人。有一本非常好的中醫入門書叫《醫學傳心錄》，開篇就說學醫不要多問，這是有道理、有深意的。

藥物的人工屬性

上面所講的，都是中藥的自然屬性，正因為有了這麼多自然屬性，中藥才能夠治病。那麼，當自然屬性不夠或者不足的時候，怎麼辦呢？我們可以稍加人工，去改善這些自然屬性，或者加強這些自然屬性，這就叫人工屬性了，也就是人為加給這些藥物的屬性。這主要體現在兩個方面：炮製和配伍。

炮製

南方人講：「藥不過樟樹不靈。」北方人講：「藥過祁州始生香。」南方的「藥都」是在江西的樟樹，北方的「藥都」是河北的安國，古稱祁州，這是中藥材的集散地，很多藥材的炮製就在這裡進行。不經過炮製加工，很多藥都不靈，或者不香。

藥物炮製，工藝比較複雜，現在很多炮製的技術，仍是師徒之間口耳相傳的，而且有很多是行業的機密，非其人不傳。「修合無人見，存心有天知。」中藥炮製是一件很嚴肅的工作，現在這個行業裡的規矩還是非常多。

我是在同仁堂的一個老藥工那裡學習中藥炮製的。

炮製工藝雖然複雜，但其基本的原則和道理我們還是必須講一講的。我們通過具體舉例來講：

附子的炮製

比如，附子是味非常好的藥，性熱，能壯元陽，但它也有毒，這些都是附子的自然屬性。要把附子有毒的自然屬性去掉，把扶陽的自然屬性留著，就必須炮製。怎麼炮製呢？用甘草水，具體操作比較複雜。甘草是能解百藥之毒的，附子中毒，也要用甘草水來解。

在很多古方裡，如果附子用的量比較大的話，後面必然跟著大量的甘草，這跟炮製用甘草水是同一個道理，畢竟炮製的時候甘草用得還不徹底。

現在有種說法，說附子用膽巴水，即井鹽水來炮製。附子大熱，而井鹽大寒，一寒一熱就會抵消一些，也難怪他們敢把附子的劑量用到那麼大。

半夏的炮製

再比如半夏，也是非常好的藥，化痰、降逆，但它也有毒，讓嘴、喉嚨發麻，喉嚨一發麻甚至就會吐。半夏的毒最怕生薑，所以炮製半夏就要用生薑水，炮製過程工藝也非常複雜，要浸泡很長時間。

教我們中藥炮製的師父說，他們小時候在同仁堂當學徒，有的師兄捉弄新來的師弟，說「你看看，那一盆裡泡的是什麼東西？」這小孩也不知道是什麼東西，「你嚐嚐，就知道是什麼東西了。」拿起一顆半夏，放在嘴裡一嚼，整個嘴就麻得不行了。半夏在炮製前是非常烈的。

我們現在看到的法半夏，就是如法炮製的半夏，至於這個法是什麼樣的，他不告訴你。還有薑半夏，用薑汁浸泡得更透。還有清半夏，是用生薑、白礬、甘草水浸泡的，浸泡的時間相當長，基本上沒有毒性了。生半夏，不要輕易用，平時盡量用法半夏或清半夏。

地黃的炮製

炮製還可能從整體上改變一味藥的性質。比如地黃，地黃不經其他工藝，僅僅是晾乾，就是生地。生地涼血，滋膩性小。如果你把它蒸熟，就成了熟地。生地本是涼藥，到熟地它性就溫了，且有滋膩性。嚴格地講，熟地也是可以沒有滋膩性的，炮製也就更複雜了，得九蒸九曬，還得用陳皮水、砂仁水充分浸泡。

從一個涼藥變成了溫藥，從一個涼血的藥變成了滋陰的藥，從一個滋膩的藥變成一個不滋膩的藥，這對它的改變就比較大了。

加料炒拌的一般原則

我們在方書裡會經常看到，某藥要用酒炒，或薑汁炒，或鹽炒，或醋拌。

凡是酒泡、酒炒，都是取酒的升提之性。我們知道酒喝多了就會上臉、上頭，說明酒是往上走的，具有升提的性質。你如果想把一味藥往上升提，就可以用酒製。比如，大黃本來是往下走的，如果我想把它先提上來，再往下走，就要用酒來炮製了，叫「酒大黃」。炮製用酒，都是黃酒。

很多藥用薑汁來炒或浸泡。一是取它解毒的作用，二是取它發散的作用，因為生薑是一味辛溫發散的藥。比如厚朴，是一味往下降的藥，燥濕降濁，現在我們用薑汁一浸泡，就成了薑厚朴，能夠降濁化濕，還能夠散濕，這樣作用就改變了！薑是半夏的剋星，能解半夏的毒，其溫散之性還能加強半夏化痰的力度。但用薑必須有一個度，不能太過，也不能不及，如何把握，這就是炮製工藝的不傳之祕了。

有的藥要用鹽製，目的是將其往腎裡面引，因為鹹入腎，能引藥入下焦。

有的藥是用醋來製的，目的是讓它走肝，讓它收斂，比如醋製的香附。香附是一味理氣的藥，它發散的作用也比較強，為了防止它發散的力度過強，所以用醋來製。香附是理肝氣的，為了加強理肝氣的性能，所以用醋的酸引藥入肝。

有的藥用童便製，主要是取其降火、清火的功能。小便寒涼，是往下走的，能降火、去火，但又不傷元陽。為什麼非要用小孩的小便呢？我們在後面會詳細講到。

有的藥需要是用淘米水來製，淘米水也叫米泔水，有潤性，能養胃、潤燥、和中。比如蒼朮、白朮往往都用淘米水來浸泡，這樣，它們在健脾燥濕的前提下，又不傷害脾胃的真陰。南方人脾胃較弱，用到蒼白朮就經常用米泔水來製。

有的藥用人的乳汁來製，這是為了加強它生血的作用；還有的藥用蜂蜜來製的，因為蜜是甜的，甘則能緩，用它來緩解藥性，或者減緩藥物行走的速度；同時甘還能入脾，能引藥入中焦。

有的藥用土炒，所用的土也是有講究的。過去炒藥，一般都用「伏龍肝」，就是灶心土，取它能「健脾胃，走中焦」。有時還用「陳壁土」，取其久耐風吹日曬，且接地氣、人氣，和中最妙。「東壁土」，就是東邊老牆上的土，尤其好。

還有的藥用麥麩或米糠炒。麥麩是什麼東西？麥子碾成麵粉，外面的麥皮就成了麥麩。麥子裡邊溫，外邊涼，麵粉是溫性的，麥麩是涼性的。稻子正好相反，稻米是涼性的，而外面稻殼（碾碎以後我們叫作「糠」）則是熱性的。如果一味藥用糠來炒，本來的寒涼性就會變得偏溫；如果用麥麩來炒，本來是溫藥，溫性就會稍微降低一些，或變得偏涼。所以「用麩炒，用糠炒」，是在寒熱溫涼上對藥進行必要調節。同時，糠也好，麩也好，都是穀物的外殼，它們都有健脾胃的作用。

總而言之，炮製就是用合適的方法來去掉藥物沒有用的自然屬性，保留它有用的自然屬性，去掉它的毒性，保存它的藥性。有的人認為毒性就是藥性，這個是不一定的。毒性是毒性，藥性是藥性，有的毒性就是藥性，有的毒性不是藥性，這是不能混為一談的。

配伍

炮製，由藥工來完成；配伍，則由醫生來完成。

一味藥的作用是有限的，當它跟別的藥物團結起來的時候，作用會更大，這就成了一個方子。「1＋1」是大於2的，好比一個人的力量是有限的，一個團體的力量遠遠比幾個人的力量加起來要大得多。

單個的藥物是自然的東西，比如一味柿蒂，能夠「降逆止呃」，這就是它的自然屬性。遇到呃逆，你光用這一味藥，可能有效，也可能沒效，如果沒效怎麼辦呢？就要對它進行配伍，進一步找出呃逆的原因，是寒呃還是熱呃，如果是寒呃，可以配丁香，如果是熱呃，可以配竹茹。如果跟心情不好有關，可以配上疏肝的藥，如果有痰，可以配上化痰的藥，如果久病重病，忽然呃逆，那就得注意了，很可能是臨終的徵兆。

當很多藥配成一個方子的時候，他們治病的範圍就會更廣，這就體現了人的智慧，這就是配伍。

我們接下來會仔細談到方劑，就是方和藥的關係。方是方，藥是藥。方是由藥組成，但是方劑的作用比藥的作用要大得多。我們既要學方，也要學藥，要通過方來學藥，也要通過藥來學方。可以說治世間百病的藥都在藥店裡，看你會不會抓、會不會配。

如何調動自然的力量

中藥為什麼會治病呢？因為它是自然的產物，蘊藏著自然的力量。自然的力量是無窮無盡的。當然，要調動這無窮無盡的自然力量，還要靠人的智慧。有人認識得多，他就能更多地調動自然的力量，很多病對於他來說就很簡單；有人認識得比較少，他就沒法調動自然的力量了，遇到某些病就會覺得非常的無助。

靈氣與自然

怎麼去認識自然，怎麼去調用自然的力量呢？第一要靠靈氣，靠人的悟性。人也是自然的一部分，人能夠跟自然相感應。

有的動物生病時知道去選擇該吃什麼草，這是牠的一種本能。我聽說過這樣的故事：一隻大象生小象之前，跑很遠的路，去吃某種平常並不愛吃的植物，回來後，就生下小象了。而這個植物，恰好有催產的作用。大象怎麼也知道藥性呢？靠的是本能，靠的是跟自然的那種感應。人也有這個本能，最簡單的例子，懷孕的時候喜歡吃酸，或者喜歡吃某種特殊的東西，或者喜歡聞某一種特殊的氣息，如某一種花草的氣息。為什麼會這樣呢？因為她的身體需要什麼，她就會喜歡什麼，也就會本能地想去尋取。當然她還可能排斥另外一種氣味，道理也是一樣。這是人的自然本能。

記得我的祖父病重期間，忽然想喝竹葉水，喝了以後，病情緩解了。他在臨終前，想喝黃花菜根熬的水，我父親也給他弄來了，他喝了以後，也感覺舒服一些。這是為什麼呢？平時他也不懂藥理，但他忽然會想到這個。大自然中可以用來熬水喝的東西太多了，他為什麼會想到竹葉，為什麼會想到黃花菜的根？這是一種本能。現在我想，竹葉是清心火的，老人家心包絡中痰火非常的旺，所以用竹葉來清利一下，人就會舒服一些；黃花菜的根非常像麥冬，能滋陰、清熱、生津，忽然想喝這個，也說明最後是精虧熱盛。根在下部，這就說明這個時候邪氣已經入腎了。可惜我當時也並不明白這些，現在想來就非常遺憾。

所以神農嚐百草，並不是僅僅品嚐一下百草的味道而已，他是在仰觀俯察，在思考，在感受。他是聖人，他跟自然更接近。什麼是聖人，並不是他神聖不可侵犯，或者有很大的權力、有很多錢。而是他跟自然更接近，他對自然的感受比常人更豐富，所以他能對本草認識得更深。這才是神農嚐百草。

我們現在有些人聽說學中醫要嚐百草，就拿一些藥來自己熬著喝看看什麼味道，喝下去有什麼反應，他以為這就是在學神農嚐百草了，其實這是遠遠不夠的。真正的神農嚐百草是對自然進行全面的體察，而這種體察要靠人的靈氣。

什麼是靈氣？靈氣不是看你聰明與否，有人小聰明很多，但靈氣全無。莊子說：「心機深者天機淺。」心機是人的小聰明，天機才是人的靈氣。靈氣越足的人跟自然越接近，跟自然越接近的人靈氣越足。靈在心裡，也在自然，它是樸素的靈動與精緻，沒有刻意的雕琢。

我們常講：「學中醫要有悟性。」靠什麼來悟呢，靠我們的靈氣，到自然中去觀察，去思考，就會有所悟。或者說，把中醫的道理和自然界的東西結合起來，能夠用自然界的現象比喻中醫裡的道理，跟自然有對話，你就有所悟，跟自然沒對話，你就永遠困在書本裡出不來，你就沒有悟性。所以悟，從根本上講，你是在悟自然，因為世界上最博大的也就是自然，力量最大的也是自然。人心要獲得悟性，要獲得能量，也只能到大自然中去。

學識與師承

調動自然的力量，第二要靠學識。

古人非常努力，他們仰觀俯察，把自己的成果寫在書裡，但又不全寫在書裡。為什麼呢？原因有很多：第一，可能因為當時竹簡比較貴，竹簡之所以叫「簡」，也是提示人們在上面書寫要盡可能簡潔，否則搬不動；第二，他可能覺得沒有必要寫那麼詳細，他以為別人也跟他一樣懂了；第三，可能他不願意全寫出來，他要寫一半留一半，剩下一半讓大家去想。第四，可能當時有一批弟子，天天耳濡目染，大家耳熟能詳的東西，他就不寫在書裡邊了，大家看到一句話想起一個病例，看到一個方子就能想起很多理論，所以它在書裡只用做一個簡單的記錄。如今，斯人已去，我們無緣在他門下聆教，光看他記在竹簡上乾巴巴的一句話，當然不明白是什麼意思。中國傳統學問的傳授，尤其是中醫的傳授，往往是書本傳授和口傳心授的一個結合體，書並不能承載所有的學問。

書中只能寫一半，還有一半沒有寫出來，需要我們要去領悟，去破解，好比堅果，首先要剝掉殼才能吃。這就需要一位師父帶著你，為你點撥，你會事半功倍。

更何況，學問有的是在書裡，有的是在日常生活中。比如說，有的中醫，我們看他病歷，老是用那幾個方劑，粗淺一看，覺得這個人也就那麼回事。你進一步接觸他，會發現其實不然，這個人說話行事，包括看病，都是非常細緻嚴謹。他看病當然也會非常地認真。這些嚴謹與認真，他不會寫在書裡邊，但在日常生活中，他會做出來。你只有通過跟他交流，甚至跟他共同生活，才能學來他的嚴謹。所以，跟師不僅是學習知識，還要學習師父更多的品性。

不做獨臂俠

認識自然，一靠靈氣，二靠學識。靈氣產生悟性，學識來自師承。我們千萬不可以站在一端，來否定另一端。當我說靈氣很重要的時候，他說學識也很重要；當我說學識很重要的時候，他說不對，靈氣也很重要。那麼你就是像一棵樹有兩根樹枝，你永遠是站在這根樹枝上否定另外一根樹枝。為什麼要這樣呢？認識自然，認識事物，永遠有很多的角度和方式，角度和方式越多，我們就能看得越清楚。千萬不要輕易否定哪一個角度，輕易放棄哪一種方式。就好比人有兩只胳膊才是常態，獨臂大俠固然也能行走江湖，但畢竟是少數，而且都是迫不得已的，他們要比別人付出更多的辛勞。認識自然，一靠靈氣，二靠學識；學習中醫，一要靠悟性，二要靠師承。單靠悟性，或者僅憑家傳，不否認也有學得不錯的，但只是少數，是獨臂俠，我敬佩他們，但不希望大家也少一隻胳膊。

第三章

方和藥的關係

君臣佐使

一個方劑要用很多味藥，我們必須在熟悉藥理的情況下組織一個方劑，那方和藥之間的關係是什麼呢？

藥固然有它的作用，就像《神農本草經》上就說某味藥治什麼病，都寫得很清楚。但真正面對一個病，面對一個人，單味藥依然可能是孤掌難鳴的。因為人是複雜的，病也是複雜的，治病是要有思想的，思想是人的思想。藥體現的主要是自然屬性，而方體現的是人的思想。

一味藥就好比一個人，有他的本領，他的性格；有長處，也有短處。他的本領再大，都是有限的，所以就要依靠團隊的力量。用藥治病往往也需要依靠團隊的力量，尤其是在面對大病、重病的時候。

辦大事通常需要好幾個人，辦小事有時候一個人就行。有一些簡單的小病，用一味藥就行，比如蹭破皮出血了，塗點三七粉就行。當然有時候一個人也能做大事，一味藥也能治大病，這就是「單方一味，氣死名醫」，但這種情況畢竟不常見。

君臣佐使的團隊分工

按照常規，對於稍微複雜一些的病，就需要好幾味藥了。好比一個工作組，其中，肯定就有一個為首的，能說了算，這就是君藥；還應該有幾個幫忙的，他們有能力，有經驗，這好比臣藥；還有人，既能幫忙，又能提出一些建設性的意見，還能對其他人起到制衡作用，這相當於佐藥；還有人純粹是跑腿的，帶路的，這相當於使藥。一個團隊的人員往往會形成這種分工，一個方子也如此。

《黃帝內經》裡有中方「君一臣三佐五」，大方「君一臣三佐九」之說，我們要靈活地看，君一，可以說是一味藥，也可以說是一種思路，如果這個思路要用很多藥來體現，那麼這幾味藥在一起也叫「君一」。臣三，可以認為是三味藥，也可以認為是三種思路，三組藥，從多個方面去輔助君藥，佐五、佐九也是同樣的道理。而且，同一味藥，有時候還要身兼幾任。因此，在一個方子裡，君臣佐使，有時候很明顯，有時候又不是很明晰的。

君藥：治病還是控局？

一次我在另外一個場合給大家講君臣佐使，有個同學就說：「君臣是封建社會的東西，我們現在已經不用了，方劑依然講這個，是不是過時了呢？」

實則，雖然現在沒有皇帝，但「君」依然是存在的，他就是為首的，就是領導，這個長，那個主任，都是他對應的團體裡的君。否則，「無帥之兵，謂之烏合」，團隊沒有主帥，就成了烏合之眾。君，是核心，是方向。有君就有臣，臣是輔助君的。

人們常說，君藥是用來治病的；但前幾天我在網路上說：「君藥好比君主，君主無為而治。君藥是不治病的，它是用來調整體質的。」這就是兩種說法了，哪個對呢？都對，但都不全面，二者合在一起講就完整了：治小病的方，君藥是用來治病的；治大病的方或者說調整身體的方，君藥是用來控局的。控局就是控制整個局面。

治小病相當於做一件小事情。比如說，我現在去採購，帶兩三個人去，買什麼我說了算，我是君；雖然他們幾個幫我的忙，可我也沒法閒著，可能我手上拎的東西比他們還多呢。這是治小病的方，君藥是治病的主力。

治大病好比做一件大事，為首的沒法事必躬親，但他要能夠把控大局。君藥控局，也就是調整體質，然後讓臣藥來治病。

比如說，某人長期肝鬱，乳房中出現很多包塊，一檢查，西醫說是乳腺增生。咱們給她開的方子，逍遙散為君，用來疏肝解鬱，這是調整大局的，它本身並不治療乳腺增生。現在有的醫生遇到乳腺增生就開一些加味逍遙丸之類的中成藥，這是不管用的，光調整大局，不幹實事，問題會始終存在。所以我們還得加上臣藥，也就是軟堅散結的藥，比如夏枯草啊、浙貝之類，如果嚴重還得加海蛤殼、浮海石之類的，這就是針對乳腺增生。再加佐藥、使藥。因為逍遙散比較燥烈，軟堅散結的藥也要消耗津液，咱們可以加上蘆根、花粉之類的東西來補充津液，這是佐藥。乳房偏人體上部，可以加點桔梗把藥往上帶；乳腺增生跟絡脈有關係，咱們還要通絡，可以用絲瓜絡、橘絡之類的，把藥力引入絡脈，這都是使藥。這是一個方子。雖然乳腺增生不是什麼大病，但是咱們在組方的時候依然把君藥拿來控局，而不直接把君藥拿來治病。

所以說，治小病的方跟治大病的方是不一樣的。

有人會說，調理身體為什麼要跟治大病放在一起，而不是跟治小病放在一起呢？其實啊，調理身體比治小病要難，小病可能很快就治好了，調理身體卻是一個龐大的工程，好比治理一個國家。可能這個人什麼病都沒有，他說大夫你給我調一調，他說得輕巧，可你花的精力不亞於治一個大病。所以說，治大病難，調理體質也難。

北京過去的老中醫經常講這麼一句話：「不怕抬著進來的，就怕走著進來的，最怕的是笑呵呵走著進來的。」抬著進來，說明這個病已經很嚴重了，哪兒出了問題，一目瞭然，我們該怎麼治就怎麼治，實在治不好也可以說明，這個不用怕。走著進來的，他的症狀不明顯，可能還想考考你，你問他的病情，他說一半瞞一半，這就有點不好對付了，現在很多這種病人呢。笑呵呵走著進來的，可能也就沒什麼病，就是想叫你給他調理調理身體，這時候症狀不明顯，寒熱也不明顯，甚至體質都不明顯，你得問，還得猜，還要防止他不相信你、捉弄你。抬著進來的病人對你有極大的依賴，人家絕對相信你才把病人抬來；走著進來的他可能就對你半信半疑；笑呵呵走著進來的，他可能根本就不相信你，就是來試試。大家學了中醫，以後會經常遇見一些朋友跟你說：「給我試試脈。」言下之意也就是說我來試試你、考考你。你說你怎麼辦？

這類人的方子比較難開。你可千萬不要讓一個好好的人吃了你的藥反不如以前了，這樣他會天天在背後罵你。開這種方子，依然用君藥控局，好比太平盛世之君，守成也不容易啊！

佐藥：既幫助又不幫助

佐是什麼呢？臣和佐有什麼區別呢？以前我問過一位中醫藥大學的學生：「君臣佐使是什麼意思？」君藥他解釋得很好，臣藥是輔佐君藥的，佐藥也是輔佐君藥的，我問：「既然都是輔佐君藥的，那他們之間有什麼區別？」他就講不清楚了。

佐，古字寫作「左」，有「幫助」的意思。《說文解字》段注云：「左者，今之佐字。……左手也。謂左助之手也。以手助手，是曰左。」但同時，它又有「不幫助」的意思。《左傳・襄公十年》：「天子所右，寡君亦右之；所左，亦佐之。」疏曰：「人有左右，右便而左不便，所以所助者為右，所不助者為左。」

有人也許要問，既有「幫助」的意思，又有「不幫助」的意思，那麼到底是幫助還是不幫助呢？其實，幫助就是不幫助，不幫助就是幫助，既幫助又不幫助，才是真正的幫助。比如，我一味幫助你，使你產生了依賴，變得無能了，效果就適得其反，幫助成了不幫助，這就是我們經常說「幫倒忙」；不幫助呢？或許會使人獨立自主，發揮潛能，最後自己成功，這樣，不幫助成了最好的幫助。中國的學問，永遠不是絕對的。

所以，最善於幫助別人的人，是既幫助又不幫助的。君王就需要這樣的幫助。我們經常把「輔佐」二字連用。輔是輔助，更偏重於「幫助」；佐是反佐，更偏於「不幫助」。不幫助，當然不是故意搗亂，而是在君王有過失的時候能夠提出不同意見（我們經常說「意見相左」），這往往是非常重要的。所以，過去我們經常把具有雄才大略的人叫「王佐之才」。我們不要以為君王的權力至高無上，可以為所欲為，其實，你權力越大，幫助你的人越多，制約你的人也就越多。有幫助有不幫助，有生有剋，君王才能保持一個平衡的狀態，才能當得長久。處方用藥也是如此。佐藥作為幫助君藥的藥，也是既幫助又不幫助的，或者說，是通過不幫助來幫助。

比如，左金丸中，只有吳茱萸和黃連兩味藥，這個方子，顧名思義，是用來「佐金平木」，瀉肝火的。它不直接瀉肝火，而是採取「實則瀉其子」的方法，通過黃連瀉心火來間接瀉肝火。對於肝，它不但不泄其火，反而用少量的吳茱萸來溫它一下。這叫欲清先溫，欲擒故縱。吳茱萸性溫，黃連性寒涼。一寒一溫，互相牽制，達成了這個方子的平衡。方書上的標準計量是黃連六份，吳茱萸一份，但在臨床中，我們還可以根據寒熱的多少來重新調配劑量比例。

再比如，銀翹散本是辛涼方劑，其組成是：銀花、連翹、桔梗、薄荷、竹葉、荊芥穗、豆豉、牛蒡子、生甘草。其中豆豉性溫。古法製豆豉，是用蘇葉煮豆，然後發酵而成。現在的豆豉，因為不知其製作過程，所以臨床上一般用蘇葉代替豆豉，蘇葉也是辛溫之品。在辛涼劑中加一味辛溫之品，其作用，既是幫助辛涼劑發汗，也是為了給方子中的涼藥一個反佐，使其不過於寒涼。

佐藥的運用體現臨床的功夫

藥性是有偏的，但方子的性質卻不能過偏。這一點要做到是需要很深的功夫的。所有的中醫都知道熟地滋陰、附子溫陽、人參大補元氣、茯苓淡滲水濕……但在具體運用中，在辨證立法都一樣的情況下，為什麼有的有療效有的沒有療效呢？君藥、臣藥，甚至使藥，大家用的都會差不多，但佐藥怎麼用，卻有很大差別。往往很多方子開出來，有欠平衡，鑽頭不顧屁股：先是高歌猛進，直達病所，初服有效，但孤軍深入，馬上陷入困境，病邪反攻，變證蜂起。如果佐藥用得好，兼顧面較多，留有退路，絕不致如此。《黃帝內經》中，中方「君一臣三佐五」，大方「君一臣三佐九」，差別全在佐藥的運用上。這好比唱戲，主要演員就是「君一臣三」這四個人，再來五個配角，場面就不小了，如果來九個配角，舞台效果會更加宏闊，但安排九個配角要比安排五個配角難得多。

所以，我們看一個中醫開處方的水平，很重要的一個標準就是看這個方子的君臣佐使諸藥之間是否絲絲入扣，達成平衡。要達到平衡，就要善於使用佐藥，這個佐藥既要對君藥有監制作用，又不能影響君藥發揮療效，還得對治療一些兼證有輔助作用。要達到這個效果，還是頗費拿捏的。臨床的功夫，全在此拿捏之中。所以，用藥不難，難在用佐藥；組方不難，難在平衡。

還有一個使藥。使藥就是信使，就是我們前面講的它能夠把藥帶到該去的地方，是帶路的或送信的。這個比較容易理解，我們不多講。

用藥如用兵，用方如用陣

知藥善用好比知人善任

工作有大小之分，工作的方法就不一樣，用方的思路也是如此。醫者得非常熟悉藥性，才能很好地調遣這些藥，好比是分兵派將，你得熟悉這些人的性格，還有他們之間的關係。

關羽是主將，是君，派誰跟著他呢？必然是周倉、關平，為什麼？上陣父子兵，關平跟著關羽，肯定沒錯；周倉最服關羽，會配合得非常好。你非把他們拆開，就不好了，你讓關平跟著張飛，他可能老惦記著他爹。

據說，鄧小平和劉伯承，是一對很好的搭檔。劉伯承舉輕若重，非常的謹慎，一點小事，他會看得非常的大，嚴肅認真；鄧小平相反，他舉重若輕，再大的事情，他都能夠以一種很輕鬆的姿態去完成，這兩人在一起就能夠相得益彰，又互相約束，互相促進，這樣就平和。

再比如諸葛亮用張飛去戰馬超，這是知人善用，但是又怕張飛毛躁，好比以某一味藥為君治某疾病，但又怕它有副作用，怎麼辦？炮製一下。怎麼炮製呢？激將法。想用他，但先故意不理他，說馬超非常厲害啊，當時曹操都怕他三分，咱們軍中可能沒有能戰勝他的人，還是派人去荊州請關羽來吧。張飛站在邊上就沉不住氣了，主動請戰。諸葛亮激他，使張飛不要輕敵，而且把他的那股不服輸勁兒激出來，這叫「知人善用」。

用藥也如此，我們使用蒼朮，這是一個燥濕健脾的好藥，但它也非常燥烈，要減掉它燥烈的性質，就放在淘米水裡浸泡一下，使之既不失燥濕健脾的作用，又不會過於燥烈傷了胃陰。還可以用蘆根、玄參等養陰生津的藥來反佐它。我們這麼炮製和配伍蒼朮，是「知藥善用」。

所以熟悉藥性是最重要的。熟悉了藥性，再熟悉了醫理和診斷，你就能開處方了。就像你熟悉手下的每一個戰將，再熟悉對方的情況，利用你的軍事思想，你就會知道怎麼排兵布陣。這是同樣的道理。

用方如用陣

「用藥如用兵」，這是古人常講的一句話，我在後面加一句，「用方如用陣」。陣是作戰的方法，排兵布陣。張景岳在他的《景岳全書》裡就有古方八陣、新方八陣的說法，用排兵布陣的思想來研究這些方劑。古人的陣法，我們聽評書經常聽到：什麼一字長蛇陣、二龍出水陣、天地三才陣、四門兜底陣、五虎群羊陣、六丁六甲陣、七星北斗陣、八門金鎖陣、九子連環陣、十面埋伏陣，從一到十都有了，諸葛亮有八卦陣，薛仁貴有龍門陣，這相當於軍事上的方子。

大道相通，中醫裡有方子，軍事上也有方子，有一些固定的排兵布陣的方法，但是你能照搬嗎？不能。你還得根據具體的情況來對這個陣圖進行相應的變化。

宋朝的皇帝特別害怕在外作戰的將軍勢力過大，就常常派人送陣圖過去，教這些將軍怎麼打仗。意圖就是一方面對你進行指導，另一方面是要掌控你，防止你軍事勢力擴張太大，對中央造成威脅。岳飛後來才說了一句很有名的話：「運用之妙，存乎一心。」這話現在中醫經常講，其實它源於軍事，意思是說，兵法不能照搬死的方子，不能照搬死陣圖。要根據天時、地利、人事，根據地形、兵勢，隨機應變。方子也是這樣的，我們經常講「方法」，一個方子只是意味著一個法，一種思想，你要變通來用。

比如麻杏石甘湯，由這幾味藥組成：麻黃、杏仁、石膏、甘草。這是《傷寒論》的方子，辛涼重劑，能夠開表，也能夠清裡熱，這個方子體現了一個治肺的思想。我們知道肺開竅於皮毛，麻黃能夠走表，開肺竅；杏仁降肺氣，肺苦氣上逆，所以用杏仁來降；在肺竅閉住，肺氣不降的情況下，容易產生肺熱，在外邪犯肺的情況下，也很容易產生肺熱，我們用石膏來清肺熱；在肺竅閉、肺熱盛、肺氣不降的情況下，肺容易急，所以用甘草緩肺急。這就是麻杏石甘湯的方義：「麻黃開肺竅，杏仁降肺氣，石膏清肺熱，甘草緩肺急。」如果肺沒有熱而有濕邪，石膏就不要用了，可以改用薏苡仁，這要求我們對薏苡仁非常熟悉，知道它能夠降肺裡的邪氣，利肺中的水濕。這又成了《金匱要略》裡講的麻杏苡甘湯，咱們沒有必要去死記《傷寒論》裡麻杏石甘湯治什麼症，也沒有必要接著又去背《金匱要略》裡的麻杏苡甘湯治什麼症，而要用思想來統攝這些方子。

不可死守成方

現在有很多人拋開治療思想談某病用某方，某症用某方，往往就只講方不講藥了。有人還以此自詡「經方派」。經方雖好，但也不能生搬硬套，我們仍要學習其中的思想。陶弘景在《神農本草經》序言裡就提到過有的庸醫「恥看本草」、「倚約舊方」，結果誤人誤己。

我再舉一個軍事上的例子，諸葛亮和周瑜面對曹操八十萬大軍，都開出了「大破曹兵，要用火攻」的方子，果然火燒赤壁，大敗曹軍。那麼是否意味著下次再遇到曹軍依舊用火攻呢？當然不行。在不同的情況下遇到曹軍，打法不一樣，在不同人身上遇到同一個病，治法也不一樣。

一個火攻就好比一個方子，不僅可以對付曹丞相，還可以對付藤甲兵，對付司馬懿，陸遜拿它來對付劉備。但是他們每次用火的情形都不一樣，每次發動火攻，用的人也不一樣。這就好比一個法，比如說，同樣是一個疏肝的方法，用的藥不一樣；同樣一個養陰的方法，用的藥也不一樣，都是依據具體的情況而定的。因此一個方子可以對付很多病。同一種病呢，也會用到很多的方。

千萬不要拿方和病去相對應，對應不上的。如果你認為某某病就用某某方，那麼你會很機械，就像遇到曹操就用火攻，你是打不過曹操的。而且，也不要因為諸葛亮善用火攻，就覺得他是火神派。實則，該用火時則用火，其他作戰方法還多著呢！

九分藥一分方

學習中醫的重點，有三個。首先是醫理，接著是藥性和診斷。醫理是最重要的，是一個統攝。藥性讓你知道怎麼用藥。診斷這是讓你認識這個病。方劑是以前面三點為根據擬出的。

學習方藥，我們有一個原則：九分藥一分方。如果我們學習中醫方藥的精力有十分，那麼要花九分在研究藥物上面，花一分在研究方劑上面。熟悉藥理藥性，應該成為重點中的重點。

那為什麼還要一分方呢？不是說熟悉了醫理藥理就行了嗎？這是為了學習組方用藥的思想。方劑都是古人慢慢摸索出來的，其中有很多真知灼見，這是值得我們學習的。學方，其實是在學方中之理及組方之法，這需要通曉醫理，熟知藥性。學醫就是要多在醫理和藥性上下功夫，如果對方子本身過於重視，就容易陷入「某方治某病」、「某病用某方」的思維定勢或僥倖心理之中，忘記辨證論治、辨證用藥。因此，學方的最佳狀態是「師其法而不泥其方」。

「以方說理」時期

有很多書就是以方說理。尤其是唐朝及以前的一些醫書，如《外台秘要》、《千金要方》、《肘後方》、《傷寒雜病論》，裡面主要是方子，醫理沒有完全寫出來，而是靠口傳心授。師門內部的人，看到這個方子就知道這個方子是什麼道理，這叫「見方知理」。門外人見方茫然，只有照搬，行家見了就會笑話。

中醫裡有一種方叫「禁方」。禁，有兩重含義：一是祕方；二是禁止使用，一些方子在那裡，並不說明治什麼病，禁止外行人亂用。

怎麼用？只有這個師門裡面的人才知道。你得入了師門，經過口傳心授，才能慢慢知道這些禁方的使用方法。過去宮廷裡，還有一些其他地方，都會有禁方，我們現在還能找到一本書叫《魯府禁方》。裡面也是列了一些方劑。

而「經方」，我們都知道，是出自《傷寒論》和《金匱要略》裡的方，有一種說法：經方是古聖先賢參天地、通鬼神，用無上智慧得出來的，今人愚鈍，參不透其中的妙處，也不能改它。我覺得這種說法太過偏頗，古人有的智能今人也應該去達到、去學習、去探索和思考。怎麼能說古人能達到我們現在反而達不到呢？至少應該有一種像司馬遷講的「雖不能至，心嚮往之」的情懷。你有這個心然後慢慢努力，自然會提高得很快。如果你動輒說「這經方不能改，這是古人擬出來的，擬出來的過程都非常神祕」，就把所謂的「經方」畫地為牢了，就局限在方劑裡邊了。千萬不要這樣，我們要通過深究醫理，深究藥理，自己來擬方。

學習方劑，目的是為了學習古人擬方的經驗。我們看《傷寒論》、《金匱要略》，其中講「理」極少，主要是列舉方子。那時候醫理、藥理，都是師門內的口傳心授，大家心知肚明，記下來的就只有什麼證用什麼方了。大家看到方子，馬上知道這些證背後的道理，知道方子背後的意義。隨著時光的流逝，張仲景師門當時講習的是什麼東西我們現在已經不得而知了，留下的就是一本《傷寒論》，還是經過整理的，所以大家就茫然無措。後面註解《傷寒論》的人，都是在揣測這些方子背後的含義。

宋朝有一本書，叫《婦人良方》，也是以方為核心，用一個方劑體現一個思想，可能方劑寫出來了，思想沒有寫出來。因為他們自己人，大家都知道，沒必要囉嗦，沒必要先把道理講一遍，再用方劑的形式重複。對於這些醫家來說，方劑本身就是一種講醫理的語言，不需一再重複，如果你用通俗的話再講一遍，師門祕法就旁落他人了。

「理法方藥俱全」時期

一直到金元四大家的時代，確切地說是從張元素開始，大家才逐漸把醫理和方劑結合起來講，這也是為了把中醫講得更加透徹。金元四大家，他們之所以能夠成為「大家」，在很大程度上講，是因為他們著書立說，變換了一種表述方式，啟迪了更多的後學。一直到明、清，大家都是沿著這個思路下來，就沒有人用方劑來講醫理了。

清初有一位醫家叫陳士鐸，他寫了很多書，比如《石室秘錄》、《辨證奇聞》，都是很注重理法方藥的。比如說《石室秘錄》它以治法為核心，什麼「正治法」，「反治法」，列舉了非常多的治法，先講道理，接著再把方給出來，而且都是非常管用的方子。像這樣的書非常好，它適合不同層次的人。如果是愚鈍的人，翻這書，會覺得這書裡有很多有效的方劑可以用，可以去套，這也是允許的；如果是有一些聰明勁兒的人，就不會拘泥於這些方子，那就會去看它的法、看它的理。所以說它適合不同的人。

「理、法、方、藥」，這也是中醫的四大元素。金元四大家以後，各家著述往往理法方藥兼備，也正是如此，此後的醫家才招致許多非議，如陳修園就在《醫學三字經》中說這些人是「紅紫色，鄭衛音」，這也不是陳修園一個人的觀點，當時人們喜歡對這些著書立說，詳言理法方藥的醫家指指點點。

或許人性就是如此，越是看不懂的東西，大家越奉為珍寶，仔細揣摩；你說得過於清楚明晰了，大家反而瞧不起，甚至本能地來找麻煩、挑錯。其實，這些著作都有值得我們學習的地方，我們要與其對話，取其精華。

第四章

如何把握藥性

藥分三品

《神農本草經》把三百六十味藥分成了上、中、下三品。為什麼要分品呢？用人要講人品，用藥也要講藥品。知道一個人的人品就能知人善任：人品好的人，我們可以大用、重用，可以和他深交；人品不好的人也要用，用他的能力，同時又要防著他，不可久用或委以要職。用藥也是如此。

陶弘景在《神農本草經》的序言中對藥的上中下三品做了說明：

上品藥應天，行王道

「上品藥性，亦皆能遣疾，但其勢力和厚，不為倉卒之效，然而歲月常服必獲大益，病既愈矣，命亦兼申。天道仁育，故云應天。」

上品的藥也能治病，但是力量比較緩和，可能倉促之際沒有什麼效果，或者效果要來得慢一些，但是服用這個藥的時間一長，它對你的身心必然有很大的益處。等你病好了以後，壽命也會延長。它治病不傷人，而且還養人，這些藥它符合「上天有好生之德」的天道，所以應天。

我們也可以說，上品藥治病是王道，「王道無近功」，它沒有眼前的功效，或者說見效慢一些，那些急功近利的人對此必然不感興趣了，他們可能更喜歡「霸道」。你用霸道，成功可能很快就來了，但維持的時間往往比較短。用王道，成功來得慢一些，但持續的時間會很長很長。

南朝陳武帝屬下有位官員叫范雲，武帝打算給他加「九錫」，也就是給他加封一個很高的爵位。加九錫的儀式快要舉行的時候，范雲病了。他請來當時的名醫徐文伯。徐文伯說：「您這病得慢慢治，一時半會兒好不了。」范雲說：「有什麼辦法可以很快就好麼？」文伯說：「有，但是用了這個方法後，再過兩年你就會死。」范雲這時候開始引經據典了，說：「朝聞道，夕死可矣！何況兩年呢？」於是徐文伯用火把地燒得滾燙，然後鋪上桃葉，讓范雲躺上去，范雲馬上出了一身的汗，第二天病就好了。范雲非常高興，拜官受爵去了。徐文伯卻說：「沒什麼值得高興的。」果然，兩年後，范雲就死了。這就是不用王道而用霸道的結果。

用上品的藥相當於用王道，可能效果來得稍微慢一點，但當病好了以後，人的身體也好了。所以，用上品藥，有長遠的效果。

中品藥應人，行人道

「中品藥性，療病之辭漸深，輕身之說稍薄，於服之者，祛患當速，而延齡為緩。人懷性情，故云應人。」

《神農本草經》談到中品藥的時候，說它治什麼病的言辭多了，而說它「久服輕身不老」之類的話就少了。要知道，《神農本草經》在解釋上品藥的時候，動不動就在最後來一句「久服輕身不老」。所謂「輕身」，就是覺得自己的身體變得輕快了，而不是身體的重量真的變輕了。當一個人覺得自己的身體變重的時候，就是說他的氣力衰弱了，覺得自己的身體越來越輕快的時候，肯定就是身體變好了。所以，一個人的客觀的體重並不重要，重要的是他的主觀上的體重。服中品藥，病好得快，但可能它沒有什麼令人長壽的作用了。

中品藥是跟人相應的，它行的是人道。我們知道，「天道遠，人道邇。」邇就是近的意思。天道雖然是好東西，但它畢竟是離我們要遠一些的。人道邇，我們在社會上看到的這些東西、規律都是人道，人道離我們很近。你行天道，雖然有功效，但是功效要遠一些；行人道，功效則要近一些。急功近利你就行不了天道。

但古人又有一句話叫：「天道大人道小。」天道是大道，人道是小道，人道也勝不了天道的。

下品藥應地，行霸道

「下品藥性，專主攻疾，毒烈之氣，傾損中和，不可恆服，疾愈即止，地體收殺，故云應地。」

下品藥是專攻疾病的，它有毒烈之氣，能夠很快地傷害人的中和之氣，不能經常服用，病好了就得停下來。它對應的是地道，說白了，就是通地獄的。

用下品藥沒法養生，我們只能利用它的能力，把事情做完就行了，不可重用它，不可跟它深交，否則它會害你，可以用於一時而不能長久，它行的是霸道。

古人講，治理百姓應該寬猛相濟，王道和霸道相結合，有時候應該寬厚，有時候應該嚴厲一些，交替著用。真的有這種刁民、暴民，我們可以用武力鎮壓，但是鎮壓完了馬上就要實行仁政，進行寬撫，不能鎮壓完了還在殺戮。

親賢臣，遠小人

用藥如用人。諸葛亮講，用人的原則是：親賢臣遠小人。賢臣是上品的人，好比上品藥；小人好比下品的藥。但是小人也可以用，用他的能力。像趙子龍這樣的人，人品、武功都是上品的，所以諸葛亮會重用；像魏延這樣的人，諸葛亮一直以為他人品不好，所以只用他的能力，不親近他，防備他，有必要時打壓他。

比如，現在很多人用附子，有人甚至靠大量的附子來養生，這樣做是否合適呢？當然不合適。我們查《神農本草經》，可以知道附子在下品。它就是一個小人，但這個小人很有能力，如果我們遇到大寒症，遇到人體真陽衰微，可以用它，但千萬不要輕易用它，更不要長時間地用它，也不要給它戴高帽子，說它有多好多好。小人不能誇，他得意便猖狂。所以朱良春老先生說：「附子要善用，不要濫用。」現在有很多人動輒用附子，一些非常好的藥反而不用了。這就叫「親小人而遠賢臣」。

當今社會上，某些機構也會出現這種情況：看到某一個人能力很強，就不問他的人品，委以重任，最後造成的禍害就很大。社會上的一些現象，在中醫的用藥裡也會體現，社會上「親小人而遠賢臣」的現象多了，中醫用藥中也會有人提倡親小人遠賢臣，這非常不好。

良醫用藥，更多的是用上品中品的藥，用下品相對要少一些。良醫也更能體會上品藥的好處。

藥有七情

人有七情，藥也有七情。人有七情是喜、怒、憂、思、悲、恐、驚。藥的七情則用來表達藥和藥之間的感情：有單行者，有相需者，有相使者，有相畏者，有相惡者，有相反者，有相殺者。感情決定關係，用人如此，用藥也如此。

「七情」解

單行就是一味藥，不需配伍就有某種作用。

相需，就是你需要我，我需要你，就像我們接著要講到的桑葉和菊花，它們就是相需的。

相使，就是我有你會作用更大，你有我作用也會更大。

相畏，就是這兩味藥在一起，你怕我，我怕你，在一起不和。

相反，就是兩個藥在一起會對著幹，產生壞的影響。

中藥裡有十八反，十九畏，這個藥就要慎用了。這些都是有歌訣的。十八反的歌訣：「本草明言十八反，半蔞貝蘞芨攻烏，藻戟芫遂具戰草，諸參辛芍叛藜蘆。」半夏、瓜蔞、貝母、白蘞、白芨與烏頭相反，海藻、大戟、甘遂、芫花與甘草相反，人參、丹參、沙參、元參等所有的參，細辛、赤芍、白芍與藜蘆相反。十九畏是：「硫黃原是火中精，朴硝一見便相爭。水銀莫與砒霜見，狼毒最怕密陀僧。巴豆性烈最為上，偏與牽牛不順情。丁香莫與鬱金見，牙硝難合荊三棱。川烏草烏不順犀，人參最怕五靈脂。官桂善能調冷氣，若逢石脂便相欺。大凡修合看順逆，炮爁炙煿莫相依。」硫黃畏朴硝，水銀畏砒霜，狼毒畏密陀僧，巴豆畏牽牛，丁香畏鬱金，川烏、草烏畏犀角，牙硝畏三棱，官桂畏石脂，人參畏五靈脂。尤其是相反的，用了可能就會有毒，相畏稍微要好一些，但是最好慎用。當然，有規律就有例外，在有的方子裡，比如《醫宗金鑒》裡的海藻玉壺湯，偏偏要把海藻和甘草同用，以達到某種效果。你不能死守規律，不敢越雷池一步，更不能拿例外來否定規律。

相惡，就是你討厭我，我討厭你，但在一起的時候可以相互制約。比如龜版惡參，與黨參、人參、沙參什麼的都相惡。但是龜鹿二仙膠裡，偏偏要把人參跟龜版放在一起，其用意就是相互提防著。一個團隊裡大家太團結了也不好，容易結黨營私，如果其中有幾個人相互提防，反倒可以用彼之長，防彼之短。

相殺的藥也是可以同用的，它跟相惡有點相似，只不過是更明顯，作用的力度更大。比如生薑和半夏，生薑可以殺半夏毒，它們是相殺的，但現在我們偏偏要用它這個相殺的，用生薑來制半夏，所以配藥的時候經常講薑半夏，薑半夏就是用薑制了的半夏，法半夏其實也是用薑制的。這就是利用他們之間的七情來互相制約揚長避短。

詭道與平衡機制

現在醫界還有些人喜歡用生半夏化痰，的確化得快，但生半夏有毒，吃了會讓人喉嚨麻、腫痛，當然如果痰多的話，它去化痰了，副作用會小一些。這些人敢用生半夏，取快於一時，痰化掉了，他就覺得自己本事很大，其實這不是王道，這連霸道都稱不上，這是詭道。

現在講王道的人不多了，講霸道的人多，講詭道的人更多。世俗崇尚詭道，醫道也跟著世俗跑，崇尚起詭道來了，殊不知你崇尚詭道，當時覺得有利可圖，覺得走了快捷方式，其實大禍就在後面等著你，只不過你不見棺材不落淚而已。半夏也是下品藥，是小人，你可以用他，但他應該得到應有的抑制，我們現在用小人卻不知道怎麼去抑制他。

中國古時候的社會，往往有一個均衡的機制。比如說，皇帝很奢靡，但是僅此一家而已，別人家都不敢。全國只有一家如此奢靡，危害也不大。如果太多人家都像皇家一樣奢靡，那危害就大了。

士農工商各階層，社會上比較輕視商人，商人的社會地位相對較低，甚至某些朝代商人的子弟連參加科舉考試的資格都沒有。為什麼呢？因為商人有錢啊，你有錢我就得從另外的一個角度對你進行一些必要的壓制，不然的話你又有錢又有地位，就控制不住。商人家再參加科舉，出個做官的，那不就很容易官商勾結了嗎！所以我不讓你做官。你想做官，參加科舉也可以，那你就不要經商。

過去比較重視讀書人，為什麼？因為讀書人很窮啊，你再不重視，那他還能在這個社會上立足嗎？所以人家在物質上很貧乏，你就得在精神上對他給予重視，這都是為了達成一個平衡，這樣社會才能安定，才能有盛世，盛世不是看它一時有多盛，而是看這個盛能持續多長時間。

藥有七情，我們這裡只不過是先拿社會來做些比喻，等到後邊講具體方藥的時候，可以帶著這種思想進入。

藥分五部

中藥眾多，五行統括

我們的整個「方藥之道」，只講五個藥。

大家聽了不要失望，覺得藥講得太少。但這五個藥並不僅僅是單薄的五個藥，它們對應的是五行（木火水金土）、五方（東西南北中）。由這五個藥，會牽帶出很多的藥。就好比做領導的，這個公司有五個部門，一共三百六十多個人，他只需管好這五個部門的經理就行了，沒必要每個人都管。再比如，《紅樓夢》人物非常多，曹雪芹是通過這四大家族去把握，繼而描寫全社會，這也是提綱挈領。咱們掌握中藥，也要提綱挈領地來。

第一類是「桑之屬」，木部方藥，以桑為核心，主要是治風的；第二類是「桂之屬」，是桂枝、肉桂什麼的，火部方藥，主要是溫熱類的；第三類是「石膏之屬」，金部方藥，在這一部裡面我們主要講一些寒涼藥；第四個是「地黃之屬」，生地、熟地之類，為水部方藥，主要是滋補類的。第五個是「朮之屬」，土部方藥，為健運類的。我們常用的方藥，都將圍繞著五個藥來展開。

書上的講法與師門的傳授

市面上的中藥書籍，有的是按草木、金石、動物藥來分類的，如《本草綱目》，這種分類的優點是可以把某一味藥講透，比如講到桑，可以把桑葉、桑皮、桑葚放在一起講清楚；缺點是難以將同類功效的藥全部放在一起講。有的是按發表之藥、攻裡之藥、溫補之藥、寒涼之藥等等來分類，如《本草求真》，這樣分類太細，就容易造成割裂。

傳統的講法是師門傳授，沒有條條框框，往往想到哪裡講到哪裡，這樣講才靈動，我們也爭取這樣講。書籍交流時間空間都有限制，沒有條件完全想到哪裡講到哪裡，所以我們先劃五個區域，在這個區域裡面，我們可以自由講。並盡量把一些重要的藥重要的方子都涵蓋到。

第二卷

桑之屬—木部方藥

第一章

木部方藥概論

木性解

我們今天先講桑之屬，木部方藥。《黃帝內經》說：「東方生風，風生木。……在天為風，在地為木，在體為筋，在藏為肝。」春天、東方、木、風、肝、筋，這一系列看似風馬牛不相及的東西都有一個共同的屬性，就是在五行上屬木，它們同氣相求。

四季春為首。論及一年，必然從春天說起。春季多風，立春過後，風雖仍然很冷，但我們已經能從其中感覺到有些不一樣了，其中少了寒氣，多了一些泥土的芳香，這告訴我們，地下的陽氣在往外透了，它和天際吹來的風一起，讓我們感受到浩浩蕩蕩的春的氣息。春，又是從風開始的。風為季節的開端，又是疾病的源頭。「風為百病之長。」所以在講藥的時候，我們也從木部，這些治風的方藥講起。

五行中的木，有何特徵呢？我們要聯繫到大自然中的木來體會和理解。木在天地之間，它溝通天地陰陽。水生木，木生火，木在水火之間，能溝通水火。木隨著四季的交替而枯榮，它對天地之氣、季節律動的反應非常敏感。自然界在有動物之前就有了草木，然後才有了動物、人類。哪裡植被豐富，哪裡的環境就會好一些，灰塵就會少，晝夜溫差也不至於太大，所以木有很強的調節作用。

《尚書・洪範》講：「木曰曲直。」木有活性、柔韌性，能曲能直。木旺於春，升發最速，在春天的升發之氣下，生長得最快的就是草木。木喜風，草木見風而長，所以人們常說是春風吹生了萬物，這種詩意的表達並非毫無依據。然而「木秀於林，風必摧之」，森林可以防風，但如果這片森林中哪棵樹長得格外高，高出整個樹林，就會被風吹壞，這又是風邪傷木。也提示人體肝氣不能過旺，要以平為期。

樹木的生長離不開水，水屬腎，故肝腎關係密切，中醫裡稱「乙癸同源」。木有活性，所以肝陰要旺，肝陰源自腎陰，水生木。如果肝陰虛，就好比木頭缺水就容易枯萎，木頭一枯萎就失去了柔韌性，容易被風吹斷，甚至容易著火。肝陰虛，人體也會失去柔韌性，筋骨、血管都會變脆，甚至出現各種火症。當然，如果水太多了，木頭也會腐爛，肝也是如此，最怕濕熱。

木生在土上，能讓土壤鬆軟、有活性，又能保持水土，所謂「木剋土」，其表現也是非常豐富的。再比如，風沙、霧霾也屬土，如果樹木多，空氣就會淨化，風沙就會平息。

總而言之，有木方有美麗明淨的大自然，人體之自然也是如此。木部方藥，對於治病養生也非常重要。我們的木部方藥，將圍繞著肝木的這些屬性逐步展開。

桑性解

桑樹是春天的象徵。

有一個詞叫「桑梓」。桑就是桑樹，梓就是木梓樹，這兩種樹放在一起為什麼可以用來代指故鄉呢？桑樹是春天的主角，其綠色在春天非常顯眼，大家在上面採桑葉、摘桑葚，關於春天的回憶，都可能有桑樹。木梓樹在秋天比較顯眼，枝幹蒼勁，葉紅白籽，是秋天的一番風景。於是，春去秋來，秋去春回，桑梓既是故鄉的兩種樹，又意味著故鄉的歲月，春秋輪轉。直到現在，我想起故鄉，才體會到這兩個字的內涵。

春天是一個生發的季節，桑樹是最有生發之氣，所以圍繞桑樹的藥也就非常多。桑樹的葉子就是桑葉，桑樹枝叫桑枝，桑樹的根皮叫桑白皮，桑樹的果實叫桑葚，桑樹上還有一種寄生的小植物叫桑寄生，螳螂在桑樹上排的卵叫桑螵蛸。桑葉可以餵蠶，蠶死了也可以入藥，叫白殭蠶，蠶的糞便又是蠶沙。這些我們都會講到。

圍繞桑樹的藥非常多，我們這個系列的藥也會非常多。這也正好應了桑的生生之氣。

第二章

桑葉與發散類方藥

桑葉祛風

桑樹我們應該都見過，樹大根深，枝繁葉茂。桑葉春天發芽，一直經過夏天秋天。寒霜之中，它會掉一小部分，入冬以後，才慢慢掉光。當然，到了冬天這些葉子會千瘡百孔，畢竟它經歷了近一年的日曬風吹。春天的桑葉被人採來餵蠶，但是採了又長，生生不息。但桑葉入藥，要等到下霜以後再採。我們開方子的時候通常把桑葉寫作「霜桑葉」或者「冬桑葉」。金剋木，桑葉在秋天得金氣則能平肝，在枝頭經風不凋，則平風的力量強，所以要冬天採。把冬桑葉採來後，要穿在線上晾乾，這也是為了使它繼續得風氣，晾著的桑葉之間相碰撞，能發出金石之聲，就像金屬箔相碰撞，這個意味著，桑葉有金石之性。

《神農本草經》說，桑葉是苦寒的。其實在苦寒裡面還有一絲甜味，所以我們說它的性味是甘苦寒。桑葉的作用，《本草便讀》用一副對聯來形容，非常美：

得箕星之精氣，能搜肝絡風邪；
秉青帝之權衡，善泄少陽氣火。

得箕星之精，搜肝絡風邪

二十八宿，東南西北各七宿，東方青龍七宿：角、亢、氐、房、心、尾，箕。古人仰觀天象，發現天上的箕星非常明亮，地上就會起風，所以總結說「箕星好風」。現在大氣汙染了，在城裡仰觀天象就顯得比較困難。大地上的一切，包括人體的五臟六腑，跟天上的二十八星宿都有著信息的溝通和往來。肝氣通於東方七宿，風通於箕星，桑也與箕星相通，得箕星精氣，故能入肝治風。

有人要問：「風，有內風，有外風。那桑主要治內風還是外風呢？」其實，它內風外風都治，看你怎麼用。古人講箕星喜風，但並沒講它喜內風還是外風。何況，風的形態也是多樣的。

我們拿一片桑葉在手上看，會發現桑葉的脈絡，緻密而清晰，以絡入絡，所以桑葉可以入絡，搜肝絡的風邪。肝主風，當肝陰虛的時候，肝風就容易動，當風入絡脈的時候，就比較頑固了，可以考慮用桑葉來「搜肝絡的風邪」。

秉青帝之權衡，善泄少陽氣火

青帝就是東方之神：青龍，少陽是膽經，肝膽兩經相表裡，「秉青帝之權衡，善泄少陽氣火」，就是說桑葉能調和肝膽。

肝是生風的，主生發。肝風，每個人都有，在健康的人那裡，肝風是和風，吹生萬物，人體的一切生生之氣都靠這和風。到了老年，身體的升發機能已經很弱了，肝依然在生風，那麼這個風就成了「邪風」，是一種不和的風。怎麼辨呢？養陰息風，把風帶來的不利影響減輕到最低。要讓肝生的風變成和風，或者說給肝生的風一個合理的安置。

膽為少陽，主少火，《黃帝內經》講「少火生氣，壯火食氣」，少火小小的，溫溫的，最有生機，所以能生氣。火太過了，什麼都燒掉了，就沒有生機了。所以膽火應該慢慢地讓氣生起來，如果過旺，就是邪火了。

肝生出邪風，膽生出邪火，風火相煽，風助火勢，火助風威，慢慢地越來越大。自然界有風火相煽，越旋越高。火性本身就是炎上的，風又把火往上吹，大家一起往上旋。我們在火災現場就會看到這種景象。人體的風火相煽也一樣會往上旋，所以病往往在頭、在眼睛。

比方說，頭暈、眼睛發昏或者發紅，都跟風火有關，都可以考慮用桑葉，調和肝膽，息風降火。所以，桑葉有一個作用，就是清利頭目。桑葉可以用來洗眼睛、洗頭髮。紅眼病，如果是因為外風的話，可以直接用桑葉熬水來洗。桑葉也可以洗頭髮：頭皮容易癢，往往是風邪客居巔頂，你抓一把桑葉和菊花，一塊熬湯來洗，效果會很好，單用桑葉也可以。

桑麻丸

頭髮老掉，跟風邪也有關係。

我師父以前經常說，頭髮好比樹葉，好好長在樹上的葉子不會掉，得乾枯了，再刮一陣風，才會掉。所以，治療脫髮，要一邊養陰養血，一邊祛風，這就有了一味藥，叫桑麻丸：桑葉和芝麻做丸。劑量看具體情況：如果風象比較重，桑葉可以多用一些；如果是陰虛比較重，芝麻可以多用一些。把兩者碾成細末，用白蜜做成丸，早晨用鹽湯服，晚上用酒服，這可以養陰祛風，對於脫髮有很好效果，但要長期堅持服用。為什麼早晨用鹽湯呢？因為早晨肚子是空的，鹽是鹹的，能入腎，能很快進入腎裡，養陰；晚上用酒是把它往上帶，帶到頭上來祛風。一上一下，往下養陰，往上祛風，都兼顧了。桑麻丸主要用來治療陰虛兼風的脫髮，對於因肝陰虛、肝風盛、膽火旺導致的眼睛疾病，也會有效。

深交便覺不尋常

針對肝膽性的高血壓，桑葉也很常用。因為它搜肝絡的風邪，而高血壓多因肝風內動，肝陽上亢。見到肝陽上亢，大家馬上想起鎮肝熄風湯，很少有人能夠想到桑葉，因為它太平常了。

中醫不尚奇，能用平常藥解決的問題，就沒有必要用新奇藥、冷僻藥、大劑量藥、毒藥。用藥往往像用人，若是路人，我們一眼看過去，會覺得這些人都很平常，看不到任何過人之處，你跟某個人相交越深，越會發現他的能耐，覺得他很得力，能夠完成很多事情。用平常的藥達到不平常的效果，才叫出奇制勝。

當然它還得跟養肝、養陰、化痰或者化瘀的藥合理配伍，單打獨鬥是不行的。

桑葉收汗

桑葉還有一個作用就是收汗。

《夷堅志》裡面有這樣一個故事：有一位游僧，非常瘦，吃得又少，每天晚上就盜汗，到了早晨，身子、衣被全都濕透了。二十多年，各種方法、方藥都用了，就是治不好。他也就不治了，等死。後來到了嚴州山寺，寺裡的和尚說，他有一個方子，非常有效，就是單用一味桑葉，烘乾，碾成碎末，每次用兩錢，空腹用米湯來調服。當時正好是秋冬季節，可以採桑葉，於是採了很多。吃了三天以後，這個二十多年的病就好了。

這個故事我是相信的。前面為什麼百醫無效啊？因為病已經入絡了。通常，疾病都是這樣，初病在經，久病入絡。好比敵人剛剛來侵犯你的時候，都是走大路。此時比較集中，你要說打他，也會很俐落。入侵時間長了，他們會遍布每一個山村、每一條田間小路。這就壞了，不好打，因為太分散、太隱蔽了。人體的絡脈相當於毛細血管，當邪氣進入毛細血管的時候，你想把它趕走，就不那麼容易。這位游僧到處化緣弘法，可能也沒有堅持去治。用桑葉入絡，把風祛出去，汗自然就收了。

本來桑葉是一個發汗的東西，因為它是葉子，葉子就會走表而發汗，但在這裡它是收汗。發汗只不過是為了驅邪，當它把絡脈中的邪全部驅走了以後，絡脈裡面就沒有風邪擾動，汗也就不會出來了。桑葉的收汗作用就是這樣實現的。

桑葉補精髓

陳士鐸有一本很有名的書叫《本草新編》，其中講桑葉還有「補精髓、填骨髓」的作用，意思就是說它能養陰。

過去，我一直認為這是它的第二重功效，前提仍是祛風。當體內風邪太盛的時候，精髓、骨髓想滿也滿不了，因為風是一個傷陰的東西。濕透了的衣服晾在外邊，只要起風，它會乾得更快。這就是「風能勝濕」，風能夠把水吹乾。人體的真陰也是水啊，當體內的邪風比較旺的時候，它就容易乾，精血就容易虧耗。當你把風驅走了以後，精血自然恢復得好，骨髓自然充滿，這項功能是借助人體的自癒機能實現的。

後來，我的這一認識又有所改變：那一年初冬，嚴霜過後，我們小區的桑樹上還殘存著幾片葉子，我摘下來，放在嘴裡細細咀嚼，甜絲絲，黏乎乎的，分明能養陰嘛。我這才發現，桑葉，於祛風之外，仍有直接補精血、填骨髓的作用。但必須是冬桑葉。很多東西都是經霜則甘甜，桑葉也是，冬桑葉能養陰祛風。可見藥材的採摘時間是多麼重要！

「紙上得來終覺淺，絕知此事要躬行。」書本不可能把一切都講得面面俱到，我們要盡量創造條件，親身實踐，拿出神農嚐百草的精神，親近每一味藥材，去觀察它、體驗它，這樣會有很多意想不到的收穫。

桑菊飲

桑葉入肝、膽、肺三經。

一味藥的歸經，我們可以通過想像，或者在理解中記憶：桑葉是綠的，而且作為箕星之精，肯定入肝經；它還能瀉膽火，所以必定入膽經；它辛涼解表，所以入肺經；又因為它的葉脈非常緻密，所以它還能夠入肝絡、肺絡。

治療外感會經常用到桑葉。有一個典型的方劑，就是桑菊飲。

【桑菊飲】

桑葉二錢五、菊花一錢、杏仁二錢、連翹錢半、薄荷八分、桔梗二錢、蘆根八分、甘草八分。

這是古書中的劑量，我們現在用的時候，還會有所改變，比如說蘆根用八分就太少啦，我們一般會用到一兩左右。我可以給出我常用的一個常規劑量，供大家參考：桑葉三錢，菊花四錢，杏仁三錢，連翹三錢，薄荷一錢，桔梗三錢，蘆根一兩，甘草二錢。為什麼劑量會有變化呢？可能是藥材的質量變了，也可能是煎法、劑型上古今有差異。

什麼時候用到桑菊飲呢？《溫病條辨》是這麼講的：「太陽風溫，但咳，身不甚熱，微咳者，辛涼輕劑，桑菊飲主之。」病人略微有點發熱，略微有點咳嗽，這是感冒很輕微的症狀。這裡的咳嗽，是因為熱傷了肺絡，為什麼只受了那麼一丁點邪，他就會有熱？在《傷寒論》中，這種情況是比較少的，但是到了《溫病條辨》的時代，也就是清朝，這種情況就比較多了，這跟人的體質有關。這時候，人們比張仲景時代更加容易動火。《傷寒論》主要針對寒邪，我們用它的思想可以通治百病。但是它的方劑主要是針對那個時代的人。老用麻黃桂枝，漢朝人受得了；到了清朝，大家就有點受不了啦。中醫也是隨著時代的變化而變化的。道不變，但是它的法、方、藥，都是在變的。

桑菊為君

容易動火，跟肝膽有關。動輒肝熱，木火刑金，所以肝熱會傷肺絡，與外邪呼應，造成咳嗽、身熱。所以，用桑葉菊花，去膽火、清肝膽。肝火，書裡面沒有明言，它只是在講怎麼用而已。

我們現在的人依然是這樣的，所以桑菊飲仍經常用到。感冒的時候會出現頭腦昏沉，正好桑菊來清利頭目。何況它們都能疏風清熱，桑葉更擅長疏風，菊花更擅長清熱，它們配在一起就能夠相得益彰了。

那我們想，為什麼在這裡用到菊花，而不用桃花呢？桃花不也是花嗎？不也有宣發的作用嗎？但是，菊花是秋天開的，得金氣，而金是主清涼、肅殺的，而且金剋木。桃花是春天開的，有生發之氣，它是紅色的，入血分，現在邪氣主要在氣分，當然不能用入血分的藥。邪還沒到血分，你卻用了入血分的藥，就可能會引邪深入。

薄荷：辛涼解表

桑菊飲裡還有一薄荷，是一味非常重要的辛涼發表藥，《神農本草經》中沒有，是後世醫家發現的。桑菊辛涼發表，但是它發表的力度不夠，還需要加大，所以用了薄荷。薄荷的辛香之氣非常明顯，開表的力度很大。這個藥到後世才用，也是因時制宜。為什麼呢？因為有邪，要發汗，但同時又因為有熱，不能辛溫發汗。在張仲景時代，發汗都用辛溫的麻黃、桂枝，但是現在時代不同了，這個時代的人肝火更大，動不動就是火，不敢用辛溫，只好用辛涼。辛能開表發汗，涼又能清熱，於是大家就找到了薄荷。

即使是受了寒邪，可以用辛溫發表，但由於麻黃桂枝發汗的力度太大了，也不適合。那就用蘇葉。一味蘇葉，就能替代麻黃加桂枝，因為蘇葉既入氣分又入血分。我們學本草，千萬不要拘泥於《神農本草經》，而要有一種開放的心態。

連翹：苦寒清裡

連翹是走中焦的，能清胃熱，又清心火。「溫邪上受，首先犯肺，逆傳心包」，溫熱之邪傳到心包就會成為重症，所以用連翹防止邪氣逆傳心包。

有人要問了：既能清胃熱，又能清心火，黃連不也有這個作用嗎？為什麼不用呢？

有兩個原因：

第一，黃連是守而不走的藥，它比較懶惰，走得比較慢，而我們感冒是需要速戰速決的，邪氣在這裡，必須趕緊把它趕走，排出體外。體表的邪氣用薄荷以發汗的方式把它趕走，在裡的則用杏仁把它從大腸往下引。黃連雖然有用，但速度不行，耽誤事兒。

其二，我們在開方子的時候寫「連翹衣」，就是連翹外面的一層殼，外殼往往走表，而且連翹有幽香開竅之功有通透性。黃連是根，不走表；也無幽香，沒有通透性可言。中醫處方用藥都是反覆精選的。有的藥它雖然有一部分作用，但是作用不全，它不是最佳的選擇。

桑菊飲裡面的藥都比較通透，沒有賴在那裡不走的藥，也沒有引邪深入的藥。古人流傳下來的名方，每一味藥都是很值得我們研究。

杏仁桔梗，升降之機

一個治療感冒的好方子，不但要兼顧表裡，還要考慮升降之機。桑菊飲中用杏仁、桔梗，一升一降，在升降之間調整肺的氣機，乃至整個人體氣機。

杏仁是一味開肺的藥，又走大腸，通腑泄熱。所有的仁都含有油脂，能潤腸通便，杏仁開肺，降肺氣，又有油脂通潤大腸，所以它通腑瀉熱的功效尤其好。肺與大腸相表裡，肺熱可以通過大便從大腸瀉下去。那麼，這裡為什麼不用桃仁呢？桃仁跟杏仁不挺相似嗎？因為杏仁走氣分，桃仁走血分，它們不一樣。怎麼區分呢，我們不需要死記硬背，春天的時候我們出去看看杏花和桃花，這個季節南方杏花應該快開了，杏花是白的，可能微微有那麼一丁點紅。桃花則是紅的，所以桃仁走血分，邪在氣分你用走血分的藥可能又是引邪深入了。

桔梗是一味開提肺氣的藥。開就是打開，提就是往上提。開就能透，肺氣一開也就意味著毛孔開，毛孔一開，薄荷之類發汗的藥，就會發得更快。能夠往上提，它就不會下陷。感冒受了很多邪氣，要防止它下陷。邪氣如果下陷，陷到中焦腸胃，那就是拉肚子；陷到腎裡，那就是腎炎之類的。急性腎炎，很多就用桑菊飲的加減來治，效果非常好。

蘆根甘草養中焦

考慮到人體受邪，很快會化熱，一化熱就會傷津，津液傷了要趕緊補上，所以這裡用了一味蘆根。蘆根就是蘆葦的根，長在水裡，是一味生津液的藥，它很滋潤，同時又很通透。這味藥生津液而不易成為痰。它還能把不好的水利出去，把好的水給你補上。

我們這裡又要問了——學東西要學會思考，多問自己，學問需要自己設問題問自己，等自己把問題給解決了，就是不知不覺地在進步——蘆根有生津的作用，那花粉不也有生津的作用嗎？這裡為什麼不用花粉而非要用蘆根呢？因為花粉是瓜蔞的根，通透性不如蘆根。感冒用藥始終要注意通透，要能夠讓邪氣及時透出去。所以，在這裡用蘆根而沒有用花粉。

方中的甘草一是調和上面各種藥，同時還能和胃氣。我們一般用十克。甘草是調和諸藥的，我們經常用三、五克；如果用到十克或者二十克，那它是具有清的作用，能清熱還能解毒。在這裡，甘草有解毒的作用。

蘆根、甘草都是入中焦的，能固護胃氣，生津液。而「保胃氣」、「存津液」是《傷寒論》中重要的原則。

識藥如識人

我們在講方子的時候，每味藥都要認真地講一講，同時，我們要把這味藥跟別的藥反覆比較，這樣才能深入地認識藥性。

就像做一件事的時候，把人和人反覆比較一樣，達到知人善任。我們要知藥善用。認一味藥就好比認一個人，比如說今天我們要認識張三同志，把他的簡歷打出來，發給大家。大家就有了一個初步的印象，至於這個人的人品、辦事的風格，簡歷上還不能完全體現。一個人尚且如此，如果是三百六十五個人的簡歷都發給我們，我們就迷糊了。

我們最好是在不同的場合反覆見到這個人，觀察他在不同場合有什麼反應。同時，又跟別人做比較，這樣我們就能很快熟悉他。這也是學藥的正路。

所以我們現在講方子的時候要介紹藥，第一次聽我介紹薄荷或者杏仁的時候，你可能會比較生疏，但是以後我們還會常常聽，因為杏仁、薄荷的藥在很多方子裡都會有。在不同的場合反覆地遇到，甚至聽膩了，你就熟悉它了。不然的話，如果一味藥脫離了場合，光看簡歷，我們必然記不住。

辛涼三劑

桑菊飲在《溫病條辨》裡被稱為「辛涼輕劑」。既然有輕劑，那麼肯定就有重劑，還有介於輕重之間的平劑。所以，辛涼有三個方子，或者說有四個方子。辛涼輕劑是桑菊飲，辛涼平劑是銀翹散，辛涼重劑一是麻杏石甘湯，還有一個是白虎湯。後兩個方子都出自《傷寒論》，而銀翹散和桑菊飲這兩個方劑都出自《溫病條辨》。不管是溫病的方，還是傷寒的方，只要是有用的方，我們都拿來，為我所用。

有的同學一看到講的是溫病的東西就走了，不聽了，這種心態不好。只要有用的東西我們都要學。愚者千慮，必有一得。何況吳鞠通並非愚者。學中醫必須有開闊的胸襟，能納百家之長為我所用。

我們下面索性把辛涼劑及其他治感冒的常用方介紹一下。

銀翹散

辛涼平劑【銀翹散】

銀花一兩、連翹一兩、薄荷六錢、荊芥穗四錢、豆豉五錢、竹葉四錢、牛蒡子六錢、桔梗六錢、蘆根煎湯代水。

散劑與湯劑

散，是把藥打成粉服用的，且有發散、疏散的意思。比如，銀翹散是發散邪氣的，逍遙散是疏散鬱結的。湯，就是把藥煮成湯來喝，比較常用。湯者蕩也，用於滌蕩邪氣，速度較快，《溫病條辨》把銀翹散做成散劑，而我們現在是把它作為湯劑。劑型變了，藥量及煎法都會有一些差別。一般來說，我們現在銀花要用三十克左右，連翹十克，薄荷用六到十克，荊芥穗十到十二克，豆豉十克（我們到後面還要講），蘇葉八到十二克，牛蒡子用十克，蘆根三十克，桔梗十克，這是臨床常用的劑量，跟《溫病條辨》列出來的不太一樣。

銀花連翹

這個方子是以金銀花和連翹為君藥的。金銀花在它沒有開的時候就得採，它綠色通肝，清香化濁，解毒的功能非常好。金銀花沒有歸經之說，它能通行全身。既能清氣分的熱，也能解血分的毒。銀花連翹一起用，解毒的作用更大。如果要細緻地講，連翹還分青連翹和黃連翹，青連翹入肝，作用偏於解毒，黃連翹更多的入中焦，偏於清熱。臨床上還可以根據具體情況來選擇。

前面我們講過，近世之人，肝鬱、膽火比較重，一旦遇到外邪，往往裡應外合，迅速化熱，所以桑菊飲裡面用了桑葉菊花，一面辛涼散邪，一面解肝膽之熱。銀翹散依然遵循這個思想。肝是解毒的，但如果肝熱未能充分散掉，那麼肝解毒也就不徹底，毒存在我們體內，鬱久化熱，熱再鬱久而成毒。本來肝是應該解掉這個毒的，現在它能力有限，不能完全解掉，我們就用銀花連翹來協助它解。

其實，銀花連翹並不僅僅只是解感冒的毒。一些皮膚病、內科雜症的毒，也可以用銀花連翹來解。我們現在講病毒性感冒，雖是西醫的說法，但中醫也認同有病毒，只不過中醫裡毒的範圍更為廣泛。

銀翹散中的解表藥

雖然銀花連翹也能走表，但力度還遠遠不夠，所以必須加薄荷，辛涼發表，透散在表的邪氣。再加荊芥穗。荊芥，味辛微溫，但一般的本草書都把它歸為辛涼發表，它本質上是微溫的，但因為它辛、散，在散的過程中，微溫就感覺不到了，它反而能夠給人一種涼的感覺。我們可以說它是體溫而用涼的一味藥。荊芥穗就是荊芥的穗子，發散的力量更強。荊芥穗很香，剛聞上去非常舒服，但若聞太久，可能會頭暈。

銀翹散裡的豆豉，是用蘇葉水浸泡豆子，再讓它發酵。發酵，也是一個升發的過程，它還能使板結的東西變得鬆透。豆豉的發酵性，能鬆動體內板結的陳氣，宣散上焦之邪；經過蘇葉水的浸泡，它又有了發汗的作用。蘇葉水在其中起了重要的作用。現在很多豆豉不是按這個方法做的，所以我們乾脆不用，用蘇葉來代替。

蘇葉的用量一般是六到十克，它辛溫發表。前面用了那麼多辛涼的藥，這裡為何忽然用了一味辛溫的呢？因為溫邪往往夾雜著寒，有時候人體本來是受了寒，入裡才化熱，所以可以加蘇葉來散寒邪。即使沒有寒，蘇葉跟前面這些辛涼的藥在一起也不為過，因為邪氣要往外發，稍微用一些溫有助於發散。蘇葉雖然是溫的，但它不會助火，不會讓體內的熱進一步增加。

本草裡講，蘇葉是入肝經入肺胃經的，它辛溫，能夠發汗、散寒，能夠行氣、和血，既走氣分又走血分。

我們來看看蘇葉的外形特點，它的葉子正面（向上的一面）是綠的，背面是紅的。綠的它就走氣分，紅色意味著它能走血分。它是介於氣分和血分之間的一味藥。麻黃是走氣分的，很輕而且很綠，它不會走到血分去。麻黃為什麼要加桂枝呢？桂枝色紅入血分、入營分。麻黃得到了桂枝，所以就能兼走氣分和血分。現在蘇葉一味藥就能同時走氣分和血分，從某種程度上講，它就等同於麻黃加上桂枝，只不過力度要輕得多。而且蘇葉還入中焦，能推陳致新。蘇葉走表，蘇梗通上下，能夠理氣。所以紫蘇也有類似於豆豉推陳致新的作用。

銀翹散中的清裡藥

一部分熱邪從表發散掉了，還有一部分熱邪要從裡走，也就是通過大小便瀉下去。這邊是竹葉和牛蒡子兩味藥。

竹葉清心火、走小腸、利小便，能讓熱從小便中排出來。桑菊飲中用連翹能清中焦的火還能清心火，防止邪氣逆傳心包，銀翹散裡除了連翹還有竹葉，加大了防止邪氣逆傳心包的力度。

牛蒡子味辛、苦，性涼。開方的時候，一定注明要打碎。它既能夠散風瀉熱，又能夠潤大便，通腑瀉熱。為了達到這些目的，桑菊飲用了杏仁，銀翹散則用牛蒡子。杏仁也微微有一些透表的作用，還能潤大便，牛蒡子跟杏仁有相似之處，但它的力度比杏仁要大得多。所以這裡就不用杏仁而用牛蒡子。牛蒡子能開泄肺氣，配上其他解表的藥，就能打開毛孔，散風瀉熱，解毒發疹。同時我們還要知道，它是一味寒涼藥，又是植物種子，種子是往下走的，能通大腸，帶有油潤性，又能潤大便，把大便迅速通下去，體內的火和毒也會跟著大便一塊往外走。

牛蒡子還有一個最重要的作用就是治療咽喉痛。

咽喉是人體重要的通道。有一個成語叫「咽喉要路」，指那種非常重要，同時又比較狹窄的通道，一夫當關，萬夫莫開。咽喉也是如此。感冒肺熱上犯，咽喉首當其衝，所以咽喉痛；牛蒡子宣通肺氣，肅降肺熱，所以對咽痛有很好的療效。

最常見的感冒過程

風熱感冒往往伴隨咽喉痛。很多人往往是頭天晚上咽喉有點痛，第二天上午就不舒服，有點頭暈，還可能有點鼻塞之類的症狀，這才感覺可能感冒了。

脈是數的，體溫還算正常，或者比平時高不到哪去。這時要非常注意，上午雖不發熱，但到下午就會發熱了，而且「陽明之熱，旺在申酉」，申時酉時就是下午三到七點，最容易發熱。

為什麼熱要到這時才發呢？因為上午人體陽氣旺盛，陽氣抗邪的能力很足，邪氣不便發作，鬱在體內，脈數就是證據，一般都有每分鐘八十次以上，如果內火重的人能夠達到九十多一百多，但是不發熱。到了下午，陽氣往裡收斂，與體內熱邪短兵相接，打起來了，所以體溫迅速升高；或者說，陽氣收斂了，在表的邪熱無所顧忌，也能夠導致發熱。這個熱如果不採取措施的話會一直熱到半夜，等到子時一陽生的時候，發熱又會有所減輕。

這個感冒的過程，現在很常見。如果在頭天晚上嗓子有點疼的時候就開始用銀翹散，這個感冒就很有可能在萌芽狀態被你消滅。等到第二天發熱的時候，再用銀翹散就要考慮加石膏了。石膏清氣分的熱。

銀翹散辛涼開表，清熱解毒。有時我們感冒了懶得熬藥，可以直接用銀翹解毒丸、銀翹解毒顆粒。但是到了感冒、發熱比較嚴重的時候，成藥作用就會弱一些，因為劑量可能不夠，還因為它的藥味無法加減。發熱嚴重，用銀翹散加一味石膏多好呢！好比一間房子裡面很熱，怎麼才能涼下來？開窗子。但是如果多種方法同時使用那不更好嗎？我們在開窗子的同時，在房子裡放很多冰塊。用銀翹散相當於開窗子，再加石膏就相當於放冰塊。裡外都考慮到，退熱也會更快。

溫熱性的感冒，用銀翹散加減，往往一兩劑就能把熱退下去。熱退後，人就輕快多了，但往往痰比較多，還有一些零星咳嗽。這時候，不要急於止咳，要讓痰通過咳嗽排出來。這也是人體在自動清理肺部，把感冒產生的垃圾清出來，這樣肺裡就更清爽了。有人通過感冒，一次咳了很多痰。尤其抽菸的人，通過感冒，治療的比較得當，咳出很多灰色的痰，這是菸痰，排出來總是好的。這就是「小病養生」。

當然，也不能一直這樣咳嗽吐痰，如果咳嗽到一定的時候還不見好，那就應該用藥，健脾清肺，止咳化痰了。不能光治肺，一定要脾肺兼顧，扶土生金。脾為生痰之源，健脾之後，就不再產生那麼多痰了。

在整個過程中，發熱要消耗津液，生痰、排痰又要消耗津液。消耗的津液需要及時補充，所以，雖然銀翹散裡面有一味蘆根，但到了善後的時候，我們還要用更多甘寒滋潤的藥來補養津液，如蘆根、竹葉、麥冬之類，才算最後掃尾。這是治熱性感冒的一個完整的過程。

通常，發生在春秋兩季的感冒，尤其是春溫感冒，採取的是這個思路，其他季節還是要區別對待。那種最常見的感冒就是剛才這個步驟，要開表，要清裡，要清肺，要止咳化痰，到最後還要養陰生津。現在很多人都無視這個過程了，感冒了就胡亂對付，當時好了，但後患無窮，所以現在有這麼多過敏的，有這麼多慢性鼻炎，往往是感冒的邪氣沒有排出來，留在了肺裡。還有很多其他的病，也是由感冒導致的，說出來大家都不信，急性腎炎多是由感冒導致的，腦膜炎也是由感冒導致的……

麻杏石甘湯

麻杏石甘湯的劑量

辛涼重劑【麻杏石甘湯】

麻黃四兩、杏仁五十個、石膏半斤、甘草二兩。

這個劑量是《傷寒論》中麻杏石甘湯的劑量，今天不能照搬。因為《傷寒論》不同時代的度量衡不同，藥材質量不同，人也不同。不同的時代，方子會給出不同的劑量，而且往往不是按比例換算的。比如，清朝《溫病條辨》給出的劑量是：麻黃、杏仁、石膏各三錢，甘草二錢；而一九六四年版《方劑學》教材給出的劑量是：麻黃、甘草各一錢，杏仁二錢，石膏三錢。

我們現在用麻杏石甘湯，劑量又不一樣。如果是南方人，麻黃一般用三五分（一－二克）就可以了，如果是北方人，尤其是西北人，可以多用一點。杏仁可以用三四錢（十－十二克），石膏一兩（三十克）左右，甘草則兩三錢（五－十克）。

《傷寒論》說麻杏石甘湯的主證是「汗出而喘」，出汗意味表是開的。喘意味著肺氣不通，肺氣遏鬱。肺氣被遏就生熱，且使肺氣上逆，致喘。麻黃用在此並不是發汗，而是開肺氣的，所以不需要用那麼多。麻杏石甘湯方義可以概括為這四句話：「麻黃開肺氣，杏仁降肺逆，石膏清肺熱，甘草緩肺急。」這個方子，既解表又清裡，它的結構跟銀翹散有很相似的地方。其中四個藥的劑量如何確定，首先是要看能不能在特定的人身上起到它們應有的作用，而不是看是否跟書本記載的一致。

麻黃

講麻杏石甘湯，主要是為了仔細講講麻黃這味藥。麻黃在《中藥學》中往往是第一個講，它生在我國西北，秉天地清陽剛烈之氣以生。

我見過麻黃自然生長的樣子：綠色的管狀草，細細的。摘一根嚐嚐，也沒有明顯的味道和氣味，很多人都不敢相信這個藥發汗那麼厲害。它氣味俱薄，質地很輕，三克能有不少。質地輕，就能夠輕清上浮而走表，還可以升發陽氣。麻黃必須跟桂枝配伍才能入營分以發汗，單用也能發汗，古人用的比較多，因為古人肌膚比較緻密，肺氣剛強，用它非常適宜。現在的人，體質發生了變化，臨床使用就要注意。現在我們用麻黃，一般用炙麻黃、陳麻黃或炙麻絨。炙麻黃，就是把麻黃用蜜炙過；陳麻黃，就是把麻黃存放得時間越長越好，這樣它的性質就不那麼剛烈，會平和一點，同時仍不失其作用；炙麻絨，就是把麻黃搗過之後留下的絨，就像艾絨一樣，性質也很平和。

麻黃一般用一－二克就足夠了，少用是取其「輕清上浮」之意。就像升麻，在補中益氣湯中一般用五－六克就行了，用得少，它升清的力度反而比較大。麻黃用得少，能夠升清、散表，用多了，它就耗散真氣了，這時要用人參來補救。人參可救過用麻黃之弊，因為人參能夠「回元氣於無何有之鄉」，及時挽回耗散的真氣，同時還能夠生津。

前幾年我遇到一位西北的中醫，他說他們當地就產麻黃，當地人感冒，直接採一些麻黃回來，不拘多少，煎水喝完就好了。我問這麼喝可以發汗嗎？他說不，一般喝了也不出汗，但感冒就會好。他說這個現象有點奇怪。其實並不奇怪，麻黃之所以發汗，是因為它開肺竅。西北人肌膚比較緻密，這一點跟張仲景時期的人更加接近，所以喝下麻黃之後，不會出汗，但肺竅已開，氣機也開了，外邪自然透散，雖然沒有出汗，但是毛孔已開，這是用肉眼看不到的。

麻黃石膏之配伍

陳士鐸曾說：麻黃本不是溫藥，而是涼藥，跟桂枝在一起，才成為溫藥。雖然麻黃辛溫這個說法已被公認，但這個說法仍可供參考。陳士鐸這麼說，主要還是強調麻黃和桂枝配伍的意義，也有助於我們理解麻杏石甘湯。

桂枝是辛溫藥，麻黃配桂枝，是辛溫發汗的。石膏是辛涼藥，麻黃配石膏，就是辛涼的了。有人說石膏是大寒的藥，其實它並沒有那麼可怕。《傷寒論》裡，麻黃用的是四兩，石膏用的是半斤，石膏的用量正好是麻黃的兩倍（古代的半斤是八兩）。後來這個比例又有所改變，石膏的劑量永遠不會比麻黃小。這時麻黃的溫性基本上就沒有了。麻黃配伍石膏，比單用麻黃出汗更少。

西北人喝麻黃可能不會出汗，而南方人喝麻黃可能就會汗出不止了，南方人肌膚腠理沒有西北人那麼緻密。《傷寒論》裡面的方子，在劑量上很見功夫。敢在有汗的情況下依然用麻黃，是因為有石膏來反佐它，而且，石膏的量是麻黃的兩倍，在配伍上能夠使藥盡其性。我們要弄懂它的道理而不要照搬它的方劑，因為用這個方劑的人已經不在了，用這個方劑的時代也已經有變遷了。道是不會變遷的，它一以貫之，但具體的方和法，要隨時代變遷。

我們講中醫要與時俱進，意思是，醫方、醫術要隨著時代和人的變化而變化，針對現代人的體質，是有必要在方藥和具體療法上翻新的。只能在術的層面創新，在道的層面是創不了新的。因為，中醫的醫道已經圓融了，它要止於至善。

杏仁與上幾方的先煎後下問題

杏仁是降肺氣的。《黃帝內經》說「肺苦氣上逆」。杏仁略微有開表作用，它能肅肺、通潤大腸，通過潤大腸又可以降肺氣，兩個功能相得益彰。

麻杏石甘湯有麻黃開表，杏仁雖然有微微解表的作用，但是我們可以不靠它來解表，因此，杏仁在這裡與其他藥一塊煎就行了，不需要後下。

現在北京有很多藥店，要求杏仁後下，並不可取。如果你要用杏仁來解表發汗，你就後下；如果你用杏仁潤大腸，那就不需要後下了。

麻杏石甘湯是有先煎後下的：麻黃應該先煎，先煎二十分鐘到半個小時，把表面泛起的白沫去掉。石膏先煎十五分鐘就行了。

前面講的銀翹散方，煎藥同樣有講究，我們在開方子時要標注在旁邊。蘇葉要後下，只能煮五分鐘；牛蒡子要打碎；薄荷後下，煮兩分鐘就行了，也就是頭煎的最後兩分鐘下薄荷，因為薄荷的香味非常容易發散，只能熬兩分鐘。熬兩分鐘，香氣已經在藥裡邊了，辛涼的性質已經在藥裡邊了，再煎香氣便會散失。

治感冒的常用方劑還有幾個，下面接著講。

香薷飲

夏天的感冒，很多不是因為受了熱，而是受了涼。因為夏天人們喜歡吃涼的，喜歡吹風乘涼。待在涼的地方久了，人就容易受涼，把毛孔閉住了。夏天本來應該出汗，但這種感冒反而不出汗，不想吃東西，頭暈，昏沉，身體非常重。這是夏天感冒常有的一些症狀。可能發熱，也可能不發熱，這時候我們就要用到香薷飲。

香薷飲由三味藥組成：香薷、厚朴、白扁豆。

香薷

香薷辛溫開表。毛孔被寒邪閉住了，就要試圖打開，需要解表發汗。

為什麼不用麻黃呢？因為夏天本身就是出汗的季節，陽氣走表，如果再用麻黃就特別容易導致汗出不止，甚至大汗亡陽。所以我們用香薷來代替麻黃。夏天用了香薷，也就相當於冬天用了麻黃，發汗的作用就有這麼強。

香薷氣息芳香，走氣分。它開白花，開白花也往往走氣分，開紅花往往走血分。而且，它能升能降，先往上升，解表發汗；然後它還能往下降，所以又能下氣、利濕。所以暑天用它會非常好。

辛溫的藥有很多，麻黃、桂枝、蔥、藿香、蘇葉都是辛溫的。此處為何用香薷不用蘇葉？因為與香薷相比，蘇葉少了利濕和下氣的作用。暑天，毛孔一旦閉住，汗出不來，中焦脾胃就容易停濕，所以用香薷，一方面解表發汗，一方面下氣利濕。這是最佳的選擇。

香薷飲方義

香薷雖然能夠下氣利濕，但它主要的作用依然是辛溫開表。所以我們要加幾味藥來幫助香薷進一步下氣利濕。

厚朴是走中焦脾胃，能平胃燥濕，也能通大腸。夏天脾胃多濕，用厚朴進一步來化濕、燥濕，再讓濕從大腸走掉。

白扁豆味淡，淡以滲濕，故用白扁豆來調和脾胃，而不用甘草。

這就是香薷飲的作用：解表、和中。夏天很多感冒，人都不想吃飯，只是因為濕困中焦脾胃，這也正是香薷飲所善治的。

新加香薷飲

後來，吳鞠通在香薷飲的基礎上做了一些發揮，創造出【新加香薷飲】：

銀花、連翹、香薷、厚朴、鮮扁豆花

他加了兩味藥，銀花和連翹。邪氣閉在體內，鬱而化熱，邪熱不散就成了毒，銀花、連翹清熱解毒。新加香薷飲把白扁豆換成了鮮扁豆花，鮮扁豆花不但能夠調和脾胃，還有發散作用。鮮扁豆花我們現在就不好找，咱們依然可以用白扁豆，效果差不多。

新加香薷飲，針對夏天受涼的感冒，發熱無汗，食慾減退，效果較好。

藿香正氣散

如果香薷飲解決不了問題，還有一個治陰暑典型的方劑，藿香正氣散。這也是夏天經常用的方劑，而且做成了成藥：

藿香、紫蘇、白芷、茯苓、半夏、白術、薑厚朴、苦桔梗、大腹皮、陳皮、甘草。

藿香

藿香辛溫芳香，但它一般生在水濕之地。它喜歡水，而喜歡水的植物藥多能利濕，所以藿香不但能夠解表，還能和中化濕，能入中焦脾胃，這是藿香跟其他辛溫解表藥不一樣的地方。

它跟香薷也不一樣，香薷雖然能夠利濕，但是它的芳香更容易耗氣，而且發汗的力度太強。暑邪本來就傷氣，夏天人本來就容易出汗，所以往往要慎用香薷，相比之下，藿香要平和得多。

藿香，我們開方子的時候一般寫廣藿香，就是兩廣（廣東廣西）產的藿香，一般以廣東為主。還有浙江也有藿香，叫浙藿香。廣藿香入裡入中焦的作用要強一些，浙藿香更傾向於走表。廣藿香的梗是方的，其他地方藿香的梗是圓的，很容易區分。藿香分藿香葉和藿香梗，藿香葉偏於散邪，藿香梗偏於寬中理氣，有時候我們就一塊用了。

藿香正氣散方義

藿香辛溫，解表和中；紫蘇包括蘇梗和蘇葉，蘇葉主要是散表的，蘇梗能理氣，紫蘇既散表又理氣；白芷辛溫走陽明。這三味藥合用，辛溫開表。

再加桔梗，開提肺氣，開就是打開門戶排出邪氣，提就是讓肺氣往上升，肺氣上升則更有利於把邪氣透出體外。

厚朴、大腹皮、半夏、茯苓、陳皮、甘草，都是走中焦的藥。因為夏天的感冒跟表有關，跟裡也有關。裡，主要體現在脾胃上。夏天陽氣走表，中焦虛寒，容易停濕，一停濕人就食慾減退，渾身乏力，所以咱們要用走中焦的藥來健脾助運，化中焦的濕。

藿香正氣散跟香薷飲在結構上非常相似。香薷飲用了一味香薷，藿香正氣散則用藿香、紫蘇、白芷、桔梗。前者用厚朴、白扁豆，後者用的是厚朴、大腹皮、半夏、茯苓、陳皮、甘草，藥味變得更多了，作用變得更複雜也更全面了。大腹皮就是檳榔的皮，顧名思義，它能夠消脹，有人感覺到肚子很脹，可以用大腹皮理氣、消脹。半夏、茯苓、陳皮、甘草則是二陳湯，化痰的。脾胃的寒濕停留太多太久就變成了痰，咱們就用二陳湯來化。

所以，藿香正氣散比香薷飲更加全面和複雜一些。

九味羌活湯

南方濕氣比較重，一旦感冒常會骨節疼，尤其是後腦勺連著背疼，甚至還有腰痛、身體沉重。那種感冒非常纏綿，人很難受。這時候用銀翹散可能就不管用了，九味羌活湯可以派上用場。

九味羌活湯是金元四大家之前的醫家張元素所創立，這個方劑體現了他的學問。張元素是金元四大家中李東垣的老師，他還給四大家中的劉完素看過病，因此，與其說是金元四大家，還不如說是五大家，張元素是排在金元四大家前的一大家。

【九味羌活湯】

羌活、防風、白芷、川芎、細辛、蒼朮、黃芩、生地、甘草、生薑、蔥白。

感冒夾濕邪，不宜用麻黃，因為麻黃發汗力度太大了。濕邪是一種黏膩的邪氣，你要慢慢地把它趕出去，不能太快，欲速則不達。濕邪是很頑固的，要慢慢趕才能夠趕得清。通過迅速發汗的方式驅逐濕邪，只是白白傷害津液而已。

羌活

羌活產自西北，氣味雄烈、辛溫發表、散邪。它的作用偏於搜風滲濕，所以感冒夾雜濕，用羌活非常好。

羌活走太陽經，風濕之邪困太陽經，人就會覺得身體沉重，骨節痛。這跟張仲景時代的寒傷太陽，用麻黃桂枝來散寒邪不一樣，這裡是風濕之邪，不能亂用麻黃和桂枝，而要用羌活走太陽經搜風滲濕。

尤其是它走上肢的痛，用羌活效果好。後面我們還要講桑枝，也走上肢，桑枝上肢是諧音啊，是不是有相關性呢？走下肢用獨活，獨活走少陰經的，祛少陰經的風寒邪氣，治下肢的疼痛效果非常好。

九味羌活湯的方義

通過九味羌活湯這個方，我們又認識了一系列辛溫發表的藥。羌活、防風、白芷、細辛。南方人腎虛的比較多，虛邪賊風乘虛而入少陰經，所以用細辛來發少陰經的汗。

蒼朮本來是燥濕的，但也能發汗，它是通過走中焦來發汗的，而且它有汗就收汗，沒汗就能發汗，用科學的話講就是它能夠對汗腺進行雙向調節。能把人體調節到最舒服的狀態。

蔥白也是發汗的，它是綠色的，所以能走厥陰肝經。

防風祛風滲濕，但它的性質比羌活潤，跟羌活同用，既能夠加大羌活發散的力度，又能防止羌活過於燥烈。

白芷色白，辛溫，也能潤澤。色白則走陽明，是陽明經的引經藥，所以治陽明頭痛。南方的感冒往往伴隨著前額及眉棱骨疼，頭重，這種感冒是風濕邪氣已經入陽明經了，所以用白芷來散。

川芎是風中潤劑，是少陽經的引經藥，能夠和血通肝，香氣濃烈，有走竄的作用，能夠搜血分的風寒，還能夠解鬱，治頭痛。

這些藥，走六經的都有了：羌活、防風走太陽經，白芷走陽明經，川芎走少陽經，細辛、生地走少陰經，蒼朮走足太陰經脾，黃芩走手太陰經肺。當風濕之邪困在體表的時候，體內往往是熱的，所以黃芩和生地，一方面清裡熱，一方面養陰。

在南方，風濕比較重，人們感冒經常要用到本方。南方比較熱，體內的陽氣往外走的多，往裡收的少。而且在比較濕熱的環境中，體內的精氣就要稍微弱一些。「邪之所湊，其氣必虛」，正氣一弱，風濕邪氣趁虛而入，那就壞了。底子很弱，外面的風濕邪氣又那麼重，所以要一邊散邪，一邊清裡熱，一邊再養陰。

玉屏風散

頻繁感冒的原因

講了這麼多治療感冒的方子，大家自然就會想到：預防感冒有什麼方法麼？

當然是有的，但凡事也不能絕對。感冒是人體對外邪的生理反應之一，人體的衛氣抵禦外邪，有時候能抵禦，有時候也會打敗仗，衛氣戰敗，邪氣入侵，人就感冒了。勝敗乃兵家常事，偶爾打一次敗仗也不要緊。但如果經常感冒，那就是經常打敗仗了，那就需要注意。

很多人有過這樣的體驗：每當感冒一次之後，近期就不會感冒了，要隔很長一段時間才有可能再次感冒。西醫把這種現象叫「產生了抗體」。其實，從中醫的角度來講，這是因為上一次感冒肅清了肺裡的邪氣和汙濁，使肺經歷了一次鍛鍊，抵抗邪氣的能力增強了。從這個意義上講，感冒也不完全是壞事。

然而，經常感冒的人則不然。有人隔三差五就感冒了，有人的感冒則綿綿不斷，很長時間既不惡化也不減輕，這都是因為脾肺氣虛、衛外不固。肺主皮毛，肺虛則肌膚沒有很好的抵抗外邪的能力，邪氣何時何地想進來就進來了，肺本身也不能迅速排出邪氣，所以，感冒要麼隔三差五，要麼纏綿不斷。感冒雖是小病，但人體抵抗感冒的病邪，修復感冒帶來的損傷確實需要消耗不少元氣的。感冒反覆發作或纏綿不斷，如果不能及時治療，拖延下去，人體的元氣將會進一步耗傷，變生出各種各樣的疾病。

脾肺氣虛不僅會導致經常性的感冒，而且還會導致怕冷、怕風、汗多等症狀，還有一種慢性鼻炎過敏，一遇到冷風就不斷打噴嚏。這些，都是因為元氣虛虧使「肺主皮毛」的功能失常，導致邪氣容易進入人體為患。就好比一個國家國力不足，邊境上沒有精兵強將，所以不斷遭受敵人襲擊。

玉屏風散的方義

這些，看似可怕，其實，只要用對了藥，治療起來還是很容易的，玉屏風散即可。

玉屏風散，顧名思義，它是人體的一道玉屏風，專門為我們遮風擋邪。它的組成藥物相當簡單，只有三味藥：防風、黃芪、白朮。

人們都說「風行草偃」，風朝哪個方向吹，草就朝哪個方向偏，可唯獨防風這種植物不同，風吹不動他，在風中能靜止不動，古人取象比類，用它來做為抵禦各種風邪的藥，效果非常奇特。它會防止外界的風侵入，又會把已經侵入人體的風邪驅趕出去。黃芪既為人體大補元氣，又給防風提供動力。而且，防風在祛邪和禦邪的過程中會耗散人體的一部分元氣，而黃芪恰好可以把這部分元氣補足，這樣，就消解了防風的副作用。白朮是健脾的，健脾就是養人體的中氣。如果說黃芪和防風在人體肌表抵禦和驅逐邪氣像是在邊關作戰，那麼，白朮這是在大後方，為邊關的勇士們提供強大的物質後盾，使他們中氣十足。

中成藥與自製玉屏風散

玉屏風散這個方子，由於很有效、很常用，被做成了中成藥，就是現在市場上玉屏風散、玉屏風散顆粒、玉屏風膠囊等，我們按照說明書上的用法用量服用即可。

由於玉屏風散組成藥物簡單，沒有什麼特殊的加工工藝，我們也可以自己製作玉屏風散。方法是多種多樣的：可以按照1：2：2的比例，從藥店買來防風、生黃芪、炒白朮這三味藥，打碎成粉，混合在一起，每天早晚各一次，每次10克，溫開水沖服。還可以用這三味藥泡水當茶喝，每次取防風二克，黃芪四克，白朮四克。放在水杯裡，倒進去滾開的開水，密封浸泡半小時後服用，喝完還可以繼續加水，一直泡到淡了為止。每天可以這樣泡兩次。

第三章

桑枝與驅風通絡類藥

桑枝

風為百病之長，很多病是來源於傷風感冒，這可以很籠統地稱為外風；還有很多病是來源於衰老，這可以籠統的稱為內風。前面我們通過桑葉，講了很多治外風的方藥，當風邪繼續深入，就會進入肢體筋骨之間，這就需要以桑枝為代表的另一類方藥。

桑枝性狀

桑枝就是桑樹的枝條。一顆正常的桑樹是枝繁葉茂的，枝上有枝，枝椏縱橫交錯。每到春天，桑樹就抽出新的枝條，枝條長得非常快，長到夏天就很粗很長了。從這點可以看出它有很強的生發之性。所以抱朴子（即東晉的葛洪）說「一切仙藥，不得桑煎則不服」，道家的很多奇方靈藥、養生方藥，都是用桑木火來熬的，因為桑木火有生生之氣。其實木炭火就已經有生生之氣了，桑木炭的火最好。

春夏之交時採摘桑枝最好，而且一定要採當年發出來的嫩枝，切片，晾乾以後，顏色金黃。

桑枝甘平、微苦。相對於整個一棵大桑樹來說，當年新發出來的桑枝就比較渺小了，它相當於絡脈，所以桑枝有通絡脈的作用。植物的枝能通人體的四肢。桑枝也對應人體的四肢，尤其是上肢。再結合上次講的，桑樹是箕星之精，它能夠驅風。我們把這幾條全部歸納起來，就可以知道，桑枝通行四肢而驅風活絡。從它的性狀就能夠推導出來，沒必要死記硬背。

走四肢肩頸的常用藥

桑枝還經常用來做藥引子，把方子的藥力帶到四肢、絡脈中。由於它的性質是生發向上，所以更主要作用於人的上肢，尤其是手指；四肢的病痛，尤其是上肢的各種病症，往往都要用桑枝。

《本事方》記載了一個小驗方：「治臂痛，桑枝一小升，細切，炒香，以水三大升，煎取二升，一日服盡，無時。」一小升，我們現在大概要用六十克的樣子，加水的體積大概是桑枝的四五倍。桑枝能把它的生生之氣帶到胳膊裡，胳膊裡面的邪氣自然就沒有容身之所。一時半會兒的胳膊痛可以用這個方子，如果胳膊痛時間長，那就得辨證論治了，還可以加片薑黃。片薑黃也是走上肢的，有很好的驅邪止痛的效果。

如果是下肢疼，我們可以加牛膝、木瓜、五加皮、獨活等，用這些藥把桑枝的藥力引到下肢。

藥和藥之間是互相牽引的。桑枝善於走上肢，所以可以作為引經藥，把別的藥引到手臂上來；當要它走下肢的時候，我們又可以用另外一些藥把它的藥力往下肢引。

桑枝主要還是走胳膊。肩膀在胳膊與身體之間，所以它還能夠走肩膀，能鬆頸椎。很多人伏案埋頭過多，頸椎不太好，我們可以在方子裡面加上一些桑枝；如果比較嚴重，還可以加葛根，葛根能解肌，使肩頸部放鬆；如果更嚴重，甚至有風痰之象，還可以加天麻。所以針對頸椎不舒服，桑枝、葛根、天麻這三味藥經常是一起用的。一般桑枝三十克左右，葛根用十到十五克，天麻用十到十二克。

桑枝煎與白癜風的治療思想

桑枝能夠通絡，白癜風就跟絡脈不通有關。那麼用桑枝能不能治白癜風呢？《太平聖惠方》有一個方子叫桑枝煎。

【桑枝煎】

桑枝十斤、益母草三斤，熬膏，睡前溫酒調服。治療紫癲瘋、白癜風，以愈為度。

用十斤桑枝、三斤益母草，先加很多水煮出汁，再把藥渣濾掉，把熬出來的汁用小火慢慢煮，藥汁就漸漸形成了膏狀，當然還可以放一點蜜或者別的什麼來收膏。熬膏，最後熬出來的很少，但是藥的濃度卻很高。熬成膏以後，睡覺前用酒來調服。

益母草是一味涼血化瘀的藥，能養血但不滋膩。養血的藥，像生地，就有些滋膩，熟地更滋膩了，唯獨益母草不滋膩，配桑枝就可以驅風，所以它治療紫癜風、白癜風。溫酒，在過去一般都是黃酒，加熱到適口的溫度，睡前調服。「酒行四體」，行於全身，是溫通的；桑枝是通絡的，它得到了酒力的鼓動，透絡的能力會更強。

「以愈為度」就是說這個膏你要一直用，用到好為止。時間會比較長，因為白癜風是一種很難治的病，需要時間。

白癜風很大程度上是因為絡脈不通，絡脈一旦不通，血到不了的地方，就會發白。古人留下的這個方子是否有用，我沒有完全照此實踐，不好說，但我們可以借鑑它的思想。桑枝是一味有生生之氣、又能夠通絡的藥，益母草是一味涼血化瘀又養血的藥，這提示我們在治療白癜風的時候，應該通絡、養血、化瘀。少用滋膩的藥，並注意驅風，這便是治療思想。

治療白癜風，現在方劑很多，比如說用四物湯加減，主要是加驅風通絡的藥，桑枝和益母草也可以加進去。具體加減法就要根據患者個體情況而定了，如果陰虛就要養陰，如果有痰就要化痰，甚至可以加進去蜈蚣、殭蠶等驅風的藥，這是適時加進去的，不能長期用。

桑枝與桂枝

講到桑枝我們就會想到桂枝，同樣是樹枝，同樣是走四肢的，同樣是很常用的藥，桂枝比桑枝用得更多，如果說桑枝是走上肢，那麼桂枝同樣也是走上肢的。桑枝是平性的，寒熱都可以用。但桂枝是熱性的，如果說病在四肢，又是因為受了寒，那麼在用桑枝的同時再加一點桂枝，桂枝是一味溫藥，風寒濕邪都能被桂枝溫化掉。

關於桂枝，我們將在下一章詳細講。這一章我們主要講桂枝在治療各種風濕關節炎、胳膊疼、腿疼方面的作用。桂枝可以發汗解肌、溫通經脈，我們主要取它溫通經脈的作用，有寒象時可以桑枝桂枝一塊用，它們會走得非常順利，而且桂枝的溫性也會加速桑枝通絡的作用。

羌活和獨活

圍繞桑枝，我們要講一系列治療筋骨之間風邪的藥。

人受了外邪，最常見也最明顯的反應就是感冒。還有一種情況，就是外邪在不知不覺中侵犯了你的身體，病留在肌膚骨骼經絡之間，偷偷地搞破壞，慢慢安營扎寨，而且跟外邪同氣相求，裡應外合。人在這種情況下，或者疼、或者痛、或者腫，這就是風、寒、濕、熱在肌膚經絡筋骨之間作祟。現在很多關節炎、風濕病、各種慢性身痛等，都與此有關。

尤其是在南方，氣候溫暖，炎熱的時間較長，人體陽氣偏於走表，毛孔張開的時候偏多，又加上風多、濕重，風濕更容易從毛孔侵入，很多人都得風濕、類風濕病。還有，空調對著人的脖子吹，也容易吹出頸椎病來，很難受，這也是受外邪而不覺，病根子就落下了。因為受邪有一個過程，邪氣先在裡面安營扎寨，再經營自己的小團體，發展自己的根據地，扎下了根，治療起來就比感冒麻煩得多。

羌活、獨活的作用

羌活走上肢，獨活走下肢。

羌活的藥力很峻猛，跑得也特別快，它走太陽經，且能橫行於手臂。它善治游風，也就是若有若無、游走不定的風邪。就像那種流寇，今天在這裡，明天在那裡，沒有點兒本事你還真的抓他不住。羌活經常跟防風相配。

獨活的力量要稍微緩一些，它通行胸腹腰膝，走的是少陰經，善理伏風。所謂伏風，就是潛伏很深的風。獨活，它的性質是慢悠悠的，風邪躲得再緊，都能夠被它揪出來。

游風偏上、偏表，伏風偏下，偏裡。羌活和獨活一個善治游風，走手臂，一個善治伏風，走下肢。上肢痛用羌活，下肢痛用獨活，這也是用藥的經驗。當邪氣比較淺的時候用羌活，因為羌活的藥力峻猛，速度快，能速戰速決，把表淺的邪氣及時地趕出去。當邪氣很深的時候你就只能用獨活了，因為它很緩和，能夠慢悠悠地給你找，把一個一個的特務揪出來。

扶正去邪費拿捏

羌活和獨活都是辛溫走竄的，它們驅風，都要以消耗氣血為代價，這點我們在用的時候要注意。在治療各類風濕病時，邪氣盛就少用補藥，當邪氣弱了，要及時用當歸、生地、雞血藤等來跟進。這些藥都是滋陰養血的，要及時把血養足，不然，耗血耗得太多恐怕就得不償失了。「邪之所湊，其氣必虛」，血耗得太多，機體就沒有抵禦能力了。所以我們在用藥的時候，還要同時考慮修復它們可能帶來的一些不利因素。而且，「治風先治血，血行風自滅」，治血也是治風的另一途徑。

痹症，是風寒濕邪阻遏在肌膚、骨髓、經絡之間，尤其是在關節。我們可以去分析：首先，濕留關節，濕氣就喜歡留在關節裡面。此外，關節為筋之會，關節部位筋都是很多的，而肝主筋，肝與風同氣相求，所以風邪也容易留在關節裡面。風濕之邪結合起來，纏綿不去，加上關節裡面結構比較複雜，有很小的縫隙，這些邪氣躲在小縫隙裡面，更不容易透出去。對於所有這些病，風濕或者類風濕等，首先在邪氣比較盛的情況下，以驅邪為主，當邪氣驅得差不多了，一方面驅邪一方面要扶正。

這話聽來簡單，實際上，把痹症調理正常是需要一段時間的，這個頗費拿捏。在臨床上根據具體情況，把握好用藥，幾分養正？幾分驅邪？如果比例把握不準，羌活、獨活這些比較峻猛的剛燥之藥，用多了就耗傷了正氣；而當歸、地黃、雞血藤等陰柔之藥，用多了又會助長邪氣。在這二者之間，應該時時注意調整它們的比例。這是治療痹症的一個基本原則。

五加皮

治療痹症，或者說風濕，還有一味比較好的藥就是五加皮。

五加皮辛溫芳香。它能夠驅風除濕，利水消腫，強筋壯骨。水濕往往在下，所以五加皮跟木瓜一塊用，就往下肢走，可行水利水。

從術數上講，五為土。五加皮這種植物色備五行，它的葉、花、節、根、稈，分別具備青、紅、黃、白、黑五種顏色，而且花有五瓣，枝分五葉，是五車星之精。五車星是天上的一個星宿，五加是得此星精氣而生的。此外還有很多含「五」的藥，比如五味子，五靈脂，五加皮，都與五行中的土有關。

仙家養生要藥

很多書上都說五加皮是仙家養生的要藥，其實它的主要功用還是驅風寒濕邪。

我猜想，可能是因為這些修仙之人大多居住在名山大川之間，甚至有些人就是直接居於洞穴之內，濕氣比較重，就以此驅邪，並非所有人吃五加皮都管用的。

可能你在某某洞府中遇見某某老君，發現他怎麼天天服用五加皮呀，殊不知他常年居住在那石洞中，必須以此來驅他的風寒濕邪，來治他的風寒濕痺，他吃得很舒服。而你住在高樓廣廈之中，每天吃膏粱厚味，就沒必要像他那樣用五加皮了。仙家養生的要藥，不一定是我們這些凡夫俗子的養生要藥。

五加皮的作用

小孩子如果到五歲以上還不能走路，那是因為先天不足，而後天水穀之精微不能收藏入腎，造成體內痰濕積聚，阻滯了氣機，可以用五加皮，芳香醒脾，化寒濕，通經絡，氣機轉過來就慢慢好了。當然這種情況現在很少見。

五加皮經常配女貞子。女貞子是一味養陰的藥，能往裡收斂精氣；五加皮則辛溫耗散，是從裡往外通的。二者正好相互取長補短。

但現在在北京，如果你方子裡開五加皮，在藥店裡通常是抓不到的，因為北方很少用這味藥。北方本來就乾燥，很多北方的人服用五加皮就會不舒服。而南方用得多，長江沿岸的人服用此藥比較多，很多人就直接拿五加皮泡酒喝，一天喝一點，胳膊疼腿疼的人，喝得會很舒服，因為它能夠利濕行水，驅風除濕，利水消腫，強筋壯骨。

它為什麼能夠強筋壯骨？並不是說它直接能補你的筋、補你的骨，而是它能夠把風、寒、濕、邪從你的筋骨裡驅逐出去，沒有邪氣的騷擾，你的筋骨就自然強壯，在這裡它是起間接的作用。

秦艽與威靈仙

秦艽以北方海拔高處產的為好，開方子時往往寫「北秦艽」。它能驅風除濕，舒筋活絡，清熱止痛。

秦艽性涼辨

說到秦艽，我們就會想起「秦艽鱉甲散」這個方子，它是治骨蒸癆熱的，有熱才用。古人是這樣描述它的作用：辛苦平。平性，就是說它不寒不熱不溫不涼，但我們現在一般把它當做涼藥來用，為什麼呢？因為它味辛，辛就能散，一味藥辛而不溫，它可能就偏涼了。加上它又苦，苦而平則偏寒。很多藥都是這樣，本身是平的，但因為辛苦之味，影響了它的性，它就有涼的作用了。可以說，它是體平而用涼。我們現在都拿它當涼藥來用。一般痹症有熱象的會用到秦艽，如果寒象重就不用秦艽了。

在四氣上，本質是平性的藥如果味辛苦就會偏寒，如果味辛甘就會偏溫，因為辛甘發散為陽。

秦艽的配伍及使用

秦艽止痛的效果也非常好，尤其止熱痛，當關節又紅又腫又痛的時候，秦艽是很常用的一味藥，而且秦艽善於往下肢走，驅下肢的風濕，與獨活、木瓜、牛膝、伸筋草等藥一塊用比較多。一般用三至五錢，也就是十到十五克就夠了，秦艽也是在治療風濕性疾病經常用的一味藥。

有一種說法：人只要身體的筋骨感覺不爽利，身體筋骨動起來，痠不是痠，疼不是疼，或者說要麼是痠要麼是疼，很難受，只要是身上難受，馬上在方子裡加上兩味藥：秦艽和威靈仙。秦艽可以用到十到十五克，威靈仙用十二克左右，用下去就舒服了。有沒有這個作用呢？有！但是我不太主張這麼用，還是得辨證論治，喝下去身體舒服了，往往只是一時的功勞，以後怎麼樣，很難說。

畢竟秦艽它是一味往外耗散的藥，它能耗人的氣血，不宜久用。威靈仙呢？威靈仙這味藥，用的是根。它的根很細很硬，跟鐵絲似的，中間有心，所以我們也經常叫它「鐵腳威靈仙」。威靈仙藥性比較猛，比較急，走而不守，通行十二經絡。我們一般不講威靈仙歸什麼經，因為它每一經都去，而且跑得特別快。它能夠驅風，尤其是風寒壅滯經絡的一些腫痛，麻木，骨節不舒，都可以用它來通一通。威靈仙更不宜久用，因為它太猛太急，對人的消耗量太大了。在用的時候要用很多佐藥來佐它。即使有佐藥也不能久用，因為久用就會傷骨頭。

化骨神丹威靈仙

威靈仙別名叫「化骨神丹」，又叫化骨丹。它能把骨頭給化了。既然能化人的骨頭，那麼它同樣能化魚的骨頭化肉骨頭。如果吃魚的時候不小心被魚刺卡住了，很簡單，用一丁點威靈仙熬水，喝下去魚刺就軟了；或者用威靈仙拌白糖，用黃酒或者白酒煎服，效果會更好。

威靈仙能不能化各種骨刺呢？也是可以的。很多人有腰椎間盤突出或者長骨刺，咱們在辨證論治的基礎上加一些威靈仙，十克左右就可以了，它會化得很快。大家會問，威靈仙不是會傷骨頭嗎？當你有骨刺的時候，威靈仙就是化骨刺的，不傷骨頭。當你把骨刺化得差不多了，再用它就傷骨頭了，你就別用，再換別的思路。

還有什麼問題是關於骨頭的呢？產婦在生孩子的時候，交骨（恥骨）必須要開的，交骨一開，陰門就會變大，就會有足夠的通道讓孩子出來。若交骨不開，就會導致難產。交骨的開合跟氣血有關係，交骨不開，要麼氣虛要麼血虛。治療臨產交骨不開，也會用到威靈仙。一般跟當歸、川芎、龜版配伍，開交骨非常地神速。如果嫌它往下走的力度不夠的話，還可以加川牛膝，迅速地把藥力往下引。如果同時有氣虛，還可以加人參。此外，柞木枝也可以用，它是一味比較冷僻的藥，是催產的專藥。柞樹南方有，有刺，樹長得特別大，上面結紅色的果子，果子摘下來有很多白漿。果子甜甜的，但不宜吃。

威靈仙又是苦降的，通行全身，最後它會往下降，所以對於下身的腫，效果是非常好的。當然，上肢的腫用它也有用。

痹症治法

治風濕的藥非常多，在此只列舉幾味常見常用而且效果比較好的。

痹症常用四物湯加減

治療痹症一般以四物湯為君藥。

【四物湯】

當歸、芍藥、地黃、川芎。

這四味藥很有講究：如果瘀血嚴重，那當歸就用尾，因為當歸尾偏於化瘀破血；如果血虛，就用當歸身，或者索性用全當歸。

芍藥分赤芍和白芍。如果邪盛，有瘀血，可用赤芍；需要涼血的時候，赤芍又可以配丹皮。邪不盛，但筋不柔，可以用白芍來養肝柔筋。白芍的量可大一些，當關節僵硬的時候，白芍可以用三十克到六十克，甚至九十克。

地黃分生地和熟地，當陰虛邪氣又不盛的時候，可以用熟地，當血熱比較嚴重的時候就用生地。

如果是女性來了月經，川芎可以去掉，因為川芎是一味走竄的藥，它一走竄就容易讓月經的經血變得特別多。這都需要在臨床的時候靈活把握。

「治風先治血，血行風自滅」。所以要以四物湯為君，進行加減。加減的依據，首先是寒熱。一般來說，痹症以寒為主的好治，以熱為主的難治。「千寒易散，一火難除！」有寒邪，我一溫就可以了。冷，咱們不怕，再冷，把暖氣一開，屋裡面很快就暖和了。哪怕屋子裡邊再冷，我放在屋子裡邊的菜啊什麼東西不會壞。熱就比較可怕了，炎熱的夏天，菜沒擱冰箱裡，你回家會發現這些菜很多都餿了，你再把它放進冰箱，它依然腐臭。寒不要緊啊，菜放在冰箱裡凍上了，你拿出來熱熱，還能吃。這是一個比擬，不一定確切，但可以借鑑。

不管是風邪、寒邪還是濕邪，在關節盤踞得久了，都要化熱，好比敵人在這裡久了就會殺人放火。這個熱比較難以除掉，甚至可以用一些石膏。

然後，還得根據虛實，虛則補，實則瀉。虛就是正氣虛，可以補；實就是邪氣旺，就要以驅邪為主了。秦艽、威靈仙、五加皮、羌活、獨活、桑枝等，這些都是以驅邪為主的。

桑枝驅邪，也通絡，但是它畢竟有生生之氣，還是略微有那麼一點補的作用。但它補而不滋膩。根據虛實，再根據病位，病在上，用桑枝、片薑黃來把藥往上引。如果邪在下，那就木瓜、川牛膝、獨活之類，把藥力往下引。

再根據風、寒、濕、熱這四大邪氣的輕重施治：風邪重的以驅風為主，寒邪重的以溫通為主，濕邪重的以化濕為主，熱邪重的以清熱為主，既要清氣分的熱，也要清血分的熱，看這個熱到底在哪。

根據這些，靈活用藥，靈活把握。

當邪氣盛的時候就不要補了，當邪氣退去七八分了，你要開始加大補養的力度。總之，一邊養血一邊驅風驅邪，病就是這樣慢慢磨下來的。邪氣越深，磨的時間越久，邪氣越淺，可能幾劑藥就給磨掉了，看情況而定。包括很多痛風的治療，也是這個思路。

在這過程中，藤類的藥物可以多用。比如上面我們略微提到了一下雞血藤，雞血藤裡面有很多樹膠，把它切開了挺像雞血的。藤類藥為什麼可以經常用呢？藤很像經絡，很像血脈，所以能通。驅風的藥裡面還有絡石藤、清風藤等等，都是遵循這個大法。

路路通，通全身

如果風寒濕邪遍布全身，或者你嫌藥力行得不夠快，可以用路路通。路路通，顧名思義，它能夠到處跑，每條路它都能通。

路路通是楓樹結的果實，長著刺，跟小板栗似的。它的果實果期特別長，春夏之交結果，深秋季節楓葉落光了，它依然高掛著，漫長的寒冬，雪花飛舞，北風呼嘯，它都不掉下來，一直到第二年春天，楓樹要發芽了，它才落下來。它很耐風，可見善治風邪。它春天才掉，是感春生之氣而落的。但不能等它掉下來再撿回家作藥，此時它已經枯死，藥力就小了，你必須去採。這味藥一般是冬天趁它還在樹上的時候採。

路路通通行全身，有驅風活絡、利水、通月經等作用。當然，一味藥既然可以通月經，那麼當女子經期，就不要用它了，否則月經的量可能會變得特別大，從而損耗人體的正常血液。如果女子有崩漏之類的，這味藥就更要慎用了。因為它通利的作用較大，它通行全身，是有一定力度的。此外，對於一些皮膚病，要把藥力引向全身，都可以用路路通。

治風濕的藥為何那麼多

治療風濕的藥特別多。為什麼有那麼多呢？因為風濕難治，治療過程中一些醫家就會對藥產生懷疑，於是轉而尋找別的藥。當然這也頗費了一番苦心，但同時也反映出另外一個問題：很多人沒有耐心，用的藥沒有效果就會打退堂鼓，去找別的藥。

病人往往病急亂投醫。醫生有時候也會犯這樣的錯，病難亂求藥。試試這味藥，試試那味藥，偶爾會碰到一兩味藥，效果非常好，他就把這味藥記下來，下次再用。慢慢地他們摸索出很多治療風濕的藥，但是藥不在多，關鍵是在運用上下功夫。

所以治療風濕的藥，上面我講了幾味經常使用的，像清風藤、絡石藤等，我們可以自己去觀察、使用，但一些主要的、常用的藥要用好，用的時候要有信心，也要有耐心，因為風濕病不是一時半會能治好的。最重要的是，一定要在病理上，在對疾病的具體把握上下功夫。

舒筋常用伸筋草

伸筋草，顧名思義，能夠讓筋伸展的一味草藥。風寒濕熱之邪長期攪擾，血不養筋，病人胳膊、手指伸不直，這就是筋收縮了。前面我講了用白芍可以舒筋，如果白芍舒不動怎麼辦呢？配上伸筋草，效果會更好一些。伸筋草也是在治療風濕時經常用的藥。

當然，有的風濕病程實在是太長，骨節關節都變形了，那還是有必要用一些動物藥，比如說蘄蛇、蠍子、蜈蚣之類的。只是，這些藥能少用就要盡量少用。

風濕病治療時間特別長，有人治療了一段時間就沒有信心了。所以無論病人還是醫生一定要堅定信心。不要短期內效果不明顯，就覺得以前用的藥是不對的，然後去找其他的藥，這樣可能會功虧一簣。學醫很多時候要內求而不要外求。反思自己，從自己這邊去尋找原因，尋找答案，這叫內求；明明是自己理論把握得不好，對疾病把握的不精，卻去懷疑藥：是不是路路通這味藥不管用啊？是不是桑枝這味藥有問題啊？我要不要再去找找別的什麼藤啊？這就叫外求，這樣反而事倍功半，其實做什麼事情都是如此。

第四章

桑寄生與桑白皮

桑寄生

真品桑寄生為何難得

在南方，大桑樹的枝椏之間偶爾會長出一種小植物，兩三尺高，葉子明顯跟桑樹不一樣，這就是桑寄生。它的葉微圓，比桑葉厚，而且很柔，背面有薄薄的一層絨毛，當它枯死以後，就呈淡黃色。

桑寄生在四川、兩廣一帶比較多。它必須在不怎麼採桑葉的樹上才有，如果經常被採桑葉，這棵桑樹的精氣不足了，就不容易長出桑寄生。桑寄生是一種寄生植物，感桑樹的精氣而生。一些桑農在桑樹上看到桑寄生，往往會把它拔掉，怕它傷害桑樹，所以真正的桑寄生就比較難找。

現在我們一般用的桑寄生，其實都是雜寄生，是其他樹上長的一些寄生，它雖然形狀跟桑寄生很像，甚至就是寄生在不同樹上的同一種植物，但它的藥力遠遠不及桑寄生。純粹的桑寄生我們現在很難找到，雜寄生也還是有一些作用的。最可惡的是現在有很多人用榕樹枝來冒充桑寄生，這就一點作用都沒有了。

祛風上行

桑寄生枝葉都可以入藥，甘平，入肝腎兩經，驅風化濕，強筋壯骨。

桑寄生依然是祛風的，因為它是感桑樹的精氣而生，它跟桑樹有很相通的地方，跟桑枝也有一些相似的功能，但是桑枝主要走四肢，桑寄生主要走脊背，驅脊背間的風。所以很多強直性脊柱炎經常用到桑寄生，如果得到真正的桑寄生，效果會非常好的。

我們知道，植物的根都要扎到泥裡，但桑寄生的根扎在樹裡面。上面有風露在滋養它，下面有桑樹的精氣在滋養它，不沾泥土的汙濁，它是一種比較乾淨、清虛的植物，所以古人說它能「滋養血脈於空虛之地」。往上走，所以它祛風明目，而且還能夠讓牙齒、頭髮堅固，還能長鬚眉。有人眉毛掉得比較厲害，或者鬍子掉得比較厲害，都可以考慮用這個。髮為血之餘，必須血液充足，然後才能長頭髮，長鬍子。有的做了化療或者放療的人，頭髮、眉毛和鬍子都掉了，為什麼？因為傷了血。

上次我們講了如果眼睛裡面有翳障的話，可以用蟬蛻來褪掉翳障。但桑寄生就不能用。切記：如果眼睛裡有翳障，千萬不要用桑寄生了。

桑寄生何以能安胎

桑寄生在《神農本草經》裡列在上品。它是寄生的，有「子相」。「子」就是孩子，懷孕時孩子是寄生在母親的身上的，就像桑寄生是寄生在桑樹上一樣，他們都是一種寄生，同氣相求，所以桑寄生能安胎。一般配上阿膠、艾葉，治胎動不安，效果非常好。

當然，安胎的藥還有很多，如黃芩、白朮、砂仁都可以用。

為什麼用黃芩呢？黃芩是一味清熱的藥，在這裡用炒黃芩。產前宜涼，產後宜溫。因為在產前是母子兩個人擠在一起的，容易產生熱，黃芩正好清熱。

白朮是一味健脾的藥，孩子能夠在胎內安住，要靠脾氣的統攝，所以經常要用到炒白朮。

砂仁是一味芳香的藥。孕婦一般很忌諱用芳香。如果必須用芳香，首選就是砂仁。砂仁雖然芳香，但它的芳香並不傷胎元。傷胎元的香味只有麝香和冰片。尤其是麝香，走竄力度太強了。砂仁雖然也芳香，也能走竄，但力度不大，而且它還有升提的作用。胎最怕的是往下掉，現在用白朮一固，用砂仁再略微把它往上升提一點，這樣孕婦會感覺很舒服，往下墜的感覺就會輕一些。

用藥中的形象思維

桑寄生的安胎作用，我們從它的形象上就可以看出來。很多藥都是如此，從外形上能感知它的作用。

施今墨老先生曾經講過另一味安胎藥：蠶繭。蠶繭裡面有一個蠶蛹，不也像孩子在母親的子宮裡嗎？蠶蛾破殼而出，也就像胎兒以後要出生，而且蠶繭像網兜一樣，它能夠給你兜住。施老先生經常講，不是這個胎怕掉嗎？我用蠶繭把你給兜住。

據說，後來，包括施老的有些弟子都不相信這個了，或者說都把這個當一個笑話來講，這就很可惜了，其實這也是傳統中醫用藥的一些獨到之處。只不過是現在我們已經科學化了的中藥學就不講這個，要麼是不屑於講，要麼是不敢講，其實這些都是自然之理，它們同氣相求，在形象上有相似之處，在作用上也有相通的地方。這點值得我們去思考和運用。

我們要用一種共鳴、理解的思維去看，而不能因為它不科學就一棒打死。就像兒子長得肯定像父親，至於為什麼像，這就是一個形象跟形象之間的一種聯繫，你可以說它是基因。蠶繭長得像胎盤，或者說蠶繭有胎盤的形象，桑寄生是寄生，跟這個孩子懷在母親肚子裡邊這樣的寄生，也有相似之處，所以它們的作用有相通的地方，我們可不可以說它們有某種共同的基因呢？

杜仲寄生

杜仲跟寄生經常一起用，祛風除濕，補益肝腎。

在北京植物園有一種大樹，它底下都圍著一個三米多高的筒形的鐵絲網，這就是杜仲。它的樹皮可以入藥。為防止有人來偷刮樹皮，下半截就用鐵絲網罩起來。杜仲樹桿的皮剝下來後，裡面是紫色的，掰開後會發現它有絲，非常柔韌，得費點力氣才能拉開。看到絲會讓我們聯想到人體的筋，色紫入血分，筋屬肝，所以杜仲是一個入肝經血分的藥，甘溫，比較善於驅下焦的寒濕，同時它是樹皮，皮就會走表，所以能驅寒濕達表。杜仲和寄生都偏於驅逐風濕之邪的，它補益的作用並不大，但為什麼我們經常會用它來補益肝腎呢？

《內經》講，「邪之所湊，其氣必虛」，很多人感到腰痠、腰痛、腿軟，大家就說肝腎陰虛，或者直接說腎虛。腎虛容易閃著腰，肝虛容易扭著腳。因為肝腎虛了，外邪就更容易侵襲腰部及下體。風濕之邪就寄居在下身，讓人感覺很不舒服。又因為這個風濕的邪氣一直在腰在膝蓋，就會消耗掉人的很多能量，讓你的肝腎更加虧虛，用杜仲和寄生主要還是把纏綿不去的風濕驅除出去。這樣，肝氣就能充分生發開來，腎氣也不會做無謂的虧耗，所以用杜仲和寄生來補益肝腎，其實是通過驅邪來達到補益的目的，它本身的補益力量很小。

杜仲引氣血下行

杜仲能引氣血下行。那麼，氣血上行是什麼？氣血並走於上，人往往會呈現高血壓。杜仲引氣血下行，不正好可以降壓嗎？杜仲主要降下焦有風寒邪氣的那種高血壓。高血壓患者出現腰膝痠痛，是因為肝腎陰虛，外邪入侵，肝腎進一步受困，同時導致肝陽上亢，腎陽不能潛藏，這樣一來氣血就會並走於上。杜仲引氣血下行，還驅逐下體的風寒濕邪，用在這裡最合適。

杜仲也有固胎的作用。從哪看出來呢？首先它是皮，有保護的意思，皮裡面還有絲，像筋一樣，也有保護的含義。

杜仲的使用禁忌

杜仲是味好藥，但什麼藥都有不能用的時候。

一般來說，腎中有虛火就不要用杜仲，杜仲畢竟是溫的，能助長腎中的虛火。

感冒的時候也不要用杜仲。杜仲是從裡走表的一味藥，它會先進入血分，進入肝腎，進入人體最深處。感冒的時候，邪氣在表，你再用個杜仲，它會首先把邪氣往裡一拉，往下一拉。拉到腎裡，就是腎炎；拉倒肝裡，就是黃疸。

此外，要是舌苔比較厚膩，杜仲也要慎用。舌苔厚膩意味著中焦有濕熱，中焦的濕熱就得在中焦化掉，你用杜仲，把這濕熱引到下焦去了，化起來會更難。

桑白皮

桑白皮的採集

桑白皮，在《神農本草經》裡叫桑根白皮。

嚴格說來，取桑白皮，要選擇十年以上的桑樹，往東邊長的嫩根上的皮。現在我們取桑白皮都是一棵桑樹伐倒，所有皮都入藥，甚至樹幹、樹枝的皮都拿來濫竽充數。

剛挖起桑樹根是青黃色，或金黃色的，但這個黃色只不過是一層很薄的表皮，把這層皮去掉，裡面就是一層較厚的白皮，這才是入藥的。

要用銅刀把外面的一層青黃的薄皮刮掉，為什麼要用銅刀來刮呢？因為桑樹忌鐵器，用鐵刀來刮它就會使其喪失藥性。在取桑白皮的時候，會發現裡面會有很多涎和汁，這也是桑樹的精華，不能去掉。

桑白皮一般要用米泔水（即淘米水）來浸泡。因為它味微辛，略微有些燥性，用米泔水來泡，會讓它變得更加的滋潤。

何謂桑白皮「殺人」

還有一點需要注意：露出土面的桑根是有毒的，在這種桑根上取的桑白皮，古書上講它「可以殺人」。「殺」人並不是讓人馬上就死，而是對人不好。

古人講有很多東西都是「殺」人的。比如杏仁，一個杏核裡本來只有一個仁，如果有兩個，就叫雙仁杏仁，古書裡說，千萬不要吃，這個是殺人的。這叫「物失其態」，對人就會有害。

有一次，一位朋友從新疆回來，給我帶了很多杏仁，帶殼的，我就在其中發現了幾個雙仁的杏仁。吃不吃呢？我故意把它吃了，看能不能毒死，當時想，實在中毒了我再治唄。吃過以後，一點事也沒有，並沒有被殺死呀。

古人在騙我們嗎？再試一試，把露出地面的桑根白皮給吃了，可能也不會死。人的生命力是很強大的，小小幾顆杏仁，或幾片桑白皮，哪能把人吃死呢？古人講的「殺人」，並不是手起一刀，人頭落地，而是「軟刀割頭不覺死」，在暗中消耗你的生命力，給你的身體造成損失。你根本感覺不到。

所以，古人的這些話我們不可小看或誤解，不要輕易去試，更不要因為你吃一個雙仁杏仁沒被毒死就否定古人的說法。

桑白皮的作用

桑白皮，在四氣上是寒的，在五味上是甘的，微微有些辛和苦。它色白走肺，甘寒就瀉肺中之火，微辛則利肺中血氣。辛入肺，甘入脾，加之它氣寒，且是一味根部的藥，所以又走膀胱。辛甘入脾肺，性寒入膀胱，能驅逐脾肺水氣和邪熱，使之從膀胱小便而出，這是它的作用。

肺為嬌臟，不耐寒熱，但肺裡面有時會有一些虛熱。腎裡的虛熱往上走，火剋金，腎火入肺而剋金。所以，肺裡的虛火一時半會兒清不出去。桑白皮只用於清肺裡纏綿不去、已經很深的熱，如果是風寒感冒，肺裡有一些臨時的邪氣，但不深，還未形成頑固的虛火，那就千萬不要亂用桑白皮。

桑白皮是一味走裡的藥，能走到肺的深處。而感冒所受邪氣產生的熱是在肺比較淺表的地方，一旦用了桑白皮，就會把感冒的邪氣往裡帶，到時候你再想把它帶出來，就很難了。

桑白皮對於脫髮、頭髮枯槁，也都有作用。一方面這是取其韌性，另一方面很多的脫髮、頭髮枯槁、小孩流口水都跟脾肺有熱有關，因為桑白皮能瀉脾肺之熱，所以能治本。

韌性

「桑皮紙」現在依然可以見到。在古代桑皮紙是一種非常好的紙，潔白而有韌性。

桑皮還是過去軍用品中必備的一個對象，它可以搓成線，用來縫金瘡。被刀砍斧剁槍刺致傷之後，如果創口太大，就要用桑皮線來縫。這對傷口是有好處的，同時還因為它有韌性，有生生之氣。

有韌性的，還有蠶絲，而蠶絲也是跟桑葉有關的；春天桑樹抽出的桑枝更有韌性，風再大也不會把桑枝刮斷。這都是桑樹生生之氣的一種體現，它是春天的象徵。

生生之氣其實就是一種韌性，它百折不撓。

人身上什麼東西最有韌性？筋。

當然骨骼也有韌性，年輕人的骨骼有韌性，小孩兒的骨骼更有韌性，是因為得了肝氣，得了生生之氣。所以小孩子就不怕摔，不會輕易骨折。老年人一摔，可能骨頭就斷了，因為他骨頭太脆了。

我們看看這個「脆」字怎麼寫：一個骨肉旁，也就是「月」字，一個「危」字，就是指機體已經很危險啦，已經脆啦。我們可以這樣來聯想，不必拘泥於尋根溯源。只要抱著「玩」的心態去品味，去理解，靈動地學習，你會得到更多。不要像學究那樣做呆板的學問。

老年人，不但骨骼沒有韌性了，血管也沒有韌性了，血管一旦沒有韌性，就容易破裂，尤其是毛細血管，一破裂，腦出血、中風啊就接踵而至。「少無風癱老無癆」，年輕人沒有中風的，你見過誰二十多歲就中風了？年輕人有生生之氣，血管很柔，他不會中風。老年人沒生生之氣，所以骨頭也脆了，血管也脆了，頭髮也脆了……

人的品格也是這樣的，要有韌性，這個人才有生機。韌性，就是一種百折不撓的品格，一個百折不撓、能屈能伸的人，他前途會更好，因為他有生機。人老了就會相對變得脆弱，不但身體變得脆弱，心理也會變得脆弱。年輕的人應該有韌性，否則，我只能說，他已經老了，沒多大出息。

我們從桑皮、蠶絲的韌性，看到桑樹的生生之氣就體現在一個韌性上。人要健康，生理、心理也都要有韌性，如果缺乏，生理上就會生風，導致各種風病；心理上也會有風，導致不理智，甚至失控，我們寫作「瘋」。怎麼治療呢？還是應該取法自然，桑樹、圍繞桑樹的這些藥，都會給我們很多啟示，而且它們對於身體或心理因不再柔韌產生的各種疾病也有很大幫助。

瀉白散

看到桑白皮我們會想起一個方子，叫瀉白散。

【瀉白散】
桑白皮一兩、地骨皮一兩、炙甘草半兩、粳米一百粒，食後溫服。

一兩相當於三十克。為什麼藥量那麼大？因為瀉白散是一種散劑，打成粉後不是一次性服完，每次只服一點點。桑白皮和地骨皮都要炒黃，然後和炙甘草、粳米一起打碎，做成散。

肺對應的顏色是白，瀉白散其實就是瀉肺散，用來瀉肺中之火。

為什麼要用地骨皮呢？地骨皮是一味入腎的藥，能瀉腎中的虛火，能清骨蒸癆熱。有一種熱，你會感覺它是從骨頭裡來的，這是陰虛生內熱給人體帶來的一種感覺。因陰虛導致長期低熱，要用地骨皮來清。「肺為水之上源」，腎裡面的水都是從肺裡來的，腎裡面的真精也是從肺裡面來的。「肺金生腎水」，肺為腎之母，母親總是把最好的東西給兒子，但兒子卻往往給母親帶來煩惱，所以腎中的虛火容易傳給肺，肺中的虛火往往源自腎。當腎陰虛的時候，腎陽就得不到封藏，腎火就會往上竄，竄到胃裡、肺裡，造成邪火。腎中真水源自肺是生理現象，肺中邪火源自腎是病理現象。有些年輕人有癆病，肺裡有虛火，咳嗽，人特別瘦，原因之一在此。桑白皮和地骨皮能瀉火。桑白皮主要瀉肺裡的火，地骨皮瀉腎裡的火。

桑白皮和地骨皮都是偏於甘寒的，它不是很苦。如果太苦，就會苦寒敗胃。甘寒則既能瀉火，又不會有苦寒敗胃的副作用。實火可以通過暫用苦寒來清，虛火難清，用藥的時間要長一些，所以只能用甘寒。

方中甘草也能瀉火，還能緩中。甘草是甘甜的，入脾，如果用得少，它就是一味調和之劑，調和諸藥。如果用得多，它就能瀉也能清，清中焦之火。瀉白散裡的甘草算是用得比較多的，它也能瀉火。同時甘味它就有緩的作用，甘能緩中，緩脾胃之急，一般當肺腎有火的時候，脾在中焦它就容易起急，上邊是火，下面是火，脾在中間肯定急。

粳米清肺，養脾胃，扶土生金，還能養血。

肺裡有虛火，但肺還不虛，可以用該方。如果肺虛，小便又特別多，就不能用瀉白散了。

瀉白散的方義

瀉白散中雖然只有四味藥，但它體現三才：天、地、人。桑白皮走肺，對應天；地骨皮是走地的藥，走腎，往下走。炙甘草和粳米走中焦，對應的是人。這個方子的藥味雖然少，但是思路非常廣闊，是一個很大氣的方子。古人的很多方子都是如此。以後我們組方子，無論小方還是大方，都應該體現這一思想。

《古今名醫方論》是這樣解釋瀉白散的：「夫火熱傷氣，救肺之治有三：傷寒邪熱侮肺，用白虎湯除煩，此治其標；內虛陰火爍陰，用生脈散益陰，此治其本；若夫正氣不傷，鬱火又甚，則瀉白散之清肺調中，標本兼治，又補二方之不及也。」如果是火熱傷氣，火熱在氣分，就用白虎湯：石膏、知母和粳米。這是一個大寒的方劑，清熱特別快，但只是用來治標。如果是虛火傷陰，則用生脈散：人參、麥冬、五味子。這是養陰治其本的。而瀉白散是標本兼治的，能補以上兩個方子的不足。

地骨皮

瀉白散中出現的地骨皮，我們再重點講一講。地骨皮是枸杞的根。枸杞，南方沒有，北方有，陝西寧夏那裡的枸杞長得特別好，樹特別大。枸杞有一個特點，就是在嚴冬的霜雪之中，枸杞的果實依然紅潤可愛，在枝頭不掉下來。這是一種抗衰老之象。冬天很多東西都衰老了，凋零了，枸杞不凋零。所以現在很多人說枸杞子能夠抗衰老。在那麼凜冽的寒風中不掉下來，而且還紅通通的，這味藥肯定是偏溫。偏溫它才能耐大寒。

枸杞子是偏溫的，但不意味著整個枸杞樹其他入藥的部位都偏溫。它的子是偏溫的，但是它的根是寒而微苦的。西北是缺水的地方，但枸杞樹依然能長得很大，因為它的根扎得特別深，能夠吸很深的地底下的水。在我們的身體裡，地骨皮也能夠走得很深，到達骨頭深處。又因為它是苦寒的，所以能清熱，所以它能把骨頭深處的熱給揪出來清掉。

我們看「地骨皮」這三個字：地，說明它走中焦，地屬土，土是屬中的，所以它對應人。骨，走腎的，腎在下焦，它對應最底下的地方，也就是對應地。皮，是對應肺的，肺主皮毛，肺對應的是天。所以地骨皮也是很大氣的藥，它也能走天、地、人三才。

從這個藥名我們可以看到：地骨皮能走中焦，幫助運化，因為它是土裡面長的，跟人的脾胃同氣相求；走腎，能清下焦的邪火，清骨頭裡面的虛熱；因為它是枸杞樹根的表皮，所以走肺與皮毛，能把搜出來的虛熱之邪，通過肺與皮毛給透出去。這些話，書中不會講，可能一講出來就會遭到反駁，但是我們在用藥的時候應該考慮到。

第五章

桑葚與桑螵蛸

桑葚

桑葚形狀及製法

桑樹的精華集中在桑葚上，桑葚掛滿枝頭，正值人間四月天，這是一年中最美好的季節，是天地之間陽氣最旺盛的時候，桑樹的生發之氣也在此時達到極致，終於結出了它的果實，這就是桑葚。

桑葚一般都是紫黑色，汁特別多，成熟後特別容易掉到地上。我們應該在它掉地上之前採收，同時又必須保證它成熟了。桑葚還沒有成熟的時候是紅色的，比較酸，只有當它已經變成紫黑色，才會很甜。

把紫黑色的桑葚採下來，晾曬，是不會乾的，因為它裡面的汁太多了。必須先蒸熟，它才容易曬乾。這是一種保存的方法。

還有一種保存方法，就是把它的汁榨出來，放在石鍋裡慢慢熬成膏，就像秋梨膏那樣的，留待慢慢享用。為什麼不能把它放在鐵鍋裡熬呢？因為桑葚也是怕鐵的，跟鐵在一起，它的作用就大打折扣。

養陰祛風

桑葚是養肝腎滋陰的一味藥，它長在桑樹上，跟肝有關；呈黑色，必定入腎，入血分，而且糖分那麼多，必然養陰，養陰又可以驅風，加上桑樹本身又是箕星之精，桑樹上的東西都有驅風的作用，所以桑葚養肝驅風的作用非常好。

「四月宜飲桑葚酒，祛百種風。」古代很多養生書都這樣講。常有人問我，桑葚酒到底怎麼做？是用桑葚來釀呢？還是用桑葚來泡酒呢？其實桑葚酒在古人記載中有很多種做法，最簡單的還是先將桑葚汁熬成膏，到了用的時候，加酒一兌，就是桑葚酒了。桑葚膏要是濃稠的話，保質期就會長一些，否則容易腐爛，怎麼防腐呢？古人也有防腐劑，只不過是沒有今天這麼高科技。在桑葚膏裡面兌入適量白酒就可以防腐了，酒就是古人用的防腐劑。桑葚養陰祛風，再加一點酒，引動桑葚，在四肢、血脈、百骸、五臟裡，讓它跑得更快，這就能祛百種風，所以桑葚的作用是養陰祛風，或者說是養血熄風。這又印證了我們以前講的：治風先治血，血行風自滅。

明目養生

一個桑葚含有很多小籽，每一粒籽就像一顆烏黑的眼睛，閃閃發亮。我們很自然就能想到：它能明目。的確如此。而且，肝開竅於目，養肝腎滋陰也能明目。

桑葚還能烏髮、生髮，能利五臟、利關節，能讓人耳聰目明。總之這是非常好的一種水果。越古老的桑樹上結的桑葚越好，因為其中飽含歲月的積澱。一棵長了五百年的古老桑樹，和一棵只有三五年樹齡的小桑樹，結的桑葚可能都是一樣的，擺在你面前，你更願意吃哪一種？肯定是老桑樹結的。我們的潛意識就會如此選擇。在北京大興有一個古桑園，那裡的桑樹都是幾百年的。每年四月份，都會有很多人到那裡去摘桑葚，這是一種養生。

當然，它的作用也不是立竿見影。前面我們講殺人是在無意識中慢慢進行的，養人也是慢慢的養，你都沒有感覺。很多東西都是在暗中、在你沒有感覺的時候慢慢形成的。

主祛內風

桑葚主治內風。何謂內風，我們依然可以用自然界來做比喻。春天的風是和風，它吹生了萬物。秋天的風叫金風，金風雖然送爽但同時它也吹落了樹葉，吹枯了百草，是肅殺之風，它把季節吹到嚴冬。

人體也是這樣的，當人體在生長的時候，真精充足，筋脈柔韌，體內的風是和風，人體在衰老的時候，真精枯涸，筋脈脆薄，體內的風就是秋風。這似乎並不在於風而在於我們自身。當我們自身足夠柔韌的時候，不管什麼風，都是和風。當我們身體脆弱，經不起風的時候，那麼不管是什麼風都可能把我們吹壞，對於我們的身體來說，這風就是要命的風了。所以關鍵不在於它是什麼風，而在於把我們自己養好，養陰祛風，使機體足夠柔韌。

這就是禪宗裡面的那則公案：風吹幡動，一個和尚說是風動，一個和尚說是幡動，最後慧能說：既不是風動也不是幡動，而是仁者心動。你的心動不動不是取決於風或者幡，而是取決於你自己。現在我們在這個問題上也可以講，不是和風也不是肅殺之風，而取決於我們的身體是不是柔軟，是不是堅韌。

桑螵蛸

動物藥須用之有節

自古本草書講動物藥，一般都會放在最後。《本草綱目》就是這樣的；《神農本草經》是按上中下三品來分的，每一品都是先講金石類藥，再講草木類，最後才講動物類的藥。其用意，在於提醒我們不要輕易地用動物藥。因為天有好生之德，動物是一條生命——當然植物也是一條生命，但畢竟動物和植物還是不是一樣。我們也遵循古人的規矩，在每一類的最後講動物藥。

桑螵蛸在《神農本草經》中被列為上品，而《神農本草經》中上品的動物藥是很少的，尤其是蟲類藥，基本上都在中品和下品。《神農本草經》這樣描述桑螵蛸：「味鹹甘平，主傷中，疝瘕，陰萎，益精生子，女子血閉，腰痛，通五淋，利小便水道。」

我們來詳細瞭解它的藥性。

桑螵蛸的形狀及形成

桑螵蛸是螳螂在桑枝上產的卵。螳螂會在很多植物上產卵，但是只有在桑樹上產的卵才叫桑螵蛸。當然在其他樹上產的卵，也有人採來當桑螵蛸用，但它的作用是沒有桑螵蛸好的。這類似前面講的桑寄生。

螳螂長得很奇怪。法國的法布爾，寫了一套書叫《昆蟲記》。他對螳螂的觀察非常仔細。他說，螳螂在交尾後兩天，會趴在樹枝上，頭朝下，從尾部排出一些東西，剛排出來的時候本來還不是泡沫，但見了空氣就會發泡，像我們裝修的時候用的發泡劑。然後把卵產在泡裡面，泡在空氣裡慢慢風乾了，就形成一個囊，緊貼著樹枝，這就是桑螵蛸，其中有許許多多螳螂產的卵。

野性的剛猛

法布爾講，螳螂是一種非常古老又非常野蠻的動物。我們講虎毒不食子，再狠毒的動物一般都不會活活的吃掉自己的同類，但螳螂就是吃自己同類的一種蟲子。在交配時，雌螳螂會把雄螳螂活生生吃掉，從頭開始吃，一直吃到肚子，最後吃得只剩翅膀和小腿的殘片，連大腿都啃掉了。雌螳螂比雄螳螂要大一些。而且一個雌螳螂在排卵之前要跟很多的雄螳螂交配，同時也就要吃掉很多的雄螳螂。

有個成語叫「螳臂擋車」，螳螂有兩個大刀一樣的臂，非常有力氣，但用來擋車，注定是要失敗的，不過這也說明螳螂勇猛，有匹夫之勇。還有「螳螂捕蟬，黃雀在後」，螳螂的個頭並不比蟬大，但牠敢去捕蟬。牠是肉食動物，能夠降伏比自己體積大的動物。黃雀在後，怎麼理解呢？螳螂是沒注意到後面有黃雀嗎？可能不是的，還是因為牠膽子大，一心來捕蟬，黃雀在後牠不在乎。

螳螂這種野蠻、剛猛的性質，就是一種生發之性。有時候，野性是比較可愛的，但是人們被文明慢慢馴化了，失去了那種很自然的野性，這反倒不好。螳螂本身具有生發之性；卵是用來生下一代的，升發之性更足；加之又在桑樹上排卵，得桑樹的生發之氣，它的升發之氣可想而知。

螳螂多子，牠每次要排很多卵。雖然有一部分會被其他小蟲子吃掉，但是能夠孵出的小螳螂還是很多。

螳螂是綠色的。綠色通肝，也是剛猛和生發之氣的象徵。比如青皮和陳皮相比，青皮更加剛猛，力性更大，因為色青入肝，肝為將軍之官，很剛烈的，所以用於破氣。等到橘子黃了，就要溫和一些了，因為黃色主土，它就會平和一些，故用於理氣化痰。

收攝之性

螳螂是在深秋產卵。我們知道，大自然的規律是春生夏長，秋收冬藏，螳螂符合這一規律，牠產的卵是秋冬季節收藏之象。在冬天，桑樹的葉子落光以後，我們在枝頭能看到有一些鼓鼓囊囊的東西，那就是桑螵蛸。漫長的寒冬，它在那裡忍受霜雪。直到第二年芒種的時候，才孵化出小螳螂來。芒種都是夏天了，農曆四五月份，是陽氣最足的時候，螳螂才破殼而出。螳螂的卵，要封藏那麼久，而且要經歷嚴冬，說明它裡面就有一定溫性，雖然在《本經》上講它是味鹹、甘、平，但是它總體來講依然是偏溫的而且有很強的收攝性，能固腎，這是它的主要作用。

收攝性跟秋收冬藏相應。有人會說，你不是說它有生發之性嗎？怎麼現在又說它有收攝之性呢？二者看似相反，其實，生發之性是說它本身，而在藥用上則是有收攝性。收攝其實也不是壞事，秋收冬藏的季節，精氣應該收斂、靜養。秋天，為了應季節的收斂之氣，我們經常會給病人在辨證處方的基礎上，配一些應季的藥，如桑螵蛸、山萸肉、五味子、益智仁等，用來收攝人體的精氣。

我們還可以利用它的收攝之性，來治療那些不能收攝的病。比如遺精、精隨小便而出、女子白帶過多，都跟腎氣不能固攝有關，用桑螵蛸配上龍骨來收攝，效果會非常的好。

當然這主要是用於治療虛寒性的病症。遺精有虛實之分，如果是實，是相火擾動精室，精也會出來，往往表現為有夢而遺，一場春夢，遺精了，其脈細數，這是邪氣盛；無夢而遺，往往出現在比較累的情況下，其脈細緩，這跟虛寒有關。虛寒的遺精、白濁，咱們就可以用桑螵蛸，在必要的情況下，還可以加上附子、肉桂、五味子、龍骨、糯米，做成丸藥服用。

小孩子晚上尿床，也是腎氣不固的表現。他已經懂事，本不想尿床，但是因為腎氣不固，沒能控制住，到早上起來的時候，追悔莫及。這種情況單用一點桑螵蛸就可以了。

當然，如果能用別的辦法，咱們還是盡量不用動物藥。一個桑螵蛸裡有成千上萬的生命，咱們還是少用為好。陳士鐸的《本草新編》：「憐其細小」，告訴我們還是不要用為妙。

中藥的作用不是機械的

有人可能要問，既然它是有收攝性的，《神農本草經》為什麼又講它能「利小便水道」呢？按理說，一收攝應該會出現小便不通啊。

其實，桑螵蛸利小便，主要是利下焦虛滯的小便。腎司二便，被下焦虛寒所困，所以小便下不來，用桑螵蛸，精氣一固，腎的氣化能力足了，小便自然就利了。腎是喜歡固，喜歡封藏的。你讓腎封藏好了，它自身的各種功能就會很好，水邪就自然能排出來。我們要這樣來認識它。

桑螵蛸味鹹甘平，鹹就能軟堅，它又有剛猛之氣，能和血、化瘀、逐瘀。《神農本草經》講，疝瘕可以用它，疝就是疝氣，瘕就是體內因為氣滯血瘀而產生的一些硬塊。女子血閉也可以用它。它能把邪氣打散，又能收攝正氣，且和且攻，剛柔相濟。這正是其妙處。

即使是一味收攝的藥，也不會一味收斂。它把正氣給你收斂住，邪氣依然排掉。這是一個自然的過程，而不是一個機械的過程。如果是一個機械的過程，那麼它就不加分辨全都收攝住了，要通利就好的壞的都給你通利出來。只有中藥才有這種作用，因為它是自然的產物，造化的佳作。

歸經與禁忌

我們知道桑螵蛸的作用，也就知道它能歸哪些經了。生機剛猛，和血固腎，肯定入肝經腎經；通五淋，利小便，入膀胱經。一邊補益精氣，一邊利小便，補正和驅邪是並行不悖的。

雖然《神農本草經》上說它是一味甘平的藥，但它仍然有溫性，善生發，當我們遇到有內熱，尤其是腎、膀胱裡面有熱，出現尿頻、尿急、尿黃，甚至排尿的時候感覺尿道口發燙，就千萬不要用桑螵蛸了。邪氣太盛，不可收斂。陰虛多火的也不要用。桑螵蛸雖治遺精，但如果是有夢而遺的，往往是虛火擾動精室，清火還來不及呢，加點桑螵蛸一收，那這個火收在精室裡，可能會加劇遺精，甚至導致赤白濁之類的。這味藥雖然平和的，但用的時候還是要非常注意。

第六章

白殭蠶與祛風息風類藥

白殭蠶

《神農本草經》這樣描述白殭蠶：「鹹、辛、平，無毒，主治小兒驚癇夜啼，去三蟲，滅黑點，令人面色好，男子陰癢病。」

白殭蠶的來源

有過養蠶經驗的人應該都知道，養蠶人家都是小心翼翼的，蠶室要保持衛生，甚至連不吉利的話都不敢說，還有人家要一些祭祀活動，總之生怕蠶生病，蠶生病就會死，死了就意味著沒有收入。

蠶死後跟別的動物是不一樣。別的動物一死，屍體很快就會爛，發臭；而蠶死後，屍體會變得很殭硬，不腐爛，不發臭，我們叫它白殭蠶。用來入藥的白殭蠶，必須是因病自然死亡的蠶。有的人家養蠶養好幾季，到了夏天還在養。夏天蚊子多，蚊子喜歡叮蠶，蠶被蚊子一叮就死了，而且會發黑，這就不能用了。有一些人為了做白殭蠶這味藥，就養一些蠶，然後就把這些蠶直接殺死，用石灰水一拌，一方面增加它的重量，另一方面讓它發白。這樣作假是要不得的，危害非常的大。

物盡其用

咱們中醫講究物盡其性，任何一種事物都要物盡其性，物盡其用。

民間養蠶，是為了取蠶繭，做蠶絲。如果養蠶不順，蠶中途死了，變成了白殭蠶，那就賣給藥店，也可以減少損失。你要是追求利潤去胡作非為。一方面把好好的蠶弄死製造一些廉價偽劣的白殭蠶，另一方面，人家養蠶不利的死了的蠶又沒人去收。這就導致了浪費。

中醫用藥的態度，充滿了謙遜、慈悲和敬畏，是很憐惜萬物的。比如檀香和犀牛角，他用的往往都是邊角料。整塊的犀角你拿去打鐲子、做犀角杯都可以。你在做這些東西的時候剩下的邊角碎末，我們拿來做藥。我們如今在藥材市場上，還會看到檀香的邊角料，其中被挖掉了各種形狀。當然，直接用整只整只犀角或整塊檀香的也有，但大部分用的是邊角料。如果人們一方面把邊角料給扔了，另一方面又大肆掠殺犀牛，這就是暴殄天物，很不人道。

所以，殭蠶我們不提倡用殺死的。尤其是小孩的驚癇，用了那種殺死的殭蠶會非常不好，我們現在盡量避免用這樣的藥。但有時候不得已的情況下，必須用它來驅風，還是得用。

殭蠶屬金，金藥治風

白殭蠶，色白屬金，入肺；堅硬，也是屬金，金在五行中「從介化」，介化就是變硬。跟金相關的都會硬，石頭那麼硬，是屬金的，還有烏龜背上的硬殼也屬金。且殭蠶又得桑之氣，因為牠是吃桑葉長大的，所以又能治風。

其實桑也屬金，桑樹葉子掉光以後，我們會看到它呈白色，白屬金。可能有人會問，前面不是一直說桑屬木嗎？它旺於春季，有生生之氣，而且，它還治風，這些不都是木的特徵嗎？現在怎麼又突然說它屬金呢？其實這不矛盾，它有生生之氣，可以治邪風，所以可以說它在生理上是屬木的；但它又能治風，風屬木，金剋木，所以它在藥理上是屬金的。

桑之屬的藥物，往往是生理上屬木，與風同氣相求，而在藥理上屬金，治風正是一物降一物。

白殭蠶治小兒驚癇夜啼

白殭蠶的一切作用，都是圍繞祛風。

小兒驚癇夜啼，往往跟肝風有關。晚上哭，一般是在子時、丑時，氣血流注於肝膽經。這時肝風動了，膽熱起來了，小孩就會非常得煩躁、易怒，就會哭。所以用白殭蠶來驅風平肝。但現在一般不這麼用，現在小兒夜啼的話，往往用蟬蛻之類，有時候連藥都可以不用，轉而用推拿、按摩、捏脊等手法也可以。只有在比較嚴重的時候，在辨證論治的基礎上，有風的話，才考慮加一些殭蠶。如果氣分有熱的話，可以加一些蟬蛻。

《神農本草經》所謂「驚癇夜啼」。就是因為「驚癇」而發生的夜啼，比如在哭的時候伴隨抽搐等風象，這時候可以用殭蠶。其他時候不要輕易用這味藥。

殺三蟲

蠶是一種蟲子，蟲得風而生，與風同氣相求，所以有驅風之用。

當我們身體有蟲的時候，也要通過祛風來治。《神農本草經》講白殭蠶能夠「去三蟲」，也就是祛除各種寄生蟲。蟲得風而生。我們體內都有寄生蟲，因為身體裡有風啊，當這個風是和風時，這些蟲都安分守己，不亂動，你也就感覺不到；當身體內有邪風的時候，體內的這些蟲就不安分了，到處亂竄，甚至還會生出邪蟲，人就會很難受。

我們看「風」字，裡面就是一個蟲。蟲得風而生，風裡就有蟲，古人早就意識到了，不用你現在去研究。有人說風有內風外風啊，其實內風外風裡都有蟲。現在講風寒感冒，風熱感冒，好像跟蟲沒有關係，但你寫繁體「風」字就能悟到：病毒來了，它躲在風裡面啊，病毒也是一種蟲，只不過你看不見而已。內風有血虛生風，也引動一些蟲。

聽一位老軍醫講他以前救治傷員的事情：在戰爭年代，傷員的傷口往往都很嚇人，由於創面大，時間長，有的人傷口上會生蛆，有的人的傷口上則不生蛆。你以為傷口生蛆蟲的更嚴重嗎？不是的。傷口生蛆看起來很噁心，但你進行適當清理、消毒再包扎後，這個人就活過來了。反而是那些傷口不生蛆的傷員死了。為什麼？因為傷口都不生蛆了，說明他的身體裡面沒有生生之氣。風一方面意味著有蟲子，另一方面也意味著一種生生之氣。

有人問，屍體也會生蛆，如何理解？其實，理解死人有一套體系，理解活人又是另一套體系。傷口上生蛆和屍體上生蛆也是兩回事。

美容要藥白殭蠶

那白殭蠶為什麼能夠「滅黑點，令人面色好」呢？

養過蠶的人都知道，蠶是要蛻皮的。它也是能夠讓人像蠶蛻皮那樣把臉上一些黑點、斑紋褪掉，令人面色好。這是第一層意思。

第二層意思，蠶一生要蛻四次皮。四是什麼？地四生金，四是屬金的，這又意味著蠶跟金有關，能夠祛風。臉上的斑點的形成，也跟風有關。人全身可能皮膚都比較細嫩，就是臉不爭氣，很快就會變得又黑又焦。這是為什麼呢？一方面是因為臉在外邊，每天都要經受外風；現在又多了一重，要經受電腦螢幕輻射。體內的風也是往上走的，攜帶著體內的內熱，游走於面部。外風內風同時作用於你的臉，這樣蹂躪，當然老得快，而且會留下各種痕跡，也就是那些斑點。

我們用殭蠶來驅風。殭蠶屬金，色白入肺，而肺主皮毛；殭蠶還入足陽明胃經，而面部恰屬陽明。所以它驅散臉上浮游的風效果非常好，所以它能夠滅黑點，能美容。

殭蠶是一味很好的美容藥，在清朝宮廷的玉容散裡，就用到白殭蠶。

根據蠶能夠蛻皮的特性，還有沒有別的作用呢？有。一般來說，嬰兒的皮膚會特別細嫩光滑，但有的嬰兒身上跟長了鱗似的，摸上去都礙手。中醫稱為這叫胎垢。這是因為氣血不足，肺氣不宣。可以經常用殭蠶煎湯來洗。

白殭蠶的炮製

優質的白殭蠶是白色的，一條一條，很直很完整的。一般先用淘米水把殭蠶浸泡一天，把桑涎給泡掉。桑涎就是蠶吃了桑葉後在體內形成的一種類似痰涎的東西，泡的時候會有一些涎沫從蠶的嘴裡慢慢透出來。然後把它曬乾。有人說用火炒，這是不可取的。蠶屬金，火剋金。用火炒過，它的金性就會被破壞掉。當然在熬藥的時候用火熬又另當別論，因為熬藥時是既有水又有火的，這和純粹的用火炒不一樣。

殭蠶地龍配伍

經常跟殭蠶相配的是地龍，也就是蚯蚓。

蠶的頭都是往上抬的，殭蠶入藥往上走；地龍則相反，牠是往土裡邊鑽的，入藥就往下走。蠶喜歡乾淨的環境，牠只吃桑葉，桑葉也很乾淨。地龍則生活在土裡，吃的也是土，很不乾淨。殭蠶和地龍是兩種不同的蟲子，牠們有相反的性質。

蚯蚓性鹹寒，有小毒，主降，能利水、通經。因為鹹寒，所以牠還能退熱。你拿一條蚯蚓，用手拉一拉，會發現牠很有一些彈性，這像什麼呢？像血管。蚯蚓能軟化血管。你的血管要是能像蚯蚓那樣軟多好呢。對於很多痙攣，尤其是頭部痙攣，經常用殭蠶地龍相配。

殭蠶往上走，把地龍的藥性往上引。當一個人有風的時候，就會伴隨著熱，也會伴隨著很多的不柔和，血管由此硬化，風再鼓動氣血，就容易衝破血管，導致腦出血、眼底出血等。殭蠶配地龍，在驅風的同時還能夠軟化血管。其實殭蠶也有軟化的作用，蠶也是很軟的嘛，而且蠶吐的絲也是軟的。與地龍相配，作用更大，而且地龍還能退熱。

殭蠶配地龍，還用於治經絡中的痰濕死血。活絡丹的組成，就是殭蠶、地龍、川芎、草烏、乳香、沒藥這幾味。

牽正散

【牽正散】

白附子、白殭蠶、生全蠍，等分。

口眼歪斜

牽正散，顧名思義，就是哪裡歪了，它都能給你牽正。有的人中風，口眼歪斜，還有的人沒有中風，沒有口眼歪斜，但舌頭伸出來是歪的，你一提醒他，說你舌頭都歪了，他說不歪啊，再伸出來真不歪了，等下次無意一伸舌頭，又歪了，這也算歪。不管內風外風，只要出現了歪，都可以用牽正散。用這個方有一個原則，就是中病即止，且不能久用。一般我們在湯藥裡面開到牽正散，三味藥每味大概用三－六克就夠了。

嘴巴為什麼會歪？是因為風痰阻滯經絡，尤其是阻滯足陽明經。足陽明經繞唇口一圈，當風痰阻滯，足陽明經氣被擾動，嘴巴就會有反應，輕則抽搐，重則歪斜。

白附子

白殭蠶以外，牽正散還用了白附子和生全蠍。

白附子與附子，並不是同一種植物，作用也不一樣，只是它們的根和苗有些相似而已。白附子入胃經，最能化風痰。風往上走，走到頭面部，若有若無，形成「頭面游風」，就像打游擊戰那樣，沒一個準兒地方。還像過去那些遊醫、遊僧那樣，今天在這裡，明天在那裡，你根本找他不到。頭面游風，用一般的藥抓它不住，只有白附子能把它慢慢搜到、趕走。

有人會說川烏不也是搜游風的嗎？這裡為什麼不用川烏，而用白附子？因為白附子往上行，川烏則是往下行。所以川烏一般治療下肢的風濕，如坐骨神經痛，可以用川烏。風在臉上就要用白附子。

過去宮廷裡常用來美容的玉容散，其中用到白附子，就是因為它善祛頭面之游風，有美容的作用。它往往跟白芷同用，白芷能深入肌肉，外達皮膚，散風化濕。這兩者都偏燥，用多了、用久了就會耗傷氣血，所以又要加入滋潤之品，且散且補。

蠍子

全蠍也是治風的，開方有的時候寫作「全蟲」。蠍子，說出來挺難聽的，叫全蟲要委婉一點。蠍子的力量主要在尾部，那一節一節的就是。有的大夫用蠍子，就只用蠍尾。全蠍，就是整個蠍子都入藥，如果你講究一點，還可以把腳去掉。青州的蠍子最好。

蠍子是一種青黑色的蟲子。青色入肝，還意味著有剛猛之氣，蠍子螫人特別疼，就是這股剛猛之氣在發揮作用。怎麼治呢？傷口比較淺的，把蝸牛吐出來的涎沫塗在上面就會好；如果傷口比較深，就得把蝸牛砸碎，絞出汁來塗在上面，就會慢慢好轉。效果非常神奇，一物降一物呀！

蟲類藥都善於走竄、搜剔，而且有引藥深入的作用，蠍子善於深入人體各種縫隙，把其他藥引進去。一公斤蠍子是很多的。現在我們買到的蠍子，掂量著如果沉甸甸的，那裡面灌了水泥或其他增重劑，所以用的時候要慎重一些，要把它撕開，仔細檢驗。現在市面上很多人這樣做假，因為蠍子比較貴。

風邪在經絡，也可以用蠍子，但是咱們盡量不用。因為蠍子是屬於大毒之品，能傷人的氣血的。也正是如此，很多書都講，遇到陰虛類中風，就不要用牽正散了。其實，在實際運用中可以另當別論。可以用，只不過看你用到哪個份上，而且要注意配伍。

風邪概要

風邪是一個很廣的概念。風在表，宜宣之，這就是我們講的以桑葉為代表的疏風、解表類藥；風在經絡，宜祛之，這就是我們講的以桑枝為代表的各種祛風的方法；如果風在裡，是陰虛的風，則宜熄之，這就是以桑葚為代表的一系列藥。各種風，差異很大，但既然都叫風，就有相通的地方，在症狀上有類似，在用藥上也相通。所以我們把它們放在一起講。講的好就會一以貫之，講的不好就會混為一談。咱們一定要注意，千萬不要混為一談，而要貫通它。這是很微妙的。

總而言之，陽不得其陰則為風，陰不得其陽則為痰。有風的時候，痰就會出現。中風的人都會有痰象，就連感冒，傷了一點外風，接著也往往有痰。不管是治內風外風，在治療上都有相通的地方。我們要把這些相通的地方放在一起仔細琢磨。陰虛生風也可能產生實症，我們可以參照驅風法。風在肌膚經絡筋骨之間也會消耗人體的陰血，也可以參照養陰熄風法。我們後面還要重點介紹一些祛風熄風的方藥。

蛇

說到蠍子我們又會想到蛇。它們的作用也比較相似，能走竄、搜邪。

蛇的性能

入藥的蛇，有烏梢蛇、白花蛇，在祛風濕方面，以白花蛇最好，白花蛇中又以蘄蛇為最好。蘄蛇產於湖北省蘄春縣。蘄春縣有幾個很有名的藥材：蘄艾、蘄蛇、蘄竹、蘄龜。

怎麼來區分蘄蛇和其他的蛇呢？我們在藥材市場或是在藥店裡看到的蘄蛇都是死的。有人說從腹部的紋路上可以分辨是不是蘄蛇，其實這都不足為憑，製假者也可以用某種方法把別的蛇肚子上的花紋畫成蘄蛇的樣子。鱗片可以黏上去，蛇身甚至可以用紙捲成，我都見過。所以在買這類藥的時候要睜大眼睛，仔細辨認。怎麼區分蘄蛇和一般的蛇呢？一般的蛇死了以後眼睛就閉上了，晾乾後眼睛就陷下去了。蘄蛇晾乾後，眼睛不會閉，也不會陷下去。當然，這種話是不能說出去了，你說出來了，馬上就會有人偽造出死不瞑目的蘄蛇來。

蛇是生長在「土穴陰霾之處，稟幽暗毒癘之氣」，牠生長在地下非常陰暗、有毒的地方，蛇本身也是有毒的。風會在人體走竄，「善行而數變」，無孔不入；動物之中也有同樣善於走竄、無孔不入的，這就是蛇。哪裡陰、哪裡潮、哪裡濕、哪裡險惡，蛇就往哪裡鑽。風在人體內走到陰濕的縫隙中，用一般的藥就不容易把趕走，這個時候就要用到蘄蛇。蛇能夠走竄到人體最幽暗的地方，把風給揪出來。

蛇得酒則良

本草書中說蛇「得酒良」，跟酒一塊用比較好。因為酒也是走竄的，能通經絡，與蛇的作用相得益彰。人們經常用蛇泡酒。但要注意，喝了用蛇泡的酒以後不要見外風，得坐在家裡，窗戶都不能開。因為蛇泡的酒不但容易打開人的毛孔，而且能讓你身上的骨骼、經絡都處於某種通透狀態，好讓內在的邪氣往外透，這時候要是見了外風，外風會長驅直入，深入你的肌膚甚至經絡、骨骼，那就麻煩了。

有人把一條活蛇放到罈子裡，泡了一段時間，看樣子蛇已經被泡死了。有一天，他想喝酒了，把酒罈打開，裡邊的蛇突然竄出來，把這個人咬了。是有這種情況的，蛇的生命力很強。同時，這個故事也告誡我們：即使是泡了一條死蛇在罈子裡邊，在開罈的一霎那，都要離遠一點，尤其不要一開罈就把臉湊過去看、聞。因為剛開罈的時候，噴出來的那一陣酒氣對人體不好，人要離遠一些。

蛇蛻

蛇走陰分、血分，能夠鑽到最陰暗的地方。蛇蛻在蛇的體表，則能走表的，它能夠鑽到人體最陰暗的地方，把風邪發散出來，能散血中之風。一旦風邪到了血分，把它透散掉就比較難，所以要用蛇蛻。尤其是一些皮膚病，在快好又沒好還剩一些的時候，皮膚發紅、發癢，久久不散，這就意味著還有血熱，血中還有風，可以用一些蛇蛻。如果不是太嚴重，用一些蟬蛻也行。當邪氣主要在氣分的時候，用蟬蛻，當邪氣依然纏綿在血分的時候，就必須用蛇蛻了。也可以二者同用。

從藥店裡面買蛇蛻要選銀白色的，蛇蛻本來它就應該是白的，不管黃蛇也好，黑蛇也好，牠的蛇蛻必須是銀白色的。黑色的或者發黃的都不要用，可能這個蛇本身牠就是病的。物失其態它就有毒。

一條蛇一年大概要蛻五次皮，所以蛇蛻的產量還是比較可觀的。

處方用藥，要留有餘地

當風邪在經絡間的時候，用蘄蛇，就基本上用到頂端了。

前面我們講，當風寒濕邪在經絡肌膚間的時候，可以用羌活、獨活來散它；用桑枝、桑寄生等，可以祛風散濕透邪。這些都是植物藥。當邪氣已深，植物藥不管用了，可以用一些動物藥，全蠍、蜈蚣之類的，當這些還不管用的時候，那就得用到蘄蛇了，蘄蛇不但治骨骼之間的風，還治痲風、大風等。中學的時候學過柳宗元寫的一篇文章叫《捕蛇者說》，說「永州之野產異蛇……可以已大風」。大痲風是風裡面非常厲害的，在用藥的力度上必須非常大，所以得用到蛇。但一般的時候，能不用蛇，我們盡量不要用蛇，既是出於慈悲心，更重要的是，用藥不能一上來就用到極致。

這跟我們做人、說話、做事是同樣一個道理。「逢人只說三分話，未可全拋一片心。」就是叫我們不要把話說滿。如果一個人他老是拍胸脯說沒問題，什麼都滿口答應你，但後來又做不到，這就比較麻煩。如果你一開始說我可能做不到，但後來又做到了，那你給別人的印象就會非常好。做事也不要做滿，要留有餘地。比如幹活的時候用力氣，挑得起一百斤，你只能挑七十斤，有一斤酒的量，你喝個六兩就夠了。

開方子的時候也是這樣的，尤其病人在初診的時候，開方用藥一定要留有餘地。不要見風就用蘄蛇，雖然用蛇會有效果，但萬一沒有達到預期效果呢？你再想用別的，就沒有別的用了。去年有一個病人，患的是腦萎縮，初診的時候我跟他說，我給你開的方子只用了七分力，他就覺得好像我沒盡心似的。我說，這是咱們第一次看，就好比我要搬動一張桌子，我不知道它到底有多重，先要試著搬一下，用七分力，然後我就知道這桌子有多重了，下一次我就該用多大力用多大力，這個桌子不就搬起來了嗎！

「滿招損、謙受益」，這是一個真理。什麼東西都不要滿，用藥同樣如此。

我在湖北蘄春考察的時候，看到有一家蘄春風濕病醫院，因為時間比較匆忙，沒有進去看。我當時想，他們到底是怎麼治風濕病的呢？如果他能夠辨證論治，秉承李時珍的傳統，該用什麼藥用什麼藥，很多風濕病完全用植物藥就可以解決的。如果是這樣就非常不錯。但如果你仗著這裡有蘄蛇，逢到風濕病人你馬上蘄蛇就推上去，那也不算什麼本事。

天麻半夏白朮湯

當風在肌膚經絡之間的時候，往往以外風為主，有的也夾帶一些內風。如果純粹是內風，那怎麼治呢？咱們後面就要講熄風藥。

熄風和前面的驅風略有不同，驅風是要把風趕走，熄風是要讓風自己停下來，也叫定風，就是把風定在那裡，不要再刮起來。

天麻的性能

熄風類藥，首推天麻，它入肝經的氣分，入藥用根，野生天麻會更好。現在野生的天麻比較少了，入藥都是用人工種植的，雖然效果不及野生的，但也還是有用。

天麻發芽後，會長出一支紅色的、筆直的植物，就像一支箭插在那裡，所以又叫赤箭。赤箭又叫定風草，據說風刮它不動，倒是在沒有風的時候，它自己在那裡搖一搖。還有很多植物，比如羌活、獨活，也是這樣的。我沒有親眼見過，但是書上都是這樣記載的。這一說法的真偽，不一定要去考證，但記住了這個說法，就會把天麻和風聯繫起來。

天麻是一味偏燥性的藥，那麼遇到陰虛的內風是不是就不能用了呢？其實還是可以用的，關鍵是看天麻跟什麼藥跑。它跟著養陰的藥，就會有養陰祛風的作用；跟著化痰的藥，就有化風痰的作用。比如，天麻跟半夏、南星、白朮配伍，就能祛風痰，有個代表的方子叫天麻半夏白朮湯。

天麻半夏白朮湯方義

有風就會同時有痰。本來，人體陰陽參半，而且緊緊交抱在一起，現在人體陰陽不和諧了，有分離之勢，有多少陽得不到陰就有多少陰得不到陽。陽不得其陰，就成了風，成了火；陰不得其陽，就成了痰。有一部分物質的、有形的東西在那裡，得不到能量，不能正常地運行，就成了痰，而與之相應的那一部分能量也無用武之地，就胡亂作祟，成了風和火。

咱們用天麻來熄風，用半夏、白朮、陳皮、茯苓，也就是二陳湯來化痰，這就是天麻半夏白朮湯。當然這個方子有很多版本，咱們這裡以我們新安醫家程鐘齡先生《醫學心悟》的版本，這也是現在比較被大家公認的天麻半夏白朮湯。

【天麻半夏白朮湯】

天麻、半夏、白朮、陳皮、茯苓、生薑、甘草、大棗、蔓荊子。

天麻熄風，二陳湯化痰。於是，陰不得其陽、陽不得其陰的產物去掉了。光把風和痰化掉還不行，還得讓陰陽重新交抱起來，那就得用白朮。白朮健脾、運中，中焦一運轉起來，陰和陽就更容易交抱。陰陽的交抱很大程度上取決於脾的運化功能。

薑、草、棗，也是入中焦的調和之品。生薑還可以反佐半夏的。在很多用到半夏的地方，會用生薑來減輕它的毒性，此其一；其二，生薑有降逆、化痰和健脾的作用，它還能溫化痰飲。如果腹脹，可以去掉大棗。

蔓荊子也是一味祛風的藥，是來配天麻的，它可以祛頭面之風。尤其是當出現頭暈之類症狀的時候，蔓荊子配天麻效果非常好。如果不頭暈，可以把蔓荊子去掉。

天麻半夏白朮湯是化風痰的代表方、基礎方。比如，如果一個人痰象比較重，同時血壓比較高，風象也比較嚴重，那可以用天麻半夏白朮湯。

天麻走肝經氣分，天麻半夏白朮湯也是走氣分的，如果內風深入血分，怎麼辦呢？再加川芎，就能驅血中之風了。天麻、川芎，也是常用的對藥。

天麻鉤藤飲

有一個很有名的方劑，叫天麻鉤藤飲。這個方的藥味稍微要多一些。下面是大家熟知的版本：

【天麻鉤藤飲】

天麻、鉤藤、石決明、川牛膝、山梔、黃芩、益母草、杜仲、桑寄生，夜交藤、朱茯神。

「天麻鉤藤飲」為什麼不叫「天麻鉤藤湯」呢？因為飲跟湯還是有一些區別的。湯得定期喝，比如說一天兩次，每次一大碗。而飲則是當茶喝的，你可以多加水，煮得稍微淡一點，想喝的時候就喝。叫「飲」的方劑也很多，比如說生脈飲、左歸飲、右歸飲、三生飲，都是可以慢慢喝，當茶喝的。

天麻、鉤藤配伍

天麻、鉤藤這是經常用的一個搭配。鉤藤是入肝經、心包經的，能夠熄風、靜火。風和火往往狼狽為奸，風助火勢，火助風威。風能燥濕，當人體風盛時，就要耗傷陰液，造成陰虛、血虛，血虛又生風生火，如此惡性循環。風火相煽，越煽越大，火性炎上，風性上旋，就把氣血往上提，造成「氣血並走於上」，導致頭暈、頭痛、高血壓等症狀。

這裡用到鉤藤，是因為它能熄風，也能清火。過去很多老中醫，尤其是清代的太醫，比如趙文魁等人，用藥非常精到，一旦遇到熱象，就會用鉤藤。為什麼呢？一旦有火，就會相應地起風，火能生風，風也能生火，於是風火相煽。一般的醫生也就是見火治火，但水平比較高的大夫，見火就會注意防止生風，所以及時地在方中加入鉤藤。

鈎藤的性能及選擇

當鈎藤與天麻配伍的時候，熄風靜火的能力就能大為增加，起到一加一大於二的效果。

鈎藤是長在藤上的，有兩個鈎，藤隨風搖擺，在搖擺的過程中，會掛在一些樹枝上，借力向上攀登生長。當然也有單鈎的，作用就沒有那麼好。現在我們一般在開方的時候寫「雙鈎藤」，要求有雙鈎。有些地方，藥材質量非常不好，你抓的鈎藤根本就沒有鈎，全部都是一些梗子，這就更不好了。

選擇鈎藤，首先看有沒有對稱的兩個鈎，第二，鈎藤是嫩的好，嫩的時候它是青的，曬乾了會發黑，老了就變黃了。我們之前曾提到，當一個東西顏色很青的時候，就入肝，而且有一股剛猛之氣，鈎藤也是這樣的。嫩時色青入肝，老了發黃，就入脾了，所以驅風的力量就會大為減弱。再者，就是看兩鈎之間的那一截藤莖，嫩的鈎藤，莖是方的，老的鈎藤莖，莖就變圓了。我們要選方莖的。

石決明與貝殼類藥

石決明，其實就是鮑魚的殼，是貝殼類的，質地很重，作用是明目潛陽、鎮肝風。

石決明，顧名思義：「石」說明它很重，是一種跟石頭比較接近的東西；「決明」說明它通眼睛，能夠明目。還有一種藥叫草決明，也就是決明子，也有清肝明目的作用，只不過它是草本的。石決明上有孔，以九個孔的最好，叫九孔石決明，比較大，那種小的石決明，七個孔的也行，最差的也得有五個孔。

跟石決明類似的還有珍珠母。產珍珠的那類貝殼，很多珍珠都是跟貝殼連在一起的，把珍珠摳出來以後，剩下的部分，都是珍珠母。這個藥很便宜。像石決明、珍珠母這類藥，通過現代化學分析，都是碳酸鈣，但是它們的作用卻不一樣：石決明、珍珠母比較堅硬，有韌性，主要作用是熄風；牡蠣則比較粗糙，沒有石決明和珍珠母那麼細膩潤澤，它給人一種很乾燥的感覺，所以偏於收澀，也有一定鎮風的作用；還有生瓦楞、海蛤殼這樣的藥，作用又偏於軟堅散結化頑痰。

追捕與解回

石決明在這裡是一個重鎮的藥，它能夠把肝氣往下引，往下壓，平肝熄風。天麻和鈎藤是往上走的。風往上旋，藥跟著往上旋，這是順風勢而動。藥往上旋了以後，還要把風抓回來往下壓，所以用了石決明。

川牛膝也是一味引氣血下行的藥，跟著石決明一起把風往下壓。

所以凡是肝風內動、肝陽上亢的高血壓，這四味藥不能丟：天麻、鈎藤、石決明、牛膝。瘀血比較重的時候用川牛膝，瘀血不重的時候用懷牛膝，川牛膝能很好地活血化瘀，懷牛膝則偏於補養肝腎。天麻、鈎藤往上走，相當於去追捕；石決明、川牛膝在往下壓，相當於把俘虜押回來。這四味藥是主藥，所以我把它排在前面了。

天麻鈎藤飲中輔助藥物

風能生火，在人身上的表現就是：脈數、舌苔黃、眼睛紅、小便黃，等等。所以用梔子、黃芩來清熱。梔子能清三焦浮游之火，黃芩主要去肺火。這種火一般都在上焦，用兩個苦藥來清。益母草是一個涼血、養血、化瘀的藥，它也能夠祛風，在這裡是個輔助性的藥。

內風往往伴隨著肝腎陰虛，「衛氣出於下焦」，下焦虧虛則衛氣弱，一些外風趁虛而入，跟內風狼狽為奸，侵犯人體的腰部、下肢。所以很多老年人總是說腰疼，下肢也不太舒服，這一方面是因為人本身衰老；另一方面就是因為外邪趁虛而入。所以我們這時要用杜仲和寄生。它們能養肝腎，但主要的作用還是驅逐肝腎的風濕邪氣，它們驅邪的力量，平和而舒緩，不僅能夠祛肝腎之邪，又能夠養肝腎的正氣，而且杜仲是能夠引氣血下行的。

後面是夜交藤，能鎮靜安神，治療失眠。它與雙鈎藤配合，效果相得益彰。

還有茯神，就是要讓人的神潛伏下去，神潛伏下去了，不再外越，人也更容易睡著。朱茯神就是用朱砂染過的茯神，朱砂也是鎮心安神的，朱茯神鎮心安神的作用就更大了。

夜交藤和朱茯神是讓人睡覺的。我們看，很多老年人睡得少，因為體內有風，風一擾動他就睡不著。而睡覺是陰陽相交，既是養陽，又是養陰。當睡得少的時候，自然陰陽就不交了，陰陽不交，就會生風生痰。所以咱們用夜交藤和茯神來交通陰陽，交通心腎。讓人睡個好覺，在睡覺中得到補養。即使這個人不失眠，覺得睡得還行，這兩個藥也可以用，這是取它交通陰陽的意思。

鎮肝熄風湯

【鎮肝熄風湯】

懷牛膝一兩，生赭石一兩（軋細），生龍骨五錢（搗碎），生牡蠣五錢（搗碎），生龜版五錢（搗碎），生杭芍五錢，玄參五錢，天冬五錢，川楝子二錢（搗碎），生麥芽二錢，茵陳二錢，甘草一錢半。

鎮肝熄風湯的藥序無需調整

鎮肝熄風湯是非常有名的一個方子，它來自張錫純的《醫學衷中參西錄》。鎮肝熄風湯用藥順序我沒有調整，因為不用調整。

張錫純的《醫學衷中參西錄》是一本很好的書。張錫純是很坦蕩、很豁達、很無私的一個人，他跟很多醫家不一樣。他願意把自己的東西全部拿出來跟大家分享，《醫學衷中參西錄》收了他的很多專著，為了彌補專著的不足，還收錄了他與弟子的很多演講、信件甚至詩詞。他想盡量地把他師承傳道的現場呈現給讀者，所以不厭其煩，講完方再講藥，講完藥再講醫理、再講病案，而且他都能結合起來講，他還特別注重給學生答問解疑，給學生寫的信，也是在探討醫學的問題。他是一個不保守的人，他的方子也沒有打亂。而過去有很多人的方子都是故意打亂，讓人看不懂的。

肝氣過旺的表現

當一個人需要用鎮肝熄風湯的時候，他體質往往還是不錯的，甚至比較強壯，至少也得外強中乾。忽然，內風起來了，高血壓很高，臉特別紅，脈很弦，很大，跳得很快而且有力，把脈的大夫甚至都能夠感覺這個脈正在挑釁他的指尖，這就叫「弦大搏指」。是肝氣過旺的表現。

肝為將軍之官，其性剛猛、剛烈。肝風內動，就可能是將軍正在大怒，要叛變了。怎麼辦呢？當然要鎮壓啊！但如何鎮壓，其中大有門道。

泰山壓頂，重兵鎮壓

懷牛膝質地很重，是往下走的，這裡用到一兩，劑量很大。生赭石是一種紅褐色的石頭，入肝經血分，能走肝經鎮壓肝氣；生龍骨和生牡蠣也能重鎮，同時還有收攝作用，能夠收斂往上走的陽氣。肝氣旺，陽氣肯定也在往外越，所以用龍骨、牡蠣來鎮壓肝風，也收攝往上奔越的浮陽。

還用生龜版五錢，生龜版是生的河龜龜版，是大補真陰的一味藥。現在龜版在藥店裡也很亂，北京的藥店裡邊抓炙龜版容易，抓生龜版難，好不容易有點生龜版，還不是河龜，而是山龜或海龜的龜版。山龜版很多是有毒的，海龜版是不入藥的，嚴格地講，都沒有用。但現在在臨床上也能看到有一點作用，但是作用比河龜的差多了。而且，生龜版只能用烏龜的底板，也就是腹部的，有規則的王字紋的最好。背上的叫龜甲，花紋是呈六邊形的，也不能用。

生龜版可以重鎮，連同前面的牛膝、赭石、龍骨、牡蠣，給我們一個感覺，就是泰山壓頂。石頭、草木、骨頭、貝殼、甲殼，一起重重地往下壓，鎮壓肝風，這就叫鎮肝，肝陽上亢，只能鎮壓！風為百病之長，肝為五臟之賊！風是百病的源頭，可以導致各種病。肝在生理狀態下是好東西。「肝為將軍之官，謀慮出焉」，「肝藏血」，「肝藏魂」，「肝主疏泄」。但當肝病了的時候，它就不好了，成了五臟之賊，能傷害五臟。五臟之傷跟肝都有關係，這就好比將軍叛亂了，到處殺人放火，破壞力很強。這當然要重兵鎮壓了。

剛柔相濟，好生安撫

但重兵鎮壓並不是辦法，不能把將軍鎮壓到死，咱還得指望他回到崗位好好工作呢！所以我們要想想：將軍為什麼會造反？那是因為你對他不好，給他的任務太重，待遇卻不夠優厚。肝是「體陰而用陽」的，要用當歸、白芍這些養陰的藥去養它。當肝得到了充分滋養的時候，肝陽就會收斂。

我們在鎮壓它的同時，還得好好地安撫它。其實前面用的牛膝、龜版就於鎮壓中有安撫之意了，接著，白芍五錢，用量比較大，酸以入肝，是在柔肝養陰。用了這味藥，將軍會很受用。再來一味玄參，滋水養腎，腎水生肝木，也會讓肝很舒服。

肝腎之陰從哪裡來？從天上來，所以加一味天冬。天冬是補肺陰的，補肺生津，把肺補足了，肺金生腎水，能給肝腎補足水分。就像先把水放在天上，天上一下雨，地上的樹不都濕了嘛。這些都是對將軍進行的必要安撫。一打一摸，它就會慢慢地伏貼一點。

你在馴服的同時怕它餘怒未消，還要適時打擊一下它的氣燄，所以加一味川楝子。川楝子是破肝氣、泄肝氣的，繼續讓將軍沒脾氣。

接著，再繼續安撫，改善將軍的生活環境。生麥芽疏肝，而且還能健脾，升發胃氣。《金匱要略》一開始就講，「見肝之病，知肝傳脾，當先實脾」，生麥芽恰合此意。疏肝，我們不用柴胡，因為當人體需要用鎮肝熄風湯的時候，他的肝陰已經比較虛了，柴胡劫肝陰，可能導致肝陰更虛，人會煩燥，所以只用生麥芽疏肝。生麥芽，就是在小麥剛發了一點芽的時候就把它晾乾，這個時候的麥很有生發之氣，可以用來疏肝。茵陳也可以疏肝，而且能清利濕熱，肝最怕濕熱，在肝陰不足、肝陽上亢的時候，濕熱最容易聚集，而在濕熱的情況下也有可能導致肝陽上亢，所以茵陳一定要用。把濕熱去掉，也是在改善肝的生活環境。

一方面狠狠地鎮壓你，另一方面，鬱結給你解開了，濕熱給你去掉了，滋養給你增加了，你怎麼辦？是繼續作對還是乖乖投降，做你的太平將軍呢？說白了就是威逼利誘，這就跟擺平一個人是一樣的道理。所以說，醫理通於自然之理，同時也通於人事。

鎮肝熄風湯現在在臨床上會經常用到。但這個方子是不能久用的，將軍都就範了，你就不要再打壓他了，否則，整個人都會蔫掉，甚至再生出其他的病，用這個方，一定要見好就收，適可而止。

蠶砂與糞便及明目類方藥

蠶食桑葉，排出的糞便，就是蠶砂，因此，蠶砂也屬於桑之屬。

晚蠶砂

升清降濁而祛風

開中藥的時候，蠶砂寫作「晚蠶砂」，就是蠶到了快要吐絲的時候的排出的蠶砂，這是最好的。蠶砂雖然是一種糞便，但它並不臭，反而有一股清香。因為蠶的飲食非常單一，只吃桑葉，不吃別的，也不喝水，因此蠶是比較清淨的動物，所以蠶砂算是最乾淨的糞便了。由此我們也可以想到，什麼動物最不清淨？那就是雜食動物，尤其是我們人類。

蠶砂的作用，書上講得很多，比如它能祛風燥濕、治痹症、治半身不遂、化腸胃的濕濁、治霍亂轉筋、治濕溫身痛、治風疹，等等。咱們不用都記住，我們要從書中列的這些症狀，看到它背後的東西。

其實，蠶砂只不過把桑葉經過了一道深加工，被蠶吃了，消化了，再排出來，其實本質上還是桑葉。桑葉能驅風，蠶也能驅風，所以蠶砂依然是驅風的。又因為蠶是一種很清淨的蟲子，飲食很單一，牠的糞便也有清氣，所以能升清；但糞便畢竟還是糞便，走濁道，也就是大便和小便的通道，所以能降濁。蠶砂的作用就是升清降濁而驅風，書中所列的這些主治症狀，都是它升清降濁而驅風的體現。

比如說，蠶砂去腸胃濕濁。我們知道，脾主升清，胃主降濁。腸胃運化水穀，就是一個升清降濁的過程，升清就是把這些水穀精微、營養物質輸送到全身。脾的功能在小腸、大腸裡依然有體現。脾並不僅是一個器官，而且是一種功能。小腸泌清別濁，這依然是脾胃的功能起作用，「泌清」就是脾在起作用，「別濁」就是讓濁氣往大腸走，是胃氣在起作用。當脾胃升清降濁的能力欠佳的時候，清濁之氣在腸胃中交織在一起，形成濕濁。這時候就需要有升清降濁能力的藥來促進一下，蠶砂就可能用到，清氣升起來了，輸布出去了，濁氣往下排掉了，腸胃就清爽了，所以說它能化腸胃的濕濁。

再比如，治療霍亂轉筋。霍亂是夏秋季節很常見的一個病，顧名思義，就是脾胃霍然一時亂了套。脾不升清，反而升濁氣，濁氣往上升就會嘔吐；胃不降濁，反而把清氣往下降了，清氣下陷人就會拉肚子。所以霍亂的症狀就是上吐下瀉，人沒有力氣，吐瀉久了，傷了正氣，腿就會抽筋，因為脾主四肢。霍亂到了腿抽筋的時候就很嚴重了。在治霍亂的時候，即使腿沒有抽筋我們也要用一些防止腿抽筋的藥，比如木瓜、蠶砂。用蠶砂，還是升清降濁，把亂了的調整過來。

還有，治濕溫身痛。濕溫身痛是濕溫之邪困在身體裡造成的，通過升清降濁也可以把它去掉。至於治療風疹的原因就很簡單了，因為它有驅風的功能。

清肝明目

蠶砂還能清肝明目。古人講：「五臟六腑之精氣皆上注於目。」擁有一雙明亮的眼睛很不容易。你五臟六腑的精氣必須很足，才能既不近視，也不遠視，眼睛還特別清澈、明亮。一看人的眼睛，就知道這個人的健康狀況。當五臟六腑的精氣不夠的時候，或者當人體的濁氣太重的時候，眼睛會昏花。尤其是當體內濁氣盛時，還可能生出其他眼病。蠶砂能祛風，又能升清降濁，所以它對眼睛有好處，有明目的作用。

肝最怕濕熱濁氣，蠶砂把這股濕濁之氣迅速往下降，起到清肝的作用。濁氣降了，眼睛自然就亮了。眼睛就好比一盞燈，當這盞燈裡油少了的時候，燈火就暗淡，這就是陰虛導致眼睛不亮。還有可能是燈頭太髒，燈火也會晦暗不明，咱們可以修剪一下燈頭，把燈芯的灰剔掉，然後再把燈芯打亮一點，這就相當於一個清肝明目的過程。

此外，蠶砂還經常用來填充枕頭，可以清利頭目，散風安神，如果跟著別的藥，配伍起來一塊用，效果會更好。

蠶矢湯

蠶砂治霍亂轉筋有一個很有名的方子，就是《霍亂論》中的蠶矢湯。

【蠶矢湯】

蠶砂、木瓜、吳萸、大豆黃卷、薏苡仁、黃連、黃芩、梔子、半夏、通草。

這個方子就是用於治療霍亂的。霍亂主要是因為濕熱阻滯在中焦，擾亂了氣機，導致升降失調，上吐下瀉，甚至出現轉筋，這就要清利濕熱，升清降濁，以打開氣機，恢復脾胃正常的生理運轉。

蠶砂是升清降濁的，尤其善於化腸胃的濕濁，所以做君藥。

黃芩、黃連、梔子都是苦寒的，苦能燥濕，寒能清熱，作為臣藥。為什麼不用黃柏呢？因為黃柏是走下焦的，而霍亂的主要邪氣在中焦，不要驚動下焦了。黃連是清中焦的，黃芩是清上焦的，梔子清三焦浮游之熱，它也是走中焦比較多。

吳萸和半夏，都能降濁止嘔。半夏辛開苦降，能降胃氣，健脾化痰。在療效上，它們對蠶砂有幫助。而在性質上，蠶砂和黃芩、黃連、梔子，都是偏寒涼的，而「脾為濕土，得溫則運」，不喜歡寒涼，吳萸和半夏這兩味溫藥，可以反佐蠶砂等藥的寒涼之性。

霍亂往往會導致腿抽筋，而防治腿抽筋有一對藥非常好用，就是吳萸和木瓜。這兩味藥也都是入中焦的，而且都能往下走的。

大豆黃卷、薏苡仁和木瓜，都有宣化的作用，能夠調暢中焦，還能夠利濕、舒筋。再加上一味通草。通草氣味俱淡，能升陽、滲濕。濕滲掉了，熱也就容易散掉。這是蠶矢湯的方義。

咱們把它的意義多想幾遍，這個方子就記住了，遇到機會再用它一下，就徹底記住了。我們要在背方子的同時關注些思想層面的東西，學起中醫來速度會更快。

其他糞便類藥

糞便類的藥咱們再講兩味，一是夜明砂，還有一個是望月砂。

夜明砂

夜明砂就是蝙蝠的糞便。在一些岩洞裡，老房子的窗台上、屋檐下，經常可以看到。蝙蝠的糞便很容易碎，仔細地看，你會發現其中有很多小蟲子的小頭和小眼睛，還有一些碎了的翅膀。蝙蝠吃小蟲子，蟲子吃進去後，很多都消化掉了，唯獨小蟲子的眼睛最難消化掉，所以蝙蝠的糞便裡有很多小蟲子的眼睛，同氣相求，它就對人的眼睛有一定的作用，加之它是糞便，能降濁瀉火，所以有明目之功。

蝙蝠是一種能飛的哺乳動物，它吃的是飛蟲，能飛的動物都跟風有關，所以夜明砂也能祛風。

望月砂

望月砂，必須是野兔的糞便；家兔餵的是飼料，它的糞便就沒有望月砂的作用了。

兔子是屬木的，而且是屬陰木，它夜間出來活動，也是屬陰。而且，兔子夜裡會出來望月亮，得月亮的精氣，月亮是太陰之精，其精氣是涼潤的。所以，兔子的糞便是寒涼的，能清熱。

有人說，野兔特別喜歡吃谷精草，吃了谷精草以後，它的糞便就會更加明目了。因為谷精草也是一味明目的藥。

真正的望月砂，裡面有很多碎草之類的雜質，表面不是很光滑，通過這些我們就可以區別於家兔的糞便。

走而不守，迅速瀉火

糞便入藥，不管是蠶砂、夜明砂，還是望月砂，都是走而不守往下降的，因為本身就是從這條路上出來的，所以吃下去，再次往下通，就能輕車熟路。

糞便類藥中，往往含有膽汁，故其味苦，苦又能降，能清火，而且，膽也是主降的。當然，有人會問，蠶有沒有膽？蠶砂裡有沒有蠶的膽汁？這就很難說了。但是，只要是大型動物的糞便裡肯定有膽汁，人的糞便裡也有膽汁，所以糞便會略帶苦味。

你若想迅速降火瀉火，就可能用到糞便類的藥。

有一點需要注意，糞便類的藥，孕婦都是不宜用的。原因有二：

首先，糞便類的藥都有濁氣，哪怕它再乾淨它也是糞便，也是汙濁的，懷孕養胎，以清氣為貴，盡量不要接觸這些汙濁之物。

其次，糞便類的藥都是往下降的，懷孕時正愁氣不能升提呢，往往用一些白朮、砂仁來健脾，健脾是為了使脾能固攝住，使胎氣往上升，胎氣一升，胎就比較穩固，不容易下墜。

當然，產後可以用這類藥的，因為產後體內往往還有一些汙濁的東西沒有排乾淨，在必要時，可以用蠶砂之類的，升清降濁。

其他清肝明目藥

谷精草

剛才我們提到谷精草，是一個明目的藥。

谷精草在南方的稻田裡很常見。一般在農曆九月，割完稻以後，稻田裡剩下一些草，這些草在稻子收割之後會長得非常快。

谷精草，顧名思義，它得到了穀物的精華。稻田裡的谷精草星星點點，每根草上都會長個小白球。

谷精草質地非常輕，味很淡。輕就會上浮，會引藥上行，入眼睛；淡就會下滲，導虛熱下行。而且它是得穀物餘氣生出的草，又能和胃氣。它生在金秋九月，得金氣，又有疏肝驅風的作用。

谷精草辛、甘、微溫，是目疾專藥，可以除翳障，尤其是它可以「去星」。精氣不足，或是眼中有浮游之火的時候，眼睛裡會感覺有星星點點的東西在飄，這就叫「星」，谷精草能把這些去掉。只要是眼中有星，無論虛實，都可以用谷精草。我們看，它長在田地裡，也是星星點點的，兩者之間是不是有相通之處呢？

谷精草經常配合菊花、密蒙花、生地、決明子等中藥一塊使用，是眼科常用的一味藥。

密蒙花

密蒙花，一看名字也會感覺到它應該是治眼睛的，眼睛迷濛不清，可用密蒙花。

密蒙花生長在樹上，味甘，色紫，能入肝，而且它有潤性，性微寒。

它能清熱，還能平潤肝經，平熄內風，對眼睛非常好。我們在治很多眼病，尤其是在治老年人肝腎陰虛、火比較旺的眼病時，經常會把密蒙花和谷精草一起用，還可以再加一些滋養肝腎的藥，如生地，山萸肉，還可以加一些菊花。菊花跟密蒙花有相似的作用。

密蒙花配上菊花、枸杞子、生地、沙蒺藜、谷精草，是治療肝腎陰虛近視非常好的一個方子。小孩子剛剛近視，或假性近視，說是能夠慢慢恢復過來。往往是因為用眼過度，久視傷血，繼而傷了肝腎之陰，精氣不能上承導致的。這個方子常常一用就靈。

密蒙花跟黃連、赤芍、荊芥、防風、菊花、龍膽草這些藥一起，能夠治療風熱、濕熱導致的眼花、眼癢、眼睛刺痛等。

密蒙花有很多毛，所以古書上面都說要「用絹包煎」。絹是蠶絲織成，也有祛風的作用。

決明子

治眼睛的常用藥還有決明子，它長得像豆子，在南方有很多，一個莢裡能夠結很多籽。它的葉子有個特點，就是晝開夜合，而且一合上就合得特別嚴實，跟人的眼睛一樣，早上就開了，晚上就合了。

決明子是秋冬季節採，入肝、膽兩經，略微有一些補，能瀉肝火，益腎水。水生火退，眼睛自然就亮了。決明子氣味很淡，力薄氣浮，能升散風邪，收淚止痛。

決明子又叫草決明，前面我們還講了一味藥叫石決明，它們有相似的作用，所以都叫決明。

現在很多人在喝決明子，說決明子能降「三高」。有這個說法，也是對的，但是不能喝太多。我上周有位老人，我問他大便怎麼樣，他說大便一直都乾結，後來他就喝決明子泡的茶，大便就不乾結了，能解下來。這是什麼道理呢？因為決明子能清肝火、滋腎水，肝火清了，大便就沒那麼乾結了，腎水得到滋潤，腎司二便的能力也強了。而且決明子是寒涼的，不管什麼「子」，都是向下墜的，所以，決明子就能促進大便解出來。但是，再後來他眼底出血了，這就是喝決明子喝得太多了的緣故。決明子清肝清得太厲害了，疏風疏得太過分了，反遭風害。

所以喝決明子不能喝太長時間。如果是肝虛血弱的，喝多了就會導致虛風內擾。剛才我說的這位老人還有糖尿病，所以他喝多了眼底出血。脾虛腹瀉的人，也不能用決明子，它能夠讓大便變稀，用久了，大傷中氣，哪天大瀉亡陰了，會拉得收不住。

決明子還有一個作用，那就是解蛇毒。一般來說，被蛇咬到了，蛇毒首先入肝經。決明子能夠清肝，蛇毒隨之而解。咱們純粹從理論上是講得通的。

決明子要搗碎了熬，而且決明子惡火麻仁，其實火麻仁也是通大便的。偏偏有一個中成藥叫「決明子火麻仁口服液」，就是用來通大便的，它們倆互不喜歡，互相防著，互相制約，所以說，藥物相惡並非壞事。

刺蒺藜

我們再講一味藥：刺蒺藜。

這味藥，西北比較多，西安最多。它是蔓生的，藤貼在地上長，藤上有很整齊的葉子，上面生出一個個像菠菜籽那樣的種子，帶著很多的小刺兒，一般在冬天採。

蒺藜善行。它是藤生的，藤在地上蔓延，無所不至，是善行的表現。蒺藜的刺能夠掛在動物的皮毛上，被帶到很遠的地方去播種。這也是它善行的一種表現。

蒺藜還善破。它有刺，有刺破之意。它可以刺破一些瘀血、積聚。所以常用來治乳房小葉增生、乳腺增生。它能退眼睛的紅腫，把腫給刺破，讓鬱積的濕熱散掉。如果人的身體比較虛的話，就連刺蒺藜這樣的藥也要少用，畢竟它還是長了刺的，能夠祛風散風的，在發揮這些作用的時候，它消耗肝肺之氣，還會消耗一定的血。所以要到有必要的時候才用。

刺蒺藜平散肝風，還能泄肺氣。我們有時候用北柴胡來舒肝。如果這個人比較弱，尤其是知識分子，平時用心耗血，如有肝鬱，用柴胡來舒肝，但柴胡用久了就會劫肝陰，這時候就要用刺蒺藜來代替柴胡。當春天肝氣比較旺的時候，肝本身疏泄能力比較強，那麼就不要用北柴胡了，以免發散太過，可改用白蒺藜。包括逍遙散裡，有時候也可以把柴胡去掉，用刺蒺藜來代替。

還有一種蒺藜叫沙苑蒺藜，偏於補肝腎，我們在後面講補藥的時候要講到。這是兩種不一樣的藥。

眼科病與眼科醫

上面我講的一系列的藥都跟眼睛有關。

當然，眼病有實有虛，有寒有熱，如果是陽虛的視力模糊，那麼，那些寒涼藥，如草決明，還有那些糞便類的藥就要慎用了，否則，會讓精氣越來越弱，不能上承，反倒下陷，最後瞎了。谷精草和密蒙花是能夠通用的，要看跟什麼藥配伍。還有一味非常好的眼科藥就是菟絲子，它也能明目，而且通過溫肝腎達到明目的作用。

眼科往往也是參照五臟六腑，用的依然是中醫辨證論治的思想。關於眼科，明朝醫家傅仁宇的《審視瑤函》，文字寫得非常美，它是中醫眼科集大成的著作。看通了這本書，眼睛的問題基本上就能夠掌握了。

近現代有兩個人眼科水平非常高：一個在北京，一個在上海，北京的叫韋文貴，上海的叫陸南山，他們都是民國時期到五六十年代比較活躍的、很有名的中醫眼科大夫。現在我們能買到他們的書，也非常有參考價值。

因為肝開竅於目，所以今天我們把治眼睛的一些藥稍微提一下。桑之屬的方藥，我們就講到這裡。

第三卷

桂之屬 — 火部方藥

第一章

溫熱藥概論

火部方藥是以桂枝、肉桂為代表的溫熱類藥。首先我們要對溫熱藥做一個大體的說明。

溫熱藥的作用

溫熱藥，主要有以下這些作用：

逐寒

逐寒，就是把寒氣從人體驅逐出去。我們知道，寒是一種陰慘肅殺的氣息，到深秋、冬天，寒氣漸深，萬物隨之凋零；早春雖然節氣已至，但若依然春寒料峭，草木也不會那麼早發芽開花，必須等到春寒全部褪盡以後，才有大地春回。寒能夠傷人的陽氣，傷人的生機，所以有一種說法叫「百病起於寒」。從人體生機的角度看，確實如此，但「起於寒」並不是說直接起於寒氣，而是說百病起源於人體沒有正氣，沒有生機，起源於人體內的肅殺之氣。不管什麼病，寒病也好，溫病也好，熱病也好，它都包含一種肅殺之氣，讓人走向凋零。

寒是從哪兒來的呢？首先是從外界而來。寒邪傷人，首先是犯表，傷三陽經：太陽、陽明、少陽，這在《傷寒論》裡都講得非常的清楚。太陽主一身之表，寒傷太陽，寒邪在表，用麻黃湯；如果傳到陽明，那麼就用葛根湯；如果在少陽，就要用小柴胡湯來和解。麻黃也好，桂枝也好，葛根、柴胡這些都是辛溫發表的藥。外界的寒邪還有可能入三陰：太陰、少陰、厥陰，傷了太陰其實是傷了肺和脾，主要是傷了脾；傷了少陰其實就是傷了心和腎，因為手少陰之心經，足少陰之腎經；傷了厥陰經是傷了肝。寒邪傷三陰，說白了就是寒傷肝、寒傷脾、寒傷腎。咱們私底下可以這樣簡單地理解，但也要知道這兩種說法之間不是嚴格等同的。

要治陰慘肅殺的寒，得用溫煦的藥。

回陽救逆

溫熱藥的第二個作用叫回陽救逆。當人體內陰寒肆虐的時候，就像黑雲壓城城欲摧，體內是陰慘慘的，寒風怒號，陽氣馬上就要沒有了，這時候就要用熱藥來回陽救逆了，這是垂死之際的最後一搏。

如果病人的脈還是在跳，沒有脈息欲絕的話，光用獨參湯就可以了；當他脈息非常微弱，若有若無的時候，就要用參附湯來回陽了；如果這個人臉色慘白，在參附湯裡面還要加阿膠；當這個人快要死了，甚至汗都快要出來了，陰陽快要離絕的時候，在參附湯裡還可以加山萸肉。如果遇到很窮的人家，用不起人參，可以用大劑量的山萸肉加黨蔘來給他救脫，它也能把人從垂挽救回來。大病也是這樣的，如果大病前面的陰寒非常盛，就用到大劑量的附子或者人參來回陽救逆，這就相當於背水一戰了，指揮這樣作戰的往往是大將，一般人沒有這個膽識和操控能力。

在回陽救逆的時候，還要防止寒熱相激。就像一個玻璃杯剛從外面拿進來，很涼，你現在急著要喝水，就把剛燒開的開水倒下去，杯底就裂了，這就叫寒熱相激。人體也是這樣的，如果陰寒太重，你用很多的熱藥，病人可能馬上受不了，會產生不好的反應，如嘔吐等，所以往往在四逆湯之類的回陽救逆的方子裡面還要略微加進去一些寒涼的藥，比如說豬膽汁。豬膽汁是一味寒涼的藥，它跟大熱一塊並不影響回陽救逆，反而讓人體能夠接受這個大熱的方子。

溫補

溫熱藥其實是溫藥和熱藥的總稱。溫藥和熱藥還是有差別的。驅寒和回陽救逆主要是熱藥的作用，溫藥的作用則主要體現在溫補和溫通。

溫，就意味著暖，意味著有生氣，有生氣才可以有健康。所以，一般補養的藥往往都偏溫，以給人體灌注生生之氣，這就是溫補。它並不是機械地以物質來補物質，而是以自己的溫性來調動人體的生氣、培植人體的生機。這是中醫跟西醫補法最根本的區別。西醫給你補進去多少葡萄糖就是多少葡萄糖，補進去多少胺基酸就是多少胺基酸。中醫則不一樣，比如說，給你用地黃養陰，地黃是滋膩的東西，但是地黃如果用得好，吃了以後你不但不覺得滋膩，反而覺得飯量變大了。可能，這幾劑藥裡面地黃只有一百克，給你養陰，卻讓你增加了遠遠超過了一百克的體重，這就是地黃養陰的作用，它是調動你身體本身的生機，讓你身體從日常最基本的飲食裡去吸取能量，地黃本身能直接給你補充的東西，只是一小部分而已。

而且，補跟養還不一樣，補是很快的，養是很慢的。我們的身體，只有在大虛的時候才可以補，平時就不要補了，但是要養，慢慢地養。所以很多養生的方法都不是急功近利的，都要在一個很長的時間段裡才能看出效果，這就叫養。我們平時講溫補，也有溫養的意思，通過溫來養它，使其恢復生生之氣，慢慢地恢復正常。

溫通

我們都知道「寒則凝」，寒容易使東西凝固。人體也是這樣的，遇到寒氣，血流動的速度就會減緩，這樣就容易堵，氣堵住了就容易成為痰，血堵住了就容易產生瘀。這在根源上都是因為寒，但是後來在變化中就不再是寒了，鬱久又會化熱。痰可能是因為氣寒，氣不能通而形成的，痰作為身體的一個異類在這裡久了就會化火，所以痰字裡面兩個火。瘀，可能是因為血跑得慢了，凝在那裡了，凝久了就成為身體或者血管裡面的一個異物，也開始著火了。痰和瘀在源頭上可能是寒也可能是熱，但是時間一長，都有化火的跡象，所以「六淫皆從火化」，那就得考慮到適當清火。

寒則凝，氣血不行，使人精神萎靡，缺乏生機了，如果用溫通的方法，可以鼓動氣血，使氣血運行和生化的速度加快。且脾為氣血生化之源，得溫則運，在氣血的加速運行和生化中，一些痰和瘀滯會被化掉，這是溫通，它能提高人體的各種能力、各項功能。

溫通的方法在中醫裡用得非常多。比如艾灸，是中醫治病的一種基本方法，從根本上講，就是溫通的，只不過溫通的部位是很有講究的。而艾葉也是一個溫通之劑。為什麼艾灸要用艾絨，而不是用艾葉呢？艾絨是把艾葉反覆搗，葉肉就全部變成灰了，把那些灰全部抖掉，剩下的絨毛狀的物質其實就是艾葉的葉脈葉絡，它有艾葉的溫性，又以絡走絡，所以它能溫通經絡。

溫化

溫藥還有一個作用，叫溫化。我們知道化瘀的藥裡面往往帶有溫藥，比如當歸尾。化痰的藥裡面也有很多的溫藥，比如二陳湯，它是化痰最基本的一個方劑。其中半夏是溫性的，陳皮也是溫性的，甘草也是偏溫的。

其實痰和瘀就像裝過菜的碗，裡面油滋滋的不好洗掉，得用洗滌劑。但光用洗滌劑還不行，還得加水，最好加熱水，才能洗得快。用洗滌劑就好比化痰用的主藥，用水好比在化痰的時候要注意生津，比如加一點蘆根、花粉之類的，甚至要加一點沙參、麥冬這些很滋潤的藥，化痰化的更快而不傷陰，而用熱水好比用溫藥。

化瘀也是這樣的，化瘀有很多藥，紅花、桃仁、三七粉、丹參等，在化瘀的同時我們還要加進去四物湯，當歸、白芍、川芎、生地。化瘀的本身是以傷血為代價的，所以，我們要一邊化瘀一邊養血。新血出來了，瘀血被沖掉了，這也相當於一邊用洗滌劑一邊加水。這些藥偏溫就好比是用熱水。

溫化的「化」還不僅是化痰化瘀的意思。我們講春、夏、長夏、秋、冬，它們對應的是生、長、化、收、藏。從生長到收藏，中間有一個「化」的過程。「化」就是變化、運化，對應於五臟是脾，脾主運化。如果運化非常得力，那麼氣血就非常容易生化出來。從水穀到氣血，它是靠脾運化過來的。脾運化功能好很多病都能被運化掉。當脾運化不行的時候，很多病化不掉。所以李東垣他非常注重脾胃，這不僅僅是因為脾胃是後天之本，而且因為脾胃的健運能夠化解病邪，化生氣血。所有的運化，都跟脾土有關，都需要能量，需要溫度，「脾為濕土，得溫則運。」

自然也是這樣的。我們看看春天的大地，立春完了是雨水，大地還沒有回暖，雨水開始變多，雖然雨水多，但是大地依然很蕭條，連迎春花都沒有開。因為光有水還不行，還得有溫度。濕土上面依然不能長草，樹依然不發芽，它迫切地需要溫度，慢慢地，驚蟄、春分、清明，大地才開始回暖，馬上就生機勃勃了，發芽的發芽，開花的開花了。天地化生萬物，也是溫化的結果，要有溫度才能化。

我們養生，其實養的是人體運化的能力，也經常用到溫藥。

溫熱藥的濫用之處

任何東西，只要有用，就會有濫用。

壯陽、催情

溫熱藥的濫用之處很多，首先是用來壯陽、催情，這不是王道也不是霸道，而是詭道，我們非常不提倡。

上次講桑之屬的時候，我就沒有講雄蠶蛾，因為這個藥是不能用的。雄蠶蛾就是從蠶繭裡面剛出來的雄的蠶蛾，還沒有經過交配的，把它的翅膀和腳都剪掉，放在鍋裡稍微炒一下，泡酒或者直接碾粉裝膠囊，人喝了就可以壯陽、性能力會迅速提高。

這是不提倡的，因為它非常傷身體，這味藥本身是溫熱的藥，溫熱的藥耗陰，喝了以後情慾被催動，然後淫欲過度又會傷精，你一時痛快了，等到你得病以後再想把它補回來就非常難了。

大熱之藥不可用於養生

其實人體是一個生命的過程，而生命是處在變化當中的，生命一直是在化，我們希望生命越化越美好，所以在養生上千萬不要有急功近利的心態。你今天插了秧，明天就可以收稻子嗎？這是不可能的。它有一個慢慢變化的過程，身體也是這樣的，你得有耐性。而不要企圖通過一把火就解決問題。

像附子這樣的藥，只能用來驅逐寒氣，或者用來回陽救逆，絕不能用來養生，你要是把附子當飯吃，肯定是要傷人的。當然特定的地區有特定的環境，大家可以用這個。用溫補養生的方法古人用得很多。比如說古人經常用鹿茸、鹿筋，在《神農本草經》裡面鹿是列在上品的，這是一個動物藥，而且是血肉有情之品，你用這個來補多好啊，而且又不需要用太多，用一點點就行了。他們用上品的藥、用血肉有情之品都是適可而止，何況用附子這種下品的藥，你要是不加節制，傷人會傷得很快的。

當然附子吃下去以後是有效果的。像附子理中丸這個藥，你吃一顆以後渾身來勁，覺得特別有精神。為什麼？它把你陽氣振奮起來了。但人不能靠藥物來振奮，因為附子理中丸只相當於一個激素，它臨時把你的精力調動起來了，這是以消耗你身體裡的真陰真陽為基礎的。所以我們做一件事情一定要有長遠的眼光，吃了這味藥，當時會怎麼樣，這個是小問題。一年以後會怎麼樣，五年、十年、三十年以後會怎麼樣，我們都要考慮到。用藥不要取快於一時，因為人的生命是來日方長的。

少火生氣，壯火食氣

溫藥和熱藥有很多相通的地方，但是也有很大的區別，不能混淆。各類本草書中，常用的藥，熱藥很少，大部分還是溫藥。在實際運用中，我們很少用到大熱的藥，即使用熱藥也要分場合。對一般的疾病，如果要用到熱藥的話，必定要用涼藥、甚至是寒藥來反佐它，要麼就是用的劑量非常小。《黃帝內經》反覆講一句話，叫「少火生氣、壯火食氣」，「少火」就是小小的火，它能讓人體有生機，像春天一樣；壯火，就是很大的火，反而消耗人體的津液、血液。所以熱藥只能用於一時，要麼用於回陽救逆，要麼用於驅逐身上的陳寒，不能久用。哪怕是溫藥也不能久用，如果必須久用，也要一邊溫一邊加水。用溫藥的時候要注意養血生氣，這是用溫藥的一個最基本的原則。

我們經常講，大自然的陽光雨露，這是萬物生長的基礎。陽光的溫度不能太高，二十多度最好，三十多度也能忍，到四十度就受不了了。光有太陽還不行，還得下雨，否則就是乾旱。這就是溫藥和養陰的藥一塊兒用的道理，是自然之理也是治病養生之理。

第二章

桂

講火部方藥，我們並沒有以附子為代表，而以桂為代表。桂包括桂枝和肉桂，在《神農本草經》裡列在上品。我們要選上品藥作為一類方藥的代表。

桂是生在南方的，四季常青。「桂」是「木」字旁加一個「圭」字，「圭」字就像一片樹葉，中間的一豎是樹葉的縱葉脈，四橫就是橫葉脈，桂樹樹葉的橫葉脈特別明顯。還有人講右邊的「圭」，意味著桂「如執圭之使，倡導百藥」。

有一副對聯，上聯是「何物動人？二月杏花八月桂」，下聯是「有誰催我，三更燈火五更雞」。我們從醫理的角度來考慮，二月的杏花為什麼動人呢？因為二月是春天，大地在宣發，人體也在宣發，要生發就需要氣機通暢，而杏花是以白色為主，微微泛一點粉紅，是入肺的，有升散的作用，能夠幫助人體宣發，讓人氣機暢達，所以二月杏花最動人。而秋季是肅殺的、寒涼的，在寒涼之中人的心情就比較低落。桂花是溫的，芳香的，在肅殺之季給人帶來一絲溫暖，所以它也是動人的。既看杏花又看桂花，是一種玩的心態，後邊馬上就收斂了：「有誰催我」，感覺到青春年華韶光易逝，有緊迫感了，「三更燈火五更雞」，要好好學習了。這幅對聯也是有收有放，既能盡情玩耍，看杏花、桂花，又能勤奮努力，三更燈火攻書，五更聞雞起舞，反應出古人能收能放，既有性情，也有實幹，既懂唯美，又很現實的情懷。

為什麼月亮到秋天最美？月亮是太陰之精，它也是一種陰性的東西，跟秋天的肅殺之氣正好相應，所以秋天的月亮會分外的皎潔。秋月固然美，但肅殺之氣太重了，配上桂花的溫暖就平衡了。中秋月圓之夜，古人的詩裡有描述「山寺月中尋桂子」。賞月的時候陪伴著桂花。月圓之夜是團圓之夜，桂是有子的，但是在月下尋找桂樹的子是比較難的，找不到之後心情稍稍失落。月圓已經很美好了，再微微點綴一些失落，就會更有詩意。這也是古人用心良苦的地方。

不過，我們要說明的是，雖然都叫「桂」，但樹枝、樹皮入藥的桂與開桂花的桂並不是同一種植物。開桂花的叫桂花樹，而入藥的叫肉桂樹。二者有相通之處，也有很大差異。我們後面講的桂樹，是肉桂樹，不是桂花樹。

桂枝

桂枝是桂樹的枝，以桂樹頂上的嫩枝為最好。一般是二月、八月、十月的時候採摘。桂枝，藥性辛、甘，溫。它主要入肺經、膀胱經。入肺經它能利氣，入足太陽膀胱經它能化氣、行水。太陽傷寒就要用到桂枝。

以枝入肢

桂枝是往上走的藥，能行走上肢，橫行肩膀、手臂。傷寒肩膀痛、頭項強痛都會用到桂枝。這是跟足太陽膀胱經有關，也跟桂枝能行於肩臂的作用有關。

桂枝作為一種「枝」，它能入四肢。因為它是往上升的，因此桂枝入上肢多一些。如果要溫下肢，可以加別的藥把它往下引。桂枝是桂樹上細小的枝條，它也能入絡脈，這跟桑枝有相通的地方。不過桑枝是平性的，桂枝是熱性的，藥性不一樣，用途用法也不一樣。桂枝是有溫通作用的，所以能溫通經絡、溫通血分來散風寒，還能消除枝節間的寒凝血滯。桂枝不僅僅用在風寒感冒裡，在治療風濕類的疾病也會用到，它是一味運用很廣泛的藥。

桂枝入血分

桂枝是紅色的，紅色能入心、入血分，所以桂枝能散血分的寒。

我們經常把桂枝跟麻黃配在一起使用。麻黃氣味比較淡，是走氣分的；桂枝走的是血分，它的氣味比麻黃要濃烈一些。麻黃跟桂枝一起使用，同時鼓動了氣血，發汗的能力就強了。

但是桂枝性溫，又能動血，所以陰虛、血症，還有內熱的時候不宜用，比如說脈數或者是大便特別乾用桂枝就要非常慎重。第一不能多用，第二你可以用其他的藥來反佐它。如果在這些方面不注意的話，可能導致「桂枝下嚥，陽盛則斃」。當你陽氣比較亢，內熱比較旺的時候再用桂枝，等於是火上澆油，助紂為虐。

桂枝湯

講到桂枝我們就會想到桂枝湯，這是《傷寒論》的第一個方劑。《醫宗金鑑》將桂枝湯譽為「群方之祖」，它是所有方劑的祖宗。

為何有此美譽？其中有很多含義：

仲景以桂枝湯為例，指明加減大法

《傷寒論》裡有很多方子，比如龍牡桂枝湯、大青龍湯、小青龍湯、桂枝加桂湯，等等，都是在桂枝湯的基礎上進行加減變化而來的。仲景只不過是以桂枝湯的加減告訴後人：方子是千變萬化的。《傷寒論》

裡很多方子都有桂枝、白芍，桂枝用得尤其多。所以我們要看它是怎麼變化的，要掌握它的變化以及變化的方法。張仲景用桂枝湯的加減給我們做了一個示範。

以後我們再面對其他的情形，方可以不用桂枝湯，藥可以不用桂枝，但是法我們都要依照這個精神。張仲景用桂枝湯的變化教給我們的是法，後人在方劑的加減變化中都是依據張仲景的這種變化之法而來的，或者說都是受到張仲景的啟發。

所以，與其說桂枝湯是群方之祖，還不如說它是群方之範，是組方的範例。

調和營衛，整理氣機

桂枝湯發汗解肌、調和營衛的作用，也足以讓它成為群方之祖。

我們知道，人體的很多問題如果從「衛、氣、營、血」這四個層面上來分析，會非常透徹。「衛」是在人體的最表層，就像保衛一樣，我們可以把它比喻成衛兵。「衛」下面才是「氣」，「氣」後面是「營」。「營」我們可以把它比喻成軍營，就是在裡邊了。「血」是在最裡面的。所以當邪氣犯了衛分的時候，這是邪氣很輕很淺的，犯了氣分就深一些，犯了營分就更深一步了，敵人都打到軍營裡面來了。入了血分，那就更嚴重了，可能營寨裡面滿是敵人，敵人都要攻擊你的主將的大帳了。

桂枝湯能調和營衛，這對於調和整個人體的氣機是非常重要的，所以它是「群方之祖」，很多方劑都是由它演變過來的。

太陽傷風，用桂枝湯

桂枝湯在《傷寒論》中是這樣講的：「太陽病，頭痛，發熱，汗出，惡風，桂枝湯主之。」當風邪侵犯到足太陽膀胱經的時候，足太陽膀胱經是主一身之表，它的主要部分是在人的背上，而背為陽，所以說足太陽膀胱經是主太陽的。

當風寒傷陽的時候，風寒客於表，這時候的「頭痛」一般是後腦勺痛。

「發熱」，這是正氣和邪氣在相爭。

「汗出」，這是營衛不和，風邪已經進入毛孔，還想繼續進去，身體的正氣擋住不讓它進去，就在毛孔這裡僵持著。毛孔就處在一種開的狀態，汗就忍不住往外出。

人傷什麼就怕什麼，因為傷風了，所以會「惡風」。用桂枝湯主之。桂枝湯是調和營衛的，其實是在支持正氣來抵抗邪氣，給人體的正氣一個聲援，這樣通過鼓動氣血把在表的風邪驅逐出去。

調和營衛以治汗證

《傷寒論》又說：「病人臟無他病，時發熱自汗出而不癒者，此衛氣不和也，先其時發汗則癒，宜桂枝湯。」

這可能就不是體表被風邪所傷了，往往是由於其他的原因導致營衛不和。所以「先其時發汗則癒」，就是在自汗之前你給他發一下汗，用桂枝湯調和一下營衛。營衛不和則汗出，營衛一和汗就會出得有規律，就不會自己出來了。所以桂枝湯在很多汗證中經常用到。

桂枝湯的原方

桂枝湯的組成在《傷寒論》的原書裡是這樣的：

【桂枝湯】

桂枝三兩（去皮）、芍藥三兩、甘草二兩、生薑三兩、大棗十二枚（擘）。

中國歷代的度量衡是不一樣的。張仲景時期的一兩，與我們現在說的一兩，與明清時期的一兩，都不一樣。張仲景的一兩相當於明清時候的兩錢，一錢相當於今天的三克，三兩相當於六錢，十八克。仲景在方後講，要「以水七升煮取三升，溫時服，每次一升」。這就是說用七升水煮成三升，每次只服一升。喝完了桂枝湯以後要喝一碗熱粥，因為熱粥能調和和鼓動胃氣，加速人體出汗，把風邪透出去，喝完熱粥以後再蓋上被子休息，等到微微汗出就可以了。因為這時候毛孔容易開，如果不蓋上被子，可能又進了風，汗出當風，病還可能加劇。如果不出汗就再喝一升，如果出汗了，後來那兩升就不要再喝了，中病即止。

用藥治病，都有它的機理和過程。桂枝湯需要這樣一個過程：桂枝是促進血液循環的，是發表、發汗、鼓動脾胃之氣的；芍藥是一味收斂的藥，它和桂枝在一塊，能夠鼓動脾胃之氣，能夠調和營衛，既走表又守裡；再加上薑草棗，這三個藥完全是入中焦的，生薑能溫能散。它們通過鼓動脾胃的正氣，加速人體各方面的循環，從而把邪氣驅逐出去。因為要依賴脾胃，所以加薑草棗這三個藥。

桂枝湯的主藥

我們在面對一個方劑的時候要有一個能力，就是抓住它的主藥。桂枝湯的主藥就是桂枝和芍藥，這兩個藥有很多學問。

白芍是一味酸收的藥，它能夠和營斂陰，而且白芍是入肝的；桂枝則是一味辛散的藥。這兩味藥一個酸收一個辛散，正好是相反的，在這一散一收之間，營衛就得到了調和。再加上薑草棗，給脾胃提供了足夠的動力能量，有這個基礎，營衛就更容易得到調和。

白芍雖然收，但用得好的話它並不斂邪，桂枝和營解肌但它並不傷陰，所以這裡用桂枝而不用別的溫熱藥。為什麼不用桑枝呢？因為桑枝是平性的，它沒有發汗發表的功能。

桂枝性溫屬陽，白芍寒涼屬陰。桂枝和白芍一寒一溫、一收一散，一陰一陽，互相制約，就收到了調和營衛氣血的作用。而且桂枝呈紅色，入心，能振奮心陽；白芍會把桂枝往肝裡邊引，又能振奮肝陽；桂枝也會把白芍往心裡邊引，又能收斂心陰、收斂心血。

桂枝配白芍，體現了陰陽的思想，再加薑草棗，又體現了天地人三才的思想。

桂枝往上走，是本乎天的，可以把它當天藥；白芍是往下走，是本乎地的，我們可以把它當地藥；薑草棗是給脾胃提供動力，提供物質基礎的，相當於中間的，是人藥。這個方子它體現天地人三才的思想，咱們主要抓天和地，至於人肯定也要兼顧到。

桂枝白芍臨床應用舉隅

我們知道「汗為心之液」，當心神不定、緊張的時候，人就容易出汗，因為這個時候是你的神鎮不住。人的神非常重要，神指揮我們身體的正常運行、正常運轉，如果神慌了，於是「六神無主」，人就會出現很多生理上的狀況，或者出汗，或者哆嗦。這時就可用桂枝入心安神，安神就能斂汗。很多治療汗症的方子裡面有酸棗仁，也是通過收斂心神，繼而把汗給鎮住。

桂枝和白芍還經常用來治療胸痹、胸痛。很多心臟病病人脈跳得特別緩慢，有時候心裡就憋悶，遇到一點事心裡就慌，心跳加速，感覺到氣接不上，可以在辨證論治的基礎上加上桂枝和白芍，量可以稍微用大一些。桂枝能夠通心，振奮人的血脈，讓脈搏跳得快一些，這意味著血液的運行加快了，很多氣就會散開，很多瘀也會被衝開，這樣人心裡就鬆快。所以我們經常把桂枝白芍還有瓜蔞、薤白一塊用，用來治胸痹型的心臟病，效果非常好。很多的心臟病因為肺氣不降、心陽不振，全部堵在上面了，於是產生憋悶的感覺，這時都要用到桂枝和白芍。當然脈數也會讓人感到憋悶，這時候的治療就另當別論了。桂枝和白芍治療心臟病主要是針對脈比較緩的情況。

桂枝和白芍還經常用來治療腹痛。腹痛常常由於氣血不調，而調和營衛在某種意義上講就是調和氣血，尤其是虛寒性的肚子疼，可以用到它們。

桂枝走四肢，白芍跟著桂枝一起，就走四肢；桂枝跟著白芍一起，又可以走五臟，所以這兩味藥在一起就能通行全身。四肢如果有痠楚、痛麻、伸不直，都可以用到桂枝和白芍。桂枝能夠溫筋、溫陽，得到了陽氣的溫煦，原本伸不直的四肢，就能伸直了。白芍是酸的，能柔肝養陰，能柔肝就能柔筋，因為「肝主筋」，桂枝把白芍往四肢那一引，白芍的酸味對筋有很好的舒展作用，肢體就能舒展開了，所以治療很多四肢的病也會經常用到桂枝和白芍。

絡脈之病也要用到桂枝和白芍。桂枝能夠溫通經絡，尤其能夠通絡，我們開方子的時候寫的是「嫩桂枝」，一個嫩嫩的桂枝在一顆桂樹上也就相當於絡脈，所以它走人體的絡脈，而且它又能振奮血管，提高血液循環的速度，打通絡脈瘀積。

慢性的瀉痢，導致脾胃虛寒，這往往也是因為氣血失調，營衛不和，治療中也可考慮用白芍和桂枝。白芍是酸收的，對瀉痢有收斂的作用，桂枝有溫通的作用，一邊收一邊溫通，收是把正氣收住，不讓它往下墜，溫通就是把邪氣通出去，把寒氣溫煦過來，臟腑功能就能得到調整。桂枝入肝經，跟白芍一起既能入肝，還能入脾，溫脾經、振奮脾陽，所以對很多慢性的瀉痢有作用。它們跟不同的藥配伍，作用也會有差別，有時候可以跟著香連丸一塊跑，有時候可以合白頭翁湯。

遇到四肢的麻木、痠楚、關節疼痛，我們會把桂枝換成桂枝木，桂枝木就是去皮的桂枝。這裡講的「去皮」跟張仲景講的去皮是兩回事。張仲景講的去皮是去掉外面的粗皮，現在我們用嫩樹枝，就不存在去外面的粗皮了，直接用就行。如果用桂枝木的話，就要把外面的那整個的一層皮全部去掉，用裡面的木質。皮的味道很重，裡面木質的味道很淡。所以，用桂枝木的話，用量就要大一些，用二十克左右都可以。當四肢發涼很厲害，用桂枝木不足以溫通時，我們還可以加附子，可用制附片，量要小，煎的時間要長一些。因為治四肢就要取輕清外達的屬性，量少走四肢，用的量太大了反而走五臟，尤其是走腎。

桂枝湯與方劑的加減之道

咱們以《傷寒論》裡桂枝湯來說明方劑的加減之道。比如《傷寒論》裡說：「太陽病，發汗，遂漏不止，其人惡風，小便難，四肢微急，難以屈伸者，桂枝加附子湯主之」。發汗發過了，一直往外漏汗，止不住。患者依然會惡風，因為這個時候毛孔關不住，依然是營衛不和，所以桂枝湯依然要用。為什麼病人小便解不出來呢？一方面是水液從汗毛孔走掉了，另一方面可能還有腎陽虛。因為發汗太過，以至於內傷腎陽，外則大汗亡陽。這時後就要在桂枝湯裡加一枚附子來回陽止汗。

《傷寒論》又說：「發汗後，燒針令其汗，針處被寒，核起而赤者，必發奔豚，氣從少腹上至心，灸其核上各一壯，與桂枝加桂湯主之」。可能在張仲景那個年代，某些醫生治病的方法比較野蠻，《傷寒論》裡面經常講「被火」，就是用火來讓人發汗。那時人的身體比較壯實，當風寒邪氣在體表的時候，烤烤火就發掉了。張仲景並不認為那種方法好。還有用針灸讓人發汗，叫「燒針」。把針放在火上燒，再扎進人體，或是把針扎入人體後再對其加熱，這也是把熱量傳入人體，身體好的人通過這樣一激，汗就出來了，身體不好的人就會出現「針處被寒」的情況，被針扎的地方又受到寒了，那地方就腫起一個包，體內出現奔豚氣。「奔豚氣」就是覺得小腹上面有一股氣，像小豬似的突突地往上衝。衝到胸部，人特別難受，這時候，要用桂枝加桂湯，就是桂枝湯裡面加重桂枝的用量。燒針的地方又受了風寒，還起了包，說明營衛依然不和，桂枝湯依然要用，只不過加重了桂枝的量，桂枝是白芍的兩倍。任何一味藥只要加重它的量，力量就會往下走。桂枝也是這樣的，如果用於走表，少用點，藥力反而強。現在有一股氣在往上衝，這說明腎氣不能固攝，如果腎氣能在下面拉得住，那麼「小豬」似的那團氣也不會往上跑。現在因為腎拉不住了，就要加大桂枝的量，桂枝的量一加大，它就跑去溫腎啦。當然還有一種說法，說桂枝加桂湯並不是加桂枝，而是加肉桂的。這個說法我是相信的，加點肉桂也會有效，因為肉桂直接就能溫腎。當然，桂枝也有降逆鎮衝的作用，用桂枝也沒錯。

《傷寒論》說：「太陽病，下之後，脈促胸滿者，桂枝去芍藥湯主之。」這又是一個救誤的方子，可能原來就是用桂枝湯或麻黃湯能解決的問題，遇到庸醫了，用了下法，給你一頓大黃芒硝，大便雖然通了，但在表的邪氣隨之下陷，而且不當下而下之，脾陽必傷，運化勢必不利，所以濁氣積於胸中，造成胸滿。表邪陷入肺中，所以有脈促。芍藥是酸苦湧瀉的，前面已經瀉壞了，現在當然不能再用，何況酸收斂邪，當然不能再用，所以，去掉，就剩下桂枝和薑草棗，辛甘發散為陽，振奮脾陽，鼓舞胃氣，逐邪而出。

如果這個人經常喘，那就要在桂枝湯裡加上厚朴和杏仁，二者可以降氣平喘；有的太陽病，如果誤治，也會有點兒喘，也會加厚朴、杏仁。當然，這必須是實喘，如果是腎虛導致的虛喘，又要另當別論了。

在桂枝湯的基礎上加飴糖，就成了小建中湯。飴糖很養脾胃，但是現在的人不宜多吃，吃多了不好消化。小建中湯我們現在用得不多，因為畢竟現在人的體質跟當時是有區別的。那時候大家吃的簡單，素淨，很多人甚至吃不飽飯，腸胃空虛，嗷嗷待哺，用點飴糖，脾胃那叫一個受用啊！現在的人飽食終日，腸胃中濁氣、油脂多，再用飴糖，黏黏糊糊，人吃了會不舒服。《傷寒論》裡桂枝湯的很多其他的加減法，我們現在都不是太適合，比如說用桂枝湯加附子來止汗回陽，這種情況現在遇到得少。現代人陰虛居多，再用這些大熱的藥就特別容易上火。我們要知道《傷寒論》是以傷寒為基礎的，它的大背景是傷寒，所以仲景以桂枝湯為基礎方進行加減。那時候的人，體魄、生活方式跟現在的人不一樣，那時候的氣候、環境跟現在也不一樣，所以有些藥，當時的人受得了，現在的人不一定受得了。

在桂枝湯裡加上龍骨、牡蠣，就叫龍牡桂枝湯，通常是用來收汗的。龍骨、牡蠣有收斂之性。對於營衛不和的汗證，效果很好。同樣的道理，如果是夏天氣陰兩虛的汗證，我們可以用生脈飲加龍骨、牡蠣；如果是內熱的汗證，我們可以把龍骨、牡蠣跟著其他清理熱的方子一起用。

桂枝湯的加減非常靈活，雖然我們現在不一定都用得上，但是我們要通過研究它，從中領悟方劑加減的方法，而不能一味地拿方子去跟症狀做對應，這是很難對應的。有些人，遇到病就拿傷寒論的條文和方子去套，治好一個病就哇哇大叫，說經方太神了，沒治好的他就不吭聲了。這很不好。驗案要講，沒治好的病，更要拿出來分析，這樣更有助於提高水平。

我們學中醫要尊古。像《傷寒論》這樣的古書，它是中醫史上的臨床經典，奠定中醫辨證論治的基礎，我們要尊重，但千萬不要拘泥於它，更不要是古非今，覺得只有《傷寒論》好，只有張仲景好，我們現代都不行。愚者千慮，必有一得，我們把所有的愚者的這一得全部集中起來，那也是非常了得的。醫家要有雅量，胸襟要寬廣。你僅僅能容納張仲景還遠遠不夠。

不可拘泥傷寒古方

宋朝有一本《活人書》，對張仲景的桂枝湯提出過看法，書中說：「桂枝湯治西北人，四時行之，無不應驗。江淮間惟冬春可行，春末至夏至以前，桂枝證可加黃芩一分，謂之陽旦湯，夏至後，可加知母半兩，石膏一兩，或升麻一分。若病人素虛寒者，不必加減。」

到了宋朝，桂枝湯就沒有那麼好用了，所以他在這裡提出來一些新的加減法，又說只能治西北人，西北屬金，北部屬水，都是比較寒涼的地方，像現在的陝甘寧這一帶，人們身體素質較強悍，還有大漢遺風。當時桂枝湯只適合西北人，在江淮之間，只有在冬春才可以用桂枝湯。江淮地區也就相當於江蘇、安徽、浙江一帶，長江中下游，這一帶的人要嬌弱一些，所以他提出一些加減法，加黃芩減輕桂枝湯的熱性。到了夏至以後還要加知母、石膏，這是白虎湯的主藥，也是為了清熱；或者加升麻，也是一味寒涼藥，這都是治本來就有熱的病人。當時還沒有摸索出銀翹散之類的辛涼之劑，就只能在桂枝湯的基礎上加一些寒涼藥，聊以清熱。

《活人書》是宋朝的，成書於一一〇八年，在張仲景後大概八百年。當時的情形就有變化，跟我們現在相差了又快有一千年了，現在又變了，所以《活人書》講的這些也是在提醒我們要隨機應變。其中的方法，現在也不適用了，時過境遷，經過歷代醫家的探索傳承，又摸索出了很多治病的方法。我們都要容納，不要拘泥。

麻黃湯

桂枝還可以配麻黃，這也是張仲景方子裡面經常用到的一味藥對，典型的方劑就是麻黃湯。

【麻黃湯】

麻黃、桂枝、杏仁、甘草。

麻黃湯方義

麻黃配桂枝可以溫經散寒。麻黃本身就能發汗，和桂枝一起，發汗的力度會更大。平時麻黃走氣分發汗，但只能發出一點來。因為「汗為心之液」，發汗是血裡發出來的。桂枝正好入心，入血脈。用了桂枝，入了血分，發汗才會多起來。這是麻黃和桂枝配伍的藥理。

杏仁是開肺氣、利肺氣的，它幫助麻黃來宣通肺氣，肺氣一宣毛孔就開了，所以麻黃配杏仁開利肺氣的作用就會更大。

麻黃湯主要是治療寒邪在表、寒邪閉表。因為「寒主凝」，體表受到寒邪的侵襲，毛孔就閉住了，體內的熱就發不出來，人就會非常難受。寒邪在肌膚經絡之間，又會出現身痛等一系列症狀，所以用麻黃湯來打開毛孔讓人體通透起來，同時發一些汗，讓寒邪隨著汗出來，這就是麻黃湯的作用。

麻杏石甘湯裡面有麻黃和杏仁，這主要是取它開肺氣的作用。麻黃沒有配桂枝，發汗的力度就小了。

當然，這是指在仲景的年代發汗的力度就小了。現在，麻黃不配桂枝，發汗的力度照樣大，對於南方人尤甚。所以我們得慎用此方。

結合五行，安撫脾土

麻黃湯中用甘草，是為了調和諸藥，而且甘能入脾，土生金，所以甘草又有扶土生金的作用。麻黃湯的前三味藥開提肺氣、發汗，是在對肺進行整治。同時安撫一下脾土，再來調理肺氣，也會更容易。這就是根據五行關係經常用的一些手段，治其子則當安撫其母。

我們在治肝的時候也得兼顧到脾，因為肝木是剋脾土的，所以在疏肝的時候要安慰一下脾土。因為脾是剛剛受過欺負的，你安撫好了它，它也強硬起來了，肝剋不動它，我們再去調教肝，這樣也容易把肝調教好。

總之我們在治很多病的時候都要兼顧到脾土。因為脾土在中間，在正中央就跟肝、心、腎、肺都有很密切的關係。我們在整治周圍這四個臟的時候，都要兼顧到脾。

思考麻黃，追求平和用藥

麻黃發汗的力度是有目共睹的。即使在張仲景那個年代，都有很多誤汗的，就是不當用麻黃發汗而用麻黃發汗，就產生了壞證。張仲景的《傷寒論》很大程度上它是一部治壞症之書，是救誤之書。足見當時的醫學界有很多這樣的錯誤，也足見麻黃湯即使在仲景的年代也都是很厲害的方劑，一旦用錯了就會生死反掌，出現庸醫殺人。

那怎，麼去解決這個問題呢？歷代醫家一直在探索，企圖在保證同等療效的前提下，尋求一種更安全、平和的治療方式。

到了後來，一方面是因為氣候、人的體質變化了，另一方面也是因為歷代醫家一直在探索更安全、平和、有效的治療方式，葉天士集諸家之大成，溫病派出現了。溫病派的方子，比如《時病論》列的那六十法，用藥都非常輕靈、平和，不怎麼用猛藥了。有人嘲笑溫病派膽子太小，用的藥都是無關緊要的，比如蘆根、花粉、豆卷、菊花、桑葉，但它們確實能治病。這就是人們夢寐以求的安全、平和、有效的治療方式啊！這也正是中國人的做事風格，喜歡四兩撥千斤，不跟你硬碰硬。

所以，從傷寒到溫病，體現的是繼承和發展，也體現了中國文化的追求。我們決不能因為溫病派用藥用得少，用得平和，就認為沒有膽量，沒有見識，這是不對的。

麻黃加朮湯

麻黃湯再加一味白朮，就是有名的麻黃加朮湯。《金匱要略》用它治療濕家煩痛。病人平時身體有濕，再受了外邪，寒邪閉表，身體煩痛，咱們可以在麻黃湯的基礎上加一味白朮。白朮健脾化濕。

白朮和麻黃是一組非常好的對藥。白朮走中焦，主要化裡濕，麻黃走表發汗，能化表濕。白朮有一定的收斂性，麻黃配白朮，發汗的力度就小了；白朮配麻黃，化濕的力度也相應加強。這樣，濕一面從表走，另一面從裡走，就很容易化掉。

我們不僅用這個方來治療濕家身煩痛，用它還可以治療很多其他病症，像關節炎、風濕病、皮膚病都可以參照著使用，當然必須靈活變化。

如果是濕象比較明顯的實證，麻黃加朮湯中的朮，就用蒼朮。蒼朮化濕的力度大一些，而且還有一定的發汗作用。還可以蒼白朮同用，蒼朮化濕健脾，白朮健脾化濕，它們一塊用，健脾和化濕的作用會相得益彰。

麻黃湯還有很多加減的方法，這裡不一一贅述。

第三章

艾葉

艾葉性能

地道的艾葉及其採收的季節

艾是純陽之草，能驅逐寒氣，是非常重要的一味藥。全國大部分地區均產艾，以湖北蘄春的最好。

艾葉的形狀，各地不同，一年四季也會發生變化。端午節時，將採來的蘄艾葉攤平，形狀就像一簇竄動的火苗，這意味著它的純陽之氣。五月初五端午節當天的午時之前採摘的艾葉是最好的。

十二地支跟十二個月是相配的，正月是寅月，二月是卯月，三月是辰月，四月是巳月，五月是午月，巳和午是陽氣最旺的時候，尤其到了五月初五，接近夏至，陽氣達到最高峰。所以端午節這天是艾葉採收的最佳時候。從艾葉生長的時間看，它得到的是天地之間的純陽之氣，你到了秋冬季節再去採，就不好了，它的陽氣已經發泄掉了。純陽之草必須在陽氣達到頂點的時候去採摘。

生艾與熟艾

艾葉之氣味，辛辣芳香而苦。

它有生熟之分：生艾葉就是把艾葉採來讓它自然陰乾；熟艾則有很多種，第一種是經過反覆揉、搗，做成艾絨，還有就是用醋把它炒黑了，甚至炒成炭，也叫熟艾。

生艾葉是溫性的，熟艾葉熱性就更強了。生艾葉的性質偏散，能入血分，又能散體表的風寒濕邪。我在蘄春考察的時候，聽蘄春人講蘄艾的好處，其中之一就是，他們當地的人感冒了，或者說外出淋雨了，回來就用蘄艾煮水洗澡，洗完渾身輕鬆。他們用的就是生蘄艾。

水邊濕氣重，臨水而居的人，容易得各種風濕病，濕流關節則關節變形、疼痛，有人甚至越疼心裡越煩燥易怒，因為肝主筋，濕邪由外而內影響筋，又進一步深入，影響肝，影響情緒。心理和生理都很痛苦。對這樣的患者，我往往建議他們在自己家周圍多種艾草，雖然不是蘄春的艾，但依然是純陽之草，對身體還是有很多好處的。在藥物治療的同時，改善一下生活環境，用藥的效果就會更好。

熟艾葉性熱，能守。為什麼能守呢？艾葉是辛香發散、走竄的。被搗成艾絨後，艾絨其實是艾葉的葉脈，它跟人體的絡脈非常相似，以絡入絡，它能入特別細的絡脈，艾的熱性進入最細的絡後，留得必然長久，所以說它能守，其實它本身還是在走的，只不過因為絡脈比較狹窄，它在裡面走得慢，所以留得長久。

熟艾還能守在下焦。火性炎上，當熱量在下焦時，能夠溫腎陽，溫煦整個人體。熟艾善守，也善透。它能入絡、入臟、通筋、入骨，這些都是人體最深的地方，它有幾個特點：一是邪氣很容易躲在那裡；第二是藥力不容易進入。藥和病不對稱，療效就差。熟艾能夠透到人體最深處，把這些躲得很深的邪，尤其是寒濕之邪，透出來。先透進去再透出來，這是艾葉獨有的一個作用，附子、肉桂都沒有這個作用。所以，用艾灸來溫通經絡，常令百病回春。

艾灸

蘄艾的溫煦和通透

蘄艾溫煦和透邪的作用尤其強。

蘄艾的火力更能往下走，其他艾的火力則容易往上走。火性炎上，這是自然之火。但太陽之火則是往下走的，就像太陽光從天上往下照耀。人體有往上走的火，也有往下走的火。腎火往上走，心火往下走。我們想溫煦腎陽，先要讓火往下走。溫了腎陽，再讓腎火往上走。這樣腎陽才能被真正調動起來。你如果用往上走的火，就容易構成一種升浮之氣，火直接走上去成邪火了。這就不是能成為溫煦全身的那種和緩的「少火生氣」的火。

蘄艾通透的作用也要強一些。它有「透甕之功」。用陶瓷罐子裝的一罐酒，再用艾來灸罐子外表，如果用其他的艾來灸，罐裡的酒依然是酒，不會有艾的味道。如果用蘄艾來灸，再打開罐子嚐嚐，會發現酒有艾味了。只有蘄艾能夠透過陶瓷，把艾的芳香和溫度傳遞給其中的酒，其他的艾沒有這種強大的通透力。我們前面講到的「散透」，能夠透進筋骨，絡脈，五臟，只有蘄艾有這個作用，其他的艾就很難說了。

還有一點，艾是陳久的比較好，一般來說，放一年以上就可以了，火力就會更加溫和，火力溫和才能「少火生氣」。

艾灸的要求

所以艾灸是有一定要求的。首先必須是蘄艾，其次必須是儲存了一年以上的陳艾，第三必須是搗碎的艾絨。現在我們用的艾條，其實都是不合格：它用的艾不一定是蘄艾，其中所謂的「艾絨」，其實並非艾絨，而是將整棵的艾全部打碎來用，透絡的作用很小；還有，它可能不是陳艾。同時不符合這三個要求，我們就不要指望這個艾灸能有多大作用。

艾灸的講究非常多，不僅是上述的這些。艾灸用得好，可以起死回生。就連滋陰派的代表人物、金元四大家之一的朱丹溪，都曾經通過艾灸神闕，救治中風脫證。中風脫證是很危險的，撒手遺尿，兩眼上翻，即將死亡，很難挽回，朱丹溪通過灸關元，把人給救過來了。

艾灸如果濫用，或者用得不對的話，就必然要傷精傷血，畢竟艾灸是在用火，火能傷陰，《傷寒論》中就有很多用火治療造成的壞證。張仲景那個年代比現在冷，是以寒邪為主，很多人受了寒邪之後就要用火法去治，比如烤火、燒針、艾灸。這些方法有時有效，有時反而把病人治壞了。在張仲景的年代都能把人治壞，何況現在呢？現在我們的身體比過去的人要柔弱一些，所以即使用艾灸都要非常謹慎，害人不是一天兩天的，它可能慢慢地出問題，很多人出了問題，還不知道是怎麼引起的。

灸關元不可濫行

關於艾灸關元能養生、長壽，有很多這樣的說法。宋朝竇材有一本《扁鵲心書》，通過一個很傳奇的故事，強調灸關元對人的身體作用之大：宋朝有個叫王超的軍人，退伍後做了強盜，後來遇到奇人，傳給他一個黃白住世之法。他到了九十歲的時候，依然像年輕人一樣神采奕奕，身體豐腴潤澤。他在岳陽一帶為非作歹，做了江洋大盜，一天強姦十幾個女人還不覺得累。後來他被抓住了，在臨刑之前，監斬官就問他是不是有什麼特異功能。他就把他的那個方法說出來了，說每到夏秋之交，就在關元上艾灸一千炷，久而久之就不畏寒暑，好幾天不吃飯也不餓。到現在，他肚臍下邊還有一塊地方像火一樣暖和，就是因為火的力量。火能使土變成磚，能讓木變成炭。人體也需要這樣的火力。王超死後，監斬官命人剖開他腹部溫暖的地方，看到一個像石頭一樣銀白如玉的東西，這就是用艾灸出來的。

這個故事非常好聽，但其中有非常多的問題，我們如果不仔細辨別就盲從，就要誤人的健康了。首先，咱們不能把性生活次數多看作是健康的一種表現。其實它是一種病態，用中醫的話講是「相火大動」，是因為腎不能固攝精氣。一個九十歲的老人，不在家安享晚年，還出來為非作歹，這明明是被病催的。他每天強姦十多個女子，誰能保證他精液的有效性呢。我敢說全是死精、敗精。即使王超的健康長壽是得益於灸關元，但是健康跟生育也要區別來看，性能力和生育能力也不能等同於健康。在臨床上，我們也可以看到，很多不能生育的人，其實身體都非常強壯。有時候我會感覺他們的健康就是以犧牲生育能力為代價帶來的。這個故事裡邊只講了王超健康長壽，也並沒有講他生兒育女，如果他有兒有女，他幹嘛還出來做這種事？關元在臍下三寸這個地方，邊上還有一個穴叫石門。如果女子經常無故灸這個地方就可能絕育。《針灸甲乙經》就講：女子不能灸石門穴。《外台祕要》、《千金方》、《針灸大成》都這樣講。所以，有人他想通過灸關元來養生，或者來治不孕不育，一定要慎重。你一不小心灸到石門上去了，不但不能治，反而讓你這個病永遠治不了了。

還有，王超講的，把土變成磚，把木頭變成炭，就可以不朽，殊不知，土比磚要好，木比炭要好。因為土是活的，有生生之氣，能長莊稼，磚上面是長不了莊稼的，磚是死了的土。炭雖然千年不朽，但它是死了的木頭，活木頭有生機多好啊。人得到火力會成什麼樣子，這很難說。所以說，這黃白住世之法，並不是一個正法，只不過是邪術而已。這個世界上邪術非常多，當然它也能達到某些效果，但它終究是詭道，是傷人的。所以說我們灸關元一定要小心，包括其他所有穴位的艾灸，在用的時候要非常的注意。你得懂才能用。

艾葉的其他外用方式

艾能夠透裡又能達表，能把人體最深處的邪氣搜出來，然後再從體表散出去。艾葉能通行全身，尤其入肝、脾、腎這三經。足厥陰肝經，足太陰脾經，足少陰腎經都是經過腳的，所以，我們經常用艾葉來泡水洗腳，因為腳是人體位置最低的地方，而且也是最容易藏汙納垢的地方。把位置最低的地方溫一下，就能夠一直溫到上面，溫了腳也就等於溫了全身。足宜常溫，頭宜常涼，我們沒有說用艾葉來洗頭，只能用艾葉來洗腳。洗頭得用桑葉、菊花之類清輕上浮的東西，會洗得神清氣爽。洗腳就要用溫暖的東西，洗完了就渾身溫暖。如果配上紅花還能和血，配上菖蒲還能開竅，這樣從下而上地調理人體。

艾葉還可以做肚兜，把它兜在一個布袋子裡面，然後貼在身上。一般，老人胃寒或者女子瘀寒痛經，都可以做一個這樣的肚兜，放在肚臍那兒，也可以放在腰上命門位置，對女子的痛經有緩解的作用。

艾絨還可以放到襪子裡，用來溫足、治療腳氣。

當然這些方法都是在某種程度上有用，如果腳氣或者痛經的原因比較複雜，這個方法就只能有緩解的作用，而不能有徹底的治癒了，要徹底的治癒，還得辨證用藥。

含有艾葉的內服方

艾葉還可以內服。內服的艾葉經常用醋來炒，叫炒艾葉或醋艾葉，還有把艾葉製成炭，叫艾葉炭。艾葉內服，有兩個很經典很典型的方子。一個叫艾附暖宮丸，一個叫膠艾四物湯。

艾附暖宮丸

【艾附暖宮丸】艾葉炭、制香附，泡吳萸、肉桂，當歸、川芎、酒白芍、地黃；炙黃芪、續斷。

艾葉炒炭後，性質就會稍微平和一些，溫中有清，且有止血之用。香附是一味理氣的藥，跟著艾葉一起就能透絡而理氣，這是很常用的一味藥對，在此溫通胞宮。吳萸和肉桂都是大熱之藥，用於溫肝腎，用量不宜大。如果說艾葉和香附是用來治標的，那麼吳萸和肉桂就是用來治本的，標是胞宮有寒，本則在肝腎。何況香附是理肝氣的藥。肝氣不順，就會造成寒熱不均，把氣調通了，寒熱自然就均勻了。

當歸、川芎、白芍、地黃，這是四物湯，用來養血的。女子以血為主，在溫養女子的時候要注意養血。若是光溫通而不養血，那麼這些溫燥的藥就會傷血。

治血必兼治氣，理氣必略補氣，所以要用炙黃芪。補氣，且入中焦，脾為「氣血生化之源」，能促進氣血生化。黃芪和當歸叫當歸補血湯，它通過益氣來補血，在補血的同時益氣。

後面，續斷是一味很平和的藥，用來溫肝腎。它可以安胎，胎要掉了，或漏胎了，可以用它補救挽回。續斷對筋骨也有很好的作用，筋骨折了、斷了可以給你續上。月經斷了，它也能給你續上。

艾附暖宮丸理氣調血，暖宮調經。一般用於因胞宮虛寒引起的月經推後，痛經乃至不孕不育。在痛經的時候，身上感覺到冷，喜歡用熱的東西敷，這也提示是胞宮虛寒。

膠艾四物湯

膠艾四物湯，也是婦科經常用到的方劑。它有很多版本，我們用的是比較有代表性的。

【膠艾四物湯】

阿膠、醋炒艾葉，當歸、川芎、白芍、熟地，蒲黃、黃連、黃芩、生地、梔子、地榆、白朮、甘草。

阿膠和艾葉是常用的一對藥。阿膠補血，是陰藥；艾葉溫通，是陽藥。一陰一陽，能夠溫煦血液。溫煦的同時需要養血，所以帶上四物湯。

四物湯的加減非常豐富：涼血，加丹皮、梔子、生地；溫血，加阿膠、艾葉；化瘀，加桃仁、紅花；祛血中之風，加荊芥、防風，後面還是加四物湯。

我特意選了一個複雜一點的版本的膠艾四物湯，因為其中是有很多思想的。醋炒的艾葉配阿膠，入肝溫血。血寒久了，又會夾雜著血熱。血是非常複雜的，不要以為血寒就是寒，可能這個人身體的其他部位又有熱象。或者沒有熱象，但你一溫，熱象馬上就出來了。這時候該怎麼辨？咱們後面緊跟著黃連、黃芩、生地、梔子，在溫血的同時再跟進去很多清熱涼血的藥，它們就扯平了。血得到了溫煦，溫熱藥又得到了寒涼的藥作為反佐，不會產生邪熱。

這個方子還有安胎的作用，其中黃芩、白朮，是安胎的主藥。胎熱時黃芩是必用的。白朮健脾，因為脾是主升提的，健脾就能固胎。地榆是清大腸熱的，有利於導熱下行。人在懷孕期間，母子交抱，兩個人在一起，特別容易產生熱。不能用大寒的藥去清它，往往通過通腑瀉熱，像地榆這樣的藥會經常用到。清大腸的熱就能清肺熱，大腸和肺一個在上一個在下，它們互為表裡，是相通的。當它們是通暢狀態的時候，很多邪熱都能導出。相當於煙囪和下水道，一個地方煙囪和下水道都是通的，裡面就基本上不會有太多垃圾堆積了。

當然，這個方子在用的時候還是得進行加減。如果治療懷孕期間漏胎出血症，那麼蒲黃就用蒲黃炭。還要根據具體寒熱來調節方子溫藥和涼藥的比例。若熱象並不太明顯，寒涼藥就不必用那麼多，黃連、梔子可以去掉。如果這個人氣血比較弱，不耐走竄，川芎可以去掉，或者盡量少用。尤其是安胎，更要慎用川芎。

臨床方平衡問題

膠艾四物湯還體現了寒熱並用。艾葉是熱的，黃芩、黃連、生地、梔子、地榆都是涼的。臨床上開一個方子，要達成一種平衡，我們經常要寒熱並用。用來作為教學的方子，可以一派熱藥，或一派寒涼藥，但是臨床的方子往往要講究平衡，多方兼顧。所以說，從教學的方子到臨床的方子，還是有一定距離的。

病，也有其獨特的平衡。一個人病了，理論上說，是不平衡了，但實際上，這個人畢竟還沒有病死，所以在不平衡之中又有某種暫時的平衡。方子也是這樣的，它要補偏救弊，又要相對平衡，所以往往要寒熱並用來達成這種狀態。

何況，有人是上熱下寒，有人是裡熱外寒，不是純粹的一個寒或熱。所以我們用藥要把寒藥用在有熱的地方，把熱藥用在有寒的地方。這樣去平衡人體，調動生理的功能，來戰勝疾病。這就又涉及藥物的歸經等問題。

像艾葉這樣的藥，能通行全身，溫煦全身。是調節人體寒熱特別好的藥。它本身是一個熱藥，但經常跟寒藥一塊用，它也能把寒涼的藥帶到它該去的地方。

第四章

肉桂

肉桂及其溫腎之功

最好的肉桂

肉桂是中醫很常用的一味藥，是肉桂樹的皮，而且以靠近土的一節主幹上的皮為最好。大樹枝上的皮也有用，但是沒有那麼好。

產在越南的叫企邊桂，我們國內還有安邊桂，產於廣西，顏色呈紫褐色，都是地道的好肉桂。還有官桂，有人說官桂就是最好的肉桂，是供奉給官家使用的，還有一種說法是，官桂是比較小的桂樹的皮，說法不一，我們就沒有必要深究誰對誰錯。我們開方子時，常寫作紫油肉桂、紫油桂或上肉桂。

把肉桂外面的那層粗皮和裡面靠近樹幹的那一層薄皮刮掉，光留樹皮最中間的部分，就叫桂心。

長在桂樹頂上的桂枝最好，氣味較薄，便於上行，升散。肉桂則以靠近根部主幹上的為最好，這的肉桂氣味俱厚，往下走。你嚐嚐，又甜又辣，辛甘發散為陽啊。其辛甘之味比桂枝更強，熱性也比桂枝大。它能直達下焦，守而不走，溫腎壯元陽。圍繞溫腎，肉桂有很多的作用。如果腎中有虛寒，可以用肉桂來溫腎陽，典型方劑叫八味地黃丸。

八味地黃丸

【八味地黃丸】

附子、肉桂、地黃、山萸肉、山藥、丹皮、澤瀉、茯苓。

前面附子、肉桂，後面是六味地黃丸。六味地黃丸就是在桂附地黃丸的基礎上減去附子、肉桂。八味地黃丸本來叫「崔氏八味丸」，始見於張仲景《金匱要略》，其實在張仲景之前這個方子就有了，可能是某個姓崔的人家的祖傳祕方。

八味地黃丸還有很多別名：桂附地黃丸、金匱腎氣丸、生料八味丸、濟生腎氣丸等，其中有的把肉桂用成了桂枝，有的又加了車前子、牛膝。其思想都是一致的，只不過是根據具體病情，或是根據當時藥材的質量，進行了一些靈機應變。比如說，寒象比較重的，附子、肉桂就可以多用；如果當時的茯苓、澤瀉質量不是那麼好，就要加車前子，加大利水的力度。所以，要做一個合格的中醫，你得非常熟悉藥材。有時候即使方子開對了，藥材不好也會影響療效，但你不能怨天尤人，可以在方子的加減上多下功夫。

八味地黃丸溫補腎陽。補腎陽多同時要補腎陰，所以附子、肉桂後面緊跟著補腎陰的六味地黃丸。腎藏精，傷精就是傷腎陰，傷了腎陰接著就會傷腎陽。腎陽不足的同時，必有腎陰虛。

腎陽之傷

外邪傷腎，腎必先虧

當然有人說外寒侵犯腎，傷了腎陽了，也會有腎陰虛麼？是的！腎直接受寒，往往是在腎陰不虛的情況下。否則，腎不可能直接受寒。我們可以舉一個非常極端的例子。北京的趙恩龍先生，是祁門通臂拳傳人，武門正骨大師，功夫非常好。他跟我說，他這輩子從來沒有感冒過，而且不怕冷。我第一次見到他的時候，正值春寒料峭，他只穿著單衣。他講，北京過去的氣溫比現在要低，他冬天出門穿一兩件就夠了。他根本不怕風寒，為什麼呢？因為他練功夫，中國的功夫是養筋、養腎的極好方法。腎主骨骼，腎精充足，骨骼就非常的好，到了八十歲的時候，還是健步如飛。衛氣出於下焦，腎精足則衛氣強大，所以他不怕冷，也不感冒，外邪根本進不來。腎之所以受寒，寒邪之所以能夠直中足少陰腎經，前提就是腎精虧耗了。這就應了《黃帝內經》那句話：「邪之所湊，其氣必虛。」腎陰不虛，外邪拿你還真的沒辦法。

有人說吃瓜果，寒涼先傷了脾陽，然後慢慢再傷腎陽。這個也是以腎陰虧耗為前提的，你如果腎陰很充足的話，腎陽也沒那麼容易傷。

房事後誤犯寒涼，最傷腎陽

不當的性生活，也很傷腎陽。有的人，夏天性生活以後馬上喝涼水，或吃涼東西，這非常危險。因為性生活後，腎中空虛，寒涼之氣特別容易入腎，腎陽受傷，輕則造成不孕不育，重則造成夾陰傷寒。

現在很多人不孕不育，都跟這個有關。這種不孕不育的人，脈象往往弦數。脈數是因為體內有熱。一般的數脈，我們用一點藥，很快就能調過來，但這種原因引起的數則很難調。必須先疏肝，然後養陰，還要用一些軟堅散結的方法，才能慢慢把它拿下來。脈不數之後，才可大用溫補。

如果是夾陰傷寒，那就會來勢洶洶，非常危險。涼的吃下去，肚子就會特別脹、小腹絞痛難忍，這時候就得把它攻瀉下來了。腎主二便，有時候寒邪入腎，人體自己也有排異功能，會把一些不好的東西，盡量往大腸裡邊排，這時候你必須順勢通一下。但不能用大黃，大黃是一味寒涼的藥，人體正在被寒邪折騰得七死八活，哪還敢用大黃這樣寒涼的藥？這時可以用巴豆，巴豆是一味溫藥，溫通瀉下，正好派上用場了。

夾陰傷寒一案

《全國名醫驗案類編》中有韓梅村的一個夾陰傷寒的醫案：泰安城中有個四十歲的寡婦，「自由戀愛，姘識一男，一見即媾」（可惜這麼精彩傳神的句子，在後來的版本中被刪了），有了性生活，完了她就吃西瓜，後來又吃馬齒餡餅，也是涼的，吃完了又喝了一些冷茶，到了晚上十點鐘，生病了，剛開始也就是肚子微微有點痛，後來越來越痛，以致不能忍受。這就是寒邪直中少陰，傷了腎陽。那個男的給她按摩什麼的，越按越痛，最後就不讓按了，因為一碰就疼。請來了醫生。他開的方子是：巴豆霜二分、麝香一分、雄黃一錢五分、廣鬱金二錢。

巴豆霜溫通瀉下，走而不守，有摧枯拉朽的作用。麝香芳香走竄，極有穿透力。肚子疼是因為被寒邪閉住了氣機，所以用麝香的芳香走竄來通一下。雄黃溫而燥烈，也能驅逐陰寒，廣鬱金是解鬱化瘀的。把這些藥搗成泥，用蜂蠟裹住吞下去。用蜂蠟裹住吞，是為了防止這味藥在胃中就開始動。要讓這味藥充分往下走，走到下邊，蠟化了，藥力開始發揮作用。讓她一次吃三十粒，用紅糖薑水送下，到了雞鳴的時候，拉了三次如牛糞一樣的東西，這痛就好了。痛好了，中氣驟虛，用十全大補湯收工。幸虧她遇到的是韓梅村這樣的好醫生，如果不遇到這樣的好醫生可能就死了。

黑錫丹

如果沒有痛的那麼厲害，只是莫名其妙難受，煩躁，那是寒入下焦，迫使腎陽上越，得用黑錫丹，一邊溫腎，散寒之寒邪，一邊潛鎮，收浮越之腎陽。

【黑錫丹】

黑錫、硫黃、沉香，附子、葫蘆巴、陽起石、肉桂、破故紙，茴香、金鈴子，肉豆蔻、木香。

黑錫是重金屬，質地很重，比龍骨牡蠣更有潛鎮的作用；硫磺大熱，能溫下焦，而且它屬於石頭，也能潛鎮；一般的香氣都是往上浮的，唯獨沉香往下沉，能沉入下焦而溫通。這三個藥都是往下潛陽、通陽的。

附子、葫蘆巴、陽起石、肉桂、破故紙，這幾味藥都是溫腎的，附子當然全身都溫，現在跟著葫蘆巴、肉桂，它往下一帶就溫腎了；葫蘆巴是鳳仙花的籽，溫腎而不傷陰；陽起石溫腎助陽，屬於礦物，一般情況下不用，但這裡必須用；肉桂、破故紙都是溫腎的。在這種情況下，溫腎僅僅靠附子肉桂是不行的，還要加上葫蘆巴、破故紙這類溫而不燥的種子類藥物，加上陽起石這樣的礦物藥，全方位、大力度地溫陽，並且時時不忘潛陽。

後面，茴香是溫肝的。金鈴子就是川楝子，是一味苦寒的藥，它能破肝氣，跟茴香一起則能理肝氣。這個方子裡所有其他藥都是溫藥，用一味寒涼的藥，有一個反佐地作用。

肉豆蔻和木香是溫脾的。

在潛鎮的同時，溫了腎，溫了肝，溫了脾，而且用藥多芳香，芳香則能開竅、通陽、調氣，讓氣流動起來，使熱力分布均勻，更好地發揮溫的作用。不然的話，就會寒熱不均衡，導致上火。佐以金石潛鎮、芳香流動，是用溫熱藥的一個訣竅。

如果再加人參、鹿茸，就叫參茸黑錫丹，人參能回元氣於無何有之鄉，鹿茸能迅速回督脈之陽氣。效果更佳。

黑錫丹的作用是溫壯下元、潛鎮浮陽。一般都是用於真陽不足，腎不納氣。腎陽不足的時候，腎陰就會往上泛，人就頭面出油、多痰，甚至痰壅在肺裡，氣都喘不過來，這種情況尚可用桂附地黃丸；腎陰不足的時候，腎陽也會往上跑，很多腎虛的人容易上火，就是因為底下沒有那麼多真精把陽氣固住，陽氣固不住就會往上越，成為邪火，這種情況下，可以用六味地黃丸，養陰清火。此外，當腎中有邪，尤其是寒邪的時候，鳩佔鵲巢，腎陽失其位，也會外越，這種情況下就用黑錫丹。

黑錫丹跟鎮肝熄風湯不一樣。鎮肝熄風湯潛鎮的是肝陽，參茸黑錫丹潛鎮的是腎陽，二者方法是不一樣的。所以，雖然同樣是下焦陽虛，我們一定要弄清楚它到底是肝的問題還是腎的問題。

肉桂的兩大妙用

引火歸元

在黑錫丹中，肉桂的作用不僅僅是溫腎，同時還引火歸元，這是其他藥不具備的。所以黑錫丹裡面必須用上好的紫油肉桂，市場上我們常買回家做菜的那種肉桂是不行的。

肉桂引火歸元，通俗的說，就是把柴火塞進灶裡。我師父常說，人的腎陽命門之火就像燒飯用的鍋底下的火。火只有在鍋底下慢慢地燒，鍋裡面的東西才能熟。如果鍋底下的火燒出來了，就用火鉗夾住，連柴帶火，一起塞回灶裡，這就是引火歸元，讓火回到它應該去的地方。其他溫藥很少有引火歸元的作用，這是肉桂獨特的地方。為什麼肉桂能引火歸元呢？因為它守而不走，能夠把溫熱之氣一直留在下焦，還能通絡脈。所以說肉桂不僅能溫腎，而且還能引火歸元。

在八味地黃丸裡，附子和肉桂一般用得特別少。附子用上五到十克，肉桂用三克左右就足夠了。為什麼用這麼少呢？因為我們現代人的火往往比較重，既使是腎陽虛，都可能伴隨著火，所以，用熱藥就要注意一些。另外，如果說腎是一盞燈，那麼，六味地黃丸好比給燈加油，而附子肉桂好比給燈點火。加油不怕多，地黃、山萸肉、山藥你可以使勁用。點火則無需大，點到為止。當熱藥用於點火的時候，就要盡量少用；如果用得多了，就可能會出問題。除非你有其他的藥為佐，把它迅速往下引，杜絕其危害。

促進下焦氣化

肉桂還有一大妙用，促進下焦氣化。

我們知道，腎陽好比鍋底下的火，它在底下蒸動，脾胃才能運轉，腐熟水穀、消化食物，膀胱才能氣化。好比鍋台上有做飯的鍋，旁邊還有一個燒水的鍋，它們共享一灶火。

《黃帝內經》講：「膀胱為州都之官，津液藏焉，氣化則能出矣。」膀胱要有氣化。鍋底下有火，燒水的鍋裡才能冒出氣來，這就叫氣化。我們嘴裡有津液，就不覺得渴，這是因為腎陽在底下蒸動，膀胱能夠氣化，把水液蒸騰上來，嘴裡就有津液。小便能夠排出來，這也取決於膀胱的氣化。如果膀胱的氣化功能不行了，那麼嘴裡的津液、下邊的小便都可能出問題：要麼就是口渴，同時尿多，要麼就是尿頻，尿急，尿不盡。尤其是有些老年人，晚上經常起夜，而且起完夜還得喝口水，因為口乾了，這是典型的腎陽不足，氣化不利。膀胱裡的津液不能夠蒸騰為津液，只能排出去，所以人會渴，小便也會多。在沒有痰或下焦濕熱的情況下，可以用八味地黃丸。

五苓散

如果膀胱氣化不利，小便解不出來，則用五苓散。

【五苓散】

白朮、茯苓、豬苓、澤瀉、桂枝。

這是張仲景《傷寒論》中五苓散的方子。這個方子的方義很簡單：白朮是入中焦、入脾的，土能剋水，治水須健脾，健脾可以利水。脾主運化，是水液運化的前提，必須讓中焦運轉起來，水的氣化才能形成。緊跟著是三味利水的藥：茯苓利水，健脾；豬苓利水的力度比茯苓還大；澤瀉也是利水的，而且主要是利腎中的水濕。後邊再加一味促進氣化的藥，就是肉桂。利水藥可以通下焦之陽，肉桂直接溫通腎陽，二者相得益彰。

這裡，我是根據《傷寒論》才把肉桂寫成桂枝的。《傷寒論》裡寫的是桂枝，但是《傷寒論》主要是針對太陽經傷寒導致氣化不利，所以它用桂枝來溫太陽經。如果現在是腎陽虛氣化不利，那麼就要用肉桂了。現在的《中國藥典》上講到五苓散，寫的不是桂枝，而是肉桂。

滋腎通關丸

濕熱困擾下焦，導致氣化不利，小便不容易排出，或者小便可排但是非常短、黃，甚至發紅，同時尿道口還會感覺熱辣辣的痛，這時就要經常用到滋腎通關丸。

【滋腎通關丸】
黃柏、知母各一兩、肉桂五分（李東垣《蘭室祕藏》）。

三味藥的用量懸殊非常大。黃柏、知母是清下焦之熱，是主藥，所以用量極大，量大則沉，直入下焦。肉桂完全是用來促進氣化的，不能多用，多用則助長邪熱。所以肉桂用量很小，在大劑量的黃柏和知母中，其熱性已經不可能有任何危害了，但氣化的作用還是可以施展的。

如果下焦濕熱很重，再加蒼朮、牛膝，與黃柏一起構成三妙丸。叫三妙丸，就是因為這三個藥如果用得好的話，效果會非常妙。黃柏清熱、蒼朮燥濕，這兩味藥在一起濕熱就沒有了。再加牛膝，把它往下一引，清下焦濕熱力度就更大。

腎陰腎陽與下焦濕熱

腎的氣化不利會導致很多病。我們知道腎裡邊有腎陰有腎陽，腎就是一個坎卦：一邊一個，藏精主水的腰子，相當於兩個陰爻，中間是命門之火，相當於一個陽爻。上邊是一個陰爻，中間是一個陽爻。腎中真精，相當於兩個陰爻，真陽藏於真陰之中，是為陽爻。陰陽交抱，配合得妙合無痕，如果配合得不好，陽就會成為熱，陰就會成為濕，濕熱就會交織在一起，導致下焦濕熱。濕熱纏綿在下焦，就會導致氣化不利，三妙丸和滋腎通關丸會經常用到，這兩個方子都只有三味藥，但他們的作用非常大，意義也非常大。

下焦氣化醫案一則

大概是在前年的時候，我有一個親戚，在體檢的時候檢查到有腎結石，但是他感覺沒有什麼明顯的症狀，也就沒在意。忽然有一天右側腰有點痛，後來越來越痛，最後痛得實在不能忍了，才想到他已經有整整一天沒有大小便了。他感覺腰很脹，絞痛，大便小便根本解不出來。到醫院一檢查，小便潛血有三個加號，葡萄糖有四個加號，西醫說這個叫腎絞痛，用一個肛腸塞劑塞進去會有所緩解，但是過了一會就又會疼。他給我打電話，問這是怎麼回事。這就是濕熱壅滯在下焦，氣化不利，臨床上是很常見的。

「腎司二便」，大便小便都跟腎有關。咱們臨證中一定要問大便小便，因為二者牽涉的東西太多了。「腎司二便」，腎的氣化是不是順利，二便會有所表現；「肝主疏泄」，大便小便能夠出來，取決於肝的疏泄功能，如果肝疏泄不利，那麼大小便也不會出來；脾主運化，脾主升清，胃主降濁，如果脾氣被困住了，升清降濁來得慢的話，那麼二便——尤其是大便，也不會那麼順暢；肺主一身之氣，且與大腸相表裡，肺氣不利，大小便也會出問題。

這次這個病，主要是因為腎的氣化不利，腎不能很好的司二便，所以大小便就都閉住了，根源都在於濕熱壅滯。我出的方子是這樣的：

上肉桂三克、生黃柏十克、生知母十克、滑石粉二十克、乾蘆根三十克、大小薊各十克、金錢草十二克、海金沙十克、生梔子十二克、粉丹皮十二克、白茯苓十克、建澤瀉十克、結豬苓十克、炒白朮十克、生甘草六克。

以滋腎通關丸為君，清腎中濕熱，促其氣化。再加上滑石和蘆根，這是經常用的一對藥，能針對很多結石。滑石清利濕熱，質重，能把濕熱往下墜，嚴格地說，是把濕往下墜，當濕去得差不多的時候，熱也就容易散掉。蘆根生津，也就是補水，這好比洗熱水瓶裡面的水鹼汙垢，一邊加洗滌劑，一邊還得加水，用蘆根相當於加水。而且蘆根是生長在水裡的，這意味著它抗水的能力非常強，能補水，但是不會斂邪，也不會生痰。蘆根補出來的水都是活水。而且蘆根在某種程度上來講還有利水的作用，所以在這裡也可以用。

大小薊、金錢草、海金沙是治結石淋證經常用的一組藥。生梔子能夠清三焦浮游之熱，利小便。結石、膀胱氣化不利都是三焦有熱，以梔子來清。治小便方面的病，經常要兼顧清三焦，三焦主通調水道。丹皮是為了配梔子而用的，丹皮梔子是常用的對藥。加味逍遙丸裡就是在逍遙丸的基礎上加丹皮梔子。為什麼梔子後面直接帶出一味丹皮？別忘了，前面西醫檢查的結果裡邊潛血還有三個加號呢。潛血，意味著有血熱，恰好用丹皮來清。咱們要用中醫的理論去統攝西醫的檢查結果。後面茯苓、澤瀉、豬苓、白朮、甘草跟前面的肉桂加起來就是五苓散，通陽利水。要知道，病人小便還不通呢。

這個方子吃下去，一個小時後小便就解了，腰就不痛了。過了一段時間才解大便。一檢查，說結石已經進入尿道了，形狀很不規則，問我該怎麼辦。我說：你要是不急的話我們可以用中藥讓結石慢慢排出來。如果著急的話可以用激光把結石打碎了。但是激光碎石會傷及下焦，後面用六味地黃湯，略微加一些清熱利濕的藥，連吃一個月來善後。善後之後，此人連以前得的前列腺炎都好了。

第五章

其他溫腎陽的藥

我們繼續講幾味其他溫腎的藥。

溫腎其實就是溫腎陽，我們知道肝、脾、腎，尤其是肝腎是在下焦，是屬陰。本來五臟都是屬陰，肝脾腎在中下焦的就更屬陰。脾為足太陰，為陰中之至陰；肝為足厥陰，體陰而用陽；腎是少陰，主水而屬陰。陰臟容易有沉寒積冷，所以要陰中有陽，需要經常溫一溫。

我們講過，要兼顧腎陽腎陰。陰陽就像一盞油燈，當油燒盡了，快要乾的時候，燈火也會隨之變得微弱，油快乾了就好比陰虛，燈火隨之變得微弱好比陽虛，所以在溫陽的時候，在修剪燈芯的時候，也要注意加油，油足了，再修剪一下燈芯，再用火柴那麼小的火把它點著了，油燈就很旺了，這是陰陽之道。張景岳講：「善養陰者必於陽中求陰，善養陽者必於陰中求陽」，這話很有深意。溫陽，切不可急功近利，一下子用附子、肉桂等燥烈的大熱藥去溫它，因為「壯火食氣」，會導致不好的結果。這就需要有很多較為平和的溫腎之品。

肉蓯蓉

肉蓯蓉性狀

肉蓯蓉，我們看它的名字：肉，說明它有補養的性質，蓯蓉，如果去掉草字頭，就是人的一種行為品格了，從容不迫。肉蓯蓉能補陰，也能養腎陽，它是一種很從容的藥。

肉蓯蓉產在西北，現在蒙古、新疆這一帶都有。古人講，肉蓯蓉是馬精落地後所化，其真假，我們暫且不論，但由此，我們應該聯想到：馬是屬陽的，在十二地支中對應的是午，馬跑得那麼快那麼烈，這說明馬是屬陽的；而精又是屬陰的。既然是馬精所化，那麼它是陽中有陰、陰中有陽的。

肉蓯蓉的特點是甘鹹溫潤，它的顏色是黑的，外表有鱗片。一個大的、非常好的肉蓯蓉能有人的胳膊那麼大，它能益腎精，壯腎陽，它補養的速度比較緩慢，比較從容。

養腎通便

肉蓯蓉還有滑腸的作用，一是因為它養陰，養陰就能滑腸。二是因為它能溫腎陽，腎陰、腎陽都充足了，腎司二便的能力變強了，會讓人的大便更加通暢。總之，它有往下滑的作用，這意味著，脾虛便溏者要慎用。肉蓯蓉是有一些滋膩的，脾虛，運化不動就不要吃它了。

反過來講，很多老人都會便祕，大便特別乾，往往是因為陰虛血枯，沒有足夠的津液去滋潤大便，所以很多老人要用開塞露、水之類的來灌腸，把裡邊的大便滋潤一下，才能解下來。這樣的老年人便祕，就可以用肉蓯蓉。

老年人往往腎虛，肉蓯蓉既能夠養腎，又能養血，還能通他的大便，一舉多得。現在很多老年人便祕，他們私下裡方法有很多：有的老人每天用五克大黃泡水喝，大便能解下來，但是喝久了就出現問題了，吃不下飯了；有的老人用決明子泡水喝，決明子也是涼的，油潤的，但喝久了脾胃也喝壞了，或者虛風喝動了，眼底喝出血了；還有的老人用番瀉葉泡水喝，也能夠緩解一時。但這些藥都是不能久用的。唯獨肉蓯蓉，如果真的是血枯陰虛導致的大便乾結便祕的話，肉蓯蓉是可以久用的。肉蓯蓉在《神農本草經》中被列為上品，是久服輕身延年的一種藥。而大黃、決明子、番瀉葉都是不能久用的，沒有補養的作用。

巴戟天

巴戟天性狀

巴戟天能補陰中之陽，經常與肉蓯蓉一起用，相得益彰。巴戟天是山上一種草的根。採根類藥，一般在農曆的二月或八月。二月，草還沒有長出來，底下的根正蓄勢待發，八月，草木凋零，精華已收藏在了根裡，所以藥力都比較足。巴戟天的形狀很像丹皮，都是邊有一層很厚的皮，裡邊有芯，用的時候要把裡邊的芯去掉。只是丹皮是白色的，有些稍微有點發赤或者發黃，巴戟天的外表有點發紅，裡邊芯有點發黑。

巴戟天辛甘苦溫，入肝腎血分，能夠溫腎，起萎強陽。陽痿往往是因為腎陽不足，無法鼓動氣血，巴戟天來溫腎陽。

巴戟天的溫通作用

因為溫通，巴戟天又能治各種結塊、腳氣之類。溫，就能散全身的風寒濕痹。

當腎陽虛的時候，衛氣隨之而弱，外邪就更容易入侵人體，首先入侵下體，導致腰痠腿痛，大家很容易想到用獨活之類辛燥的藥去治療，殊不知風寒濕邪之所以只侵襲你而不侵襲別人，是因為別人肝腎之陽很旺，能夠抵禦更多的風寒濕邪，而你的肝腎之陽不旺，所以邪氣也更容易侵犯你，「邪之所湊，其氣必虛」嘛。

因此，在補肝腎陽虛的同時又能散邪，這是巴戟天一個獨到的作用。其實，很多溫腎陽的藥都有這個作用。

巴戟天、肉蓯蓉配伍

巴戟天是補而不滯、溫而不燥的一味藥。腎是怕燥的，一溫就容易燥，好比放在暖氣片上的東西，就會很乾燥。

但溫而不燥，也只是相對而言的。溫肯定還是會燥，用肉蓯蓉可以繼續減小巴戟天的燥性，肉蓯蓉不僅僅溫而不燥，而且溫而滋潤、養陰，所以巴戟天和肉蓯蓉會經常一起用，它們一個偏陽一點，一個偏陰一點，放在一起相得益彰。

淫羊藿

淫羊藿也叫仙靈脾，主要產在四川省的西北部。此藥辛溫，入下焦的命門、肝經、胃經，它可升可降。

峻補命門

一般，淫羊藿常配山藥。山藥是淫羊藿的使藥，入脾、肺，它能把淫羊藿帶到該去的地方。與山藥一起用，淫羊藿溫中焦的力度就會更大，更能調動中焦機能。中焦為氣血生化之源，也是人體津液的生化之源，溫下焦是需要氣血去補充的，所以必須先調動中焦。

入命門就能峻補命門之火，命門在兩腎之間，命門之火，是脾胃運化的動力，也是膀胱氣化的動力。命門必須有火，人才能生氣勃勃。命門火衰，人也就萎靡不振了。用淫羊藿可以峻補命門之火。

當命門火衰的時候，風寒濕邪就很容易入侵身體。命門的火補起來以後，火力壯了，風寒濕邪就容易被驅逐出去。有人用淫羊藿來泡酒喝，這是可以的，叫一味仙靈脾酒，它通過溫腎、溫命門來調動人體的正氣，把風寒濕邪排出去，治風濕的效果比較好。

催情壯陽

淫羊藿入肝經，能動肝氣。我們知道，肝是主感情的器官，「情」字就是一個豎心旁，一個青字，豎心旁意指情來源於心，青則對應肝，意指情也來源於肝。情，是心和肝相互作用的結果。心主神明，它是無形的；肝藏血，是有形的；情是無形與有形的一種結合。在有形的層面，情取決於肝。我們看看，人體的敏感部位，一摸就會動情的地方，都在肝經上。淫羊藿入肝經，動肝氣，並藉此以催情。

同時，淫羊藿還入胃經，這意味著它能治療陽痿。陰莖，在中醫裡叫宗筋。肝主筋，宗筋也屬肝，陰莖在本質上就是筋，而且是一根能傳宗接代的筋，所以叫「宗筋」。宗筋又屬胃，胃為多氣多血之府，必須胃給它動力、給它物質基礎，它才能勃起。淫羊藿入胃經，能鼓動胃氣。鼓動肝胃之陽，振奮氣血，陽痿自然能勃起。

淫羊藿還能入大腸經，這意味著它能降，因為大腸之氣是往下降的，大便因此才能出來。淫羊藿辛溫，所以能往上升。入肝經，也是升的。所以，淫羊藿這味藥可升可降，它的性質是比較活潑的，在運用的時候也比較好掌握。

淫羊藿的配伍方

淫羊藿溫肝腎之陽，常配沙蒺藜、枸杞子、肉蓯蓉、五味子、牛膝、山萸肉等。沙蒺藜是補肝腎的；枸杞子是溫肝腎的；肉蓯蓉既養腎陰又養腎陽；山萸肉酸收斂精，且溫養肝腎；五味子能收斂五臟精氣。

在補陽的時候，一定要注意收斂、潛藏。補陰則能潛陽，如果你只補陽而不補陰，就會補出火來。如果只補陽而不收斂，那麼陽氣就會外越。這就是要配上五味子和山萸肉的道理，邊補邊收。

山萸肉平補陰陽，本質上是甘酸偏溫，但在具體的作用上，既補陰又補陽，補得非常平和。所以在六味地黃丸裡面用到了山萸肉，在這裡面也用到了山萸肉。這些藥再配上淫羊藿，會讓淫羊藿不只補陽，同時兼顧補陰。

還要注意，補腎把藥力往下引，因為腎就在下焦，藥力迅速歸於下焦，才能補得其所。沙蒺藜、山萸肉、枸杞子、肉蓯蓉都是補陰的溫藥，淫羊藿也是辛溫，陰陽兼顧。然後用五味子一收，用牛膝往下一引。用藥要注意它的方向性，這裡，用了牛膝就把藥力往下引了。千萬不能用桔梗，否則會把藥力往上提，提到心肺，人馬上就上火，而且會很難受。

淫羊藿使用禁忌

有的人，特別容易興奮，容易勃起，勃起後又堅持不了多久，這很可能是有虛火，就不能用淫羊藿了。晚上有夢遺、遺精的也要慎用。遺精分有夢而遺和無夢而遺。如果不做夢就遺精，這可能是因為腎虛不能固攝精氣，在合適的情況下，淫羊藿倒還可以用。如果遺精總伴隨著一場春夢，那是因為腎裡有火，就不要用這些補陽的藥了。否則，不僅不能補它的真陽，反而助長了它的邪火。

如果小便黃或者發紅，明擺著是下焦有火無疑，也要慎用淫羊藿。

還有遇到口乾、陰虛、下焦濕熱的情況，用淫羊藿也要非常謹慎。口乾意味者有火，陰虛也容易生火，而且容易導致濕熱，要先以散邪為主，然後以平和之藥潤養，不宜急於補火。

仙茅

仙茅也是入肝腎、命門，補火壯陽的一味藥。

溫肝腎而養筋

它是一種草，相傳羊如果吃了這種草，它身上的筋就會特別多。肝主筋，則意味著仙茅能入肝養筋。本來羊身上有肉也有筋，吃了仙茅，身上的筋就會變得特別粗、特別多，羊的力氣就特別大。吃這種羊的肉，是非常溫補精血的。此說是否屬實，我沒有考證，但至少，它提示我們，仙茅是能夠溫肝養筋的。

仙茅的藥性，比淫羊藿柔和一些，催情的作用遠遠不如淫羊藿，但溫肝的作用卻比淫羊藿大一些。

八味丸加仙茅力量更足

仙茅能補益腎陽。附子、肉桂也補益腎陽，但附子、肉桂是最常用的、很正的、很老實的兩味藥，而仙茅則有點偏，往往，當正藥不能迅速奏效的時候，用點偏藥，能速建奇功。

前一段時間，有位老人，腎氣虛了，小便特別多，老上廁所，到後來就小便不禁了，有時候一不小心，咳嗽一聲小便都會出來，或者一不小心褲子就尿濕了。以前找的大夫給他開的就是桂附地黃丸的湯劑，再加一些收澀的藥，有澀有利，寒溫兼顧，方子開得非常好，一點都不錯，但是他一直喝了三十多劑，病都沒好。我在這個方子基礎上加了一味仙茅，只吃了幾劑，小便就收住了。

為什麼？這其實是一個祕傳的小竅門，只可意會不可言傳。桂附地黃丸加一個仙茅，能夠令溫補下焦的力度變得更大，起效更快。這也是偏正結合的一個經驗之談，書裡不可能系統給你講，但這是師門口口相傳的一些用藥經驗。

補骨脂

補骨脂性狀

補骨脂，也寫作破故紙、胡故子，等等，發音都相似，說明這是以字表音的。它能夠溫腎，腎主骨，所以對骨頭又有好處，所以後來大家就公認「補骨脂」這個名字。

補骨脂是一種黑褐色的扁圓形的種子，產在四川、兩廣。它的性質是辛熱香燥、苦甘並存、降多於升，能補脾、溫腎。它能夠助濕熱，如果濕熱嚴重，就不要用它了，陰虛有熱的也不要用。

濕熱論

遇到有濕熱，宜先清利濕熱，不要冒然的用這些溫藥，否則，熱一加重，又會收斂更多的濕，讓濕熱進一步交纏。人體是陰陽，陰陽是一種生理狀態。陰陽交抱，人體才有正常的生理活動。當陰陽不協調的時候，陰就成了濕，陽就成了熱。或者說，濕就是病態的陰，熱就是病態的陽。陰陽是交抱的，濕熱也可以糾纏在一起。陰陽交抱，就像夫婦交抱，人道以成，這是很溫馨的，而濕熱糾纏，好比姦夫淫婦，狼狽為奸，必傷風化，它們在一起也不容易分開，給人體帶來很多不利的影響。

肝有肝陰、肝陽，當肝陰肝陽協調的時候，肝就是體陰而用陽。肝體陰，就是肝藏血；肝用陽，就是肝主疏泄、主升發，而且關乎人的情慾。當這兩者不協調的時候，濕熱就產生了，肝最怕濕熱，很多肝病都是濕熱導致的。

腎陰腎陽也應該是交抱的。五臟皆能藏精，五臟之精又終歸於腎，腎藏的是人體的真精，這真精需要腎陽溫養著它，才有活性。腎陽是兩腎之間的命門之火，它不但要溫煦雙腎之陰，還要溫煦膀胱的氣化；還要往上溫煦脾胃，促進脾胃的腐熟水穀，讓脾胃能夠正常的消化，這是腎陰腎陽的正常的生理狀態。如果這個狀態被打破了，不和諧了，那麼一部分腎陰就變成濕，腎陽有一部分就變成熱，濕熱交織在腎裡邊，導致各種病，什麼前列腺炎、各種結石，都跟腎裡邊的濕熱有關，在治這些病的時候，不要忘掉清利腎裡的濕熱。

調心腎之火

不僅僅溫補腎陽，補骨脂還能收斂神明，讓心包之火與命門之火相通，協調體內的火。

心包火其實就是心火，命門之火其實就是腎火。人體是一個小宇宙、小自然，我們可以用大自然的火來比喻人體的火，心火相當於天上太陽的火，它是往下降的，萬物生長靠太陽；腎火相當於地底之火，它是要往外透散的。這兩種火相互作用，才形成一個溫暖的地球，而不是其他冷冰冰的或忽冷忽熱的星球。心火和腎火是相交的，就好像太陽之火與地心之火的呼應。大地上的一切變化，寒來暑往，打雷、刮風、下雨都與這兩個火的相互消長、相互作用有關。我們經常講天氣預報，其實天氣不只是天決定的，也是地決定的，是天之氣與地之氣相互作用、相互妥協的結果。

補骨脂芳香入心，苦而能降，澀而能收，能收斂心火，使之向下而溫腎；又能溫補腎陽，使腎火向上而交於心。在一上一下之間，心腎之火得到調節。

固澀作用與青娥丸

補骨脂能養元陽，充實骨髓。當腎陰腎陽都足，腎得到了很好的滋養，骨髓自然充實。補骨脂不僅辛辣香燥，還有一點澀味，有固澀的作用。很多溫腎的藥都有發散的作用，比如淫羊藿是一種葉子，發散的作用較強，並不固澀，人吃了以後就會有控制不住情慾的感覺。補骨脂不一樣，它補腎陽，同時還能固澀。有固澀的作用，那它的用處就大了：能固澀小便，固澀精液，固澀很多的東西，由此有一個很有名的方叫青娥丸：

【青娥丸】

鹽杜仲、補骨脂、胡桃肉。

青娥丸有很多版本，這是很有代表性的一個。胡桃肉就是核桃肉，核桃外面有一層很堅硬的殼，就像腦殼一樣，裡面核桃肉就像人的大腦，有很多褶皺，既然像大腦，而腦為髓海，那麼核桃就能益腎、補腦，它們同氣相求。胡桃肉主要是補陰的，補水的；補骨脂是補陽的，補火的。這兩味藥放在一起，有水火既濟、陰陽相生的意思。杜仲是入下焦的，能散風寒濕邪，又有溫補之功。三味藥一起，且澀且散且補，治腎虛引起的腰痛、腰膝痠軟效果很好。

四神丸

【四神丸】
補骨脂、吳茱萸、肉豆蔻、五味子。

四神丸是治五更瀉的名方。五更瀉，往往是因為腎火不足以暖脾土，且脾虛不能固澀而引起的。補骨脂有收澀固脫的作用；吳茱萸是溫肝的，同時還入脾胃；肉豆蔻是溫脾的；五味子收斂。

寅時是黎明前最黑暗的時候，陰氣很重，陽氣尚弱。此時腎火不能暖脾土，陽氣不足以迅速升發，大便就要瀉出來，需要溫肝、腎、脾，從足三陰扶助五臟之陽，再順勢收澀一下，大便就出不來了，五更瀉也就治好了。

當然，在治療的時候，我們還可以加其他的藥來兼顧一下。五更瀉的病人通常會不太想吃飯，腰痠腹痛、四肢發涼、沒有力氣的感覺，脈沉遲無力，這時候很適合用四神丸。如果某個五更瀉病人卻特別能吃，飯量特大，脈也洪大，這意味著他可能有胃熱，此時就要慎用吳茱萸了，還應加其他的藥來反佐它，比如清胃散。總之，要辨證論治，不能看到五更瀉就用四神丸。

四神丸是從二神丸演變過來的，二神丸是由補骨脂和肉豆蔻組成的。當腎火不能暖脾土的時候，可以用補骨脂溫腎，用肉豆蔻健脾。這個方子專治當腎火不能暖脾土的情況。這兩味藥也是經常會合到其他方子裡去。以後我們還會講到六神丸，六神丸是另外一味藥了，和四神丸、二神丸關係不大。

溫熱藥小結

前面講了很多溫腎的藥。其實，溫，主要是從下邊溫，所以，「足宜常溫，頭宜常涼」，「凍不死的腦袋，熱不死的屁股」。因為足在人體的最下面，而肝脾腎三經都經過腳，它們都需要溫暖，所以足宜常溫。溫足也就是溫肝脾腎，我們用溫藥主要也是溫肝脾腎。溫肺的藥雖然也有，但是它沒有溫肝脾腎的藥多，也沒有那麼重要。溫了腎以後，火慢慢往上走，也能夠溫到肺和心。所以，用溫藥要從溫肝脾腎開始。

很多朋友開始著急，問我怎麼還不講附子，附子我們留到最後再講。附子是一員猛將，它有很多作用，但是這員猛將要用得恰如其分、恰到好處。前面我們介紹了溫腎的藥，它們都很溫柔、很平和，用得好的話對人也非常好，我們要善用這些藥。至於附子，當然也要善用，而且更要善於在最合適、最必要的時候用，不必要的時候就不用。所謂「善用附子」，不是說非得用，而是該用的時候用，不該用的時候不用。有的人一輩子沒用過附子，但他依然是善用附子的，為什麼呢？因為他在不該用的時候不用，不用是更大的用。

第六章

溫肝脾之藥

我們這章主要講溫肝和溫脾的藥。

脾在中焦，為足太陰；肝腎都在下焦，分別為足厥陰和和足少陰，陰宜得其陽，所以肝脾腎這三經都需要溫煦。

溫肝，常用吳茱萸，溫脾，常用乾薑、豆蔻一類的藥。

吳茱萸

吳茱萸是一味大熱的藥，我們要把它區別於山茱萸。開方子的時候，吳茱萸通常寫成「泡吳萸」，山茱萸就寫成「山萸肉」。古詩裡講「遍插茱萸少一人」中的「茱萸」，到底是吳茱萸還是山茱萸，歷來都有爭議：有人說應該是吳茱萸，它有芳香的氣息，插在身上比較好；山茱萸是山上的小野果，秋天就紅了，酸酸甜甜的，採來插在身上，提示秋冬養陰，也未嘗不可。

吳茱萸和花椒有相似的地方，它的樹也和花椒樹有一點相似，但是花椒偏走脾肺，吳茱萸則偏走肝腎、脾胃之經，「散厥陰之風寒，燥脾家之濕。芳香，下氣開鬱，降濁。」

當歸四逆湯

吳茱萸的作用，首先是溫肝，散足厥陰的寒氣。有一個典型的方劑，就是當歸四逆湯。

【當歸四逆湯】

吳萸，當歸、白芍，桂枝、細辛，生薑、甘草、通草。

當歸四逆湯主治厥陰手足厥冷、脈細欲絕。因為肝寒，血分有寒，肝的動力不足，所以身上出現逆冷。所以用吳萸來溫肝，但光溫肝還不行，你還得給它滋養。當歸白芍柔肝養陰，是常用的藥對，肝藏血，當歸白芍通過柔肝養陰而生血。吳萸相當於給肝補火、補陽，當歸白芍相當於給肝補水、補陰，肝體陰而用陽，吳萸溫肝以達其用，當歸白芍養肝陰以滋其體，體用都兼顧了，肝才能正常，這三味是主藥。

細辛配桂枝，是溫腎的。桂枝通膀胱之陽，散膀胱經的寒。當膀胱經能氣化了，對腎也有一定的溫煦作用，因為腎與膀胱相表裡。細辛則是散腎經的風寒。

生薑、甘草則入中焦，溫脾。當歸四逆湯不僅僅是在溫肝，在溫肝的同時它還是要兼顧脾和腎。

為什麼要用通草呢？因為手足厥冷，不但要溫，另一方面要讓溫度通向全身。通草能夠利水，利水也就能利膀胱，通草和桂枝一起，桂枝溫膀胱，通草能夠通利膀胱，讓膀胱的氣化能夠得到施展。

如果從君臣佐使的角度講，我們又可以對當歸四逆湯做另一番分析：吳茱萸溫肝，為君；桂枝、細辛、生薑溫脾腎，為臣，當歸、白芍柔肝養陰為佐，通草利水通陽為使。

鹽吳萸配小茴香治疝氣

用鹽水炒了以後，吳茱萸就能往下走，溫肝腎。因為鹽是鹹的，入腎。鹽水炒的吳萸經常用來治疝氣。疝氣常常是因為肝經有寒，把氣機閉住了，我們在溫肝同時還要理氣。如果小男孩有疝氣，一側陰囊就會垂下來，變得特別大，有一些氣墜下來了。墜得厲害的話，一碰就會疼得鑽心。足厥陰肝經是要繞生殖器一圈的，生殖器這裡有病，通過經絡辨證，就知道它必然跟肝有關係。既然是肝寒，那麼我們用吳萸。又因為它是生殖器的問題，跟腎有關係。生殖器有時就叫外腎。內腎在裡面，有兩個，中間是命門；外腎則有兩個睪丸，中間是陰莖，這都是相對應的，有相似性、同構性。

用鹽水炒的吳茱萸加上小茴香，是治疝氣常用的一對藥。小茴香也是辛溫的，它溫肝的力度略微小一些，但是有很強的理氣作用。二者配合，溫通理氣，肝寒去掉了，因為肝氣寒而造成的凝滯也化解了。有時候，這個藥你甚至都不必喝，直接把它敷在陰囊、小腹或腹股溝部位，都有很好的作用。

吳萸配木瓜

很多朋友都有過腿抽筋的經驗，一疼起來就感覺有一根筋像要斷似的在收引。這是因為小腿部有寒，寒主收引，經脈就會收縮，熱脹冷縮嘛。

而且，腿抽筋還跟血寒有關。血管都有柔韌性，柔韌性就跟筋有關，肝主筋，那麼也跟肝有關。肝氣寒，所以用吳茱萸溫肝，溫肝就能溫血，溫血也就能溫血管。

木瓜是往下肢走的，味酸，酸就能緩急，能柔筋。吳茱萸和木瓜，一個溫一個酸，溫通血脈，柔化血管，這樣就能治腿抽筋。

這裡一般用醋炒吳茱萸，它還可以活血。因為肝藏血，醋是酸的，它就更能夠入肝。肝的動力一足，血就更容易活了。

吳茱萸湯

吳茱萸還有一個作用，就是燥脾濕。它是一味香燥的藥，而脾是喜歡香燥的。用黃連水炒吳萸可以起到止嘔的作用。尤其是對於治療吐酸水，效果非常好。吳萸止嘔有一個經典的方劑，叫吳茱萸湯，它出自張仲景的《傷寒論》。

【吳茱萸湯】

人參、吳萸、生薑、大棗。

《傷寒論》講：「少陰病，吐利，手足逆冷，煩躁欲死者，吳茱萸湯主之，」它還治「厥陰病，乾嘔，吐涎沫，頭痛」。總而言之，它就是治肝胃虛寒證，尤其是嘔吐。

嘔吐，有寒嘔，也有熱嘔。如果是熱嘔的話，就不能用吳茱萸湯來治了；寒嘔可以用。嘔吐是上升之象，上升說明有火，即使是根本上是寒的，但只要是嘔吐，也說明它還是跟熱有關。比如，肝一寒，動力就不足了。本來肝木要剋脾土的，肝木如果控制不了脾胃，脾胃就會生出濕，還能生出一些浮熱。在這種浮熱的作用下，人就產生了嘔吐。既要溫肝，又不能助長這些浮熱，所以吳萸要用黃連水來炒，因為黃連能燥脾濕，還能清脾經的浮熱，這就標本兼治了。

左金丸

吳萸香燥脾濕，黃連苦以燥濕，它們在一起，一熱一寒，相互作用、相互制約，標本兼顧。在吐酸的時候，我們經常用到吳萸和黃連，這叫左金丸。

人有時候胃裡面嘈雜，有一種要嘔的感覺，但又嘔不出什麼東西來，偶爾嘔出一口酸水，非常難受。有人能把這酸水給吐了，這叫吐酸；有人的酸水想吐還吐不出來，剛到喉嚨又不知不覺被咽下去了，這個叫吞酸。吞酸吐酸，都是胃裡面有股酸水在往上泛，這可能因為寒也可能是因為熱，但到底還是有熱。有熱，才會嘔出酸來；而且火性炎上，有熱，胃裡面的東西才能夠往上泛。

治吐酸，根據寒熱，用吳萸和黃連。一般來講，吳萸用量少，黃連用量大。吳萸用二克，黃連用五克左右，這就夠了。前面黃連水炒吳萸，是以吳萸為主。這裡如果治熱性的吐酸，則是以黃連為主，吳萸為輔。

左金丸治療吐酸，如果喝了還吐，裡面可以加瓦楞子、海螵蛸。瓦楞子是一種貝殼類藥，能制酸；海螵蛸就是烏賊骨，有很好的收斂潰瘍的作用。往往，嚴重的吐酸會伴隨著胃潰瘍，這又一舉兩得了。

李時珍用吳萸，他往往不加黃連，而加茯苓，治痰多的人，或者痰飲造成的吐酸，吳萸、黃連、茯苓都可以加進去。痰飲造成的吐酸，熱象沒那麼重，所以就不用黃連了。為什麼會有痰飲呢？因為脾不能運化。脾得溫則運，他喜歡溫燥淡滲之品，你再加黃連這樣一味苦寒藥，就背道而馳了。所以，臨床用藥，一定要審察病機，靈活應變。

左金丸與戊己丸

吳萸、黃連這兩味藥配伍，為甚麼叫左金丸呢？佐金平木，因為金剋木，現在幫金一把，金的力度就會更大，它平木的作用就會更大。五行的木，對應五味的酸，平木就是制酸，左金丸說白了就是制酸丸。但明言制酸丸，窗戶紙就捅破了，所以他要拐個彎。

佐金丸的前身是戊己丸，有三味藥組成：吳萸、黃連、白芍。它們在一起，以酸苦湧瀉為主，能調和肝脾，清熱和胃。但這個方後來用的不是太多。朱丹溪認為，諸如胃脘痞滿，吞酸、嘈雜之類，基本上都是濕熱。因此需要用黃連為君祛中焦濕熱，瀉心火，再稍微用一點吳萸反佐一下就可以了。所以，他去掉芍藥，使之成為辛開苦降、瀉肝和胃、清化濕熱的左金丸。吳茱萸和黃連，一個通過芳香一個通過苦降來燥脾濕。它們一塊清脾胃的濕熱效果非常好。

下氣降濁，導龍歸海

吳茱萸能下氣降濁。濁氣在上則嘔，吳茱萸的止嘔作用，很大程度上就是在把濁氣往下引。

把吳萸打成細末，用醋一調，貼在腳心，能夠導熱下行。當咽喉痛，口舌生瘡，尤其是那種虛火的口舌生瘡，用很多方法都治不好的時候，你可以試試。熱藥有很多，並不是所有的熱藥貼在腳心都能導熱下行。有的熱藥，輕陽上浮，貼在腳心它也可能往上走，不能導熱下行了。吳萸這方面作用最佳。

這個方法叫導龍歸海。「龍」就是浮越之火。火浮在上面，導致上部的各種火症，用醋調的吳茱萸貼在腳心，也就是人體的最下部，熱和熱同氣相求，吳茱萸的熱能夠把上面的熱往下拉；同時，吳茱萸通過腳心的吸收，運行至全身以後還是會往下降，降濁降火，把虛火往下引。

所以，吳茱萸還經常用來泡腳。腳宜常溫，腳是人體地位最低的一個地方，容易發涼，而且人體很多濁氣都要通過腳排掉，所以腳會臭。大便是臭的，腳也是臭的，它們就像人體排汙道。吳茱萸溫，又能夠降濁，所以用來泡腳是非常好的。

吳茱萸使用禁忌

吳茱萸內服，有許多禁忌。比如，氣虛的人不能用，因為吳茱萸耗氣，還會動火。它辛燥，吃多了會目昏，還會生各種瘡，心陰虛火旺的不要用，臟腑有熱的人也不要用；如果出現了熱症的，比如眼花、口渴、咽痛、脫髮等，一定要慎用吳茱萸。這些是用吳茱萸的一些提示，但是也並不是絕對的。

乾薑

乾薑性狀

乾薑是溫脾的。乾薑不是把鮮生薑曬乾，而是用母薑做成的。把生薑種到地裡，它旁邊又會生出很多新的生薑來，原來的那一塊就成了母薑，非常老。把母薑放流水裡浸泡三天，把它的燥熱之性泡掉，然後刮掉皮，再曬乾，就是乾薑。

為什麼要把皮去掉呢？因為皮主散，而我們要取乾薑的溫性去溫中焦，要溫而不散。乾薑守而不走，想確保乾薑的這個性質，就要盡量把它往外散的性質去掉，所以要在晾乾之前把它的皮去掉。實際上，乾薑守而不走的性質比較弱，因為氣味大的東西一般都能走，味厚的一般往往能守，乾薑是氣味俱厚，所以它能守能走。只不過跟附子比起來，它守的性能強一些，去掉皮，可以增強它守而不走的性質。

如果把乾薑炒黑，那就是炮薑，有點發苦，沒有乾薑的大熱，性質平和一些，守的力量也更強一些。炮薑入營血，一般用來溫補的藥裡會用到炮薑。

總體來講，乾薑入脾胃，逐寒燥濕。寒與濕往往是相隨的，脾為濕土，得溫則運。如果脾得不到溫，濕就不能化，寒仍是寒，脾被寒濕給困住，脾陽就不能升起來，人就會產生脾陽虛的各種症狀：打不起精神，食慾不振，脈緩，大便溏瀉甚至拉肚子。當溫了中焦，逐了寒以後，濕也會化得更快一些。

乾薑不僅僅是入中焦的。它可通行六經，入心、肺、脾、胃、大腸、腎，主要是以歸中焦為主，既然歸中焦、歸脾胃，那麼脾胃跟大腸他們聯繫比較緊密，它也能入大腸經。它會兼顧上下，所以它跟五味子一塊就能溫肺，跟人參一起就能溫胃。

理中湯

用乾薑有一個典型的方子，就是理中湯。

【理中湯】
人參、白朮、乾薑、甘草。

凡是中焦虛寒，脾不能健運，導致嘔吐啊，拉肚子啊，甚至上吐下瀉的霍亂，都可以用理中湯。如果再加上附子那麼就是附子理中湯，力度更大，五臟的虛寒它都能溫煦，即使五臟沒有寒，吃了理中湯，在熱力的作用下，人也會特精神。只是理中湯不能亂用、久用、誤用。如果乾薑之類的熱藥誤用，或者久服誤服，就會傷陰、動火，還會損目，讓人的眼睛壞得特別快。

所以，理中湯雖然是常用的一個方劑，但需要準確辨證，謹慎使用。

乾薑的常用配伍

乾薑跟白朮經常一起用，能夠燥濕補脾。

乾薑同當歸白芍一起，因為當歸白芍是入肝的，能柔肝養陰，加乾薑，能夠給當歸白芍這兩味陰藥以溫度，讓它們入氣而生血，使生血的力度更大。

乾薑跟高良薑一起，叫兩薑散，是溫脾的。凡是脾經有寒的可以用乾薑和高良薑來溫。當一個人既有中寒又有氣滯，脾氣凝滯不運，我們用乾薑、高良薑更好，而沒有必要用附子理中湯。附子理中湯藥味多、性子烈，而且人參、白朮補氣易壅，沒有理氣之用。兩薑散就不一樣。高良薑是略微有點發紅，入脾胃經的血分。它非常香，給人一種燥烈的感覺，但它的性質其實非常平和，不但能溫中，還有一定理氣和溫通的作用，給人造成的不利影響比較少。這一般是中焦虛寒經常用的一個方，只有兩味藥，會混到其他方子裡來用。

乾薑溫中焦的力度非常大，那麼有沒有溫中焦的力度稍微小一些的、平和一些的藥呢？我們繼續往下看。

豆蔻

下面我們講豆蔻。豆蔻其實不是一味藥，而是一類藥，比如白豆蔻、草豆蔻、肉豆蔻、紅豆蔻，還有草果。豆蔻類的藥都能溫中焦，但它們的作用有所偏重，有所不同，就像兄弟五個，都挺相似的，但是又各有所長，各有所短。

白豆蔻與三仁湯

白豆蔻，一看白字，我們就知道它會入肺。確實，白豆蔻在溫中焦的同時比較喜歡往上走，能溫肺。肺主一身之氣，白豆蔻偏於行氣，一行氣它就會寬中焦，促進脾胃運化。以白豆蔻為主的方子，有一個是三仁湯，是用來治濕溫的一個經典方劑。

【三仁湯】
白蔻仁、杏仁、薏苡仁、厚朴、半夏、滑石、通草、竹葉。

三仁湯以三個仁為主藥：白豆蔻仁、杏仁、薏苡仁。這三味藥都會走肺，只不過白蔻仁在肺理氣的同時還走脾，還香燥。杏仁在潤肺降氣的同時走大腸，能潤滑。薏仁，它在清利肺邪的同時還走膀胱，能利水。三者都能除濕。它是能夠解開人體濕溫的一個比較好的方劑。

什麼是濕溫呢？濕給我們的感覺就是黏黏糊糊的，溫也讓人感覺到溫溫吞吞的，有種不俐落的感覺。濕和溫，一個陰邪，一個陽邪，它們纏綿交織在一起，不容易分開，其症狀，往往身上發熱，但熱不是太大，會出汗，但是出了汗熱也退不掉。身體非常重，胸中特別堵，什麼東西也吃不下，嘴裡可能會發甜，或發黏，小便還不俐落。舌頭一伸出來，舌苔很厚、很滑膩。脈比較緩、比較滑，這都是濕溫的常見症。

溫邪被濕黏膩住了，更不容易透散出來。即使出汗，邪也不能完全排出，熱也不容易退掉。因為有濕，就會感覺身體特別重；因為濕困在脾肺之間，所以感覺到胸悶，堵得慌，食慾不振；因為濕困住膀胱和肺，所以出現小便不利。本來溫邪是偏熱的，它是一個陽邪，能夠讓脈變得快，但是這裡不一樣，脈反而緩，脈緩不是因為有寒，而是濕把脈給困住了。用白蔻仁來行氣、溫中焦，加速脾和肺的工作，讓它們利水化濕的工作運轉起來。再加上「辛開」、「苦降」、「淡滲」，達到解除濕溫的效果。

其他豆蔻

草豆蔻是入脾的，它偏於破氣開鬱、溫中燥濕。其香氣比白豆蔻要濃烈一些。

紅豆蔻其實就是高良薑的種子，性質跟高良薑有相似的地方，它的熱性比白豆蔻、草豆蔻都要大，溫中的力度也要大一些。紅豆蔻一般很少用，有時直接用高良薑就行了。但紅豆蔻行氣的作用小，它偏於溫肺散寒，偏於行脾燥濕。

還有肉豆蔻，偏於下行，能溫腎，還能固澀大腸、止瀉。所以四神丸用的就是肉豆蔻。

草果與達原飲

草果香燥的作用，比草豆蔻還要大，而且有化痰的作用，達原飲用它治療伏邪、瘧疾。

【達原飲】

檳榔、厚朴、草果、知母、芍藥、黃芩、甘草。

檳榔、厚朴、草果是達原飲的君藥。檳榔力度很猛，能把體內一些不好的氣息、積滯摧枯拉朽一般往外趕。厚朴芳香，往下走的，配檳榔能破除戾氣。草果是除伏邪的，邪氣潛伏在人體，用草果的溫中香燥去除它。這三味藥直搗巢穴，化濁驅邪。有的地方把瘧疾叫作打脾寒，草果正好能溫脾，你不能用別的東西來溫，比如乾薑，它守而不走，透散的作用沒有草果那麼好。草果芳香下行，能溫中焦，又能透散。

後面幾味就是調和的藥。

知母清陽明的熱。「脾為濕土，得溫則運」，脾得不到溫的時候，它是寒的，但這並不代表胃也是寒的，胃這時候可能還有熱。「胃為燥土，得涼則安」，現在是脾要溫得不到溫，胃要涼卻得不到涼。所以，草果知母要並用，草果溫脾陽，知母清胃熱，讓脾和胃各得其所，中焦就能運轉起來了。如果脾得不到溫，濕就會越來越多，胃得不到涼，熱就會越來越多，中焦濕熱就會越來越多，繼而導致胸脘痞悶。達原飲是要把脾胃的關係調理好，然後再把因脾胃之間關係不好而產生的一些不好的東西驅逐出去，這就是檳榔、厚朴的作用。

一個方子，我們可以通過多角度去理解。達原飲這個方子，我們就是從兩個不同的角度去理解的：第一個就是說，檳榔、厚朴、草果這三味藥是君藥，其他藥是調和之品。從另一個角度，我們也可以說，草果、知母是君藥，一個溫脾一個清胃，調其寒熱，檳榔、厚朴驅邪，芍藥、黃芩和甘草都是調和之品。

像瘧疾這樣的病，我們今天見得不多，但是很多病，根據其發病的規律，我們可以參考治瘧疾的方法和思路。達原飲還可以考慮跟小柴胡湯相配，或者取其中的一些藥，根據需要而定。

第七章

附子與鹿類

我們今天繼續講桂之屬火部的方藥：附子和鹿。一個是下品藥，我們要放在花名冊打最後；另一個是動物藥，更要放在最後。

附子

附子性狀及家族成員

附子是一種多年生的草本植物，根部入藥，它有很多塊根，有點像馬鈴薯，只不過，馬鈴薯是一個一個獨立的，而附子則是新生的塊根附著在老塊根上，所以叫附子。標準的附子是一兩一個。

附子這種植物，是通過塊根繁殖的，種下去一個附子，上面長出植株，這個種下去的附子就成了烏頭，熱性更足，藥力更大，就像作種的那塊老薑，薑是老的辣嘛。烏頭周圍附著生長出新的塊根，這就是附子，藥力小一些。有的根，邊上沒有長出側根，那所有的藥力都在主根上了，孤家寡人，藥力最大，就叫天雄。它們都是劇毒的。

其實，附子、烏頭、天雄都是一類藥，只是長根的部位或方式不一樣。它們有相似之處，也有不一樣的地方。

烏頭與毒酒

烏頭是錐形的，個頭比較小。附子更偏圓一點，當然最好是平底，而且上面的皮上有臍狀的東西，在炮製的時候把皮和臍去掉。附子是一味氣味俱厚的藥，跑得比較快，能通行全身，無處不到，走而不守。

附子是有劇毒的，因為其性大熱。我們看電視裡經常看到這樣的情節，皇帝賜給某愛卿一杯毒酒，喝掉了以後馬上腹痛，然後七竅流血而死。人們都說古代的毒酒是鴆酒，把鴆鳥的羽毛放在酒裡攪一下，一杯鴆酒就做成了。其實這是一種誤傳。最常用的毒酒，都是用生烏頭泡的，泡得比較濃。因為它是大熱走竄的，又能入血分，借著酒性，藥力更猛。喝下去以後，人全身的血液都被鼓動起來，心臟馬上就受不了，然後血熱攻如五臟，外在表現就是七竅流血而死。七竅都是屬於陽竅，是陽氣發泄的地方。「五臟六腑之精氣皆上注於目」，其實不僅僅上注於目，而是上注於七竅，當你五臟之中血液沸騰，往往往上湧，從七竅流出來。這是毒藥發生作用的原理。

如何解附子的毒

喝了烏頭毒酒，基本上就完了，藥力太快太猛，來不及救了。如果中了附子的毒，還有救治的餘地。附子大熱，我們用寒藥來平它，或者用甘草來緩它，因為寒就可以清熱，甘就能緩急。寒藥如黃連、犀角，黃連大苦大寒，犀角是靈物，最能清陽明的熱，陽明為多氣多血之腑，當氣血湧動的時候，陽明首當其衝，必先保住。黃連能清心火，犀角也能清心熱，二味同用，對心臟是一種保護。這時候情形十分危急了，先保心臟。過去，解附子毒的方子就三味藥：黃連、犀角、生甘草，煎湯。甘草能解百藥之毒，還有甘緩之用，能讓毒性發作別那麼迅猛急速。

還有，用黃土水也可以，因為土性平和，萬物歸土，黃土最能解毒。黃土，北方很少見到，南方才有。南方的土，在表的一層是髒的，發黑或者發灰，往裡面一挖就是黃土了，取出來，用水攪和勻了，然後讓它沉澱，等它完全沉澱以後，上面的那一層水也叫地漿水，能解很多毒，比如說毒蘑菇的毒、水蛭的毒，也可以用它來解附子的毒。

附子的炮製

我們知道了怎麼解附子的毒，再去理解附子的炮製，就比較容易了。

炮製附子也有很多的方法：有人說用甘草水來浸，有人說用黑豆水來浸，有的說用井鹽來拌它，甚至把它醃一醃……說法很多。

炮製附子的正規的方法就是用甘草水來浸泡。先把附子的皮、臍刮掉，然後一橫一豎切把附子剖成四片，再把它放到甘草水中泡，要讓甘草水把整個的附子泡透，再把它弄出來，用慢火炒黃，然後攤在泥地上。泥地在現在不是太常見，就是雨後的地，很潮，但並沒有泥。

在泥地上攤一個晚上，是為了讓它出火毒。因為附子本身就是一味大熱的藥，現在又放在火上炒，熱性就太大了，形成火毒，所以把它攤在地上，因為土能夠解火毒，而且土永遠都是很平和的，沒有大寒，也沒有大熱，把附子放在地上讓它得地氣，使附子性質也變得平和。而且，得了地氣的附子，能夠跟脾胃同氣相求，讓人更易於接受。

附子是一味熱藥，甘草是一味甘藥，甘就能緩，能夠在不損傷附子熱性的情況下，讓附子的熱力發揮得緩慢一些。

也有加童便來煮附子的。童便就是小孩的小便，健康的小男孩（十四歲以下的小男孩都可以）的小便。用童便來煮，一方面是用童便的寒涼之性制伏附子的大熱，另一方面，因為童便是一種濁水，偏於往下走，附子跟著童便在一起也更容易往下走，使其熱力溫下而不浮越。但因為童便是寒涼的東西，有人嫌用童便來制附子就抑制了附子的陽剛之氣。

還有一種方法，把附子切成片，放在水裡漂了又漂，漂得很淡很淡再來用，開方子的時候有的大夫會寫「淡附片」，就是這個。它的烈性就要緩一些，終歸不如用甘草水來炮製的附子好。仲景方裡，用到附子，往往同時用到甘草，而且甘草的用量還比較大，這也是用來反佐附子。還有的方子裡邊會用到生附子，這就更要用到甘草。

至於後來又有人說用井鹽來炮製附子，這種做法我覺得需要商榷。井鹽是鹹的，性寒，用它來炮製附子就損傷了附子的大熱之性。人有性情，藥也有性情，用人是用人的性情，用藥更是用藥的性情。附子的性情是大熱的，你用大寒的藥就把它性情給磨平了。然後你再大量地用，自詡高明，這還是在用附子嗎？這不是在折騰嗎？真正用附子，沒必要用這些寒涼的藥去制它，用甘草水來炮製它就足夠了，也沒有必要用那麼大的量，適可而止就行了。

附子治風寒濕痹

剛才講的淡附片，我們經常會用到。前面講過附子能夠通行全身，同時又是一味溫藥。如果身上有寒濕不容易去掉，能不能用附子來把它趕走？可以的，這時附子就要用淡附片，淡附片更傾向於走身體的經絡，它們能夠驅逐風寒邪氣。一些痹症，身上的一些痛啊、關節炎啊、風濕啊，就會經常用到淡附片。淡附片性質依然是比較熱的，用量不宜太大，五克左右就足夠了，當然也有用量比較大的，一般不超過十五克，當然這是在身上的風寒濕痹較重的情況下。它屬於溫通的重劑。

烏頭在這種情況下也可以用。一般必須用制過的烏頭，不然的話毒性太大了。加了烏頭，驅風的力度就比較強。如果寒濕比較強那麼用附子就夠了。風寒濕痹比較重的情況，往往發生在農村中老年——大概五十歲左右的人身上。因為他們年輕時在外面幹活，頂風冒雨的，日積月累的風寒濕邪在體內阻滯經絡。他們很多人有頸椎病、腰椎病、坐骨神經痛，還有胳膊痛、腿痛，有時會為了治療得快一點，就可以用附子和烏頭。

附子溫通五臟

溫通五臟也是用炙過的附子，一般用生附子的情況比較少。用在回陽救逆，起死回生，附子確實是一味非常好的藥，有類似於激素的作用，當然不能把附子等同於激素，但它們有相似之處。它能夠興奮五臟，讓五臟在瞬間變得堅強。

附子跟人參一起能強心，這就是參附湯。有時候為了取它的力性，就用生附子，這是起死回生的一個方。人快要死的時候，用人參「回其元氣於無何有之鄉」，用附子回欲絕之陽，把那一丁點快要消失的陽氣給拉回來。

附子同白朮是強脾的，所以有朮附湯，就是一味白朮加一味附子。在很多其他的方子裡也會有附子和白朮，比如說理中湯。白朮是健脾的，配附子則能強脾，能夠讓脾陽或者脾本身各方面的功能迅速增強。附子同麻黃一起用就會強肺。我們以麻黃附子細辛湯為例來說說。麻黃開肺氣，加上附子就能夠開肺氣、回肺陽，同細辛一起又能強腎。我們拋開《傷寒論》、拋開一切對這個方子的解釋，光從藥上面來解釋麻黃附子細辛湯，都很好理解。當然強肺強腎不僅僅是同麻黃、同細辛，同麥冬它也可以強肺呀。麥冬是一味補肺的重劑，它偏於潤肺，清肺，是一味寒涼的藥，跟附子這個熱藥在一起，寒歸寒，熱歸熱，這也是相得益彰的配合。

附子與肉桂同用也會強腎，同白芍一起又能強肝。

附子的運用與善後

但畢竟附子在《本經》的下品，它是一味大熱的藥，不能亂用，用錯了或者用的太久都不好。大熱傷血也傷氣，傷血就會導致血瘀，傷氣就會導致痰。我們經常講氣血痰瘀，氣血是生理狀態，而痰和瘀是氣血不行所致，是病理產物。所以，用附子往往是這樣的：當時有效，後患無窮。剛開始用的時候，真是非常有效，起死回生，或者讓病懨懨的人馬上精力無窮。但是當時有效並不意味著以後一直這麼有效，而且以後還會產生很多隱患。用了附子以後，必然要用大量涼潤的藥來善後，就像打完一場仗，咱們要打掃戰場，安撫百姓，要做一系列的善後工作，這也是治病的時候要注意的。

書裡面講，什麼病用什麼湯主之，主完了之後怎麼辦呢？它是不會和你講的。你必須看著一個病是怎麼從頭到尾一步一步治的，病治好了以後又是怎麼善後的，才能把書上的東西聯繫起來，這個只有通過跟師來學，師父會耐心給你講，書裡面一般不屑於講。書都是教你怎麼去治一個症，師門則是教你怎麼去治一個病，或者說怎麼去把這個人調到最佳的狀態。

一個風寒濕痹的人，比如說坐骨神經痛，你方子裡用了附子、烏頭以後，他不痛了，但你一看他的舌頭，舌苔有點發黃，舌質也偏紅，脈偏數，這說明還有內熱。這個內熱，很大一部分是附子、烏頭帶來的，即使沒有這些症狀，你也得考慮到，用了大量的附子、烏頭，還在他體內發生作用，怎麼辦呢？還要打掃戰場，用涼潤的藥來善後。

附子的濫用與補救

我前幾年遇到一個女孩子，是某省中醫藥大學畢業的。在學校期間，有個喜歡用附子的老師對她說：「你這個小女孩小手冰涼的，陽虛啊。」一摸脈，就說脈緊，有寒，給她開了附子理中湯的加減。她吃了以後，感覺還不錯，精力挺充沛的。但問題也接踵而至：胳膊上長了些痘痘，去找這個老師。這老師說，好啊，寒在出來了。然後繼續附子理中湯加減，附子量更大。吃過以後臉色又有點發黑，老師說，黑屬水主寒哪，這是寒在往外透，寒透出來，身體就好了！於是她繼續吃，她又發現眼睛近視了，要去配眼鏡了，而她以前的眼睛是很亮的。最後，嗓子也痛了，說話的聲音都變了，沙啞了，不脆不嫩了！這下，她才開始懷疑。但到這時候，她已經吃了好幾個月的附子了。

後來，她到了北京，身體非常不好，胳膊一直長痘痘，臉依然很黑，顯得比實際年齡蒼老，痰多，喉嚨痛，老感覺得有痰堵著。這些症狀都是她吃附子以前沒有的。其實這都是附子帶來的後遺症。她當時問我這是怎麼回事，我說：

諸痛瘡瘍皆屬於心，就是皆屬於火。胳膊上都起痘了，是火啊！有這麼排寒氣的嗎？

臉黑，黑雖然是主腎屬水的，但物極必反，熱到一定的程度也會發黑。不相信，你去摸一下鍋底，是黑的還是白的。你不會說鍋底是一直在很寒的環境中變黑的吧。火雖然是紅的，但火烤久了就會讓一個東西變黑。你喝了很多的附子，底下的邪火太旺了，把臉燻黑了。這種黑不是寒象的那種黑，而是燻黑，是被內火燻出來的。

痰為什麼多呢，因為火煉液成痰，把你身體的津液烤乾了、烤稠了，成了痰，就像熬膠一樣。感冒內熱比較重時，痰也會像膠似的，還伴隨喉嚨痛。喉嚨痛也是火在往上衝，喉嚨這個地方是人體咽喉要道，太窄了，其他的地方火比較分散，一到咽喉這兒火就比較集中，烤得就更厲害。所以，咽喉就痛，聲音就會變。

中醫的道理，都是生活中最樸素的道理，我們沒有必要執著於一些概念，忘了常理。

這位女生也是學中醫的，她跟我說她後來看到麥冬、竹瀝、石膏、寒水石這類藥名，心裡都會特別舒服，因為她身體需要這些。麥冬甘寒生津，石膏甘寒清熱，竹瀝甘涼化痰，這些藥都適合她。

她的痰，必須用竹瀝來化。竹瀝就是竹子裡面燒出的水。把一根青竹棍放在火上一烤，上面就會出汗。把竹簡烤一下，讓它出一點竹瀝，然後在竹子上寫字就不會有蟲蛀，這就叫汗青。竹瀝很涼潤，能夠化痰。吃多了附子，需要養陰生津，麥冬、竹瀝都要經常用。當然如果傷更多的話，什麼瓜蔞、浙貝，甚至陳皮、半夏也要考慮。半夏也是一味溫燥的藥，不能過度的用。

善用附子

我的師父經常講這麼一句話：「附子要善用不能濫用。」什麼叫善用附子？善用就是用得恰到好處，和用多用少無關。並不是說你敢多用就是善用，有時用得非常少也是善用，或者不用也是善用。

我師父開八味地黃丸，附子用三克，肉桂用二克，我問怎麼用這麼少？他說：「這就像點燈，點一盞燈你需要多大的火？」我說：「需要一根火柴就可以了。」他說：「對，三克附子二克肉桂就相當於一根火柴，足以把一個草原點著。」沒有必要用那麼多。這也是善用附子。中醫是一種很平正謙和的學問，絕不用一些奇絕險怪的東西去嘩眾取寵，不要是以為別人不敢用的你敢用就是本事，世間的事情，奇奇怪怪的很少，老老實實、規規矩矩、很樸素的東西多，所以做人要做一個平易的人，不要做奇人。

南北朝的時候，昭明太子講：「為人且需謹嚴，為文且需放蕩」，做人和做文是不一樣的，但做人和做中醫應該是一致的，因為中醫是治人的，所以做人要嚴謹，做中醫也要嚴謹，文可以奇，但是人不能奇，治病也是這樣，要平正謙和，讓大家都能接受，這才是一個好的中醫。陳修園有一本書叫《醫學從眾錄》，什麼叫從眾錄？就是說雖然自己有些想法，但在治療上、在觀點上還是遵從大眾的意見，不標新立異。

我們中國歷來講有道、有術，二者是不一樣的，道是無邊無際的一個東西，術是一兩個絕技、絕活，附子就相當於一個術，需要善用它，要把它納入到道中來。而且，附子屬於下品藥，相當於一個小人，我們更不能重用它，用它一定要趨利避害。

鹿

鹿的性狀

鹿的種類非常多，有麋鹿、梅花鹿、馬鹿、長頸鹿等。除了沒聽說長頸鹿可以入藥，其他的都是可以入藥的，只是藥效的輕重程度有些不同。

梅花鹿是生活在山上的，麋鹿是生活在沼澤裡的。山上的鹿，陽性會稍微強一些，而沼澤裡的鹿則更偏於養陰，但在總體上講，牠們都是偏於養陽的藥。不管哪種鹿，都跑得很快，所以牠的性質是偏溫熱的。

我們區分一種動物的肉或者入藥是偏溫，偏熱，還是偏平，主要看牠會不會跑。豬最不會跑，所以豬肉是平性的；牛羊稍微跑得就快一點，牠們的肉就是溫性的；狗跑得更快，所以狗肉就是熱性的；鹿跑的比狗還快，所以鹿肉就更偏溫熱。其他的動物，也可以這樣來分析。因此我們不需要去背書，多觀察生活，就可以得到很多東西。

我們繼續觀察鹿：

眼睛特別大，還有點鼓，耳朵也特別大，還能動。眼睛、耳朵都是陽竅，眼睛屬肝，耳朵屬腎，陽竅那麼大，說明牠肝腎的功能好，還說明牠陽氣特別的足。

公鹿頭上長角，特別大。有的鹿脖子特別長，角就小一些；脖子短的鹿，角就會大一些。脖子長或者角大也是陽氣旺的標誌。在所有的動物中，鹿角是連著督脈的，角大意為著督脈非常的旺，因此鹿能補督脈、補陽。

鹿吃草的時候，頭會一直朝著太陽，這也能得太陽的陽氣、得天的陽氣。

鹿是一種「好淫」的動物，一隻公鹿要一大群母鹿才能滿足牠。一陽就能配那麼多陰，鹿的陽氣非常旺，腎氣非常足；同時也可以看出，牠的氣是很偏的，偏陽。凡是一個雄性的動物配很多雌性的動物，或者一個雌性動物配很多雄性的動物，都是有偏的。人類偏於一夫一妻，所以陰陽相對平衡。

鹿能入藥的部位有很多，甚至整只鹿都能入藥，叫全鹿丸，能峻補陰陽，但這種藥也不能亂吃。我們主要講鹿身上的三種藥：鹿茸、鹿角、鹿筋。

鹿茸

每年春天，公鹿頭上就會長出新的鹿角。鹿角剛生的時候，在鹿的頭上有一個紫褐色的瘤狀的東西，上面還有毛，軟軟的還沒有長硬，很溫暖的，裡面有血，像一個肉瘤似的，這時候，牠的氣還沒有瀉，是頂級的鹿茸。將其連著腦骨一起砍下來，叫砍茸。當然，這隻鹿也死了，這非常殘忍。現在一般都等鹿茸長成二槓或更大一點後，把它鋸下來，這樣能夠把這隻鹿保留下來，這叫鋸茸，就是從鹿頭上鋸下來的茸，質量依然非常好。

當鹿茸繼續長大，鹿就會很難受，就會在樹幹上或石頭上磨牠的角，磨得鮮血淋灕，皮毛全部磨掉了，裡面像骨頭那樣的真角才生出來。鹿角長得特別快，在所有動物的器官中，鹿角長得是最快的，這意味著它有很足的陽氣、生發之氣，所以能補陽。另一方面，它也是血肉有情之品，也能補陰。它陰陽雙補，只是更偏於補陽，也能帶動陰血的生成。

鹿角

鹿角依然有鹿茸的某些性質，只是沒有鹿茸那麼純正，沒有鹿茸的力量那麼大，因為鹿的精氣都集中在鹿茸上，鹿茸長成鹿角後，它精氣依然在，只是已經分散了。鹿角依然可以溫陽，但一般不直接用，而是將其炮製成兩種東西：鹿角膠和鹿角霜。

把鹿角截成小段，在長流水中浸泡幾天，然後再用桑木火小火慢燉，鹿角裡面的膠質都煮到水裡了，然後把鹿角取出來，把湯汁熬乾，收成膏，就做成了鹿角膠。鹿角膠有點滋膩，但它仍然是以補陽為主，它溫而不燥，經常與龜膠一起用。

龜版膠加鹿角膠，再加人參、枸杞子，叫龜鹿二仙膠。也有人把龜版和鹿角放在一起直接熬成龜鹿二仙膠。如果陰陽兩虛，邪氣不盛的話，用龜鹿二仙膠是非常好的。鹿膠通督脈，龜版通任脈，它們一起能補養任督二脈，養了任督二脈也就相當於養了人的陰陽。這是從奇經八脈的角度立意。

當然，如果只是陽虛，不願意或不能用滋膩的藥去補，那就用鹿角霜。鹿角被熬完膠後，剩下來的部分就是鹿角霜，看上去就是一節節枯骨，用刀片刮一刮就可以變成粉，一點滋膩的作用也沒有了，但它仍然有用，仍然可以溫陽，只是此時它溫陽的力度非常微弱。

但有的人就需要以這種微弱的方式去溫陽，尤其是老年人，他受不了太快，只能用這種微弱的方式。老年人內熱比較重，同時有陽虛，因為他真陽沒有收斂住，成為熱了。真陽是溫煦人體的，邪熱是到處放火的，內熱又生痰，怎麼溫陽？有火就不能去補，不能用鹿茸了，有痰就不能用滋膩的東西，否則會更加生痰，也不能用鹿膠，只能用一點鹿角霜溫補一下。這樣，他晚上起夜都會變少。所以說，藥用得合適的話，鹿角霜會比鹿茸還好。鹿角霜很便宜，鹿茸雖然貴，但不一定人人都適合，有人很可能更適合鹿角霜，有人更適合鹿茸。

過去有錢的人就喜歡吃鹿茸，那是人們都懂一些醫理，知道鹿茸該如何吃。這是一種很名貴的補品，即使吃壞了，也不會有像吃壞附子那麼嚴重的後果。

鹿筋

我們知道，鹿是非常能跑的，牠筋非常多、非常強勁。豬最不會跑，所以我們吃豬蹄的時候，會發現筋非常少。鹿就不一樣了，牠是長跑短跑專家，牠的腿以筋為主，把鹿筋抽出來，放到水中浸泡，然後再晾乾，這就是鹿筋。

前面我們講，羊吃了仙茅就遍體化筋，身上筋會特別多，人吃了就能溫陽、養筋。鹿筋也能溫陽、養筋。鹿身上的東西，作用都比較相似，只是有的作用峻猛一些，有的作用緩和一些，有的偏於養筋、有的偏於補陽、有的通人的筋骨、有的通人的督脈，它們只是走向不一樣，程度不一樣而已。鹿筋也是這樣的，它能養筋骨、治勞損，它能夠使人有力氣。在風濕病後期，可以用它來善後，因為我們用了一些燥烈的藥來驅風化濕，來溫煦血脈，最後，在確保肌膚經絡之間沒有邪氣的情況下，再用鹿筋來鞏固、修復一下。

鹿性溫，以筋入筋，所以能溫筋。筋得到了溫煦，即使還殘留著一些邪氣，也會被這股正氣驅趕出去。尤其是遇到體力勞動強度大的，比如工人、農民等，到了年紀比較大的時候，積勞成疾，身上就會有很多暗傷。體力勞動過久，很多人身上都有腰肌勞損，或者痠痛之類，可能與瘀血有關，可能與痰有關，在痰和瘀化得差不多的情況下，可以用點鹿筋來養一養，吃了渾身來勁。但是這種渾身來勁與吃附子理中丸的渾身來勁又不一樣，這種渾身來勁很舒服、很長久的。

養筋骨，就能養肝腎。鹿筋的成品是乾的，吃的時候需要長時間泡，就像海參、魚翅那樣，它也相當於膠原蛋白，需要泡很長時間，而且邊泡邊換水，幾天以後，泡軟了，才能燉著吃。與其說是用來入藥的，不如說它是用來吃的。

鹿筋和牛蹄筋非常相似，甚至有的人用牛蹄筋來冒充鹿筋。所以，我們買鹿筋的時候，一定要買帶蹄的，從蹄子的形狀，可以分辨鹿的種類。

燉鹿筋的時候要注意，不能與其他的骨頭一起燉，否則其中的一些精華物質就會鑽到骨頭裡去。一般與豬瘦肉一起燉就行了。鹿筋是溫淡之品，氣溫而味淡，豬肉則是甘平的。鹿屬陽，豬屬陰，所以與豬肉同燉會比較好，取陰陽平衡之義，吃了也不容易上火。

第四卷

石膏之屬 — 金部方藥

第一章

金部方藥概論

金性解

金部方藥以寒涼為主。看到金，我們就想到寒涼。春夏秋冬，春天溫暖，夏天火熱，秋天涼爽，冬天寒冷。秋天對應金，對應寒涼。我們在學習中醫的過程中始終要有五行的思維。

金石之性

金，對應西方。西方在哪？咱們從北京一直往西看，有山西，再往西就是陝西、甘肅、青海、新疆，這是偏西北的；偏西南的，還有四川、雲南、西藏等地方，這是很廣袤的一片。《山海經》講「西方為金石之域」：西北有很多沙漠，沙子屬金石，它們跟土有本質的區別；新疆的和田玉，是玉中極品，也屬金石。

就連西方人說話、唱歌，都有金石之聲。他們說話的音調比較脆，唱歌比較高亢。陝北民歌跟安徽的黃梅戲、蘇州評彈是不一樣的。東部的人歌聲或戲曲要柔一些，是木聲。咱們先不講什麼宮商角徵羽，就憑自己的感覺去聽這些歌聲，都能感覺它們是不一樣的。西邊的歌，比如《青藏高原》，還有陝北民歌那種感覺，就是金石之聲。你聽一個地方的人說話、唱歌，就可以去猜測他們在五行方面偏重於哪一行。

西方之民有金石之性。金性的人比較明快，彪悍、義氣、也比較忠貞。咱們看看《詩經》的《秦風》，就是秦國那一帶民歌，秦國位於函谷關以西，歷史上看那裡屬於西方之民。秦風跟鄭魏之音就不一樣，鄭魏在中原，《詩經》的一些研究性著作經常講鄭聲淫，鄭魏之音就是一些靡靡之音。西部的詩歌，靡靡之音就要少一些，而是一種剛健之氣。《秦風》有一首《無衣》：「豈曰無衣？與子同袍。王於興師，修我戈矛，與子同仇。豈曰無衣？與子同澤。王於興師，脩我矛戟，與子偕作。豈曰無衣？與子同裳。王於興師，修我甲兵，與子偕行。」朱熹對這首詩有一個註解，說：「秦人之俗，大抵尚氣概，先勇力，忘生輕死，故見於詩如此。」正是因為西部的人有這種質量，周文王伐紂就是從西岐起兵的；秦國統一六國，其發源地也是在西邊；唐朝也是在山西那邊起兵統一的全國；還有共產黨，也是以陝甘寧為根據地，才站穩腳跟的。為什麼從西邊起兵，就更有可能席捲全國呢？與這個地方的民風有很大的關係。

朱熹講：「雍州土厚水深，其民厚重質直。」雍州就在西部，這個地方水土很厚重，老百姓也很厚重，有金的性質，是非常剽悍的，比較有進攻性，也可以說有勢如破竹之勢。金有三個特質：堅、利、涼。堅就是堅硬，金屬是非常堅硬的；利就是鋒利，金屬很鋒利，可以做刀；涼就是寒涼，金屬我們摸上去要比木頭摸上去涼一些。它們在入藥的時候也有這個性質，堅利、寒涼。

石頭在五行上屬金

石頭在五行屬性上是屬金的。石頭經過風化可以成為土，但是土和石有本質的區別。金是堅硬的，石頭也是堅硬的。土不一樣，它乾結了就是堅硬的，一旦得到水，它馬上就開始黏膩、蓬鬆。土上能長出東西來，石頭上則很難長出東西。所以，石頭是屬金的，土是屬土的。我們不能從微觀的物質成分上面來分析，而要從它宏觀的屬性上去認識。這也是我們中國的學問跟西方的學問不一樣的地方。金性堅硬，土性黏膩，木性柔韌。水和火呢？水火無情，一陰一陽而已。

論中醫，先以中國為本

當然有人也許要問，你講的西部，僅僅是就中國而言，如果在國外，又怎麼區分呢？這就很難說了。中醫是立足於我們中國的，如果你要到其他國家去考察那就另當別論了。大禹定九州，把華夏大地定出九個州來治理。大禹是聖人，聖人跟天地之氣比較接近，他的心跟自然更加契合，比普通人更能天人合一，能對整個中國有宏觀的把握，所以能定出九州。

還有，古人經過長期的努力，在成千上萬的植物、動物、礦物中，漸漸摸索、遴選出數百種最佳的，又摸索出哪裡的那種草藥最好，後人將此歸到神農嚐百草，其實也就是說體驗百草，去思考它們的性質，這是一代又一代人努力的結果，也是中國傳統思維方式的產物。中國傳統思維方式跟西方的思維方式完全不同，只有在中國傳統學問的思維方式中才能學好中醫，如果被西方的思維方式牽著鼻子走，這是很麻煩的。

去年，美國有一個研究機構給我看了很多材料，講他們有一個計劃，要在整個美國探索地道藥材，比如，三七，雲南及廣西田林為最好，那麼，美國哪裡種三七最好呢？還有白朮、艾葉，等等，種在美國的哪裡才算地道？美國本土又有哪些地道藥材？這是一個很大的項目，我覺得這個計劃難以實現，所以後來也就沒有聯絡他們。一是因為這不是一個人或者一個團隊就能完成的，需要一代又一代人的摸索。二是因為中醫跟西方的思維方式完全不一樣，雖然現在世界各國都在學習中文，學習中國的傳統文化，但是他們能學到多少，很難說。現在中醫藥大學留學生也是一批一批的，究竟學得怎麼樣？不怎麼樣！沒有這個思維方式做支撐，你想去完成那麼大的一個計劃是根本不可能的。

以石膏為金石統領，辨溫涼當知體用

在金部方藥裡，我們以石膏等金石藥為核心，來統領一大批寒涼的藥。當然，也不是所有的金石藥都是寒涼的，比如雄黃、硫磺就是大熱的。正如不是所有的動物藥都是溫熱的一樣。比如說蚯蚓就是鹹寒的，豬肉是平性的。但有人會問，驢肉不是寒涼的嗎？其實，驢肉本身並不寒涼，甚至偏溫。為什麼大家都說它偏涼呢？並不是說它本身寒涼，而是說它養陰的力度比較大，能清血熱，養陰養血就能清熱，給大家造成一種涼的感覺。其實，它是體溫而用涼，本體是溫的，但用途是涼的。這些東西我們要仔細體會，不能非此即彼，也不能固執在一個象上面。有些藥本身是溫的，但它發揮作用的時候，是涼的；有的藥本身是涼的，發揮其作用的時候又是溫的。這一點，在理解藥性的過程中非常重要，但書裡面不講，我們在用的時候，在觀察這些事物的時候常常會遇到。

寒涼藥

寒涼藥的作用

寒涼藥的作用非常多。但很多中醫書裡對寒涼藥多有批評，因為當寒涼藥用錯了的時候，它剋伐了人體的陽氣，讓人越吃越蔫，說話、走路的力氣都沒有了，也陽痿了，甚至眼睛都看不見了。誤用寒涼藥，還能阻閉氣機，而人又以氣為主，當氣機阻閉住的時候，身體的氣血運化不開，病也會越來越重。所以，我們講寒涼藥的時候，首先講寒涼藥可能導致的不利影響，再去瞭解它的有利的作用，這就比較順暢了。

但也不能因為有人誤用寒涼或者過用寒涼就一味否定寒涼藥，甚至會產生一種憎恨心，看到寒涼藥就討厭，見到某醫生方子裡開了寒涼藥就認為人家水平不行。所有的病都跟火有關，即使是寒症，病久了也會生火。寒涼藥就是用來祛邪火的。火的來路非常多，所以在這一部分，我們要接觸的理論會非常多。

寒涼藥品類多，運用廣而且複雜，要用好涼藥是一大功夫。中醫要善於用火，也要善於用水。佛家講，人世間就是火宅，像一個著了火的宅子，在裡面一刻也不能待。而我們的內心，也有無名業火，很多人天天著急上火。所以，人需要清涼，這也是我們用涼藥的一個原因。

當然，溫藥也需要用。這個世界本身就是寒熱夾雜。這裡一面是三界火宅，人人都有無名業火；另一面這裡又世態炎涼，人心冷酷，凍死你。所以既要清涼，又需要溫暖，該清涼的時候清涼，該溫暖的地方溫暖，不可偏執，有時候還需寒溫並用。這也是組方的一個原則。

寒涼藥有非常多的種類，分類的方法也很多，我覺得，從五味的角度來分，比較易於掌握。寒屬四氣之一，四氣宜跟五味相配，所以有甘寒、苦寒、鹹寒、酸寒、辛寒。這裡的寒，包含涼的意思。

甘寒藥

甘寒，就是既甘甜又寒涼。石膏就是一味甘寒的藥，它不會甜得像白糖，但微微有點甘味。蘆根也是甘寒的，但它很甜，寒涼之性小一些。還有茅根、天冬、麥冬、石斛……都是甘寒的。甘寒入胃，能清氣分，而且甘能入脾，能給人提供能量。它養人是清養，就是用很清的東西來慢慢養人，就像給一顆樹澆一些很清的水。人在大病初癒或者身體比較虛又有浮游之熱的時候需要清養，甘寒恰能清浮游之熱。

甘寒的藥，其實只不過是甘涼而已，它們並不像黃芩、黃連、黃柏那樣寒，或者說，只是微寒，就連石膏都是微寒的。甘寒藥為什麼寒性不大呢？因為辛甘發散為陽，甘入脾，能讓脾運化起來，脾陽一生發，人體都陽氣生起來了，即使藥寒涼一點，也不會太過分。

甘寒首先入胃而清氣分，「胃為燥土，得涼則安」，甘寒藥一入胃，胃就會很舒服。有人說喝中藥會傷胃，這是不對的。有傷胃的中藥，更有養胃的中藥，甘寒藥就能養胃。藥用錯了才會傷胃，用對了不但不會傷胃，反而非常養胃。好的中醫首先考慮到給人保胃氣，「有胃氣則生，無胃氣則死」。懷疑中藥會傷胃，是不正確的觀念；用藥傷胃的醫生，也不是好醫生。

鹹寒藥

鹹寒的藥，如犀角、牡蠣等。牡蠣剛從海邊撿來的很鹹，洗乾淨後，鹹味就不太明顯了，但你依然能從中感受到那種淡淡的鹹。鹹寒的藥也是入胃的，入胃而清血分。我們知道，「胃為多氣多血之府」，所以氣分的熱、血分的熱都會集中到胃裡，轉化為胃熱。

甘寒的藥入胃而清氣分，鹹寒的藥入胃而清血分。可以視熱邪的深淺而選用。

苦寒藥

苦寒的藥寒性比甘寒、鹹寒藥大一些。苦寒藥如黃芩、黃連、黃柏、梔子、知母、龍膽草等。黃芩瀉上焦肺熱，黃連瀉中焦之熱，黃柏瀉下焦之熱，梔子清整個三焦浮游之熱。知母看跟誰跑，它跟黃連，就清胃熱，跟黃柏，就清下焦之熱。人們經常講黃連苦，其實，還有比黃連還苦的藥，那就是龍膽草。龍膽草是極苦的一味藥，主要清肝經濕熱。這幾味苦寒藥力度都很大，用於清實熱。這些就好比強有力的水泵，當大樓著火的時候，就要用它去滅火，但是用得太久就不好了。「苦寒敗胃」，咱們永遠記住這四個字。甘寒養胃，鹹寒對胃也不會有害處，而苦寒絕對敗胃，吃久了就不想吃飯了，所以，龍膽瀉肝湯，很多人喝得太久，飯量就減了。

有人有胃熱，剛開始口臭，舌苔黃、膩，甚至還有牙痛、潰瘍，額頭上長好多痘痘，這是典型的胃中實熱，可用清胃散。當然，在胃熱，並且熱大於濕的時候才能夠用。用清胃散把胃熱一清，飯量馬上就變大了。要是你覺得這方子不錯就繼續吃，吃得太多了，飯量又變小了，因為清胃散是這麼幾個藥：當歸、生地、黃連、丹皮、升麻，其中黃連苦寒敗胃，把胃吃壞了，就比較麻煩。

知柏地黃丸，是在六味地黃丸的基礎上加黃柏和知母，下焦有熱，吃了很舒服，但吃久了，連性慾都沒有了。

還有龍膽瀉肝湯，龍膽草配上黃芩、梔子等，大苦大寒，是大瀉肝熱的。有人應酬特別多，喝酒也特別多，每天的工作就是訓人，又是生氣，又是吃喝，最後就陽痿了，為什麼呢？這往往是濕熱困在肝經，龍膽瀉肝湯就可以考慮用，把濕熱清掉，他這些症狀馬上就減輕了，性生活也正常了。他覺得這方不錯，繼續吃，吃過頭又不行了，因為龍膽草用過了，肝氣泄得太厲害了。肝是需要溫煦的，它體陰而用陽，因為體用不和造成了很濕熱。你把濕熱給清掉了，肝的功能就正常了，但是你繼續用龍膽草之類，就傷了陰陽。好比一支軍隊，一開始是來殺敵人的，敵人殺完了後它還在這，就會欺壓老百姓了。

所以，苦寒藥要盡量少用，防止苦寒敗胃。甚至，甘寒的藥也並不是所有的時候都能用的。比如秋燥感冒，肺中有邪，如果用甘寒藥，痰馬上就會變得特別多。因為有燥象，大家往往想到用點茅根、蘆根、天冬、麥冬之類的東西潤一下，潤燥嘛！但這是一種簡單的思維，沒有抓住病機。殊不知，秋天，人體初感燥邪，燥為次寒，跟秋天的外寒有關，外寒一收斂，肺也跟著收斂，它的一些功能就得不到舒展，人體就會出現燥的假象，這時候你繼續用寒涼藥它就更加收斂，燥象會越來越明顯，同時出現大量的痰。甘寒藥在這種場合下是不能亂用的。

用人要知人善用，根據各人的長處和短處，做到人盡其才，才盡其用，用藥也是如此，一味藥該放在哪就放在哪，不要亂放，學會知藥善用。

其他寒涼藥

至於酸寒藥，最典型的就是白芍了。我們平時主要講甘寒、鹹寒、苦寒，酸寒只說，我們講得不多。白芍我們在這裡就不講了，到以後講養陰藥的時候，咱們還會講到白芍。

還有辛寒藥，其實就是辛涼藥。我們習慣上講辛涼，不講辛寒。辛涼藥薄荷、荊芥等，我們在上次講治外感病的時候已經講過了，所以我們在這裡不講。

凡事都有主次，我們在這部分主要講：甘寒、鹹寒和苦寒三類藥。

第二章

石膏

石膏是比較常用的一味藥。有一個說法，四大藥能夠起死回生：人參、大黃、附子、石膏。因為人死無非四種情況：大實、大虛、大寒、大熱。若是大寒，就要用附子來回陽救逆；若是大熱，就要用到石膏來清熱；若是大虛，就得用人參來補；若是大實，則用大黃來瀉。石膏就是這四大起死回生藥之一。

本經石膏經文詳解

石膏在《神農本草經》中被列為中品。上品的藥都有久服輕身延年的功效，中品藥則不可久服。沒見過誰沒事天天喝石膏的，石膏必須是有熱才能用，尤其是氣分有熱才能用，喝了也不會讓你延年益壽。它僅僅是治病的藥，不是養生的藥。

《神農本草經》是這樣描述石膏的：「石膏，味辛微寒，主中風寒熱，心下逆氣驚喘，口乾苦焦，不能息，腹中堅痛，除鬼邪，產乳，金創，生山谷。」咱們今天就根據《神農本草經》中這麼簡短的一段話，把握石膏的藥性、把石膏的用途全部講完。

經典往往文詞簡略，但是它背後有著非常豐富的內容。經典有陰有陽，有表有裡。就像人體，表是皮膚，裡是五臟六腑。中醫可以根據一個人的五官、膚色、氣色、神采去推其五臟六腑，這是由表入裡。經典也是這樣的，我們可以從經典這麼寥寥幾句話看到經典背後的深意。比如說，

《黃帝內經》在表是理論，在裡有方法。《傷寒論》表的是方劑，在裡的則是理論，它沒有寫上來。《神農本草經》呈現給我們的是藥性，背後則是理論和治病的方法。要獲取完整的學問，不能光看書，因為即使是經典，都只講一半。這就需要靠師承，得有人去引導你讀這些書，去把書裡的內容付諸實踐。很多東西，必須有師父來教才能得到。

我們來把《神農本草經》對石膏的論述逐字分析一下。

「石」字解

把「石膏」這兩個字拆開，一個是「石」，一個是「膏」。

「石」意味著石膏是一種石頭，在質地上比較重，說明它能重鎮，能往下鎮壓人的浮火。火性炎上，火邪往上走，石膏能把它給鎮壓下去，這就是石膏清火的性質的一個方面。

在自然界或人體，邪火都會往上走。比如人上火，總是在上半身，尤其在頭上，很少聽說有人腳上上火的。石膏是入肺經的，清氣分實熱，尤其清肺、胃二經的熱。這二經的熱從何而來？肺是臟腑中位置最高的，五臟六腑所有的火，肺都得在上面給它扛著。胃為五臟六腑之大海，兼收並蓄，是多氣多血之腑，容易生火。五臟六腑的火都會影響肺胃，所以，肺胃之氣是下降的，這樣才能給火很好的出路。肝從左升，肺從右降；脾主升清，胃主降濁，構成人體升降浮沉的正常循環。肺氣胃氣都以下降為順，一旦邪火過大，肺胃降之不及，肺胃二經的火象就明顯了。石膏往下鎮，能夠幫助肺氣和胃氣往下降，火也會隨之而降。這是石字的涵義：鎮壓火邪，順應肺胃之氣下降。

「膏」字解

「膏」字給人潤澤的感覺。比如，潤膚膏、枇杷膏，都是滋潤的。潤，就能生津。石膏裡面含有大量的結晶水，學化學我們知道，生石膏就是每一個硫酸鈣分子結晶七個水分子。硫酸鈣只能微微融於水，石膏起滋潤作用的是其中的結晶水。

生石膏是白色的，晶瑩剔透，所以石給人一種膏的感覺是最好的。生石膏如果發黃，就不能入藥了，吃了以後就會導致淋症，就是一些小便短黃不利、結石之類的病。因為它就不再是純正的甘寒之性了，它結晶時混進了濕熱。

我們通常講的石膏都是生石膏。如果把一塊生石膏放到火裡邊燒，會燒得通紅，冷卻後，它就變得乾枯，那種潤澤的感覺沒有了，因為石膏裡邊的結晶水被燒蒸發了。這時候的石膏就跟生石膏不一樣了，叫熟石膏，或煅石膏。石膏是甘寒的，一旦變成熟石膏，就比較鹹澀，藥性完全變。熟石膏一般是不能內服的，因為它的收澀性太強了。

味辛微寒，主中風寒熱

石膏的氣和味都很薄，「味辛微寒」，辛就能走表散火，宣透鬱熱。

人全身上下有很多毛孔，氣通過毛孔自由出入，人就感覺很通透。當外面有風寒之邪較強的時候，人體衛氣不足以自衛，就開啟第二套防護措施，這也是一種本能的自衛，毛孔閉上了，但這樣一來，正氣在人體內就被遏制住了，人就不通透了，正氣一被遏制，就會成為邪熱。

所以，咱們受了風寒之後就會發熱，發熱不明顯，用普通辛通透表的藥就可以了，如果熱盛，就要加石膏，一方面直接清裡熱，另一方面達表散熱。所以，石膏還是能夠發汗的一味藥。

石膏「主中風寒熱」。「主」就是主治哪些病，「中風寒熱」指的是中外風，人體肌表被外面的風邪所傷，導致了惡寒、發熱。惡寒是因為有表證，發熱是因為人體的正氣被遏鬱在體內了，人體的毛孔被閉合住了，該透出來的熱不能很好的透出來，於是熱就鬱在肌膚之間，然後發熱。這時候都要用到石膏，所以感冒發熱，石膏是經常用的一味藥，這時候熱在氣分。這是「味辛」的作用。

《神農本草經》說石膏微寒，後世很多醫家說石膏大寒。那它到底是微寒還是大寒呢？石膏本身確實是大寒之藥，但是它兼具辛甘之味，而辛甘發散為陽，它的寒性會往外散掉，所以給人的感覺只是微寒。它有大寒之體，微寒之用。它本身是大寒的，但在發揮作用的時候是微寒的，不會過多剋伐人的陽氣。

但這個話也不是絕對的。學中醫要有一種很開放、很靈動的心態，不能把藥性看得太死。藥性就像人的性格那樣，今天脾氣好，他說話會非常得體、緩和；明天脾氣不好，他性格就變了，他做事的方式也變了。藥也是這樣的，石膏，你用對了，就是微寒，甚至感覺不到它的寒，它的寒性全用在清熱上了；你用錯了，它就是大寒，一下把體內那點陽氣給消滅了。而且，一味藥，你還要看它跟誰配伍，有的藥跟涼藥一塊走就是涼的，跟熱藥一塊走就是熱的。

我們要記住，微寒往往意味著甘寒。甘寒走氣分，清氣分的熱，如果是鹹寒那就得走血分了，鹹寒的藥我們在後面要講到。

心下逆氣驚喘

「心下逆氣驚喘」，心下就是胃，胃是主下降的，胃氣下降，則大腸、小腸能往下降濁，讓糟粕往下走。脾主升清，把我們從食物裡吸取來的水穀之精微往上輸送，再通過肺朝百脈、奉心化赤，以氣血的形式輸布到全身。這是人最基本的生理過程。如果胃中有火，胃氣就不往下降反往上升，這就叫「心下逆氣」。

胃氣逆，能造成各種逆證，比如呃逆、嘔吐。胃裡面的東西，不往下走反而往上走，就吐出來了。

「驚」是心經症狀。心火是要下降的，下交於腎，當邪火太盛，心火受擾，不能下行而隨邪火之勢向上浮動，心不藏神，人就容易受驚。

「喘」是肺經症狀，「肺苦氣上逆」，而且肺有肅降作用，能降水，也能降火。邪火又能導致肺氣上逆。「心下逆氣驚喘」，背後都是一個「火」字。當然，並不是所有的驚和喘都得用石膏來治，石膏主要治因為氣分的大熱導致的驚和喘。

本經所列的一個個主治症狀，就像一串串密碼，背後都有它的含義，我們要去破譯。它並不是機械地說某藥治某病，而是通過某藥治某病來表達另一番道理。

口乾苦焦

「口乾苦焦」，也是火導致的。火傷津也，繼而傷陰，會導致口乾、口苦、口焦。苦是火的本味，口苦也多因火。食物在鍋裡面煮糊了，就會有一股焦味。火能夠讓食物變得焦苦，也能夠讓人嘴裡有焦苦的感覺。這兩種焦苦不是一回事，但很相似。當你嘴裡有焦苦感時，你就應該知道這可能是火太大導致的。當然你嘴裡的氣息，肯定不能和鍋裡燒糊的氣息一樣，但是它給你的感覺是一樣的，都是焦苦。這就叫通感。

再比如辛苦，生活的辛苦跟藥物辛苦的味道是兩回事，但它們給人的感覺是一樣的，所以都叫辛苦。某人的日子過得很甜，哪裡甜？你舔不到嚐不到，但他心裡面那種美滋滋的感覺，跟吃東西甜味的感覺是相通的，所以都叫甜。人是有靈氣的，他能夠超越具體的形象或者具體的味道，去尋求一種更高的相通，這就叫通感。靈氣多的人，通感就會多；靈氣少的人，通感就會少。

不能息

「不能息」，一呼一吸為一息。我們講「休息」，也跟呼吸有關，就是讓呼吸緩一緩。莊子講「真人之息以踵，眾人之息以喉」，普通人吸氣只能吸到喉嚨這，然後就呼出來了；真人就是有修行的人，他一吸能吸到腳後跟。這樣講是為了告訴我們，平時的呼吸要深、要綿長。我們可以觀察一個人的呼吸，看他能夠呼吸到哪。有人呼吸是胸腔在動，這說明他的呼吸比較淺。有人呼吸時小肚子一起一伏，那是腹式呼吸，比較深。懂得養生的人，總是會讓自己的呼吸變得非常的深長。

邪火，會讓一個人呼吸表淺。火是往上浮的，火浮則氣浮，呼吸就不能深長，隔一段時間就要使勁吸一口氣，才能舒服。因為腎主納氣，吸氣的動力在腎，腎氣在下面一動，往下一拉，人就自然地吸氣，肺再一合，氣就呼出來了。人的呼吸不光是肺的事，而是肺、腎、脾、胃都在發揮作用。呼吸是養生很必要的功課。

有個成語叫「心浮氣躁」，心一浮，氣就躁，呼吸就不能深長；心一浮，呼吸就不得力，呼吸不得力，心也更容易浮。所以很多人慌張或者壓力大的時候，需要深呼吸，以安定心神。

再者，一個人如果愛慕浮華，也會導致心浮。心一浮，也會影響到呼吸，影響到整個身體健康。

總而言之，「不得息」，有兩個原因，一是邪火令氣浮，二是心氣浮。養生的關鍵在於修心。心不要浮，要沉下來，這是一個人的修養問題，不要以為有修養就會很吃虧，只有沒有修養的人才會覺得有修養會很吃虧。你自己有修養會覺得身心安泰，非常受用，至少你在身體上會比別人好一些。追慕浮華會傷氣，會傷神，還影響你的呼吸，而呼吸又是健康的一個重要環節。

生理和心理永遠都是相通的，咱們不要以為有些東西是心理作用，然後再以為心理作用是虛幻的。其實，心理作用是實實在在的，有的病完完全全就是心理作用導致的，你心慕浮華，氣就會浮躁，臉色就差了，甚至渾身氣機都不順了；你能沉得住氣，呼吸就能深長一些，久而久之，你會更健康。

我們接受任何東西都有四個階段：信、願、行、證，首先你要信它，然後要發願去怎麼做，再去實踐，然後才能驗證，原來真是這麼回事！而信不信，則取決於你的善根。有的人不相信修心、修身能夠給自己帶來好處，則就不存在願和行了，也就永遠不能證實這些對自己有好處。

小到養生，大到修佛，都要經歷這四個步驟。我們在治病的過程中也是這樣的，尤其是治療一些慢性病，要講究一些策略，讓病人生起信心，為打持久戰打好基礎。有個說法叫「醫不扣門」，醫生是不會主動去扣門給你治病的，要看病你得去求醫。醫生如果主動去給人看病，病人就可能會不相信他；只有病人去扣醫生家的門，去求醫，才說明他相信這個醫生，願意讓他看病，這樣醫生治起來就相對容易了，病人會好好吃藥，最後去證實療效。「醫不叩門」是為了堅定病人的信心，其中考慮到了很微妙的心理因素。

腹中堅痛

繼續回到經文，下面是「腹中堅痛」。堅硬而且痛，這是一個實證，是因為有火，火能生氣，邪火生邪氣，導致腹中氣機阻滯，不通則痛，外面摸上去還很堅硬，而且按著更痛。痛是因為是實證。痛分虛實：虛痛喜歡按，按上去就不痛了；實痛則怕按，一按就會痛得更厲害，治療的時候，要看這個實是怎麼來的，是因為氣還是因為瘀血，還是因為有食積……

可以說，絕大部分痛都是氣痛，氣運行不順導致痛。「腹中堅痛」，說白了還是因為火導致的。如果腹中堅痛很多年了，而且一直痛，那就不是石膏能治的了。可能是因為瘀血，也可能因為食積。

除鬼邪

石膏還有一個作用，「除鬼邪」。

現在我們可以捫心自問一下，世界上到底有沒有鬼？有的人說有，有的人說沒有。其實，鬼是一種虛幻的東西，世界上的東西，有陰就有陽，有看得到的就有看不到的，有實實在在存在的，就有虛無縹緲存在的。不管是實還是虛，它都是一種存在。我們的眼睛和耳朵都是有一定感知範圍的，即使我們能看到和聽到的東西，也一樣是有虛有實，有的真相我們看不見，同時我們又會看到很多假相。所以說，「眼見為實」是一種很不負責任的說法。

正常人是看不到鬼的。但正氣虛的人、邪氣旺的人能看到鬼。人一旦生病，有些化驗指標就不在正常值範圍之內，他的知覺也可能不在正常的範圍之內，要麼高要麼低，他就容易看到鬼。也可以說，這是因為痰、瘀、火旺等導致的一些妄知妄覺。尤其是因為火太重，人會見鬼。如果我們把火撤掉，人就不會見鬼了。

而且，石膏是金石之品，甘寒去火，質重能鎮，也有清除浮火、鎮心安神的作用。

產乳

產後沒有乳汁，也可以用石膏來催乳麼？

產乳也要辨證論治，產婦生完孩子以後沒有乳汁有很多原因，這裡針對的是其中的一種：胃熱。首先，產後血虛，血虛就生熱；第二，為了防止產婦受風受寒，房間要非常溫暖，這也可能導致產婦的熱；第三，剛生了小孩，飲食往往非常豐盛，這又可能導致胃熱。這麼多熱，尤其是胃熱，容易導致壅滯，乳汁就不通了。

乳房屬肝經和胃經，其中的乳腺，是屬胃的。當有胃熱的時候，乳房也首當其衝。乳房裡面的一些組織、信道、孔竅被遏住了，所以乳汁不通。這個時候熱在氣分。只有在這種情況下才可以用石膏來清。如果是其他原因的乳汁不通，就要另行考慮了。

例如，生完孩子後，覺得家裡照顧不周到，或者生了孩子自己不滿意，很鬱悶，或者在坐月子期間吵架，肝氣都鬱結了。肝氣鬱結，乳汁也會不通，這就不能用石膏了。還有的人是因為產後氣血虛而沒有乳汁，這就要大補氣血，更不能用生石膏。當然，不管是什麼類型的乳汁不通，只要到最後乳房脹痛不可忍，甚至潰瘍化膿，方子都可以用配伍石膏來清熱。

所以，石膏催乳的作用是不可以一概而論。

金創

金創是因為被刀砍斧剁身體受的傷，往往這種傷口不容易癒合，甚者會潰爛、化膿，當你把這些潰爛、膿血清除以後，還得想讓它趕緊長肉。

「諸痛瘡癢，皆屬於火」，傷口老不愈合就是因為有火邪。所以要清火邪，還要收斂瘡口，促進愈合。石膏寒涼，寒主收引，是可以清火、收斂。清瘡口火邪，宜用生石膏，收口生肌，宜用煅石膏。煅石膏就是把這個石膏燒熟，它就變成微鹹而澀的，收澀性更強。

做豆腐用石膏，這也是在利用石膏的寒性和收澀性，因為寒主凝，澀主斂，兩者共同作用才能讓豆漿凝結起來，成為豆腐或豆腐腦。從中醫角度講，這和石膏用來收口是一個道理。

石膏治金創有一個很有用的方子：

【甘石生肌散】

珍珠二十克，煅爐甘石五十克，熟石膏兩百克，黃丹二十克。用於腐肉已去，收口生肌。

這個方子現在很多書上都有。聽前輩講，在此方基礎之上加上一味狗骨頭，藥效更好。狗骨頭要磨細或煅成灰入該方。

白虎湯

圍繞石膏，我們來講一些方劑，首先就是白虎湯。

【白虎湯】

石膏一斤（一兩），知母六兩（三錢），炙甘草二兩（一錢），粳米六合（五錢）

白虎湯方來自《傷寒論》，尊重原著起見，我們把原書劑量寫出。但我們現在不用當時那個劑量了，括號中寫的，是我們現在常用的劑量。

白虎湯清陽明實熱

白虎湯是用來清陽明實熱的。足陽明是胃經，手陽明是大腸經。陽明經是多氣多血之經。氣多血多就好比有錢，人一有錢就容易頭腦發熱，陽明多氣多血，也容易生熱，臨床上胃熱、大腸熱相當常見。

按照張仲景《傷寒論》的思路，當邪氣侵犯人的體表，要用發汗的方式把它攆走，如果沒有及時攆走，它就會從太陽經傳到陽明經，從而導致胃熱、大腸熱。有人說《傷寒論》描述的陽明病不好把握，其實我們可以把它簡化，知道其入裡化熱，導致胃熱或大腸熱，就好把握了。如果是胃熱就用白虎湯，如果是大腸熱就要讓它往下瀉，用承氣湯類。

歷代注家往往會耍概念，說什麼陽明經證、陽明腑證，我則習慣於把它轉化成大家都聽得懂的語言，一個是胃熱，一個是大腸熱。

白虎湯五大證

胃熱有五大表現：大熱、大汗、大渴、大煩、脈洪大，這也是使用白虎湯的五大症。

大熱就是發高燒，發高燒往往源於陽明；大汗，就是出汗非常多，汗雖為心之液，但出汗還在於陽明之氣的鼓動；大渴，是因為熱傷了津液，需要喝水來補充。大煩，也是因為胃熱，心和胃是相通的，胃熱到一定程度，心就會受到影響，「煩」字是火字旁加一個頁，頁是頭腦，火往頭腦上衝，人就會大煩；脈洪大，就是脈跳的幅度、力度都特別大，速度特別快，這也是火象無疑。這就叫脈洪大。

這五大證，如果全部出現的話，得用白虎湯無疑；如果只出現一兩個，我們也可以考慮用白虎湯。

白虎湯方義及熬法

白虎湯的構成比較簡單，主藥就是石膏和知母，後面的藥都是配上去的。石膏單用的時候的確是微寒的，但是它一旦跟知母配合起來，就再也不是微寒了而是大寒了。

知母是一種植物的根，白色的，外面還長一些毛。入藥則把毛洗掉，切成薄片，它可以清熱養陰。知母是苦的，微辛甘寒，也比較潤滑，主要入肺經、胃經，還入腎經，能夠瀉火止水。它是白色的，白色走氣分，能瀉腎火。之前我們講，白色、青色往往走氣分，尤其是白色走氣分；紅色則走血分。與知母相配的藥還有黃柏。知柏地黃丸是在六味地黃湯的基礎上加黃柏、知母，是瀉腎火的。石膏配知母則瀉肺火、胃火。

關於知母的用法，我們可以抓要點來記：一個是石膏配知母，一個是黃柏配知母。石膏配知母清肺胃之熱，主要在上焦；黃柏配知母清腎裡邊的邪火，主要在下焦。

石膏、知母清熱，又可能會傷胃氣。雖說「胃為燥土，得涼則安」，但大寒大涼也會傷胃，凡事過猶不及。所以，要給胃一些適當的安撫，那就用炙甘草，它是調和諸藥的，能夠減輕石膏、知母的寒性，讓寒性緩緩地發揮作用，不那麼猛烈。

粳米是介於秈米和糯米之間的一種米，有微弱的糯性，也很好吃，這是最養胃的。如果沒有粳米，我們可以用糯米代替；如果連糯米也沒有，也可以用普通的米。退而求其次。米，就是用來養胃氣的。把蒼朮放在淘米水裡漂一漂，它的燥性就減弱了，不會傷胃。米湯也是這樣，在做飯時，先在米裡加上很多水。煮開以後，過濾一遍，過濾出來的就是米湯。喝米湯是非常養胃氣的，生了病的人如果不想吃東西，讓他喝米湯，那是最好的。它不需要消化，也不需要咀嚼，又能夠提供能量，更重要的是它能夠養胃氣。有胃氣則生，無胃氣則死啊！白虎湯用了五錢粳米，也讓藥汁有米湯的性質，能夠養人的胃氣。

熬白虎湯要掌握火候，《傷寒論》講的是「米熟湯成」，熬到米熟了，湯有米湯的感覺，就可以了，然後溫服。我們現在熬白虎湯，可以先煎石膏十五分鐘，因為石膏是一種礦物，比較難煎出汁的，然後再把知母、甘草、粳米倒進去，再熬，其他藥熬的時間要比石膏短一些。

既要打擊邪氣，又要扶植正氣，這是中醫治病的一個原則，時時處處都要用到，幾乎在每一個方子裡面都有體現。有驅邪就有扶正，永遠都是平衡的，絕對不會一味地去打擊誰。

慎用白虎湯

《傷寒論》用白虎湯非常慎重，為什麼呢？張仲景那個時代寒氣是比較重的，所以《傷寒論》用溫藥也用得偏多：桂枝、附子、乾薑等。白虎湯大寒，把身體的陽氣剋伐掉了，所以應該慎用。

從白虎湯這個方名，我們也可以看出這是一個寒涼的方劑。東青龍，西白虎，南朱雀，北玄武。白虎就意味著西邊，西邊對應的是寒涼、是秋天。秋天的西風，能讓人很涼爽，也能把世界吹得一片肅殺。白虎據說是最凶殘的老虎，有童謠講「老虎不吃人」，一般的老虎，不餓的時候，沒有受到人的侵犯和威脅的時候，是不會吃人的，但白虎不一樣，牠殺氣最重。白虎湯當用得好的時候有作用，用得不好的時候就有殺氣，所以古代的醫家用白虎湯都非常慎重。

傳說，《傷寒論》的編者，西晉名醫王叔和，有一次他母親病了，可能出現了大熱、大煩、大渴之類的症狀，王叔和用了很多方法治不好，非常著急。晚上，母親在屋裡奄奄一息，他一個人在院子裡焦頭爛額地踱步，還一邊嘮叨：「若非親生母，必用白虎湯！」他不敢用白虎湯，怕用了危險，因為是親生母親，所以他瞻前顧後。他的一位學生聽了這話，就趕緊自作主張開了一劑白虎湯給老太太喝下去了，老太太喝了病就好了。王叔和非常驚訝，那位學生就說：「我敢用白虎湯，因為不是我親媽。」

醫生也是人，也有自己的心理障礙，自己親人生病的時候，他會想得尤其多，情深則意重，醫者意也，用意過度也會束縛手腳。

清胃散

有人會問，清胃熱的方劑不是還有個清胃散嗎？對。清胃散是這樣的：

【清胃散】

黃連、生地、升麻、丹皮、當歸

白虎湯和清胃散都是清胃熱的，那二者有什麼區別呢？白虎湯主要針對的是外感引起的陽明實熱，這種熱還在氣分；而清胃散往往針對那種積了很久，而且都傷了陰的胃熱，這種熱在往往血分。

清胃散中，黃連苦寒，瀉中焦之熱，它氣分血分都走，這是主藥。胃為多氣多血之府，容易生熱，熱久了就會影響血，所以用生地和丹皮來涼血。「胃為燥土，得涼則安」，生地、丹皮、黃連都是寒涼藥，且味苦能降，順隨了胃氣的下降之性，火也會隨胃氣而降。但不能一味往下降，再加升麻來兼顧一下脾，脾主升清，升麻能升清，清氣往上升也就意味著濁氣往下降。也不能一味用寒涼藥，還得加一味溫藥來平衡一下，這便是當歸，而且當歸配生地能養血生血，養血又有助於清熱，這都是胃所需要的。

清胃散對於雜病類的胃熱非常有效果，它是通過養胃來清胃的，其中的當歸、生地都是帶補的藥。現代人有的飲食過度，導致胃中積熱，典型的症狀就是口臭，你和他面對面說話都會感覺到；他的牙齦就會萎縮得特別快，牙齒也會爛得特別快，甚至還會經常牙痛。有人說，牙痛牙爛，是因為蟲蛀牙。其實，蛀牙也跟胃火有關，當胃裡有火的時候，就會有一股濁氣往上衝，衝到嘴裡，在這種汙濁的氣息中就容易生細菌。所以治蛀牙依然要清胃熱。清胃散對於這類人來說，是一個非常好的方劑，經常用的。

有的版本的清胃散，在這五個藥的基礎上又加了一味石膏，這就加大了它清胃的力度，氣血兩清啊。清胃散中的黃連通常用量較少。一般每劑一錢，也就是三克，所以，清胃散即使稍微多喝一段時間也是不要緊的，極能養胃；但也不要喝太久，畢竟黃連是苦的，生地、丹皮是寒的，苦寒敗胃，喝久了可能會對胃不好。物極必反，一定要注意掌握一個度。

白虎湯的加減

白虎湯有一些加減。如果白虎湯用得太遲了，陽明之熱已經傷了津液，傷了氣，人都渴得不行，甚至有點氣短了，此時應該在白虎湯的基礎上加人參，這個方子叫人參白虎湯。現在，我們經常用西洋參代替人參。西洋參跟張仲景時代的人參更為接近，能補氣，又能生津。西洋參並不是個頭越大越好，最好的西洋參，一般像手指那麼大的，皮薄而黃，橫紋緻密，嚐之先苦而甜，還夾雜著一種蒿子桿的味道。只需要嚐一點點，馬上就會覺得津液滿口。這樣的西洋參是最益氣生津的。

除了有之前說的白虎湯五大症，還出現了骨節煩痛，尤其是手的骨節煩痛，那麼，白虎湯中還要加一點桂枝，這就是白虎加桂枝湯。桂枝是用來調和營衛的，能夠往四肢走。

如果手指關節出現了很明顯的熱象，又出現了濕症，那麼在白虎湯裡要加上蒼朮，蒼朮是化濕的。這就叫白虎加朮湯，或者叫白虎加蒼朮湯。

白虎加桂枝湯、白虎加蒼朮湯是在治療風濕性關節炎的時候用的。痛到關節發紅發熱，就用幾劑白虎湯加桂枝或加蒼朮都好。這是因為體內有熱，就用這種方式來清。

用到石膏的其他經典方劑

竹葉石膏湯

【竹葉石膏湯】

竹葉五錢，石膏八錢，人參二錢，半夏三錢，麥冬三錢，甘草一錢，粳米五錢。

竹葉石膏湯其實就是白虎湯的加減。這個方子主要是用於外感病後期收尾的，所有的發熱都要消耗人體的氣血津液，在大熱已退、餘熱未清、津液已傷的情況下，要清餘熱，還要趕緊給人體補水。因為熱並不是很大，所以去掉知母，光用石膏就行了。竹葉清心火，通大腸，利小便，能把心火通過大腸、小便排出去，給邪熱以出路。能致一服，不致一死，要盡量把邪氣趕出去，不要悶在體內亂打。

後面的人參、半夏、麥冬、甘草、粳米，這又是《金匱要略》中的麥門冬湯。人參益氣生津，補脾補肺，也補充必要的津液。但是，人參補水分的力量依然不夠，還要加麥冬。麥冬是半透明的，甘寒生津，特別能給人體補充津液。熱病消耗的津液都上哪兒去了呢？一部分是作為汗液排掉了，另一部分是被熱邪煉乾了。津液煉乾就是痰，所以，熱病之後體內往往有痰，所以加半夏來化痰。甘草、粳米依然是調和胃氣的。其實麥門冬湯也是個能化痰，又能生津的一劑藥。竹葉石膏湯，既可以理解為白虎湯去掉知母加竹葉、人參、半夏、麥冬，也可以把它理解成麥門冬湯加石膏、竹葉，方子是變化無窮的，不需要去背，要靈活掌握，在看病的過程中靈活運用。

看到人參、麥冬，我們就會想到生脈飲。它是由人參、麥冬、五味子組成的。竹葉石膏湯為什麼沒有用五味子呢？因為五味子兼有酸苦甘辛鹹五種味道，又以酸味為主，能夠入五臟，收斂五臟精氣的。雖然書上、古人都講它只收斂正氣，而不收斂邪氣，但它畢竟是以酸為主，酸就能收，誰能保證它一丁點兒邪氣都不收斂呢？所以慎重起見還是不要用。中醫處方用藥是非常謹慎的。人的身體，是非常寶貴、有尊嚴的，千萬不要什麼都往裡塞。

治病都要懂得善後，竹葉石膏湯往往是一個善後方，一年四季發熱病善後都可以用，尤其是夏天暑證善後，用竹葉石膏湯尤其好。

麻杏石甘湯與大青龍湯

用到石膏的還有麻杏石甘湯，由麻黃、杏仁、石膏、甘草這四味藥組成：麻黃開肺竅，杏仁降肺氣，石膏清肺熱，甘草緩肺急，這四句話就概括了麻杏石甘湯的原理和作用。表有邪氣，肺氣不通，熱在肺胃之中越積越多，用麻黃和杏仁來開肺氣。肺氣通達了，熱就容易散去。光開肺散熱還不夠，同時還得用石膏直接清熱。再加甘草，一則甘以緩之，緩和一下肺裡緊張的局勢，二則調和諸藥。這樣，在表的邪散掉了，在裡的熱也清掉了。

大青龍湯，是在麻杏石甘湯的基礎上加減而來的，也有人說是在桂枝湯的基礎上加減來的。大青龍湯在麻杏石甘湯的基礎上加上桂枝，發汗的力度更大。而且還加了生薑和大棗，鼓動胃氣，繼續加大發汗的力度。現在大青龍湯一般的都不怎麼用，我們用到麻杏石甘湯就夠了，因為大青龍湯非常峻烈，一般也就是一劑一劑地開，對症而用。

玉泉散

最後說說玉泉散。玉泉散的組成非常簡單，就是石膏、滑石、甘草。

玉泉散，可以顧名思義。泉，往往是小便的委婉說法。比如，縮泉丸，就是讓人的小便變少，尤其是夜尿變少。玉泉散也跟小便有關，它能讓人的小便解得像玉一樣清澈。夏天，很多人受了點熱，就會心煩，小便發黃，到醫院一檢查，裡面甚至有潛血，一個玉泉散就能解決這個問題。

玉泉散其實就是在六一散的基礎上加生石膏。六份重量的滑石和一份重量的甘草，組成六一散，專門針對暑天濕氣阻滯。滑石的氣味很淡，質地很重，淡就能滲濕，能通竅；重就能讓濕往下帶，最終通過淡滲，從小便排出去。滑石非常便宜，但作用卻非常神奇。它能滑掉人體的濕，打通阻滯；在治各種結石方面也有非常獨到的功效，顧名思義，它能把結石給滑了。

夏天暑邪當令，暑就是由濕熱二氣組成的，暑氣導致人體的很多孔竅不通，阻礙氣血運行，熱就容易堆積起來，熱一盛，就會影響到小便，讓小便發黃發紅，這時候用玉泉散。石膏清氣分的熱，六一散化濕開竅，同時也清氣分，如果與竹葉石膏湯一塊合用，效果也會非常好。

善用石膏

總之，石膏這味藥，很重要，也很簡單、好理解，它針對的就是大熱，尤其是氣分的熱引起的各種疾病。我們善用石膏。北京過去有四大名醫，其中有一位叫孔伯華，他在北京就被稱為「石膏孔」，因為他特別善於用石膏，在很多方子裡面他都會加上一味石膏。他是在北京看病，北京這個地方自古就比較發達，養尊處優的人非常多。孔伯華是當時民國時期和解放後的一段時間都在北京做醫生，找他看病的人社會地位也比較高，不存在吃不飽飯的，往往都是一些吃多了的，還有一些火氣比較旺的，內熱比較重，用石膏來給他們清清熱，非常合適。現在，在北京看到很多的糖尿病都是內熱非常重，清熱會用到很多方法，大多會用到石膏。在治糖尿病的時候石膏是經常要用到的一味藥。我師父常講：「血糖不降，重用石膏。」血糖不降是因為氣分有熱，影響到血，血分的熱還不算太深重。通過石膏清氣分，兼及血分，血糖就會降下來。當然，這樣做的前提是辨證論治。

第三章

蘆根、茅根、天花粉

甘寒藥，種類和用法很多。有人說用寒涼藥就會傷胃、傷氣血、傷陽，確實如此。但如果運用得當，就不會了。所以，甘寒藥在臨床使用中頗費拿捏。但也有很多甘寒藥，以甘為主，寒性其實很小，比如蘆根、茅根、天花粉，這都是我們經常用的甘寒藥。

蘆根

蘆根就是蘆葦的根。蘆葦長在淡水河流湖泊裡，能高出水面一丈，秋天開白色的蘆花。中國絕大多數地方都有，江蘇的陽澄湖、安徽的泊湖、江西的鄱陽湖、河北的白洋淀，這些地方的蘆根都是非常好的。

利水生津通竅

《詩經》有「蒹葭蒼蒼，白露為霜」之句。「蒹葭」就是蘆葦。到了晚秋，蘆葦枯萎的時節，整個水面上看上去是蒼茫的一片。天氣更冷了，白露為霜了。人在這時候就會更加思念親人，渴望溫情。此時，正是採挖蘆根的季節。

秋天蘆葦雖然枯萎，但它的根依然是活的。蘆根一年四季都在水裡，得水氣，所以能養陰生津；長在水裡，還意味著它對水有耐受力，所以有利水的作用。

水是生命的本源，但必須是活水，如果是死水、邪水，又會給身體帶來害處。蘆根能夠養足人體的活水，同時排掉死水、邪水。很多養陰生津的藥，在給人體補水的同時往往會生出濕，比如生地、熟地、天冬、麥冬等，沒有能夠及時運化就很容易生痰。唯獨蘆根不一樣，它的作用是雙向的。所以，尤其對於痰性體質的人，既要給他化痰，又要給他養陰生津，蘆根就是最佳選擇。

開竅和胃

人體也有很多孔竅，可開可合，如果被痰濕等邪氣堵住了，這些竅開不了，人就會生病。蘆根有節，中間是空的，凡是有節的就能通，比如竹子有節，入藥的竹瀝都是能夠打開人體孔竅。蘆根有點像竹子，但跟竹子不一樣，在它的壁上還有很多小孔，這意味著它開竅的作用更強，以竅開竅，能通人的上下。由此我們還可以想到石菖蒲，芳香而有節，所以開竅的力度大一些，但滲濕的力度不如蘆根，因為蘆根味淡，淡能滲濕。

蘆根入陽明經，通大腸、胃，走肺、脾、腎。很多本草書上說蘆根能夠除煩。煩，與火有關，而且火到腦袋上去了。心煩則意亂，也是由於火的擾動。蘆根能除煩，是因為它能夠通心氣，除內熱。而內熱積累，也往往是因為體內孔竅不通。

蘆根還能止嘔，因為它養胃，通陽明，能安定中焦。蘆根一直往淤泥裡邊扎，這說明它是往下走的。人體肺氣和胃氣都是往下走的，蘆根能讓胃氣往下走，所以可以止嘔。蘆根出淤泥而不染，跟蓮藕很相似，它能夠讓人體的清氣上升，所以蘆根能夠肅清上焦，潤肺陰，降肺氣。「肺苦氣上逆」，肺氣往上逆，人就會非常難受，蘆根恰好又是降的。

蘆根集這麼多功能於一身，能升能降，是非常好用的一味藥。

蘆根要以水裡面生長的、比較肥厚的好。我們現在用的蘆根都是乾蘆根，是淡黃色或白色的，不能發綠。如果是湖面退水了，蘆根露出水面，暴露在空氣裡一段時間就不能用了，吃了對人不好。

千金葦莖湯

用蘆根為主藥的，有一個很有名的方子，叫千金葦莖湯。

【千金葦莖湯】

蘆根、薏米、桃仁、冬瓜子。

千金葦莖湯方解

這個方子來自孫思邈的《千金要方》，原方是葦莖、瓜瓣、薏米、桃仁。

葦莖本來是蘆葦的桿，我們在臨床上發現蘆葦桿的作用沒有蘆根好，後來就改用蘆根了。蘆根能夠通肺胃之結氣，又能潤肺生津。

瓜瓣是什麼，歷來有爭議，我們現在用冬瓜子。它有散結的作用，能夠治體內的各種氣結、血凝，還能夠消除垢膩，清掉體內一些汙濁的東西。而且冬瓜子走肝經，可以泄肝熱，對肝的解毒功能還有一定的輔助作用。

薏米是我們經常吃的，能夠下氣、利水，把肺裡的邪火瀉掉，又不傷正氣。

桃仁與紅花是對藥，用來活血化瘀。桃仁通血，走六腑，紅花通氣走表，又走五臟，桃仁紅花一起用就表裡、五臟六腑都走，桃仁在這裡是通腑而下肺中血痹的，但又不宜過於動血，所以不用紅花。

治療肺癰

《千金方》說，千金葦莖湯是用來治肺癰的。肺癰，顧名思義就是肺被壅塞住了，而肺被壅塞住，無非就是痰或者瘀血。

我們應該見過豬肺，其中有很多孔竅，那裡面很髒，不容易洗乾淨，所以一般人不吃它。人的肺裡面也有很多的孔竅，孔竅被痰、瘀血塞起來了，就出現肺癰，頑痰死血在面越壅越厲害，就會發熱，一發熱裡面又會化膿，人就會非常難受。此時就要用千金葦莖湯。

蘆根通氣，桃仁通血，冬瓜子散結、驅逐汙垢，薏米下氣利水，這四味藥就一起達成清肺除癰的作用。

肺癰型感冒的形成及治療

提起肺癰，我們可能覺得它不常見，離我們很遠，其實不然。

現在很多感冒，醫院治療往往服用或注射抗病毒藥乃至抗生素之類，把邪氣鎮壓下去，而沒能透散出去。雖然西藥也有透散的，比如一些發汗的藥。但現在很多醫生在治感冒的時候為了省事，發燒就給你退燒，發炎就給你消炎，抗生素之類的用上去，都是非常寒涼的藥。或者輸液，輸液本身就是一瓶涼水往裡注射，消耗人體的陽氣不說，還把一些邪氣往體內壓。這些邪氣在肺裡透散不出來，就壅在肺裡了。所以現在很多人感冒了一段時間，痰特別多，又感覺到胸悶，這往往是肺壅滯型感冒（因為還沒有形成癰，也沒有中醫「肺癰」所列症狀，所以我們稱其為「肺壅」，就是肺氣壅滯，它與肺癰僅一步之遙）。通過各種儀器和指針檢查，可能覺得那並不是很嚴重，但從中醫角度講，它其實已經構成輕微的肺壅了。千金葦莖湯在治療這種感冒的時候就可以用。

清化上焦熱痰

我們還可以推而廣之：凡是上焦有熱痰，都可以用千金葦莖湯。上焦在心肺，這一帶有熱痰都可以用千金葦莖湯。人體的上部有膿，也可以用。膿也是一種痰，是氣血所化。千金葦莖湯的這一妙用是我們師門所傳的一個要訣。所以這個方子妙用無窮，因為上焦的熱痰的範圍太廣了，涉及的病種非常多，在這裡我也只能略表一二。要更深地瞭解它的應用還需要結合各種臨床病例來分析。

比如，鼻炎到了流膿鼻涕的時候，咽炎到了咳吐濃痰的時候，都可以用千金葦莖湯的加減來治，效果非常好。

蘆筍

蘆根到了春天的時候就要發芽，長出像筍子那樣的東西，這就是蘆筍。

注意，這裡說的蘆筍，跟現在菜市場裡賣的，據說有抗癌作用，甚至被做成蘆筍片的那種蘆筍不是一個東西。那個是旱地上培養出來的，這裡講的蘆筍是水裡面培養出來的。

人吃多了魚就會中魚毒，蘆根裡長出來的蘆筍就可以解魚毒，所以可以跟魚一塊燉，味道非常鮮美。

當然，如果沒有蘆筍，直接用蘆根來解魚毒也可以。

藕在某種程度上也可以解魚毒，它們和魚都是長在水裡的東西，是同氣相求的。

蘆根配伍舉例及其他

蘆根配青黛

蘆根配青黛，本來是一個治療胃潰瘍的偏方，叫蘆根青黛散。蘆根甘寒，養陰生津，胃也非常喜歡甘寒的東西。青黛是用板藍根的整株植物提煉的，板藍根善於清熱解毒，青黛也一樣，而且善治潰瘍。用於治各種潰瘍的八味錫類散的主要成分就是青黛。

在辨證論治的基礎之上，在方子裡面加蘆根和青黛，對治療胃潰瘍效果非常好。

蘆根配滑石

蘆根還可以治療各種結石，因為它可以補水。水的用處非常多，刷盤子、洗碗、拖地都要用水。治療人體的五臟六腑，就像刷盤子洗碗，五臟六腑弄髒了要洗洗。在藥裡面加蘆根，就好比刷盤子拖地要用水。體內的結石就是汙垢。我們刷開水瓶裡的水鹼要加醋，或者加鹽酸、固體酸，同時還要加水。治療結石經常用的藥比如滑石，它能夠把結石滑掉，而且滑石還能清利濕熱，把產生結石的源頭拿掉。但單用滑石是沒有用的，還得加水，這水就是蘆根。

此外，腎結石可以再加上海金砂、金錢草、大薊、小薊，膽結石還可以加上梔子。膽為少陽，屬半表半裡，《傷寒論》治少陽的方子是小柴胡湯，膽結石可用小柴胡湯加上滑石、蘆根；如果是肝鬱，可以用逍遙散再加上滑石和蘆根。當然要清除結石是需要時間的，需要慢慢化掉。

活水蘆根，去須去節

這裡我們講的是乾蘆根。清朝以及民國的醫家治病，往往喜歡寫「活水蘆根」或「鮮蘆根」，也就是在活水裡面養的新鮮的蘆根，剛挖出來的更好。因為新鮮的蘆根更有生生之氣。生長在活水裡面，又有靈性，而且乾淨，沒有汙垢。

蘆根挖出來的時候，旁邊有很多鬚，要把鬚去掉。更講究一點的，有的方子開蘆根還要求去節，就像用麻黃的時候也要把節去掉。麻黃是用來通汗毛孔的，它是一味開竅的藥，蘆根在這裡也是一味開竅的藥，而節意味著不通，去節，其通利作用更好。此外，節往往比較重，而且往往有泥，這也是用蘆根去節的一個重要原因。

中藥計量問題

所以，古人開蘆根往往不用重量來衡量，而用體積來衡量。千金葦莖湯原方講葦莖用二升，就是講體積。《傷寒論》也是，有的藥用重量單位去衡量，有的藥用體積單位去衡量，因為重量並不是衡量藥的唯一標準。

《傷寒論》中很多地方都用附子大者一枚，一枚大附子就行了。比如這枚大附子重十五克，如果拿三枚重五克的小附子來代替它，這就不是一回事了。所以，《傷寒論》裡面藥的計量是非常講究的。《千金方》也非常講究。

我們現在就不講究了，單位要統一，所有的都用克作單位。有時候出入反而大了。所以，該統一時要統一，不該統一時就不要統一。

蘆根使用禁忌

蘆根看上去是一味很平和的藥，但用起來依然有很多禁忌。

比如，中焦虛寒就不要吃這味藥了，風象比較明顯的時候，剛開始也不要用蘆根，因為蘆根補水，風太大了就不要來太多的水。有一個成語叫「風生水起」，風太大的時後如果水再漲，那就可能波浪滔天。也就是說，當人體的風太大時還給他養陰，可能養不了陰就要生出很多痰來。之前我們說過，蘆根不生痰，但這也是有一定限度的，你把它惹急了它還是會生痰的。就好比一個人，他一般不生氣，但把他惹急了，他還是會生氣的，什麼事要有一個度。

茅根

和蘆根經常一塊用的還有茅根。

茅根的性狀與用途

茅根就是茅草的根。茅草在全國各地都很常見，尤其是人跡罕至的荒地裡，高的大概有半人高，秋天開出白色的茅花，然後枯萎。茅根色白有節，中間有一根很硬的芯。

茅根甘寒，入血分。通常挖出來的茅根是白色的，但有的會發紫，發紫就意味著它能入血分。茅根養陰生津涼血，能夠清除人體的浮熱。在血分，茅根能夠化瘀、消血熱；在氣分，茅根能止渴、利水，把人體上方的熱通過利水的方式從小便往下排。有些結石，只要有血熱的症狀，就可以用到茅根。一切的潰瘍、一切的出血病，還有黃疸之類的，只要是因為有血熱，都可以用茅根。

甘寒養胃

嚴重的實熱，要用苦寒的藥來清，苦寒的藥是瀉熱瀉得最快的。如果是虛熱，或者熱已經滲透到血分裡去了，滲透得很深，扎根得很頑固，苦寒藥就沒用了，就得用甘寒的藥，如茅根之類。一面養陰，補正氣，另一面適當地瀉熱，這樣就不傷胃氣。蘆根、茅根都是養胃的，而不是傷胃的。「胃為多氣多血之府」，多氣就會導致氣熱，多血就會導致血熱，所以一旦氣血不調，胃熱就會出現。蘆根走氣分，清熱養胃，茅根走血分，也清熱養胃，所以兩藥共享。而且蘆根生活在水裡，茅根生活在土裡，可以說是氣血兼顧，水陸並進，用它來養胃是非常好的。

說「中藥傷胃」的人，其實是連中醫最基本原理都不懂了。中醫都是首先要固護胃氣，因為人只有胃氣足，才能吃飯，能喝藥。胃中邪火熾盛，津液不足，必然飲食不化，藥物也不能很好吸收，這就要求我們善於用甘寒的藥，善於在用藥治病的過程中養胃。所以，我們的處方是要經常變的，病變藥變。有人提到中藥就會說中藥非常苦，其實並不是所有的中藥都苦。苦寒敗胃，甘寒養胃，用過苦寒的藥以後，我們還要把胃氣給養起來，胃陰不足就甘寒養陰，胃陽不足就健脾升陽。胃為五臟六腑之海，對於現代人來說，因為吃得多，胃每天都要超負荷地運轉，導致的胃熱也多，所以在治病的過程中，尤其需要茅根等甘寒之品來生津養胃。當然，如果是中焦虛寒，那就不宜用茅根了。

民間偏方，常用茅根

茅根在民間的很多土方中經常用到。南方有人得腎炎，就在家天天煎茅根湯喝，喝了一陣子病就好了。還有人用玉米鬚來調理身體，有些水腫得比較厲害的，用玉米鬚熬水喝，久而久之也能喝好了；如果是血熱比較嚴重，舌頭一伸出來，舌頭發紅，小紅點特別多，就跟血熱有關，也可以堅持熬茅根喝。民間的這些療法，有的有效，有的無效，因為缺少辨證。民間的一些土方法，用的是中藥，其實也蘊藏著一定的中醫原理，但畢竟缺少理性的歸納。真正的中醫是要講究望聞問切辨證論治的。民間的偏方，既然是「偏」，就意味著即使是把病治好了，也只是歪打正著。只有你用正統的中醫思想去駕馭這些偏方，才能讓這些偏方成為一個正方，真正有用、屢試不爽。所以我們要尊重偏方，又不要迷信偏方。比如說，前面我們講過的「蘆根青黛散」，治胃潰瘍有沒有效呢？有效。如果我們能辨證論治，用中醫的思維去分析它，明白了它的道理，以後再用它，就會用得比偏方的作用更強更大，這就等於把偏方給招安過來了。

茅針和茅花

茅根在春天即將發芽的時候往往會長出一些尖銳的針來，這叫茅針。用茅針煎水喝，可潰膿。茅針有生發的力度，當膿透不出來的時候，說明身體的生發的機能不夠，所以用茅針幫助它生發一下，這是一層意思；還有一層意思，茅針是一種針，針就能刺破，一刺破，膿自然就潰爛了。

秋天茅花開了，是白色絨狀的，它可以止血。比如手割破了，用茅花捂在上面，很快就能止血。茅根、茅針和茅花，是我們必要的時候可以隨手拿來用的藥。

天花粉

天花粉

甘寒類的藥還有天花粉，也叫花粉。天花粉並不是某種花的粉，而是瓜蔞的根。

瓜蔞是一種長藤植物，挖出根刮去皮，裡面就是花粉。瓜蔞，也可以寫作栝樓。花粉，性味甘，微苦、微酸、微寒，能清肺胃之熱，能化痰、止渴、生津、消腫散結。結跟熱有關，天花粉能清熱散結，還能化痰，很多腫和結都是痰造成的。把痰和熱化掉，腫和結自然就沒有了。花粉是往下走的藥，因為它是根，根通常往下走。所以，下焦有痰的時候，也往往用到花粉。花粉是白色的，白色能入肺。能潤肺，它又從肺裡面往下走，肺跟大腸相表裡，花粉經過大腸，能降氣，降氣跟它往下降的功能相關；能化痰，能把肺裡的痰濁一直往下降，最後讓痰濁從大腸排出去，是化痰的一味好藥。因此，花粉的作用可以總結為潤肺、降氣、化痰、清腸。

瓜蔞與瓜蔞薤白湯

花粉是瓜蔞的根。瓜蔞這種植物，很多部位都能入藥。瓜蔞的果實是一種金黃色小瓜，比較可愛，在很多地方都有。整個果實入藥，叫全瓜蔞，果皮入藥就叫瓜蔞皮。瓜蔞皮甘、微寒，偏於走表、走肺，主治胸部、肺部疾病。

《傷寒論》裡有兩個非常有名的方子，一個叫瓜蔞薤白白酒湯，還有一個是瓜蔞薤白半夏湯。這兩個方子是有相同之處的，主藥都是瓜蔞和薤白。瓜蔞我們知道它是化痰的。「脾為生痰之源，肺為貯痰之器」。人為什麼會有痰呢？是因為「脾」運化水濕不利，沒有把人體的水穀精微運化開，就生出痰來了。

脾主升清，脾把水穀精微往肺裡輸送，同樣的道理，脾也會把痰往肺裡輸送。如果脾輸送的是水穀精微，是一些好東西，那麼肺朝百脈，會迅速把這些好東西分發下去，輸配全身；如果脾輸送的是痰，那麼肺發不下去，肺裡面的痰就會越積越多。所以這叫「脾為生痰之源，肺為貯痰之器」。肺成了盛痰的器皿，痰一多，肺就被壅塞住了。這時候就要用瓜蔞、薤白。瓜蔞是化痰的，能夠把痰化掉，還能讓痰往下走。薤白呢，可以開心陽、通心陽，通胸中之陽。肺有肺陽，心有心陽。薤白既能振奮肺陽，又能振奮心陽，還能散氣，通胃，通大腸。它能開肺，把瓜蔞化掉的痰先通到胃，再通到大腸，最後把它排了。薤白還是一味很滑利的藥，如果大便不爽利，薤白在上面打開肺氣，能夠讓大便變得更容易解下來。

薤白不僅能夠化痰，還有散血的作用。瓜蔞、薤白開胸陽，是治療胸悶胸痹經常用的一個對藥。假如陽虛比較厲害，可以在瓜蔞、薤白裡面加一點白酒，酒行四體，從而加大瓜蔞、薤白的作用。假如痰濁比較多，可以在瓜蔞、薤白裡面加一味半夏，就是瓜蔞薤白半夏湯。《傷寒論》裡面的方子也沒有必要一個一個的去記，我們要記主要的藥，然後記它的加減。比如說很多方子就是在「桂枝湯」的基礎上進行加減的，我們記住桂枝湯，然後根據什麼樣的病機加什麼藥，根據什麼樣的情況減什麼藥，記住加減，才更接近《傷寒論》的本意。遇到陽虛的，可以加白酒；遇到胃氣上逆、痰濁上壅的，可以加半夏。

胸痹及其用藥

胸痹就是感覺胸部疼，一動或者一吸氣，疼痛從胸部牽引到後背。現在知識分子、白領得胸痹比較多，瓜蔞薤白半夏湯會經常用到。在具體臨床使用的過程中，還可以再加一些藥，比如說瓜蔞配浙貝，瓜蔞是一味化痰的藥，配上浙貝，化痰的力度會更大，浙貝也走肺，化熱痰。如果病人的痰不知道是熱痰還是寒痰，也可能是寒痰、熱痰夾雜的，那麼就用瓜蔞、浙貝化熱痰，用陳皮、半夏化寒痰，四味藥一塊用。瓜蔞、浙貝、陳皮、半夏基本上都是走氣分的，還可以加一味走血分的藥，如當歸、紅花，甚至可以加一味川芎。在治「氣」的時候要兼顧「血」，在治「血」的時候要兼顧「氣」，這是治病或者開處方的原則。所以在治胸痹的時候，以氣分藥為主，因為胸痹偏在氣分一些，但可以加一些血分藥，比如加一些紅花，當歸，川芎之類的。

瓜蔞仁

瓜蔞裡面的子叫「瓜蔞仁」，瓜蔞仁也是甘、微寒的藥，性質跟瓜蔞皮有點相似，所不同的是，凡是仁，裡面就有油脂，安徽有很多人拿它當瓜子吃，瓜蔞仁比葵瓜子還好吃。瓜蔞仁很潤，能化痰、潤腸，吃了非常舒服。尤其現代人，吃得比較好，體內痰比較多，熱比較重，熱一重腸就不潤，或者說腸裡面的濕熱就重，大便就容易不通暢。這種人吃瓜蔞子，大便也通了，體內的痰也化了，身體也輕鬆了，很舒服。瓜蔞仁能降火、下氣、化痰。

前面講的瓜蔞薤白湯，如果這個人大便很稀，那麼我們就要用瓜蔞皮，而不要用瓜蔞仁了。如果他大便稀的話你再用瓜蔞仁，大便就更稀了。如果他大便很乾的話，那麼我們可以全瓜蔞，既用了瓜蔞皮也用了瓜蔞仁，這個就是一個兼顧。其實一個方子它的用藥有時候都是沒有固定的。我們要根據具體的情況而定。

小陷胸湯

還有一個用到瓜蔞的方子：小陷胸湯，也是《傷寒論》裡面很有名的一個方子。小陷胸湯就是半夏、黃連、瓜蔞三味藥，非常好記。黃連清熱、清中焦；半夏化痰、化中焦；瓜蔞潤下，能把上焦中焦的痰往下引。

這個方子治療傷寒誤下，痰熱壅滯胸中，不能下行而作痛。外感病，邪氣還在肺裡，如果治療時不去宣肺發汗，而是讓它往下走，拉一下肚子，或者用一些往下走的藥，結果肺以下的東西雖然泄掉了，邪氣依然在肺裡，再也透不出去了，會導致痰熱壅在胸中，壅在肺裡。痰和熱全部壅在這裡，會非常痛，一按會更痛。這時候就要用黃連清熱，用半夏、瓜蔞化痰。半夏是溫化痰飲的一味藥，瓜蔞是一味寒涼藥，體現了「寒溫並用來化痰」的思想。熱痰要用涼藥來化，但是考慮到「溫化痰飲」，所以用了溫藥半夏、涼藥瓜蔞和苦寒的黃連，構成「小陷胸湯」。其實不光是傷寒誤下，只要是痰熱壅滯在胸中導致劇痛，都可以用小陷胸湯。黃連、半夏其實就是「瀉心湯」，在瀉心湯的基礎上加了導痰下行的瓜蔞。

天花粉家族藥物的其他用處

瓜蔞果實外面的皮是瓜蔞皮，裡面的仁是瓜蔞仁，一塊用就是全瓜蔞，它的根叫天花粉，他們的作用都有相通之處，根據不同的部位和具體病症，用法不同。花粉、瓜蔞皮經常一起用，既化上焦的痰，又化下焦的痰，通身的痰都能化一遍，效果非常好。有時也可以單用，比如膿在下焦，用天花粉配黃芪，效果非常好。天花粉不僅治療婦科病屢建奇功，治療糖尿病也經常用到。天花粉是一味止渴生津的藥，當糖尿病人或者消渴病人出現「渴」的時候，花粉可以經常用，但是依然要辨證論治，並不是說用天花粉一味藥就能解決糖尿病或者消渴。

第四章

其他甘寒藥

今天講麥冬、天冬，還有整個竹子這一類的藥，即竹葉、竹茹、竹瀝、天竺黄，這些藥都是甘寒的。

麥冬

麥冬，《神農本草經》列為上品。《神農本草經》是這樣介紹麥冬的：「氣味甘平，無毒。主心腹結氣，傷中，傷飽，胃絡脈絕，羸瘦短氣。久服輕身不老、不飢」。依然按照以前講石膏時候講經文的方式來講。先從藥名來看，再仔細分析經文。

藥名釋義

麥冬，第一是「麥」。「麥」就是麥子，是五穀之一，穀物是入中焦，入胃的。麥冬的「麥」字就提示它能入胃經。麥冬不僅入胃經，還能入別的經。入哪一經呢？麥子在五穀裡面對應的是夏季，而且麥子也是在夏初的時候成熟，所以麥子也是一味通心氣的藥，它能養心。

「麥冬」這個藥名，為什麼它最初出現「麥」字呢？因為野生的麥冬顆粒並不是很大，形狀就跟麥粒似的。我們現在看到的麥冬比較長，開方子的時候有時會寫「寸麥冬」或「大麥冬」，就是麥冬越大越好，哪怕再大，它這個形狀都會像麥子，不過太長了就不像麥子了。那種野生的，特別小的，質量比較差的麥冬形狀會像麥粒，所以叫麥冬。

麥冬這種植物其實就是一種草，它的根很長，在土裡面會結很多的、一粒一粒的麥冬，所以它叫一本横生。一本横生，就是說它有一根大的根横在土裡，邊上結著很多麥冬，一顆一顆連在一起，有的一個根上會結十二枚，有的一個根上會結十四枚或者十五枚，這意味著什麼？這意味著它和人體的經脈是相關聯的。人體有手三陰經、手三陽經、足三陰經、足三陽經，加起來人體一共十二條經脈，如果再加上任督二脈，就是十四條經脈，如果再加上脾之大絡，就是十五條經脈，十二、十四、十五，這個數字正好對應了麥冬一個橫的根上長的數目。天地之間的一切東西都有定數，這就叫定數。人的經脈是有定數的，麥冬一條根上長麥冬的顆粒數目也是有定數的。這個就是叫物性之自然合於人身，就是說麥冬的自然屬性跟人的自然屬性在數上有相合的地方。這個數不但是數目的數，而且是天地之間的定數之數。所以中國人看數跟西方人是不一樣的。西方人看這個數只是一個計算的數值，而中國人看這個數，其背後有更多的東西。這麼多顆麥冬因為有一條橫的根把它們全部聯絡在一起，這也意味著麥冬這味藥能夠通絡脈。

光一個「麥」字，就有這麼多內涵。

還有個「冬」字，「冬」是指冬天。春生、夏長、秋收、冬藏，冬天主封藏。冬天是寒涼的，「冬」字，告訴我們麥冬是一味寒涼藥，而且它通腎水。四季跟五臟是對應的。春對應於肝，夏對應於心，秋對應於肺，冬對應於腎。看到「冬」字會想到腎，麥冬還能夠歸腎經。

川麥冬與杭麥冬

麥冬本來產在四川、陝西一帶，後來杭州也有了杭麥冬，麥冬就有了川麥冬和杭麥冬之分。它們的區別在哪呢？

東主春主生發，對應的是溫；西主秋主收斂，對應的是涼。四川在西部，所以川麥冬的性質在寒涼方面更加突出一些，而杭麥冬在滋潤方面更加突出一些。川麥冬偏涼，杭麥冬偏潤，不過也只是有所偏而已。不管是川麥冬還是杭麥冬，它們都是涼潤的。

在藥材市場上，川麥冬和杭麥冬也很容易辨認。川麥冬肥大一些，很肥很白，其中沒有木質芯；杭麥冬個頭稍小，沒那麼雪白，其中有木質芯，可以抽出來。所以我們經常可以在某些書上看到麥冬要求去芯使用。

下面，我們從《神農本草經》的經文，逐字逐句理解麥冬：

氣味甘平，無毒

《神農本草經》說麥冬甘平，其實它還是偏涼的，但它整體上很平和，所以就直接說它甘平了。所以，讀經典一定要揣摩每一字每一句，但又不能拘泥於字句。

麥冬，從整體上講，就是一味甘寒的養胃生津的藥，但是甘寒的養胃的生津的藥有許許多多，比如前邊講過的蘆根，那麼麥冬跟它有什麼區別呢？蘆根中空，能通上通下，是通腑氣的。麥冬入肺經、心經，歸經跟蘆根不一樣，但同樣入胃。麥冬能夠宣暢胃氣，通達於四肢；蘆根在這方面的力量要弱一些，通經脈的功能不如麥冬。

主心腹氣結

「心腹氣結」，就是心下、腹中的氣結住了。麥冬為什麼能主心腹氣結？前面講了它是一本橫生，如果人體的胃氣好比麥冬中間橫著的那條主根，那麼四肢就好比一粒一粒的麥冬，它們是往邊上延伸的。人體的胃氣跟四肢是相通的，如同一顆一顆的麥冬跟中間橫生的那條根是相通的。「心腹氣結」拆開來看，就是心氣結和腹氣結。心氣結其實是胃氣結。古人講心痛有十種心痛，九種其實是胃痛，胃跟心其實是相通的；另一方面胃跟心的位置也比較靠近。所以講心氣結其實是胃氣結。腹氣結其實也是中焦氣結，也是脾胃氣結。

「結」就是結在一起。中醫對於「凝」和「結」是有嚴格區分的。現代漢語直接講凝結，其實凝是凝，結是結，寒凝熱結，這個一定要區分開。我們讀經典的時候，尤其要注意這些詞的細微差別。熱一結就需要用涼潤的藥來化它。「心腹氣結」意味著中焦有熱，也就是胃中有熱，也意味著氣不能通達到四旁。胃是一個多氣多血之腑，它始終要跟四肢相通；如果不通的話，氣就容易結在裡邊，這就叫「心腹氣結」。「心腹氣結」也是跟經絡不通有關，所以要用麥冬涼潤養胃，又疏通經絡。

主傷中、傷飽

麥冬主「傷中，傷飽」，飢餓是傷中，過食是傷飽。現在有很多女孩子為了減肥，就不吃飯，這樣就會導致傷中。傷飽，就是吃多了，也會傷脾胃，所以飲食要有節，不多不少。不管是吃多了還是吃少了，都會傷胃，都能導致經脈不和，引起胃熱或者胃陰虛它們往往伴隨而來，所以都需要用麥冬來養。麥冬能夠清胃熱，又能夠養胃陰，正好把這兩方面的問題都解決了。

以前有一個名頭還不小的人在網路上罵我，說：「你怎麼能說麥冬養胃呢？你到底讀不讀書啊？《神農本草經》上明言麥冬主傷中，傷中就是傷脾胃，你懂嗎？」他這就誤解了「主傷中」的意思。而且，只要你讀書足夠多，看到別的書上都說麥冬養胃，你就不會認為《神農本草經》「主傷中」，是傷胃的意思了。看來，不僅要讀書，而且讀書還要多、要正確理解，更不能那麼大脾氣。這是題外話。

主胃絡脈絕

經文還講麥冬主「胃絡脈絕」，就是治療胃絡不能通於脈。

胃是多氣多血之腑，其中的毛細血管特別多，而且胃也是一直在蠕動的。胃的絡脈跟五臟六腑、四肢百骸所有經脈都是相通的。只有這樣，胃才能成其為五臟六腑之大海。胃是一個中心，五臟六腑都能對它產生作用。胃的好壞也能夠對五臟六腑產生影響，這是因為胃絡跟全身的經脈都是相通的。

如果「胃絡脈絕」，那麼胃就被孤立起來了，一部分氣血就壅在裡邊了，這樣脾胃就不平和了，容易導致各種胃病。有的胃熱，是因為熱壅在裡邊散不出去，不能達於四肢。所以，很多人胃熱，喜歡吃涼東西，手卻是涼的。這種情況，方中就可以用麥冬，涼潤養胃，疏經通絡。

主羸瘦短氣

麥冬還主「羸瘦短氣」。太瘦，呼吸的時候感覺到氣短，這怎麼解釋呢？

胃虛則羸瘦，腎虛則氣短。

胃虛就不能很好地運化水穀，人必然就會瘦。這個很好理解。

人的呼吸以綿長舒緩為佳。有一個詞叫「氣數」，就是人一輩子呼吸的數量，這是一定的。說某人氣數已盡，就是說他要死了。人的呼吸，有時候是有意識的，有時候是無意識的，無意識的時候為多。無意識的呼吸是深長還是淺短，取決於腎。當腎氣旺的時候，吸氣就會深，然後再舒緩地呼出來。當腎氣不足的時候，呼吸頻率就會快，吸氣也會不深，甚至很急促地呼吸了一陣子還覺得不夠，要長吸一口氣才能夠舒緩過來。腎養好了，呼吸才能舒緩綿長，我們才能把一輩子的氣數省著點用，用得久一些，把氣數已盡的那一天盡量地往後推遲。

麥冬治羸瘦是因為它養胃，治短氣是因為它養腎。有人說，麥冬它不是入肺經、胃經、心經的嗎，怎麼還能養腎呢？其實，麥冬養腎是通過養肺實現的。當它把肺胃之熱都清得差不多的時候，肺陰就會生腎陰，養肺就會養腎，肺金生腎水，這就叫「虛則補其母」。

久服輕身不老、不飢

本經講麥冬「久服輕身不老、不飢」。中下品藥是不能久服的，麥冬是上品藥，可以久服。

病人身體輕盈，並不是說吃了藥以後，體重就由一六〇斤變成一三〇斤，而是你自己感覺到自己的身體輕了。中醫的很多標準跟現代科學的標準是不一樣的。如果我現在是一二〇斤，走路是這麼個狀態，能夠蹦這麼高，能夠走這麼遠，忽然有一天我發現走得更快了，蹦得更高了，那就是身體輕盈了，其實到磅秤上一稱，已經一四〇斤了，從物質的質量上看，體重是增加了，但從感覺上看，體重是減輕了，那麼到底是重了還是輕了呢？中國人更相信自己的感覺，動作輕盈、輕捷了，意味著身體變好了。

久服「不飢」，即是說不容易餓。胃氣足則耐飢，脾胃之氣不足就會容易餓。有的人一餓就心煩，為什麼？因為胃氣不足，胃裡還有虛熱，胃一旦空虛，胃熱馬上就起來了，因為胃和心是相通的，胃熱一起來就影響到心包絡，產生心煩，這是很不好的現象。

生脈飲

跟麥冬相關的有一個很有名的方子，叫生脈飲。

【生脈飲】
人參、麥冬、五味子

生脈飲出自孫思邈《千金方》，也有人說它叫「參麥飲」。從起源上看，人參麥冬是裡面的主藥，根據藥物的組成來命名就是參麥飲。但是後來為什麼叫生脈飲呢？因為它能夠養心，而心主血脈，養了心就能夠生血脈，所以又叫生脈飲。我們考察事物既要考察它的源頭，也要考察它的流變，源頭對我們來說有參考意義，流變則更值得我們研究。

生脈飲的組成非常簡單，但是用途非常多。人參強心氣，五味子收斂心陰，麥冬清心火，這三味藥都能夠作用於心，作用於心就能作用於脈，就可以當之無愧地叫生脈飲。但從另外一個角度，我們也可以講人參是補肺氣的，麥冬是清肺火的，五味子是斂肺陰的，生脈飲這個方子從名字上就有這麼多的歧義，恰恰說明用途廣。就好比一個人有爭議，說明他有研究的價值，也說明這個人有能耐。

生脈飲中的人參經常用西洋參來代替，因為西洋參更接近孫思邈寫《千金方》那時候的人參，它能夠養心氣。夏天出汗比較多，人的陽氣走表，心神外越，人有時候會昏昏欲睡，或者感覺到身上沒有力氣，這是因為人體的陽氣過於發散，汗流得過多，所以生脈飲是夏天經常用的一個養生方，可以準備一點經常泡著喝。人參和五味子各用一份，麥冬用兩份，按這個比例就夠了，這也是《千金方》裡的原始比例。

天門冬

「天門冬」藥名釋義

和麥門冬類似的有一個天門冬。天門冬在《神農本草經》裡也是被列為上品。《神農本草經》講，天門冬，「氣味苦、平、無毒，主諸暴風濕偏痹，強骨髓，殺三蟲，去伏尸，久服輕身益氣，延年不飢。」

我們繼續用剛才分析麥門冬的方法來分析。

天：天門冬生長在高山之上，能接天氣。門是可開可闔的；冬，主封藏，跟腎有關，跟水有關；「門冬」意味著可以把東西封藏起來，也可以把封藏的東西打開。總體說來，它就能夠把你藏得最緊的東西打開，往上通。所以，它能夠於水中升陽而上達。

天門冬的性能

前面講的麥冬，它的全名叫麥門冬。門是可開可闔的，它能夠疏通經絡。天門冬也是一味甘寒的藥，能夠養陰生津清胃熱。那麼它跟麥門冬有什麼區別呢？它們的歸經不一樣：麥門冬通陽明，也就是通胃經、大腸經，以清熱生津為主；天門冬通足太陽膀胱經，是一味甘寒滋潤的藥，能夠從陰達陽。其除風濕、殺蟲、去伏尸，都是從陰達陽的效果。

天門冬在某種程度上跟百部有點像。百部能殺蟲，天門冬也能殺蟲。蟲是偏陰的東西，一個從陰達陽的藥，往往就能夠掃除那些陰霾；這些陰霾被掃除掉了，蟲子自然就無法生存了。伏尸也是一種陰毒，就是從屍體裡出來的毒氣，能讓人生病，是一些怪病的源頭。天門冬能夠去掉這些東西。

天門冬和麥門冬經常一起用，它們一個是用水的精氣通陽明胃經清胃熱，一個是用水的精氣通太陽經來掃除人體的一些陰霾。一方面滋潤，一方面掃除陰霾，就好比下雨，雨越下天地間越明亮、越晴朗。

三才湯

關於天門冬，有一個方劑叫三才湯。

【三才湯】

天冬、人參、地黃

這個方子來自吳鞠通的《溫病條辨》。天冬就是天門冬。這三味藥的第一個字加起來就是，天、地、人。這個方子主要是補氣養陰生津的，它主要用於很多外感病和雜病的掃尾，傷了氣、傷了陰都可以用三才湯，藥味比較簡單，但作用比較大。它有補天、補地、補人之功，能把人體的小宇宙修復好，讓你的天地人能重新鼎立起來。當然，在善後的方劑裡我們還可以再加入別的藥，不要僅局限於這三味藥。如果偏重於補陰，可以加入麥冬、五味子，天冬和麥冬就一起用了，五味子可以收斂精氣；如果偏重補陽，可以加茯苓和甘草，茯苓和甘草是補脾，茯苓滲脾裡濕，甘草味甘入脾，緩脾之急，脾喜緩，甘草正好可以緩，所以三才湯是病後康復經常用的方劑。

有人從三才湯發現一個祕密。天冬二錢，相當於我們現在方子開的六克，人參三錢，相當於現在方子開的十克，地黃五錢，相當於十五克。天冬在最上邊，清輕上浮者為天，它要很輕，要往上浮，所以劑量用得輕，走天的藥用得少，只用了二錢；重濁下沉者為地，走地的藥地黃用了五錢，是最重的；人是在中間，不輕不重，用的是三錢。所以在劑量上，三才湯也是很講究的。如果把用藥劑量倒過來，這個方子就沒那麼好用了。

天冬，從臨床上講，不要用得過久，過久會傷氣。麥冬可以一直用，經常用。麥冬、五味子再加上六味地黃湯，這就是麥味地黃湯，做成丸藥，就是麥味地黃丸，又叫八仙長壽丸，同補肺腎，也可以久服。

竹類

竹類也是重要的甘寒藥。主要包括竹葉、竹茹、竹瀝、天竺黃。

竹葉

竹葉在《神農本草經》中列為中品。《神農本草經》講的竹葉是苦的，和我們現在用的竹葉應該是有區別的，所以我們在講竹葉的時候就不引用《神農本草經》的說法了。

現在我們用的淡竹葉，是田埂下或樹林間生長得那種特別小的竹子的葉，甘淡微寒。葉子都是很輕浮的東西，會往上走，走上焦心和肺。竹葉也不例外，走心肺；但是它甘寒，寒則會往下走，所以這味藥是先往上走，走到心肺，再往下走，所以能把心和肺的火往下降。竹葉有利小便的作用，能夠利心火，讓心火從小便排出去，這是竹葉最重要的作用。在治療外感溫病的時候，為了防止溫邪逆傳心包，經常會用竹葉將一部分溫邪從小便排出去。銀翹散、竹葉石膏湯都用竹葉，清透邪熱。

導赤散

看到竹葉我們想到一個方劑：導赤散。

【導赤散】

生地、竹葉、木通、甘草梢

顧名思義，導赤散就是把心經、小腸這一路的火，通過小便的方式排出去。一般來講，當心經和小腸經有火的時候，會出現尿頻尿急，小便特別短，發紅發黃，而且特別澀，甚至解的時候熱痛不適。濕熱黏滯在那裡了。導赤散來自《小兒藥證直訣》。方解是這樣講的：「治療心經熱盛或移於小腸，心火循經上炎。」出現像熱、臉紅、口舌生瘡的症狀，甚至口渴，喜歡喝涼的，小便短、赤、澀，可能伴隨有心氣煩躁之類，就可以用導赤散。其實小便短赤，就是在排小腸裡的熱，但是它排不盡，導赤散可以幫助人體把小便裡面的邪熱排盡。

生地是一味養陰生津的藥，能涼血，走陰分；竹葉涼血而走氣分，兩者都是很涼的藥；生地走腎經和膀胱經，竹葉走心經、和小腸經；木通利小便，現在有人發現木通被汙染了，有毒。所以去藥店抓木通比較難，我們就不用木通了，用通草來代替；如果沒有通草，用茯苓也可以。藥無難代之品，只有不善代之人。後面還有一味藥叫甘草梢，其實也是甘草，只不過是甘草最末端的部分，特別細，它能夠往下走，引上達下。所以甘草梢會走人體四肢，還會走下焦。如果你既想讓甘草緩一緩，又希望它往下走，那麼就用甘草梢。現在的人，脾胃濕熱較常見，我們沒必要用很粗大的甘草，就用甘草梢，會更適合。

導赤散喝下去以後，小便很快就不那麼紅了，就通暢了。這幾味藥是環環相扣的，生地和竹葉都能夠涼血。生地甘寒生津，養陰清熱；竹葉也生津，只不過力度沒有生地那麼大而已。竹葉和木通，它們都能夠利小便，最後甘草梢調和諸藥，同時它還是往下走的。竹葉和甘草梢都是往下走的。這樣，每一味藥都是身兼多任。

導赤散是治心煩氣躁的。心煩氣躁，小孩特別常見，比如他非常不耐煩，喜歡哭。小孩的心煩氣躁都跟大人有關。母子連心，父子也是連心的。什麼叫連心？就是他們的心態、想法能夠相通。當大人心浮氣躁的時候，小孩會跟著心浮氣躁的。所不同的是大人堅強，能控制自己；小孩脆弱，不能控制自己。大人心浮氣躁，沒有表現出來，在身體上也沒造成什麼不好的影響，但是這個能量傳遞給小孩子，小孩子馬上就心煩氣躁了，加之他抵抗力比較弱，馬上就在情緒上表現出來，或者在生理上表現出來，出現小便短赤的狀況。所以小孩的很多病是大人給的，只不過大人渾然不覺。小孩受大人的薰陶非常大。這種薰陶有時並不需要你說什麼，做什麼。有時候大人的起心動念，小孩的心就能感覺到。所以，做父母的要非常注意才對。你的每一個心念、每一個動作、每一個眼神對小孩的心理、生理，乃至他的未來都有很大的影響。你把你自己做好了，孩子就會好。

竹茹

竹茹是竹子的絡脈。拿一根青竹，刮掉最外面那一層很薄的青，刮掉以後就剩下一些半青不青的，裡面有很多絲，再把這個絲刮下來，一直刮，刮到發白就不要刮了，刮下來的絲就是竹茹。最表層的不要，最裡層的也不要，處在裡外中間這一層的才是竹茹。生長了一年的竹子，最適合取竹茹，太老或太嫩都不適合。

竹茹入胃經，除煩、止嘔，安徽名醫汪昂講它能開胃土之鬱，清肺經之燥，除上焦的煩熱。竹茹適合治胃熱嘔吐；如果是胃寒嘔吐就不要用竹茹了，因為竹茹是一味甘寒的藥。

溫膽湯

關於竹茹，有一個很典型、很有名的方劑叫溫膽湯。

【溫膽湯】竹茹、枳殼，陳皮、半夏、茯苓、甘草，生薑

溫膽湯的來源又是孫思邈的《千金方》。現在我們提到《千金方》就會肅然起敬。前面我們講了很多的方劑，比如千金葦莖湯、生脈飲，都是來自《千金方》，妙用無窮，溫膽湯也不例外。

有人看到溫膽湯或許會說，這不就是二陳湯加上竹茹、枳殼嗎？確實如此。但有意思的是，從起源上講，是先有溫膽湯後有二陳湯，二陳湯是在溫膽湯的基礎上減去竹茹和枳殼形成的。所以方子有加減，你既要會加它，又要會減它。後來二陳湯反倒更有名了，不過在《千金方》的原方沒有茯苓，生薑的量非常大，也許就是因為生薑的量非常大，所以它才叫溫膽湯吧。不然的話，如果光是竹茹、枳殼、陳皮、半夏、茯苓、甘草，那還不如叫清膽湯。因為它能夠理氣、化痰、和胃、清熱、利膽。枳殼、陳皮理氣，半夏、竹茹化痰，同時竹茹還能清熱。

溫膽湯治療的是膽胃不和。有肝胃不和，也有膽胃不和。膽、胃、肺都是往下降的，火隨之往下走。當膽胃不和的時候，它們就不齊心協力地往下降了。膽主少陽，少陽有相火，當火往上走的時候，人就會吐，或者導致痰熱內擾，引起失眠。為什麼會失眠呢？因為火往上走，就會燻著腦子，腦子安靜不下

來，就會失眠。火往上走，脾胃之氣受到影響，就會嘔吐，或者呃逆、打嗝等；火往上走影響到心神了，還會導致心悸不寧；火往上走，火煉液成痰，痰在心包之間，或者在腦子裡邊留久了，就會引發癲癇。癲癇其實就是一種很頑固的痰症。治療癲癇就是要把這個痰慢慢地化掉，會經常用到溫膽湯。因痰熱引起的心煩失眠，用溫膽湯效果非常好。痰熱不眠的表現就是舌苔比較黃膩。

在《外台祕要》和《千金方》中還有一些別的治失眠的方子，很多都用到了竹茹，甚至有個方子只有一味竹茹，這也說明竹茹是清熱但不寒涼的藥，它能夠清化熱痰。把這種痰清掉了，少陽之氣就得以舒展。

竹瀝

竹瀝是竹子在火上所烤出來的汁液，它是非常好的甘寒類藥。如果怕它太寒涼了，可以在裡面加一點生薑汁，因為生薑汁是溫的，它能夠中和掉竹瀝的一部分寒性，同時它也是一味重要的化痰藥，且痰更喜歡溫化，要略微有點溫度才能夠把它化掉，所以加一點生薑到竹瀝裡邊，化痰速度會更快一些。當然這個不要加得太多，如果是熱痰，生薑放太多了它又會助長熱邪，所以生薑略微放一點就行了。

竹瀝入心經、胃經、大腸經，它的主要作用是清熱化痰、通絡。竹瀝相當於竹子的血液，它運行於整棵竹子，通竹子全身。能夠通竹子的全身也就能通人的全身，所以皮裡膜外，五臟六腑，四肢百骸的熱痰、頑痰，用竹瀝都可以化掉，而且竹瀝這味藥價格不貴，用它化痰不傷陰，對於中風有熱痰的，有非常好的化痰清熱作用。

天竺黃

天竺黃產在南方那種特別大的竹子裡。竹子中因蟲蛀或自然損傷，會流出汁液，汁液流到全封閉式的竹節之間，乾了就結成黃白色的東西，像小石塊那樣的，這就叫天竺黃或者就叫竹黃，它是竹瀝結成的。

現在這種天然的竹黃已經很少了。我們用的天竺黃價格很便宜，它是人工製造的，就是用現代科技從竹子中大量提取。

天竺黃的藥用效果跟竹瀝比較相似，但它歸脾經、肺經、肝經。在臨床上，竹瀝和天竺黃都是甘寒的藥，經常一起用來化熱痰。竹瀝在開方子的時候寫「鮮竹瀝」，因它是流動的、鮮活的，走四肢，能化全身的痰；天竺黃是竹瀝日積月累結成的，主要走中焦，走脾胃經和肝經，偏重於化中焦的痰。

第五章

鹹寒藥

上次講的是甘寒類藥。甘入脾，寒清熱，甘寒實際就是甘涼，甘寒藥一般不會太寒。鹹寒藥則會更寒一些。甘寒藥走脾胃，治氣分。鹹寒藥則走腎，能進入身體的最深處。我們知道，人體由淺入深分衛、氣、營、血四個層次，血是最深處的一層，所以鹹能夠治血，鹹寒藥往往有很好的清血熱的作用。

四氣五味分析法

細推物理學中藥

我們要仔細觀察每味中藥，仔細推究它的形狀、四氣五味。不要死記硬背，要通過體察物理的方式去研究。這個「物理」與自然科學意義上的「物理」不一樣，自然科學的物理是狹義的，而我們要體察的物理是廣義的，「萬事萬物的道理」都叫物理。其實，中醫就是廣義的物理學。

杜甫有一句詩，叫「細推物理須行樂，何用浮名絆此身」。獲得過諾貝爾獎的物理學家李政道很喜歡這句話。杜甫講的物理就是世間萬事萬物的道理，比自然科學的物理要寬泛的多，也有趣得多，所以我們學習中藥就是一個細推物理的過程。

四氣五味方陣

比如，甘寒藥走氣分，鹹寒藥走血分，為什麼呢？

中藥講四氣五味，四氣是寒、熱、溫、涼，五味是酸、苦、甘、辛、鹹。我把它們這樣排出來，排成一個方陣，排列組合起來：

	寒	熱	溫	涼
酸	酸寒	酸熱	酸溫	酸涼
苦	苦寒	苦熱	苦溫	苦涼
甘	甘寒	甘熱	甘溫	甘涼
辛	辛寒	辛熱	辛溫	辛涼
鹹	鹹寒	鹹熱	鹹溫	鹹涼

比如：酸，包括酸寒，酸熱、酸溫、酸涼；寒，包括酸寒、苦寒、甘寒、辛寒、鹹寒。四氣五味這樣一排，得到二十種性質，它們分別走哪裡？有什麼作用？對應哪些藥？我們可以這樣來想。

我們還可以把這個表格改造一下：

	熱	溫	涼	寒
辛	辛熱	辛溫	辛涼	辛寒
甘	甘熱	甘溫	甘涼	甘寒
苦	苦熱	苦溫	苦涼	苦寒
酸	酸熱	酸溫	酸涼	酸寒
鹹	鹹熱	鹹溫	鹹涼	鹹寒

辛排在最前面，因為辛走肺，辛甘發散為陽，五味中辛、甘偏陽；苦偏陰，酸苦湧瀉為陰；鹹往下走。辛、甘、苦、酸、鹹是從陽到陰的排列，熱、溫、涼、寒則是由熱到寒的排列，構成一味藥性方陣。

在這個方陣裡，我們可以體會用藥的規律，還有各種藥物的用途和走向。比如這個藥是辛的，辛甘發散為陽，往上走、往肺裡走；如果是甘的呢，就往中焦走；苦往中焦和下焦走；酸入肝，往下走；鹹走得更下。這是一個很開放的方陣，沒有必要馬上把它填滿，就像我們遇到問題沒有必要馬上要一個確切的答案一樣。生命中總要伴隨著一些開放的問題，伴隨著一些沒有答案的問題，讓我們一直去思考，帶著沒有答案的問題永遠思考，是一個完善自己的過程。

鹹寒藥有很多，主要用來涼血。但鹹寒之外又有其他性質，決定了它們各自的用途。比如鹹寒藥中，有植物，有礦物，有動物；鹹寒藥中，有的帶一點甘，有的帶一點酸，作用都不一樣。鹹寒的植物藥並不多，我們講一個車前子。鹹寒的礦物藥多一些，比如寒水石、浮海石。畢竟屬於金部，金石類藥要多一些。鹹寒藥裡礦物藥有不少，動物藥也有不少，比如說牡蠣、犀角，都是鹹寒動物類藥。

車前子

車前子的作用

車前子是車前草結的種子，有滑性，味甘鹹寒。車前子利小便，歸肝、腎、小腸、膀胱經，行水瀉熱，還有養肝的作用。

以前說過，只要是植物種子，一般都有往下降的作用，車前子也是這樣。車前子入肝經，能助肝疏泄，這是它利水的原理之一；車前子入小腸經、膀胱經，具有調節水火的作用，水火調則氣化利，小便易出，水濕易去；車前子性鹹寒，入血分，能治很多血症，如尿血；車前子性質往下滑，能利小便。對於胎產之類病症，車前子也有很好的作用。但往下滑就能滑胎，懷孕期間不能用，但是生產困難的時候，如果有必要，可以用。

車前子利水的原理

車前子和茯苓都是利水道的藥，利水道也就是利小便，但是二者不同。

首先，茯苓淡滲走脾，通過作用於脾，把水淡滲出來，從小便而出；車前子鹹寒入腎，通過調動肝的疏泄功能，讓人排小便，並不淡滲，所以車前子利小便而不傷陰。

其次，我們知道腎分水火，分腎陰、腎陽，人體健康時，腎陰腎陽交抱於無形，和諧統一；腎陰、腎陽不和諧時，交織在一起成了腎中的濕熱，濕熱會閉住小便，或導致尿頻、尿急、尿痛。車前子鹹寒入腎，能把邪熱清掉，小便就容易解出，這是車前子利小便的另一層含義。

不論男性還是女性，陰部都有兩個竅：一竅通精，叫精竅，是精液出入的地方；一竅通水，叫水竅，是小便出入的地方。腎水也分兩種，一種陰水，一種陽水，陰水為精，陽水就是小便，腎同時管這兩種水。精竅和水竅是不會同時開，精竅開時，水道就要閉上，水竅開時，精竅就要閉上。如果閉合不好，則產生白濁，小便帶精液，這也是腎中水火不調的一種表現。水竅需要氣化才能出來，所謂膀胱「氣化則能出焉」。精竅得火才能瀉，要得火，心就要動，要有慾火，精竅裡邊的精才能出來。車前子通氣化，能疏利膀胱濕熱，通腎氣幫助氣化。氣化得以順利進行，體內很多熱就能從水道排出，邪熱就不至於留在下焦，在腎裡擾動，精竅和水竅的開合就能得到很好地控制。所以車前子能起到通腎氣、促進氣化、調節腎陰腎陽的作用。

車前子的使用經驗

補腎的方子經常用到車前子。把它加在六味地黃丸或者八味地黃丸中，一邊補腎，一邊促進腎的氣化。八味地黃丸就是六味地黃丸加附子、肉桂。六味地黃丸補腎陰，附子、肉桂補腎陽，現在腎陰腎陽雙補，會不會導致腎裡水火失調呢？完全有可能。所以加一味車前子以利小便。方子本身已有的茯苓、澤瀉也是利水的。如果病人陰虛，茯苓、澤瀉可以不加，只加車前子就行。把它加在左歸丸、右歸丸裡，能通腎氣，能把腎裡的邪熱、濕熱泄出去。

濕熱是一個矛盾的病症，化濕往往傷陰助火，清熱則容易傷陽助濕，在治療上往往不能兼顧。用車前子則不然，既清熱，又能利水，恰好治療濕熱。

車前子還有減尿酸的作用。尿酸其實也是下焦濕熱形成的。釀酒的時候，溫度過高，酒就酸了，食物通過濕熱發酵也會變酸，酸是濕熱釀出來的。尿酸也是下焦濕熱釀出來的。車前子能清下焦濕熱，有解尿酸的作用。尿酸高容易導致尿痛，尿酸被車前子清掉，尿痛也就沒有了。車前子「利水而不傷陰」是很重要的一個性質，也是我們經常用到的一個性質。

使用車前子需要注意之處

車前子在用的時候是有講究的。體虛性的小便不利，不要用車前子，身體會受不了。雖是利而不傷陰，但這也是相對的，陰虛的人利水過多，還是會傷陰；陽氣虛脫、陽氣下陷也不要用車前子，車前子是往下利的藥，陽氣下陷再用車前子，繼續下陷，人就可能產生虛脫。車前子利小便，尿多就沒有必要用了，用了反而有壞處。

此外，在煎藥的時候，要把車前子單獨用布包起來。車前子很細碎而外表黏膩，如果不用布包起來，就會沉底黏在藥罐子底下結起來，容易把藥罐燒壞。

車前子是利小便的藥，芒硝則是通大便的藥。它們都是鹹寒的，鹹寒就能往下走。

芒硝

從朴硝到玄明粉

芒硝長在鹽鹼地裡，有很多種，也有很多名字，或者說有很多等級：鹽鹼地會冒出一些硝來，把粗硝弄回家，其中有些雜質，很粗樸，所以叫朴硝。現在藥用一般不用朴硝，因為質量太差。不要以為中藥就是亂用一些樹皮草根，其實中藥很講究質量。

對朴硝進行提純，讓它結晶出像麥芒那樣尖銳的東西，就是芒硝。有的沒那麼尖銳，一排一排像馬牙，叫「馬牙硝」。芒硝和馬牙硝純度較高，尤其是芒硝純度更高。芒硝其實是硫酸鈉，含的結晶水較多。把芒硝、馬牙硝放在乾燥的空氣裡經過風化，得到「風化硝」，就是是不帶結晶水的硫酸鈉。

朴硝力度大，一般不用；芒硝有一定力度，較為常用。

在芒硝的基礎上，可以進一步提煉出玄明粉。

把朴硝或芒硝溶解在水裡，加蘿蔔、甘草一起煮，蘿蔔一面吸收雜質，逐漸變鹹，但又不會把鹽分全部吸收，另一面，它的汁也會出來一部分，進入溶液之中。最後把蘿蔔、甘草這些渣滓去掉。根據具體情況，可以繼續放蘿蔔進去煮，反覆幾次，最後進行結晶，就得到玄明粉。蘿蔔辛甘，能潤下降氣。玄明粉通大便，性質更為平和。朴硝、芒硝、玄明粉藥性類似，膽子小的可以用玄明粉，後面主講芒硝。

大黃芒硝

芒硝鹹寒，入胃經、大腸經和三焦經。鹹能軟堅，大便硬在裡面解不下來，可以用鹹味的東西軟一軟。芒硝性味鹹辛苦寒，辛能發散，苦能往下走，既辛又苦一般就能往下走而通大便。大黃也是辛苦的，但大黃不鹹，不能軟堅，只有滑利的作用，所以單用大黃，瀉下的作用並不太大，只有大黃和芒硝一塊用，兩藥相得益彰，作用才大。大黃、芒硝一起主要用於治療大便乾結的實熱證。大承氣湯、小承氣湯、調胃承氣湯都是根據不同情況使用大黃和芒硝的方子。

除了針對大便乾結，芒硝還能推陳致新，滌蕩腸胃的痰熱互結。腸胃每天進出很多東西，很難保證乾淨，常常會有一些殘渣、痰熱結在裡面動不了，積累太多就會生病，所以要經常清理。有人經常就喝玄明粉來滌蕩腸胃，甚至有人鼓勵大家喝芒硝來養生。我不提倡，雖然芒硝有滌蕩的作用，但滌蕩多了、久了也不好。

大黃、芒硝一起用，瀉下的力度比較大。如果還嫌力度不大，可以加厚朴、枳殼，它們通氣分，能降氣，可以增強往下推的力度。這就是大承氣湯。大黃、芒硝走而不守。對於陽明實熱症，體內有燥屎，大便乾結，實在解不出來，人很難受，就用大承氣湯，在大黃、芒硝的基礎上加厚朴、枳實，讓它們走得更快一點，速戰速決。如果情況沒那麼嚴重，或者病人經不起瀉，就用調胃承氣湯，在大黃、芒硝的基礎上加一味溫柔緩和的甘草，甘就能緩，就能拖住大黃、芒硝，讓它們走得慢一點，讓大便緩緩瀉下來。

相比芒硝，用玄明粉更穩妥。玄明粉鹹寒，鹹能軟堅，寒能清熱，玄明粉也有辛苦的性質，辛苦能使人拉肚子，炮製過程用到的蘿蔔相當於「調胃承氣湯」裡的甘草。做玄明粉的方法，大家說法不一，大體就是加蘿蔔和甘草。做的時候先用蘿蔔，如果那個蘿蔔帶甜味，甘草就不要用了。如果那個蘿蔔辣的不得了，就有必要用一些甘草。制備玄明粉的方法，張錫純在《醫學衷中參西錄》裡面講得非常清楚，感興趣的話可以看一下。

牡蠣等鹹寒海藥

大海退潮之際，在海邊會撿到一種貝殼，它形狀很不規則，甚至好幾個黏在一起，這就是牡蠣。作為淺海貝殼，到處都是，這味藥價格非常便宜。它性質鹹寒，益陰潛陽，化痰軟堅。牡蠣屬於貝殼一類，貝殼有金石之性，不僅能往下重鎮，也有化痰軟堅的作用。牡蠣入肝、膽、腎三經。

牡蠣有生牡蠣和煅牡蠣之分。

生牡蠣

生牡蠣就是從海邊撿回來，搗成小塊兒直接用，其主要作用是軟堅散結、益陰潛陽，能把人體升浮的陽氣往下潛鎮。生牡蠣有一定的光澤，說明有一定的滋潤作用，能養陰，但其主要的作用還是潛陽。

生牡蠣還有化痰的作用，專化頑固的老痰。人體的氣不能順利通行會導致痰，痰積累久了就成了頑痰、老痰。血運行不暢會成為瘀血，瘀血時間長了也會非常頑固。當氣血形成痰、瘀後，時間久了，頑痰死血導致很多病，就連很多腫瘤都是頑痰死血造成的。所以可以經常用牡蠣、瓦楞子、浮海石等鹹寒之品去軟化它們。

用生牡蠣時，打碎就行，不能打成粉，為什麼呢？如果打成細粉，牡蠣的性質就變了，有收澀性，就跟煅牡蠣有相似之處了。生牡蠣要打成手指甲那麼大的塊，形成有很多尖角，有刺破作用，能刺破頑痰和結塊。所以牡蠣做成飲片的時候，要注意它的形態，碎的與細末的性質是不一樣的。

煅牡蠣

煅牡蠣就是將牡蠣煅、炒或燒過了來用，它有明顯的收澀性。凡是貝殼或骨頭，燒紅冷卻，舔的時候感覺吸舌頭，這就是收澀性的表現。

什麼時候需要收澀呢？比如汗流過多，就需要收澀，可以用煅牡蠣。有一個很有名的方子叫龍牡桂枝湯，用龍骨和牡蠣，加桂枝、白芍，主要調和營衛，還可以收汗。

再比如，精關不固、早洩也經常用牡蠣。這裡有兩重含義：第一，早洩是因為精液迫不及待要出來，我們要把它收澀住，牡蠣正好有收澀的作用。第二，精液出來是因為肝腎之火在動。我們前面講了，腎有陰水陽水，陽水就是尿液，得氣化才能出，陰水就是精液，得火化才能出。人動情慾之火，精液就能出，而情慾之火來自肝，牡蠣能潛鎮肝火，把肝火往下潛鎮、往裡收斂，能讓精液不至早洩。牡蠣有這兩重作用，所以經常用來治療早洩之類的病症。

牡蠣的配伍

牡蠣不是金石，但有金石之性。什麼是金石之性呢？牡蠣是一種很硬的殼，中醫裡講「從介化」，堅硬的外殼，就可以往屬性「金」性上靠。所以牡蠣有峻削之氣，能化頑痰。

用牡蠣要講究配伍。牡蠣可跟柴胡配伍，柴胡疏肝，牡蠣配柴胡則疏肝散結。脅下硬痛，一般柴胡、牡蠣兩味藥是必加的，一邊疏肝，一邊軟堅散結化頑痰，脅下就不硬了。上部有結塊，可以用牡蠣、茶葉，茶葉升清降濁，先往上走，再把濁氣往下帶，牡蠣配伍茶葉能消身體上部結塊。大黃往下走，牡蠣配大黃就能消身體下部結塊，尤其是大腿上的無名腫塊，常用大黃配牡蠣。

肝硬化常用鱉甲、浙貝、牡蠣，甚至穿山甲等。硬化，說明「硬」得越來越嚴重，牡蠣鹹寒，軟堅散結，但一味藥作有限，還得用鱉甲。「鱉」是王八，不是烏龜。鱉在哪都喜歡往裡鑽，所以鱉甲有穿透性，中醫都是這樣取象比類的。穿山甲也善鑽，山都能鑽過去，體內結塊也能鑽掉、化掉。浙貝化痰走肺，有佐金平木的作用。治肝硬化，要平木，不僅要化痰，還得幫助肺。肝有病，就要輔助肺，肝屬木，肺屬金，通過「金剋木」的作用對肝進行合理限制，對肝也有好處。

五行生剋，不是一味生，還必須有剋。斧頭把樹砍掉，就是「金剋木」，則也不是完全不好，木頭要想成器，成為棟梁，就需要用斧頭來砍它。所以五行生剋是一種生理狀態，要好好利用。治療肝硬化的時候，之所以用浙貝幫助入肺，就是利用五行相剋的作用達到平衡、調和五臟關係。在臨床上，軟堅散結藥用途非常多，體內五臟柔軟比較好，哪個地方硬了，說明這裡氣血不通了，就要考慮軟堅散結。當然還得根據具體是哪一臟、什麼部位再斟酌用藥。

浮海石

浮海石，顧名思義，就是浮在海面的一種石頭。關於它的說法很多。一種認為，浮海石是岩漿泡沫凝成的。火山噴發的時候，岩漿噴發，產生泡沫，泡沫凝結，定型成泡沫狀的石頭，經海水腐蝕，孔會變大，久而久之，被海浪打到海邊或者浮在海上。還有一種說法，認為浮海石是海浪形成的，海浪拍擊海岸產生泡沫，泡沫越積越多，乾了形成浮海石，可能其間有一些微生物也起了一定的作用。浮海石確實能浮在海面上。

治療各種症瘕積聚，需要軟堅散結，就要用到浮海石。浮海石性鹹寒，鹹能軟堅，善於消磨頑痰。頑痰就是積累了很多年的痰，一般的藥化不掉，得用礦物類藥。礦物類藥屬於金石類，金石就有磨削之性，頑痰黏在器官壁上，要用有磨削性的藥來對付。能磨削，就能軟堅。

浮海石消頑痰，尤其善於祛除上焦熱痰。浮海石以除熱痰為主，還能化痰火，浮海石還走肺，往上升浮，所以主治上焦。但是，浮海石畢竟是一種石頭，還是會往下走；而且它是鹹的，入腎。所以浮海石能先升後降，一路軟堅散結，消除頑痰。

浮海石還能點目翳、敷瘡痘、消各種積塊、癭瘤等；能治咳嗽，特別是肺裡有頑痰的咳嗽。如果是很輕的痰飲，或感冒導致的咳嗽都不可以用浮海石。剛咳嗽沒幾天，也不要貿然用浮海石。浮海石必須在病比較沉重的時候用，肺胃有熱的時候用它來清熱、有痰的時候用它來化痰。但是這味藥不能久用，因為它能夠剋伐肺胃之氣，脾虛之人，尤其不適宜用。

瓦楞子

海裡的貝殼有許多種，它們作用基本相似，也略微有些差別。比如，瓦楞是一楞一楞的，跟瓦相似，沒有牡蠣那麼有光澤，顯得比較乾枯。瓦楞也是鹹寒的，入肺經、胃經，也善於消老痰和瘀血，能軟堅散結。因為光澤度不好，它幾乎沒有養陰作用，但是治胃酸、胃痛作用很大。乾巴巴的瓦楞，一看就偏鹼性。胃酸過多，可以用偏鹼性的藥去中和。從化學的角度分析，瓦楞就是碳酸鈣，遇酸發生反應，酸被消解，所以經常用它治胃酸。

瓦楞通常跟吳萸、黃連一起用。假如病人有別的問題，但同時胃酸，可以把這三味藥加進去，效果會比較好。

海蛤殼

海蛤就是菜市場的那種圓的文蛤的貝殼。

海裡的貝殼，圓的叫蛤，長的叫蚌，再長一點的叫蟶子，蟶子也屬於蚌類，它們的作用比較相似。海蛤更加潤澤，比瓦楞有光澤多了，其作用依然是化痰，軟堅散結，同時有養陰作用。

海蛤殼是常用藥，需要砸碎使用；如果將其打成海蛤粉，則軟堅散結的作用小些，微有收澀作用。海蛤粉和海蛤殼，一種磨成細粉，一種只是砸碎，它們的作用是不一樣的。從化學分析的角度看它們是一種東西，但在中藥的藥用上，它們的性質有所區別。

有一本書叫《海藥本草》，很有意思，講海裡的各種藥，想瞭解各種貝殼的細微差異，可以參考這本書。

犀角

犀角就是犀牛的角，入藥，角尖是最好的。

心有靈犀一點通

犀角苦鹹寒，入心經、肝經、胃經，治血熱解毒，是清血分非常重要的一味藥。我們常講的「心有靈犀一點通」，這其實是醫學上的一句話，靈犀就是犀牛角，病人邪氣入了心包，心火令人神昏，人就會變糊塗。吃點犀牛角，把火氣清掉，心通了，人也就清醒過來了。犀牛角是有靈氣的一味藥，效果奇且快，這就叫「心有靈犀一點通」。後來，人們把這句詩的意思引申開來，賦予了更美好的含義。

犀牛有靈氣，犀牛角也就有靈氣。怎麼分辨犀牛角的真偽呢？有一句話叫「人氣粉犀」，人氣能讓犀角變成粉。剛拿出來的犀牛角，要把它弄碎有點難，把它揣在懷裡，讓它得到人的溫度，然後拿出來輕輕一敲就碎了。得了人氣，犀牛角就容易被打碎。聞一聞，如果有一股清香，這個犀牛角就是真的，如果有股臭味，這個犀牛角就是假的。現在市面上的犀角都是像粉一樣的，都成了犀角粉。犀角粉有白有黑，最好的犀角叫烏犀角，是黑的，打成粉跟菸灰一樣，用量非常少，〇•五克或一克就夠。一般不入煎湯藥，而是用藥汁衝兌喝下。這藥太珍貴，捨不得用多，用這點也夠了。「心有靈犀一點通」，一點點就夠了。

熱入營血必備藥

溫病分衛氣營血，當邪氣入了營分、血分，就會傷陰，導致血熱。這時，邪氣在人體最深處，不容易清掉，要用到犀角地黃湯，這是過去經常用的一個方子。

現在的白血病、敗血症，都是邪氣入了營分。敗血症好治一些，白血病難治一些，兩種病症都伴隨著發斑。敗血症的斑非常明顯，紅得嚇人，全身都是紅點，很快變成紫色，這是血熱，血入營分的表現，用犀角會好得特別快；白血病也發斑，斑是淡紅色的，千萬不要以為粉紅、淡紅的斑好治，其實這樣更難醫治。越是邪惡的人，表面越溫柔，越是不張揚。所以這種暗暗的，略微有點粉紅的斑越可怕。

禁用犀角與保護犀牛

現在犀牛角已被禁用，連整理中醫古籍提到犀牛角都要注明「用替代品」，目的是為了保護已經瀕臨滅絕的犀牛。

其實，過去用犀角的時候，並不是獵殺取角，而是等犀牛死後再用。中醫非常注重物盡其用，通常是把製作犀角工藝品剩下的邊角料打成粉來救命。我們用的檀香，一般也是用工藝品的邊角料。現在犀牛角雖然禁用了，但在黑市上仍然可以買到，只不過價格更貴了。犀牛角的價格漲上去了，在暴利的驅使下，偷獵犀牛的人反而更多，犀牛並沒有得到保護。

前不久網路上出現了獵殺犀牛的視頻，場面非常慘烈，犀牛非常可憐。犀角被人活活挖走，然後犀牛很痛苦地死掉了。很多人看了，都很難過，繼而開始罵中醫。其實，這並不是中醫用犀角導致的，中醫對所用的任何東西都充滿敬畏，尤其是犀角這一類東西。因為犀角是有靈氣的。中醫用犀角，首先要敬畏犀角。敬畏犀角，就不會殘忍地去獵殺犀牛，而是等犀牛死後再用，而且只用一些邊角料，這就是中醫的姿態。

那些唯利是圖獵殺犀牛的人，哪有這種情懷呢？獵殺犀牛的場面很慘烈，解剖小白鼠的場面也一樣慘烈，這又怎麼講呢？所以說，在保護犀牛的問題上，並不是單純禁用犀角就可以解決的。而是要讓懂中醫、懂傳統文化的，有人文情懷的人來管理，一味禁用，甚至有可能導致被獵殺的犀牛越來越多。

《道德經》說：「不貴難得之貨，使民不為盜。」越禁用，價格就越高，因為需求永遠是在的。虎骨也相類似。虎骨禁用後，老虎死了，骨頭怎麼辦呢？聽一位朋友說，現在的老虎死後就把虎骨一直凍在冰庫裡。虎骨是溫熱藥，一直凍在冰裡，時間久了，它就失去虎骨的作用了，其實也是一種浪費。犀角、虎骨在中醫裡都是非常重要的藥，把它們從中醫裡面去掉了，這是非常可惜的事情。

禁用犀角，犀牛死後，牠的角怎麼處理呢？如果銷毀，就太暴殄天物了。一切粗暴的態度都可能導致更多的損失，如何合理利用犀角，仍是動物保護的複雜課題。

犀角地黃湯和安宮牛黃丸

白血病到了關鍵的時期要用到犀角地黃湯。現在因為沒有犀角，其治療效果會差一些，假如有犀角的話，治療白血病根本不在話下。「犀角地黃湯」是《千金方》裡的方子，《外台祕要》裡也有，《溫病條辨》依然在用。

【犀角地黃湯】

芍藥、地黃、丹皮、犀角

地黃用的是生地黃。芍藥往往用赤芍，當然有時也用白芍，或者赤白芍都用一些。為什麼要用赤芍呢？因為赤芍走血分，能涼血散血。方義其實很簡單，用藥性的四氣五味就可以解釋。四味都是寒涼藥，芍藥酸寒，地黃甘寒，丹皮苦寒，犀角鹹寒。酸、甘、苦、鹹都有了，還差辛寒、辛涼。為什麼沒有呢？因為這時邪氣已入血分，意味著沒有表症了，不用解表就不用辛涼藥了。用酸寒、甘寒、苦寒、鹹寒瀉五臟之火，來清血熱。生地、丹皮、赤芍是一組非常重要的涼血藥，再加一味犀角，犀角只需一克左右就可以了。

犀角地黃湯清熱解毒、涼血開竅的功效特別大。現在西醫講的肝炎，嚴重到肝昏迷，熱像非常嚴重的時候可以用；尿毒症到了熱像非常嚴重的時候也可以用；過敏性紫癜、白血病、敗血症都可以用。

安宮牛黃丸也用到犀角。現在的安宮牛黃丸用水牛角代替犀角，作用就大打折扣了，但依然有涼血開竅、清熱解毒的作用。

現在犀牛角的代用品就是水牛角。水牛跟犀牛很相似，它們都生在水中。凡是生在水中的哺乳動物都有一定的涼潤性。用水牛角代替犀角，用量要大很多，一般來說六十克水牛角才能代替〇・五克犀角。即便這樣，它們的作用還不能完全等同。為什麼呢？從外形上也可以看出來。犀牛角長在鼻子上，鼻子屬於陽明部位，所以犀角走陽明，清陽明實熱。水牛角長在兩側，兩側屬於少陽部位。兩種角在動物身上所處部位不一樣，入藥後在人體行走的部位也不一樣，功效肯定有所差異。所以，雖然可以用水牛角來代替犀角，但是它們之間的差異還是有的。

人中白和秋石

通便、人中白和秋石

尿壺用久了，裡面結一層白霜，把它刮下來，就是人中白，有的地方叫尿冰。

並不是所有人的尿壺裡的尿冰都有用，古書講「蒙館童子及山中老僧者為佳」。一般人的都不能用，為什麼呢？因為帶火。沒有發育的小孩，他們的小便是乾淨的。他們沒有多少情緒，沒有男女之事，吃的不至於太雜亂，思想也不是太複雜。老和尚有修行，身體比較清靜，年輕和尚的都不行。

同樣是小便，不同人的差異也非常大。其實，大小便都是排出人體的廢物和毒，毒從哪來？從飲食和情緒中來。所以晚上睡覺，相當於人體關門打掃，這時「人臥則血歸於肝」，肝把血過濾一遍，清洗一遍，把白天飲食和情緒產生的毒過濾出來，早上通過大小便排出體外，排便後，人又清清爽爽的了。大小便裡有很多毒，入藥時就不能用含毒比較多的。

人中白還提示我們，千萬不要憋尿。尿壺裡的尿放一宿能結出白霜，尿在膀胱裡憋一宿也會結出不好的東西。憋尿最後導致淋證，就是結石等各種病。

人中白鹹寒，可降火，把鬱熱往下引導。小便從尿道排出，它輕車熟路，作為藥喝下去依然從尿道排出。所以童便是鹹寒的藥，用來降火行瘀的。過去人摔到內臟了，用雲南白藥治。沒有就用童便，一方面補充津液，另一方面可以化瘀，還不傷人。把童便、石膏一起煉製，就成了秋石。煉秋石有一套很複雜的工藝，這裡就不多講了，因為我們沒有這個設備。煉秋石在湖北黃岡、安徽安慶一帶較多，安慶現在還有秋石廠，在藥材市場還能買得到他們生產的秋石。

童便、秋石、人中白的作用比較相似，只略微有差異。童便降火行瘀，治血症、跌打損傷、瘀血在裡、產後血暈挺好。童便除了行瘀，它還有生生之氣，不會傷人。秋石主要滋陰退熱，因為經過煉製，治虛勞咳嗽、癆熱比較有用。人中白的作用是行瘀、除熱、降火。

人中黃與金汁

人的大便，也能做成鹹寒的藥，如人中黃和金汁。

人中黃怎麼做呢？冬天用毛竹，兩頭都留節，刮掉最外面那層薄薄皮（為什麼要把皮刮掉呢？竹子最外面的那層皮有收澀性，如果留著，竹筒的通透性就不好了，但是裡面的竹茹要留著），然後在竹子外面鑽個孔，用甘草細粉把竹筒裝滿。裝滿後，把芭蕉葉的葉柄削得跟竹筒的孔一樣大小，塞進去封好口。芭蕉葉的葉柄見水膨脹，會把竹筒孔隙全部塞滿，密封性好。冬至那天，將竹筒浸到大糞池裡，立春以後取出。為什麼冬天浸泡呢？因為冬天大便寒涼，不容易腐爛，夏天則大便腐爛生蛆，穢濁不堪。取出後，把竹筒打開，將甘草末倒出，這時糞便通過竹子進入。因為有一層過濾，不會太噁心，加上是冬天，就更不噁心了。取出後通風陰乾，用的時候就用甘草末，這就叫「人中黃」。

人中黃甘、鹹、寒，是大解熱毒之品，通行五臟。甘草解毒，人的大便性寒，加上冬天就更寒了。竹子性寒，非常潔淨，也很緻密，大糞通過竹子的過濾，相當於只有一部分的大糞汁浸透了甘草，所以汙濁東西就不多了。這是一種萃取大糞精華的方法吧！所以人中黃能夠大解熱毒。

金汁是什麼呢？取健康男孩的大便，濾汁裝壇封好，埋到土裡，而且必須埋到路底下，埋好後再把路填好，路上會有很多人走，經過很多年才能取出，時間隔得越久越好。取出後，你會發現，糞水變得清亮，沒有臭味。去年網路上有則新聞，說是福建澶州承天寺出土了一批金汁，據說是三十八年前埋下去的，質量應當是相當好了。

書上說，金汁苦、鹹、寒，但如果埋得太久太久了，它就會變得甘、苦、鹹、寒。嚐一嚐，一點汙濁臭味都沒有，略微有點甜味，入心瀉火解毒。遇到瘟疫，熱邪特別旺盛，邪熱犯心包讓人發狂，或者毒讓人受不了，病勢非常嚴重的時候，就用金汁或人中黃來解。喝下去就有效，速度特別快。用於急救，能降一切火，解一切毒。必須陽明有實熱才能用，如果陽明沒有實熱，人虛虛的、蔫蔫的，用這個是會傷人的。

金汁、人中黃為什麼會有這些作用呢？再乾淨的大糞也有濁氣在裡面。輕清是上浮的，重濁就往下走，所以喝下人中黃、金汁以後，它會迅速往下走，從胃到大腸，走得特別快。為什麼走得快？因為輕車熟路啊！以前就是那麼出來的，這次還會那麼出去。而且出去的時候，還會把毒和火都帶下去。

世間萬物都可入藥。其實越噁心的東西，可能越有神奇的作用。有一句話叫「化腐朽為神奇」。用這些東西的時候，要盡量減少不好的一面，利用好的一面。比如說，金汁為什麼埋那麼久？就是為了減少不好的東西。為什麼製作人中黃那麼講究，把甘草裝在竹筒裡，再浸到大糞裡面呢？這是萃取大糞藥用成分的方式，只讓能夠用的東西進來。

這些藥的原理我們都知道，但從來沒用過，就是怕病人心理上難以接受，所以一般都會用別的藥代替，就是效果差點、速度慢點。但從做學問的角度講，我們必須知道。大、小便有很多學問，講《方藥之道》不得不講。越極端的東西，大家越能從中悟出一些道理。

鹹寒類藥小結

鹹寒藥我們再復習一下。植物類有車前子；礦物類有藥芒硝、朴硝、玄明粉、浮海石；動物類有牡蠣、瓦楞子、海蛤殼、犀牛角；最後與人相關：秋石，人中白、人中黃、金汁、童便。鹹寒清血分，但是具體又都不一樣，比如動物類藥是血肉有情之品，作用往往快一些；金石類、貝殼類的藥有金的性質，就有朘削的作用，能化頑痰、老痰；植物藥利小便，通腎氣。

第六章

苦寒藥

黃芩、黃連、黃柏都是苦寒藥的代表，黃芩清上焦之熱，黃連清中焦之熱，黃柏清下焦之熱，我們主要講三者之間的不同。簡而言之，苦寒藥針對大熱，如果實熱非常嚴重，就必須用苦寒藥去清，這在中醫裡叫「苦寒直折」，就是用苦寒藥直接把熱折掉截斷。

苦寒解

香港老中醫陳存仁，在上海行醫時，看過一個病人，發了狂，臉紅脈數，舌苔黃膩，舌質暗紅，一天到晚說胡話：「黃先生，你饒了我吧，以前我確實得罪了你。」他的家人也不知他到底得罪了哪個黃先生，都以為黃先生是個鬼。不少醫生用了各種方法都沒有治好，後來經過會診，最後開了一個方子：黃芩、黃連、黃柏、黃梔子、生地黃、生大黃……病人吃了兩三劑便不再喊「黃先生」了，慢慢地好了。病人家屬看了藥方，奇怪每味藥裡面都有一個「黃」字，認為病人是被黃先生纏住了，所以藥裡邊才會有這麼多的「黃」字，這不是「以黃治黃」嘛？當然這只是一個巧合。

火能令人昏，寒能令人清

病人發狂說胡話，是火症。火有一個明顯的特徵，叫做「外清明而內濁昧」，在外會照亮外圍，給人光明；在體內則會讓人頭腦發昏。在性格上，火性格的人也是「外清明而內濁昧」的，這樣的人總是看別人不順眼，別人說一句，他會說十句反駁，好與人爭短長，看似明白事理，思路清晰，內心卻是一團糟。

火能令人昏，寒能令人清。火證就用寒涼藥來治。

苦寒藥一般都有燥濕清火的作用，不僅能清實熱，還能清濕熱。苦寒藥還有一個特點，大劑量用時，清火力度大，所謂「苦以瀉火」；小劑量用時，有堅陰作用，所謂「苦以堅陰」。

「苦以堅陰」是中醫的重要原則，苦就能堅，不僅藥具備這種性質，人也具備這種特性。中國人常用「苦寒」一詞來形容人的一種生存狀態。對於人來說，苦寒的環境有時反而是好的。比如大富大貴、得意洋洋的人，他的頭腦往往是昏的，可能有時都不知道自己是誰了，但是一旦陷入苦寒的環境裡，他的頭腦會馬上清醒過來，這就好比病人被熱邪弄得頭腦昏昏，喝了苦寒藥就能清醒過來一樣。人在苦寒的環境中，會很冷靜，也會有所堅守。但是環境也不能太苦，用藥太苦就會傷陽氣。生活環境太苦了，很多人就會失去自信，失去對生活的希望。

亢則害，承乃制

苦寒藥一般都是黃色的，藥名通常帶個「黃」字。黃色屬土，在五味上對應甘，為什麼苦寒藥都是黃色的呢？用現在的科學理論沒法解釋，但用《黃帝內經》的理論是可以解釋的。《內經》有一句：「亢則害，承乃制」，意思是說在五行中無論哪一行太過，都會有害處，接著就會出現制約它的那種屬性。這句話比較抽象，我們可以講得更具體一些。

金朝張元素的《醫學啟源》很有名，書中講：「五常之道，微則當其本化，甚則兼其鬼賊。」「五常之道」就是五行之道，「微則當其本化」是說當五行每一行只有一點的時候，那麼它就是它。假如太多，那麼與之相剋的屬性就出來了。譬如說「木」，一點「木」是「木」，「木」太多就變得不像「木」了。

再舉個具體點的例子：與土相對應的是濕，與木相對應的是風，木剋土。當只有一點濕象的時候，它就是濕象。病人一般舌頭舌苔滑膩，舌質胖大有齒痕，這叫「微則當其本化」。如果濕很嚴重，病人可能會顫抖，顫抖是風象，這叫「甚則兼其鬼賊」。因為濕邪屬土，風邪屬木，木剋土，濕邪太過就會出像風象。

冬天外邊冷，屋裡窗上凝結出水珠，這就是「寒過極而兼濕化」。

小風那是風，風太大就會出現燥象。風屬木，燥屬金，風太過就會出現燥化。燥過極則兼火化。燥屬金，火剋金，燥得太厲害就會著火，燥到了極點就會火化。

這種思想在中醫裡非常重要，要經常分析寒、熱、燥、濕、風五種邪氣、天氣之間的轉化。無論針對六淫還是整個五行而論都是這樣。從五行的角度講：

某個地方土壤肥沃，就是土氣過盛，就會長樹木，這就叫「土過極則兼木化」。

木頭長得太好，木氣太旺，木質就會變硬，引來斧鋸之災，這就叫「木過極則兼金化」。總之你太好了，剋你的東西就來了。大樹死後，如果未能充分腐爛，木氣過旺不能運化掉，也會從金化，變成化石，所以有一種「木變石」，這都叫木過極則兼金化。

古人打仗，張三將軍舉刀便砍，李四元帥舉起方天畫戟相迎，兩件兵器碰到一塊火星直冒。金屬碰撞摩擦時，金氣最旺，就會著火，這就是「金過極則兼火化」。

身上生瘡瘍，諸痛瘡瘍皆屬於火，只有一點火的時候它就會發紅，一派火象。火太大的時候，它就不再發紅，而會潰瘍、流膿、流水；夏天肉容易腐爛，肉爛就會淌水。這些都是「火極則兼水化」。

土隨水流，在河道的寬闊處沉澱下來，就會形成三角洲，這就是就「水過極而兼土化」。中國人眼中的水，不是水分子，而是指江河湖海。

知道了「亢則害，承乃制」的原理，就能理解苦寒藥為什麼多是黃色了。普通寒藥，例如甘寒的蘆根，它基本不發黃，不像黃連、黃柏黃得那麼鮮艷；又如旱蓮草、女貞子、何首烏，它們都是寒的，也都是黑的，黑是其本色，還不是太寒，只有寒到一定程度，才能成為黃色，呈現土的顏色，因為寒屬水，土剋水，寒過極則兼土化。從另一個角度看，在五行裡極苦的藥對應的是火，應該是熱的，但是水剋火，火極則兼水化，水對應的是寒，藥苦到極點則必然是寒的。

黃芩

黃芩歸心經、肺經、大腸經、小腸經、肝經、膽經、脾經，味厚而氣薄。味苦就能清心肺之熱，苦以堅陰，能堅腸胃之陰。心肺在人體中位置最高，陽氣最多，容易積累邪熱，火性炎上，內火常往心肺走，所以是最容易熱的。黃芩入心肺，能清熱；能入腸胃，清熱堅陰；走肝經、肺經，去除濕熱。

黃芩清上焦，兼入中焦，可以通過用酒炮製來加強它往上走的作用。酒黃芩能清膈上之熱，化肺中積累已久的邪熱。

黃芩清肺熱的效果比較好，不過要注意，肺有裡熱實熱才能用它來清。肺最容易生熱，清肺也有很多講究。肺受外感，應該打開毛孔，通過出汗的方式把熱往外透散；邪氣入肺裡，且是實熱，才可以用黃芩；肺虛邪氣深陷經久，則用桑白皮之類。

枯芩和條芩

黃芩有兩種。一種叫枯黃芩，是黃芩的老根，中間部分爛空了，外面黃色，裡面帶一點黑色，走肺走表，清遏鬱已久的火，它色黃中空，像大腸一樣，能清大腸之熱，治各種瀉症和痢疾。一種叫條芩，又叫子芩，一條一條的，是新發的嫩根，八月採收時，老根嫩根一起拔，然後分開。嫩根色黃，帶一點青頭，青色入肝，所以條芩入肝多些。條芩還能入肺，往下走，善除肝膽火邪，龍膽瀉肝湯就要用條芩。

有的方子中寫青子芩，名字很好聽。過去病人也是懂一些中藥的，很多人看到黃芩之類的藥就會頭疼，生怕苦寒藥傷了陽氣，有些醫家就寫成別的名字，讓病人放鬆警惕。就像大黃，過去講「人參殺人無過，大黃救人無功」，就是說你給病人開了人參，即使把他吃死了，病人也不會怪你，畢竟你用了那麼金貴的藥。如果開了大黃，即便把病治好了，病人也不認為是大黃起了作用，可見這類藥很冤枉。大家普遍對黃芩、黃連、黃柏、大黃比較警戒，因為它們苦寒敗胃。醫家通常將大黃寫作「將軍」。生軍就是生大黃，川軍就是川大黃，酒軍就是酒大黃。後來大家慢慢地都知道了，這些寫法便又成了公開的祕密。

黃芩的配伍

黃芩配白朮有安胎作用。孕婦通常中焦運化不好，鬱積生熱。懷孕期間不能亂用藥，苦寒藥尤其要慎用，故清熱常用黃芩。因為黃芩以走上焦為主，不會去下焦傷胎。而且它能通肺、肝、大小腸、脾和膽，走的地方多，且比較平和，清熱的作用又好。用黃芩清鬱熱，用白朮健脾、安胎，如果有下墜的感覺，還可以加砂仁往上升提。黃芩、白朮是非常重要的安胎藥，治胎熱造成的胎動不安效果非常好，所以泰山盤石散裡就有這兩味藥。

黃芩、白芍是治痢疾的常用對藥。黃芩是苦的，白芍是酸的，酸苦湧瀉為陰，痢疾時需要讓濕熱濁氣盡快湧瀉出去。用黃芩、白芍不僅能起到酸苦湧瀉為陰的作用，還能酸收，把好東西收住，其中黃芩還能起到清濕熱的作用。不要小看這兩味藥，他們都承載了很多功能。在此基礎上還可加一味甘草，甘以緩之，且能健脾。

柴胡、黃芩也是一個重要的藥對。小柴胡湯由柴胡、黃芩、黨參、半夏、薑、棗組成，其中用了黃芩。黃芩、柴胡也是常見對藥，一個走表，一個走裡。柴胡，走少陽經達表；黃芩，走陽明經清裡。當邪氣半表半裡形成鬱熱的時候，可以用柴胡、黃芩來涼解。還有一個有名的方子叫柴芩溫膽湯，由柴胡、黃芩加溫膽湯組成。溫膽湯是二陳湯加竹茹、枳殼，有的是加枳實、生薑，主要用於清膽經痰熱。溫膽湯出自孫思邈的《千金方》，當時的藥方裡面，生薑特別多，生薑多藥就是溫性的了，所以叫就溫膽湯。龍膽瀉肝湯也用到了柴胡、黃芩。柴胡、黃芩常用來治療肝膽疾病，其作用主要是降肝膽鬱熱，解少陽鬱熱。

苦寒敗胃與黃芩禁忌

中藥傷胃的說法，其實是一種偏見。有的中藥傷胃，有的中藥不傷胃，中藥並非只有一種，不能一概而論。長期服用黃芩、黃連、黃柏、龍膽草等苦寒類藥，多用久用往往會敗胃，導致食慾減少等問題。蘆根、花粉等中藥則是養胃的，喝多少也不會把胃喝壞。血虛的人，無論陰虛、陽虛，都不能用苦寒藥。黃芩不要多用，用多了確實會傷胃；只有表症時也不要用黃芩。黃芩，用對了能清肺熱，用錯了卻又能把熱往肺裡拉，將熱困在肺裡，再想清掉會很麻煩。從脈像上看，脈浮，意味邪氣在表，不要用黃芩；脈細，意味血虛，人體承受不了黃芩的大苦大寒，則要慎用黃芩。

黃連

黃連性能

黃連是一味極苦、極寒、極燥的藥。

人們都知道黃連苦，其實黃連還不是最苦的藥，更苦的藥還有龍膽草。為什麼古人只講黃連苦，不講龍膽草苦呢？中國有一句話，叫「只有第七，沒有第一」。什麼意思？第七意味著相對優秀，第一意味著絕對優秀，絕對的第一。世界上只有相對的優秀，沒有絕對的第一。中國人寧可做第七，不願做第一。所以中國人說藥也是那樣的，說到最苦的藥不會把最苦最苦的藥拿出來，只說黃連，不說龍膽草，他要留一點餘地。

黃連入心、脾經，能清火、燥濕，清濕熱。但是必須有實熱、實火才能用，否則不要輕易地用黃連。苦寒傷陽，陽虛也不能輕易用黃連。陰虛也不要輕易使用黃連，因為苦寒下奪，會傷陰，傷陰就會化燥、化火，然後火反而越來越大。清陰虛之火，宜甘寒養陰。

因此，有很多人就非議黃連等苦寒的藥。實際上，藥無優劣，關鍵在於人善不善用。

韓懋與交泰丸

明朝有一位醫家叫韓懋，可謂善用黃連，他講「火分之病，黃連為主」。韓懋，是值得我們研究和學習的一個人。他寫了一本書，叫《韓氏醫通》，只有三十七頁，但是內容非常好，情真意切，我把這本書稱作「醫門孝經」。韓懋，用現代的話說，是個官二代，他父親是位將軍。在他生活的年代，戰爭不斷，他父親經常出征在外，很辛苦，落下了一身的病。韓懋就什麼都不做，一心要把中醫學好，跟著出征，給父親治病，可以說是為父學醫，書中記載的，也主要是為家人治病。當家裡人生病了，他那種急切的心情是溢於言表的，這些病案也都是帶著很深的感情去寫的。精誠所至，他的技藝也很高。《韓氏醫通》提出：「當歸主血分之病，香附主氣分之病，半夏主痰分之病，黃連主火分之病」，其他的用藥，可以圍繞這幾味藥來。

就像咱們講方藥以五味藥為綱，韓懋以四個藥為綱，綱舉目張，才能放得開收得攏，乾淨俐落。做人、做事、開方子、學醫都要如此，才能非常便捷。

韓懋這個人非常不簡單，他自創的很多方子後來都成了名方，非常有效。比如三子養親湯、交泰丸。三子養親湯我們前面講過。交泰丸是專治失眠的，只有兩味藥，黃連、肉桂。黃連的量大，肉桂的量少。黃連是主火分之病，失眠跟火有關，火擾心神，所以人睡不著，所以用大劑量的黃連清火。肉桂能引火歸元，讓火去它該去的地方，而且它性溫，又能反佐黃連的苦寒。黃連和肉桂，一苦寒一辛溫，一陰一陽，一清心火一溫腎陽，二者相互作用能讓陰陽交泰，所以用於治療心腎不交的失眠。心浮氣躁是一個成語，它很符合醫學的原理，心浮則氣躁，很多心浮氣躁的人就睡不著，心安下來了自然就能睡得著覺了。陳摶老祖給人傳授了一個睡覺的祕訣：你先把心安下來，然後自然就睡著了。這話等於沒說，把心安下來多麼的難啊。而交泰丸讓心火下行，心氣不浮，也就安了。

左金丸與治療吐酸的方藥

用到黃連的還有左金丸：吳萸用一份，黃連用六份。它為什麼叫左金丸呢？很多人都不懂。當時取這個名字，就是讓大家聽不懂，這可能是某個師門的一種暗語。中醫裡面有一個重要的治療原則，叫左金平木。金是肺、木是肝，左金平木，就是幫助肺來平肝。但左金丸跟肺毫無關係，其實應該就是平木丸。肝喜條達，當肝氣不舒的時候，肝鬱就會化火，肝火就會犯胃，表現出胃病，如吐酸等。這個方子重用黃連，是用來瀉胃火，通過瀉胃火來瀉肝火。加一點點辛熱的吳萸，這是用來幹什麼的呢？因為一旦有胃火的時候，人就會嘔，用了吳萸既可以降逆止嘔，還可以制酸、止胃痛，還能約束黃連的苦寒之性。吳萸還能引黃連入肝，因為吳萸是溫肝的，正好與肝火能夠同氣相求。吳萸在這裡相當於一個叛徒，它帶著黃連往肝裡走，那時肝火一看吳萸也是溫肝的，是自己人，進來吧，吳萸就把黃連也帶進來了，黃連是清火的，這個火就清下去了。

吳萸和黃連是一對絕配，一溫一清，能疏肝清火，升清降濁，治療吐酸作用非常好，如果是那種頑固的、過久的吐酸，用吳茱、黃連還治不好，可以加上一味煅瓦楞，它也有制酸的作用。會開方子的人，會讓每一味藥承載很多的作用；不會開方子的人，會把很多藥全部堆上去。我一直嫌自己開的方子太大，一個方往往是十五六味藥，其實方子完全沒必要開這麼大，只是功夫不到，所以藥味容易多。當然方子大也有方子大的好處，這還得從不同的方面去看，有時候是韓信用兵多多益善，有時候用藥就要少而精。葉天士用藥就非常少，非常精，當然他那個水平一般人很難達到。我們現在講藥，不講那種大的方子，專講小方子，從小方子裡面既能體現用方的技巧，又能看出藥的性質，大家還好掌握。其實大方子往往就是小方子組成的。例如溫膽湯，不就是二陳湯加一味枳實加一味竹茹麼？所以先掌握小方子，以後再去掌握大方子。

香連丸與治療痢疾的方藥

用到黃連還有一個小方子叫香連丸。香連丸有很多種版本，最經典的版本是《太平惠民和劑局方》裡的，就是兩味藥，黃連和木香，它是治痢疾的。

痢疾通常是因為飲食不節，飢一頓飽一頓導致的；要麼是外感風寒暑濕，邪氣內陷，濕熱盤踞腸胃，它能夠通過痢疾排出來一些，但還留著一些，繼續增加，把一些吃下去的好的東西，或者腸胃裡面本來就有的東西，蒸化成那種黏黏糊糊的惡濁之物，又往外拉，總是拉不盡，老感覺要上廁所，拉出一些濃濃的東西，這就是痢疾。

痢疾是一種惡疾，有時能拉死人的。治療痢疾就經常會用到香連丸，雖然只有兩味藥，但它的作用很大。黃連，苦能燥濕，寒能清熱，而痢疾就是濕熱。濕熱的源頭在心脾，黃連能入大腸清濕熱，又把濕熱的源頭給堵上，它是直接清心經和脾經的，因此用黃連作為君藥。這裡面沒有寫吳萸，其實黃連通常是用吳萸水炒一下，這樣吳萸就能帶著黃連去清肝，還能減輕黃連的寒性，還能降濁，讓痢疾的濁氣充分降乾淨。木香能夠行氣，同時還能溫脾和胃，通利三焦，還能瀉肺、平肝，讓木不剋土，保脾胃安和。

《傷寒論》治療痢疾的還有一個方子叫白頭翁湯，其實白頭翁湯可以和香連丸一起用，效果也是蠻好的。治療瀉痢的，還有芩連葛根湯，就是黃芩、黃連、葛根這三味藥。我們知道，人體本來應該清氣在上，濁氣在下。當濁氣在上，人就會吐；清氣在下，人就會瀉。葛根是升清氣的，黃芩、黃連能夠清熱，讓濁氣、讓濕熱之氣往下降。而且，葛根不但能夠升清，還有一些發汗的作用，可以解表、退熱。當然這裡邊還可以加一味甘草，甘草是調和這些藥的，它能夠調和三焦，調和腸胃。腸胃調和，清氣上升了，濁氣向下降了，人的瀉痢自然就沒有了。

黃連的其他用途

黃連的用途很多，例如用以為黃連煎湯來洗眼睛，一切因實火而起的眼病，如眼睛紅腫，都可以用。如果配合內治，效果會更好。有人會問，怎麼判斷是虛火還是實火呢？很容易，如果眼病的時間太長，那就要仔細的去辨證了。如果是急性的，發展很快的，這肯定是實火，用黃連煮水洗，大膽地洗，沒有問題。

諸痛瘡癢，皆屬於心，我們還可以用黃連、當歸作為君藥，甘草、黃芩作為佐藥，治療各種瘡，乃至外科疾病，這是古人的常用配伍。我們現在仍可以作為參考。

黃柏

黃柏是一種樹皮，它也是苦寒的，它能入骨、入腎，兼入膀胱經。它特別善於往下走，能清腎裡的邪熱。

滋腎通關丸

我們曾經講過一個名方叫滋腎通關丸，它由三味藥組成：黃柏、知母、肉桂。黃柏知母是清下焦濕熱的；下焦被濕熱困住，氣化就會不利，用黃柏、知母把這些邪熱清掉，然後再用肉桂，引火歸元，促進氣化，這也體現了寒熱並用。

所以很多這種兩三味藥的方子都體現了互相制約、寒熱並用。黃柏知母是寒涼的藥，肉桂是溫藥，它們之間就能達成一種平衡。

知柏地黃丸

知柏地黃丸是在六味地黃丸的基礎上加知母和黃柏。知母走氣分，黃柏走血分，要清腎裡的濕熱，就要在補腎的基礎上加這兩味清熱的藥。

如果要溫腎陽的話，就是在六味地黃丸補腎的基礎上，加附子走氣分，肉桂走血分，那麼就氣血都溫了。用對藥有一個原則，往往是一個走氣分，一個走血分，氣血都兼顧了，它的作用就會相得益彰，就不是一加一等於二了，而是一加一遠遠大於二。

三妙散

三妙散由蒼朮、黃柏、牛膝三味藥組成，主要用於清下焦的濕熱。

黃柏本身就清下焦的濕熱，如果濕重於熱，那麼黃柏燥濕的力度是遠遠不夠了，所以加一味蒼朮，燥濕的力度就大了。蒼朮是專門燥濕的，還入脾經，入中焦，能健脾，一健脾就能化，能把下焦的濕進一步帶走，所以蒼朮、黃柏清下焦濕熱，效果比較好，這兩味藥在一起叫二妙散。再加牛膝，引藥下行，能讓蒼朮、黃柏進一步往下走。這相當於靶向治療，這樣清下焦濕熱的作用會更加明顯。

第七章

清肝類苦寒藥

肝屬木，木能生火，所以，火從肝膽起者甚多，清火就必須注意清肝膽。

龍膽草

龍膽草主要用來泄肝經的濕熱。它是一種草，根部入藥。它的根很細，在秋冬季節採。

為什麼叫龍膽草？

龍，是暴烈的，春夏季節，會有龍捲風，或者天上有龍吸水的現象。不管龍是一種自然現象還是一種動物，它都是天地間的陽氣發泄於外，非常暴烈。但龍得陰則潛，秋冬季節，我們看不見龍。龍還能上下引動，「升則飛騰於宇宙之間，隱則潛伏於波濤之內」，這與肝火也有很相似之處，肝火往上能引動心包絡的火，往下能引動腎中之陽。腎屬水，相當於江湖海洋，心肺就相當於天，肝火浮游於天與水之間，既能引動心火，又能引動腎火。所以肝火一旺，就導致心火旺，也導致腎火旺。因此我們把肝火叫做龍雷之火。膽，是苦的，是降的，能清熱降火。龍膽草的名稱，提示了它能清肝火、膽熱。

龍膽草味苦澀，性大寒，入肝、膽、胃經，是肝膽經的氣分藥。它苦寒泄火，苦以燥濕，寒以清熱，所以能清肝膽經的濕熱，而且它是走下焦的。

龍膽草治療淋證

因為它能泄肝火，而跟肝火相關的病太多了，例如淋證。什麼是淋證呢，淋證有五：氣淋、血淋、石淋、膏淋、勞淋，主要表現為尿頻尿急，嚴重的還會尿痛，或者尿黃尿紅，甚至裡面有沙石。如果有沙石，那就是石淋了，相當於尿道結石。淋證都是因為濕熱導致的，濕熱的原因有很多，有可能因為喝酒、有可能因為暴飲暴食、也可能因為情緒不好、或者因為性生活過度，都有可能導致肝經的濕熱。而肝是最怕濕熱的。

肝膽的濕熱盤踞在下焦，導致氣化不利，產生淋證。在淋證以濕熱為主的情況下，要用龍膽草來清它，再加上淡滲的藥，如木通、通草、澤瀉、茯苓之類。

另外還有一種冷淋，是因寒導致的淋證，除了小便不利之外，還表現為小便之前打寒戰，這種就不能用龍膽草了。因熱導致的淋證，如果吃多了寒涼的藥，也不宜用龍膽草。一般是因為濕熱盤住在下焦導致的小便不利或者小便的各種問題，才可以用到龍膽草。

龍膽草治眼病

治療眼病，也會經常用到龍膽草。

肝開竅於目，當濕熱盤踞在肝經、熱盛於濕的時候，經常會導致眼睛的一些疾病。眼病有輕有重，如果早晨起來略微有一點眼屎，這是正常的，眼屎太多了就是有肝熱。還有人一躺下就流淚，這也是肝熱。這是小問題，如果問題更大了，眼睛就要產生病變，我們首先要考慮到清肝的濕熱。因為肝是一個體陰而用陽的臟器，當陰陽沒有協調好的時候，就成了濕熱，嚴重的話就可能要用到龍膽草，熱象不重的時候就不要用了。

用龍膽草治眼病的時候經常配柴胡。

龍膽草殺蟲

龍膽草還經常用來殺蟲。

蟲是濕熱所生，濕熱所化。要濕熱的環境才會生蟲。在我家裡有一些中藥材，有的年分就不會生蟲，有的年分它就生蟲，尤其是在上半年。比如二〇一二年的上半年是太陽寒水司天，一般就會比較涼、比較燥，就不會生蟲。二〇〇九年是太陰濕土司天，家裡的藥很多都生蟲了，為什麼呢？上半年尤其是入梅後，濕熱比較重。當人體內濕熱過多的時候，寄生蟲也會繁殖的特別厲害，從而導致疾病。

龍膽草本身並不殺蟲，但它能改變蟲子生存的環境，蟲子沒法生存了，也就死了，龍膽草是通過清濕熱來殺蟲的。因此我們說，起先是病引起了蟲，然後才是蟲加劇了病。我們治病的時候如果光想著殺蟲，而不改變蟲子生存的環境，那麼蟲子是殺不盡的。你殺了它，它還會繁殖，甚至還會產生抗藥性。這也是中醫的智慧，它並不僅僅是打打殺殺，而是把人體體內的環境調到最佳狀態，病菌自然就沒法生存了，寄生蟲也就得到很好的控制了。

蟲，一方面需要濕熱的環境，另一方面，它得風則生。風氣通於肝，當肝經濕熱的時候，肝的邪風也會助長寄生蟲或者病菌的滋生，通過清肝經的濕熱，就可以間接地起到殺蟲的作用。

龍膽草治黃疸

龍膽草還經常被用來治療黃疸。黃疸分陰黃和陽黃，它首先是人的眼睛發黃，然後是四肢發黃，最後造成全身皮膚都發黃。為什麼會發黃呢？也是因為人體濕熱過重。

有個成語叫人老珠黃。眼珠應該是黑白分明，黑是代表腎，眼珠越黑，代表腎氣越足；白是代表肺，白眼珠越白，說明全身的氣機越順暢。人老珠黃，就是白眼珠黑眼珠都發黃，白眼珠發黃意味著肺有濕熱，黑眼珠不那麼黑了，也發黃了，意味著腎氣也不旺了，也就是人老了。濕熱所過之處都會發黃，黃疸也是這樣的。

治療黃疸有一個很有名的代表方劑就是茵陳蒿湯，其中是沒有龍膽草的。一般來說，黃疸也沒必要用龍膽草來清。但是，有一種黃疸叫急黃，就相當於現在西醫裡講的急性肝壞死，這種病來得特別急，勢頭非常猛，需要用苦寒直折其火，這時候需要用龍膽草。

皮膚病用龍膽草

凡是肝經的濕熱，用龍膽草都特別有效，包括許多皮膚病。大家可以查一下經絡圖，看肝經在哪裡。很多不知名的痛，通常是肝經上偏多。肝為將軍之官，將軍往往容易出點事，它不是那麼太溫柔，肝經上的病都可以用到龍膽草。

前幾天我還看了一個病人，膝蓋下邊到腳又腫又痛，這怎麼分析呢？首先這是在肝經的部位，而且這人還有B型肝炎，脾氣也不好，在肝經的部位出現了水腫，一按下去，皮膚半天起不來，這說明有濕，痛就是因為有熱。腫痛是一種現象，把它翻譯成中醫辨證論治的說法就是濕熱，又因為痛的部位在肝經上，所以就是肝經濕熱。在辨證論治的基礎上，加了一味龍膽草，效果非常好。

龍膽瀉肝湯

以龍膽草為君藥的有一個著名的湯劑叫龍膽瀉肝湯，龍膽瀉肝湯有很多不同的版本，我們選取《醫方集解》裡面的。

【龍膽瀉肝湯】

龍膽草、柴胡、黃芩、山梔子、澤瀉、木通、車前子、當歸、生地、生甘草

龍膽瀉肝湯方義

這個方，毋庸置疑，龍膽草是君藥，走厥陰肝經。肝和膽是相表裡的，柴胡走少陽膽經，黃芩走陽明經，一個走表，一個走裡，柴胡和黃芩是清肝熱、解肝鬱經常用的很有名的藥對。柴胡黃芩是臣藥，山梔子也是臣藥，它既清肝膽之熱，又清三焦邪浮之熱，加強了龍膽草瀉肝熱的力度。後面，澤瀉、木通、車前子這三味藥都是淡滲利濕的藥，能導熱下行，從小便排出體外。龍膽草清濕熱，加柴胡、黃芩、山梔子清熱的力度就會加大，再加上澤瀉、木通、車前子，利濕的力度也會加大。這樣龍膽草就如虎添翼了。但是一直清利濕熱，必然會耗傷人的正氣，尤其是傷陰，所以要防患於未然，加當歸、生地。當歸補血，生地養陰清熱。這是佐藥。

所以龍肝瀉肝湯的作用就是清熱、利濕、養陰。

當歸、白芍可以柔肝養陰，龍膽瀉肝湯為什麼不用白芍呢？因為白芍是酸的，酸能收斂，現在濕熱這麼重，就不要用酸藥來收了，怕把濕熱收斂住了。

為什麼不用川楝子呢？因為這裡肝氣不舒的現象不明顯，而濕熱的現象明顯，肝最怕的是濕熱，先清掉了濕熱，肝自然就運行起來了，肝氣自然就順了。在清濕熱的同時，可以疏通肝氣，這裡已經用柴胡了。而川楝子是破氣的，如果在濕熱還沒有清掉的情況下就來破他的氣，是破不動的，還會使人很難受。

龍膽瀉肝湯的使用及禁忌

龍膽瀉肝湯是一個很有名的方子，用的地方也特別多。凡是肝氣有餘，產生膽火、肝經濕熱的症狀，有

些是口苦，有的是脅痛、耳聾、耳朵腫、陰癢、尿血之類，還有生殖器周圍有的很多病症，通常跟肝經的濕熱有關，都可以考慮用龍肝瀉肝湯。

大概是在二〇〇六年，當時有個病人得了低分化性陰莖鱗癌，陰莖這個部位都爛掉了，醫院說不好治，後來他就找到我師父，當時我師父給他開的方子就是龍膽瀉肝湯。這人的陰莖鱗癌是因為喝酒導致的濕熱，他一天起碼要喝三兩瓶酒，而且喝的是那種劣質酒，酒的濕熱沿著肝經，往下焦沉積，濕熱在肝經的結節處醞釀，一個東西在濕熱的環境中就容易爛。濕熱不清，什麼指標都上來了，並不是因為有這種指標才有這種病，而是因為有這種病才有這種指標，有濕熱才有這種指標。這個人比較窮，路也比較遠，我師父就讓他吃龍膽瀉肝湯的加減方，直到不想吃飯了，趕緊再來找他，否則會死的。這人拿藥回去吃了，吃到有一天，他真的不想吃飯了，趕緊找到我師父，再來的時候，他的陰莖鱗癌已經恢復的很好了，下焦的濕熱清掉了，就不會繼續爛。下一步就用了葛花醒酒湯，繼續清他體內多年沉積的酒毒，或者說修復酒毒多年來給他帶來的傷害。這例癌症治療的相當成功。所以說，癌症沒有固定的治法，要重視病位，要追溯病因。

為什麼說龍膽瀉肝湯要吃到不想吃飯的時候為止呢？因為龍膽草苦寒，是不能久服的，否則會倒脾敗胃。有病的時候，病受藥，所以不會對人體有什麼傷害；當病氣全去掉了，藥力就會傷害人體，傷害脾胃，影響食慾，所以這時候要趕緊停藥，否則後果不堪設想。當胃氣虛的時候，吃龍膽瀉肝湯就可能會吐；當脾氣虛的時候，服龍膽瀉肝湯就可能會瀉。如果空著肚子吃龍膽瀉肝湯，小便會特別的多。當然要身體好才會覺得小便特別多，要是身體不好的話，有時候要尿失禁啦。腎虛、下焦空虛的人喝這個藥，就會滑精，精液會不知不覺就出來了。所以，龍膽瀉肝湯一定要慎用不要亂用，一旦用錯了就很麻煩。

梔子

梔子花有很多種，家養的大梔子花是不結子的，野生結子的梔子又有山梔子和水梔子之分，入藥用山梔子。水梔子個頭大，皮肉稍厚，只能作為染料，不能入藥。

先升後降，屈曲下行

梔子在剛採來的時候是紅色或紅褐色的，晾乾慢慢就變黃了。古書裡講它色赤入心，能清火。梔子的子跟別的子不一樣，別的子質地很重，梔子很輕，輕則能浮，把乾梔子扔到水裡，它就能浮在水面上。輕浮就能入肺，但它又是一味苦寒的藥，又能往下降，所以，它能清降心肺之火。

梔子進入人體以後，首先會因輕浮而往上走，後又會因苦寒而往下降。它往下降的速度並不快，而且不是直接往下走，而是拐著彎兒、繞著道兒往下走的，走得就慢，古人說它「屈曲下行」。這樣，它涉及的面就廣，就能把三焦的鬱火、一些浮游之熱，仔仔細細地清理掉。這是梔子的特殊作用之所在。

看到這裡，我們也應該佩服古人對事物的體察之精密。他能知道梔子是屈曲下行的，至於是怎麼體會到的，可能跟內觀有關。古人有內證法，吃藥後，他能感受到藥的循行。

通利三焦

當梔子把這些浮游之熱搜刮完了之後，會從小便裡排出去。因此梔子又是一味利小便的藥。其實，梔子並不利小便，而是通過清肺，通過促進三焦的氣化，通過通調水道，達到利小便的目的。

我們知道，三焦是「決瀆之官，水道出焉」。就是說，三焦能夠通調水道，能夠達到利水的目的，它讓小便變得通暢，讓身上的火從小便排出去。

梔子裡邊有仁，外面有皮，梔子仁能清胃中的火邪，梔子皮能夠達表，能夠解體表的一些熱。把梔子炒黑，它就能入血分。我們在開方子的時候，經常寫梔子炭，或者黑山梔，這些都是炒黑了的梔子，它能清血分的鬱熱。

梔子豉湯

《傷寒論》有一個很有名的方子叫梔子豉湯，只有兩味藥：梔子和豆豉。煮的時候，先煮梔子，再把豆豉放進去。它用來清上焦的輕淺的邪氣，治療虛煩不眠等。

梔子能清心火、除煩，其性輕浮升越，能清在上之火。

為什麼要用豆豉呢？豆豉是用豆子發酵而成的，說白了它就是爛豆子。我們聞到爛的東西就會有想吐的感覺。因為這種腐爛的氣味，能幫助往外發。看到別人吐出來的東西，一股味鑽到鼻子裡，聞到那個氣味也會想吐，因為同氣相求。豆豉雖然沒有別人吐出來的東西那麼噁心，但是它畢竟是一種腐爛過的東西，能讓人產生想吐的感覺，它與生梔子輕浮升越之行一起，相得益彰。

如果上焦有邪氣的話，那就吐吧；如果上焦沒有邪氣或者吐不出來，也沒有關係，因為梔子是先升後降的。它能把上焦虛煩之邪給降下去。尤其在治療感冒的時候，清上焦的邪是很好的。

丹皮

經常跟梔子一起使用的是丹皮，就是牡丹的根皮。

牡丹是花中之王，它的花為什麼能開得那麼大、那麼鮮艷、那麼好看呢？花是木氣的噴發，牡丹花開得好，說明它得到的木氣非常旺。得木之氣，說明它是入肝的；它是春天開，也是入肝的，所以它能舒養肝氣、通經脈。

丹皮跟芍藥有點相似，但也有不一樣的地方。它們都是苦寒的藥，芍藥是酸的，酸主收斂，丹皮是辛、苦、寒，辛則能散。白芍和丹皮常常一起用，一收一散，都是用來養肝的，一個柔肝養陰、一個散肝涼血。

用來入藥的丹皮是取單瓣的紅牡丹或者白牡丹的根皮。丹皮入心、肝、腎、心包四經，可以治血中的浮火，也就是清血熱。

六味地黃丸裡就用到了丹皮，取其入心經。六味地黃丸是養腎的，古人在養腎的時候非常注重交通心腎。丹皮入心，清心火，引心火下行。地黃是養腎的，在養腎的時候要注意清心火。因為心腎永遠是要相交的，心火一動，腎火就跟著動。我們不要以為只有黃連肉桂、茯苓遠志才能交通心腎，其實交通心腎的藥有很多。

苦楝子

苦楝子又叫金鈴子。苦楝樹大家都應該見過，全國基本都有，入藥的是四川產的苦楝子，個頭大，叫川楝子。它是苦寒有小毒的。苦寒就可泄熱，還能入肝，破肝氣。

我們可以通過兩個配伍來認識川楝子。

金鈴子散治痛

第一個配伍是金鈴子散，只有兩味藥：川楝子和玄胡索。這個方是治人體氣痛的。十痛九氣，十種痛有九種是跟氣有關的，往往是因為氣不通。「通」字和「痛」字是相似的，都有一個「甬」，甬是通道，路通了可以走，通則不痛；用病字頭一壓，通道壞了，不通則痛。我們要疏通道路，要通過梳理肝。痛往往跟肝相關，通過疏理肝氣可以止痛。

十痛九氣，還有一種是瘀血導致的。其實瘀血導致的痛也是屬肝的，因為肝藏血，肝不能疏通導致血瘀滯，就得化瘀了。因此中醫治痛，有一個原則，初痛用金鈴子散，久痛用失笑散。如果頭痛、偏頭痛都痛了七八年了，用金鈴子散作用就不大了，因為久痛必瘀，久痛入絡。這時候都得化瘀，要用失笑散。失笑散由五靈脂和生蒲黃兩味藥組成。

順便說一下，痛還有熱痛與寒痛的區別。火性炎上，如果感覺是從下往上痛，是從下往上牽引或從下往上傳導，那麼這必然是熱痛，這時候肯定要用川楝子了，苦寒直折其火，而且通肝通氣。如果痛是從上往下痛，從上往下傳導、往下牽扯，那麼這是寒痛，就要去溫它。這是辨別痛是寒痛還是熱痛的一個祕訣。

川楝子配小茴香

川楝子還經常與小茴香一起，用來治療疝氣。當然，疝氣也要辨證論治，在此基礎上，經常加上苦楝子和小茴香。

苦楝子是苦寒的，而小茴香是辛溫的，一寒一溫，這也體現了寒溫並用的思想，因為這種疝氣往往寒熱夾雜，因為肝氣不通才會導致疝氣，疝氣鬱久了，一個典型的表現就是一邊陰囊忽然變大，這是一種火象。因此，疝氣往往是寒束於外，熱鬱於中，牽扯作痛，所以在治療的時候，要寒溫並用。用辛溫的小茴香來溫肝理氣，同時用苦寒的川楝子來理肝氣、破肝氣。為什麼時時不忘理肝氣呢？因為疝氣的發病部位是在肝經上。

苦楝樹的殺蟲作用

苦楝樹的根皮也能入藥，有殺蟲的作用。很多樹上都有蟲子，唯獨苦楝樹不長蟲子，很乾淨，甚至螞蟻都沒有，給人很清爽的感覺。

苦楝樹的根皮可以殺體內的各種寄生蟲，經常與雷丸、使君子、烏梅等一起用，不管是鈎蟲、蟯蟲，還是蛔蟲、絛蟲，它都能清除掉。挖苦楝樹根皮的時候，要挖深一些，千萬不要用靠近地面的、或者長出地面的皮。前面我們講桑白皮的時候也講過，露出地面的桑樹根是有毒的，同樣，露出地面的苦楝樹根皮也是有毒的，所以要挖深一點。挖出後，還要把外面的粗皮、青皮去掉，要用最裡面的白皮，千萬不要用靠近外面的皮，也不要用發青和發紅的皮，這樣才不會傷人。為什麼不能用發青和發紅的皮呢？紅色入血分，會動血，青色就入肝，所以不能用。我們那裡有一個人小時候，因為肚裡有蛔蟲，他的父親聽說苦楝樹的根皮可以殺蟲，就熬苦楝樹根皮的水給他喝，他也不知道還有那麼多講究，甚至連劑量都不講究，只是多多益善。結果喝下去後，這個孩子感覺天旋地轉，看什麼東西都是重影，從此就高度近視。為什麼呢？因為它傷了陰、動了血，中毒了，傷肝了，肝開竅於目，可以說這已經傷了五臟之陰了，「五臟之精，上注於目」嘛。因此，民間的這些土方法，不能等同於中醫。中醫有著嚴謹的思想和方法，

苦楝樹的花和葉也都是很好的東西，可以用來鋪床，可以殺蟲，無論是看得見的蟲還是看不見的蟲，床上鋪了苦楝樹的花和葉，這些蟲就都沒有了。

第五卷

地黃之屬 — 水部方藥

第一章

水部方藥概論

固澀封藏之性

水，在五臟上對應腎，腎主水。水是生命之源。

我們知道，春生、夏長、秋收、冬藏，東方屬木，主生；南方屬火，主長；西方屬金，主收；北方屬水，主藏。中國傳統文化的這些基本原理指導我們生活的每一個方面。北大有東門、西門、南門，沒有北門，為什麼呢？因為北方主封藏，不能開。人體也有北門，也就是腎開竅於二陰，肛門、尿道，還有女子的陰道，男子的精竅，都相當於人體的北門。腎開竅於這裡，所以這些地方都得封藏得住，當然封藏並不是關著永遠不開，它是相對的。

腎司二便。腎管著大便、小便。大便小便能出來，又跟肝的疏泄功能有關。肝主疏泄，腎主收攝，肝腎協調，大小便才能正常，想憋就憋，想排就排。

如果腎的收藏功能不行了，大小便就會多。當然，收攝也不光是腎的事。脾和腎還要合作。脾要統攝，要運化得力，腎要固澀，大便才能收得住。否則，要是脾腎出了問題，大便就容易多，一天好幾次。小便則是肝和腎合作，如果它們之間沒有協調好，小便就會多，或出現尿頻、尿急的現象。

腎除了主收澀，還主封藏。《萬氏家傳養生四要》講過「寡欲第一」。首先就強調節慾，這也屬於腎的封藏。要把真精固澀起來，就要節慾，不要有過多的慾望。慾，包括性慾、物慾等各種各樣的慾望；狹義上講就是指性慾。節慾，首先就是性生活要注重節制，如果不節制，腎的封藏就是一句空話了，其他的節制也無從說起。

腎沒法封藏，對整個身體都不好。如果人一天到晚想著男女之事，我們就說他沒出息；大便小便收澀不住，見到一點事就尿了褲子，也叫沒出息；心神飛馳、浮想連篇，自控能力很差，都是腎沒能很好地把志給藏住，也叫沒出息，這些都跟腎有關。腎藏志，脾藏意，脾不能統攝，腎不能固澀，人意志就不堅定，這人就沒出息。一個人的意志跟他的五臟也是有關係的，不僅僅是心理層面的東西，心理和生理都是相匹配的、相互影響的。

作為生命之本的腎，主固澀封藏。既要收澀大小便，又要封藏自己的慾望；還有要收澀自己的心神。古人節慾，甚至有些修行人會以女色為戒，這是為了修定力，也是為了修腎的封藏能力，通過修腎的封藏來修心的定力，所以古人講以戒為師。

滋補

五濁惡世歷來都是人慾橫流。慾望是屬火的，所以有個詞叫慾火。慾望是滿足不了的，就像火一樣越燒越大。慾望越得到滿足，越不能熄。水剋火是天經地義的，這屬於生理，水本來就該剋火；但火反過來又會傷水，這在叫反侮，是一種病態。慾火太盛，勢必傷陰，所以滋補就非常重要。

滋意味著補水、滋陰，補則有補陰、補陽、補氣、補血。為什麼很多人把補叫做滋補，那是因為滋補在各種補裡面占的比重非常大，要補就要先補陰，或者說先補血，這些是生命的物質基礎。要補身體，首先不能讓身體枯槁了，如果身體都枯槁了，你補氣、補陽，只能是禍害，所以先得滋陰，就是滋補。

五臟藏精而不泄，所以，滋補要從五臟入手。五臟之陰又藏於腎，所以，滋補又以滋腎為本。水部方藥都是滋補類的，以滋腎的地黃為代表。

我們還會講到滋養肝陰的藥，如當歸、白芍、山萸肉、枸杞子等；養心陰的藥，如小麥、棗仁、柏子仁等；養脾陰的藥，如山藥等；養肺陰的藥，如玉竹、沙參等。最後，我們還會提到養陰的動物藥，如蜂蜜、龜版、阿膠之類。

第二章

地黃

地黃概說

地黃的生長環境

地黃在北方很常見，就是那種深綠色的植物，有點毛茸茸的，春天還開出紫色的花兒，這就是地黃。地黃是多年生的草本植物，根部入藥，它的根很大，深深扎進土裡吸收大地的精華，同時收藏養分，以供自己在北方貧瘠而乾旱的土地上頑強生長。地黃又叫地髓，是大地的精髓、骨髓。所以在土氣旺的地方生長的地黃，藥力會更佳；長在水邊的也會更好一些。

地黃的地道產地是河南懷慶，這裡地處中原，中原是得地氣最醇厚的地方；同時這裡又屬於北方，得北方的純陰之氣。江蘇、浙江、四川等地產的地黃，養陰血的效果就不及懷地黃，因為南方屬火，地黃生長過程中得了南方溫暖的氣息，所以它養陰的力度比較弱，但適合用來清熱。

懷地黃的特點是，肥大，皮上有很多疙瘩，橫切面上有菊花心，質地中，扔到水裡馬上下沉。這種地黃是最好的。在懷慶周邊，比如山西、安徽亳州的地黃也不錯，但跟懷地黃比還是遜色一籌。

地黃的體用

地黃在新鮮的時候，顏色是黃色的；從名字上看，地屬土，黃也屬土。這味藥跟土太有緣了。有人問，地黃屬土的屬性有這麼多，為什麼還入腎呢？為什麼還是一味如此重要的補腎藥呢？

因為土剋水。剋，其實是一種很有必要的節制。水最容易泛濫成災，所以要用土做成堤壩來擋著它，這樣才能蓄水。這就是土剋水。腎水也是這樣的，要得到必要的節制，這就要用地黃這種得到土氣特別重的藥。腎水得到合理的制約才能更好的封藏，腎精才能得到更好的養護。

一味藥有體用之別，地黃之體是滋陰的，它裡面含有豐富的汁液，含糖；它也是滋陰的，靠的是它衍生的一些功能，也就是幫助脾胃的運化。地黃比較滋膩，容易妨礙脾胃，影響人的運化能力，讓人吃不下飯，這是在用錯的情況下，就會出現這種狀況。而善用地黃的人，用了地黃不但不會讓你吃完後感到肚子脹、不消化，反而能讓你感到更有食慾，越來越能吃。就像善用附子的人不會讓人上火一樣。

鮮生地、乾地黃和熟地

地黃根據炮製的不同，可以分為鮮地黃、乾地黃和熟地黃。

剛挖出來的地黃就叫鮮生地，或者鮮地黃，把這個生地直接曬乾就是乾地黃了，就是我們現在常說的生地。把新鮮的地黃反覆蒸熟，最好經過九蒸九曬，就成了熟地。

鮮生地可以用來散血，因為它沒有經過火。不管什麼東西，沒有經過火就是生的，性質活潑，能行能散，走得快。一旦經過火，就不活潑了，就走的慢一些，就能守中，甚至守而不走。

地黃總體來講是滋膩的，當它用在養陰清熱的時候，咱們不希望它守在那裡，而是希望它趕緊走，所以就不能見火。因此，純粹用來滋陰清熱的時候，咱們用地黃就要用新鮮的，至少也得用乾地黃。

乾地黃是細的、小的好。地黃有一個主根，主根上有一些細小的旁根，取旁根曬乾，就是乾地黃了。旁根長在邊上的，更有流動性，滋膩性小一些。我們經常用的生地黃就是這些細小的。肥大的地黃往往被做成熟地，所以，開方子經常寫「細生地」、「大熟地」。

鮮生地、乾地、熟地之間有很多相似的地方，都能滋陰，都能入腎。它們還有不一樣的地方：鮮生地涼血清熱，散血的作用強一些；乾地黃依然是涼血、散血，但散血的力度較弱，如果是大片的乾地黃，就偏於養陰。相對於鮮地黃，乾地黃的優點在於方便保存。熟地不再是一個涼藥了，而是一個溫藥，它主要用於補腎滋陰。

鮮地黃和乾地黃都屬於生地，現在鮮地黃用得少了，人們索性把乾地黃叫生地。古人在醫案或方書中提到的生地，有的是鮮生地，有的是乾地黃。

生地

滋陰清火

鮮地黃味甘、微苦而大寒。一說微苦大寒，我們就會想到金部方藥講了很多苦寒的藥，為什麼當時沒有講生地呢？前面講的苦寒的藥，比如說苦寒兼澀的龍膽草，苦寒兼辛的丹皮，苦寒兼輕浮的梔子，那麼苦寒兼甘的呢？這就是地黃了。金部方藥沒有講苦寒兼甘的，因為苦寒一旦兼甘，就由一個瀉火的藥，搖身一變成了一個既能瀉火，又有一定滋補作用的藥了。因為甘味就有滋補的作用。前面的梔子、龍膽草、黃芩、黃連、黃柏都沒有滋補的作用，而一帶甘甜的味道馬上就補了，就能養陰了。

鮮生地入脾、胃、心、肝、肺這五經，特別能清胃熱、養胃陰。往往人在腎陰虛的情況下，胃火就會大，因為腎裡邊是腎陰腎陽，或者說腎水腎火，是交織在一起的，當腎陰虛的時候，會有一部分腎火因為得不到安頓而往上竄，竄到胃裡邊，導致胃熱，所以很多胃熱，不能光去清。有的胃熱會越清越大，因為火源你沒有關閉，這個人依然腎虛，火依然在往上走，你雖然當時清掉了，但是底下的火又來了，這種火叫虛火，虛火上炎的時候，應該滋陰清火，要養腎和補腎陰，讓腎裡邊的火得到安頓，正好有這個作用，它一方面能夠清胃熱，另一方面能夠補腎水。

鮮生地涼血散血

生地是一味特別重要的涼血藥，我們經常用生地、丹皮，赤芍、犀角來涼血，這就是犀角地黃湯。如果不是那麼嚴重和凶險的血熱，我們就不用犀角了，何況現在犀角也不允許用。用生地、丹皮、赤芍就夠了，必要時還可以加梔子或石膏。

陽明經為多氣多血之經，胃為多氣多血之腑。生地是涼胃的，通過清胃熱來達到涼血的目的，從陽明經來涼血，犀角地黃湯就是這個思路，其中的生地，最好用鮮生地。

鮮生地還有散血的作用，能夠化瘀，還能夠解煩。凡是摔傷的，或者是被人打傷的，有瘀血腫脹，可以把鮮生地搗碎敷在患處，很快就能消掉。當然，如果要強化它的作用，可以用當歸、生地、赤芍、乳香、沒藥、肉桂，放在一起搗成細末，喝下去，可以消一切的跌打損傷、瘀血作痛。治跌打損傷有專門的方子，這算一個簡單的，還有更複雜的，要根據受傷的部位進行加減。

至於鮮生地解煩的作用，可以這樣來理解：胃熱能讓人煩，鮮生地清胃，故可以解煩；血熱能讓人煩，鮮生地涼血，故能解煩；瘀血內阻，產生內熱，也可能讓人煩，鮮生地散血化瘀，也能解煩。只有這類的煩，才可以用鮮生地來解。

生地配麥冬，養神生血

生地和麥冬是經常一起用的藥對。生地入脾、腎、肝，麥冬入心、肺。生地和麥冬這兩味藥加起來，基本上五臟都走遍了。它們能夠養神而生血。人血虛了，神就會不足。比如，受傷失血過多，這個人就沒有精神了，注意力也不容易集中，這就是失血過多導致神不足。

傷了陰也會無神。很典型的，有的小孩子到了高中階段，注意力就不容易集中。為什麼呢？你還不能問，這是他自己的事。這時候他可能誤犯手淫，傷了精，傷了精也就等於傷了腎。精神精神，有精才有神，沒有精就沒有神。精就是腎精，神就是心神。

我們說一個人精神怎麼樣，就涉及兩個臟，心和腎。腎藏精，心藏神。精足神就足，人就有神采，精不足神就不足，這個人就垂頭喪氣，自控能力差，精神不太容易集中，幹什麼都不俐落，學習成績肯定上不去的。生理和心理都是相互聯繫的，所以生地和麥冬經常在一起用，用來養神、生血。當我們看到這樣的病人，家長帶來說，孩子老是精神不集中。你心裡應當知道可能會是怎麼回事兒。這些藥跟上去，效果肯定會好。

增液湯

生地、麥冬，再加一味玄參，就叫增液湯，就是給人體增加血液、津液的意思，它通常用在溫病後期。溫病就是發熱的病，發熱了很長時間，也就傷了津液，大便就會乾燥。這時候用增液湯，給人體增加一些液體，就相當於給人體輸液。只不過輸液比較野蠻，直接給你灌到血脈裡面去，咱們這個比較文明，用最自然的東西熬成湯喝下去，喝到胃裡，游溢精氣，轉輸於脾，然後脾再把這些東西升到肺裡面，再由肺輸布到全身。這個過程是一個很柔和、很文明、很和諧、很自然的輸液過程。

溫病好了以後的大便燥結，或者皮膚粗糙，都可以用增液湯。但是，它也有一個缺陷，就是只能夠給人體增加液體，而不能夠迅速潤下通下，不能讓燥結在體內的大便迅速通下來，所以經常用增液承氣湯，就是在增液湯的基礎上再增加上大黃、芒硝，有必要時再根據具體情況加點枳殼、厚朴、甘草之類。增液承氣湯一面給人體增加液體，一面軟化大便，把體內不好的東西排出去。這個方在臨床上也會經常用到。在《時病論》中遇到這種情況，還用松柏通幽法，在這個基礎上，加上松子仁、柏子仁、杏仁，效果也是特別好的。

熟地

熟地制法

熟地是越大的越好。製作熟地，最好是用河南淮慶府出產的大熟地，用竹刀切成片，加入上好的紹興花雕酒泡上，再把砂仁搗成細末，拌進去。拌勻、浸透了以後，把它放到木甑裡，再把木甑放在瓦鍋上隔水蒸。

木甑是用木頭做的一種桶，通常是用來蒸飯的。這個東西在南方農村還有，現在有些飯店做飯也是用這個。在蒸熟地的時候，不能像蒸飯那樣放到鐵鍋裡面蒸。地黃是最怕鐵的，入腎的藥都怕鐵。一旦見鐵，那麼它入腎後就會對腎有一定的傷害。

把裝有地黃的木甑放到瓦鍋裡面，蒸了以後，拿到外面去曬。曬得差不多了拿回來繼續蒸，蒸得差不多了再拿到外面繼續曬，然後再蒸。至於曬到什麼程度，蒸到什麼火候，都是有講究的，這要在實踐中才能知道。如此來回九次，熟地才算製成。

為什麼要這麼折騰呢？放在火上蒸，得的是人間的火；放在太陽下曬，得到的是天上的火。天上的火和人間的火是不一樣的。天上的火是往下降的，相當於心火；人間的火是往上走的，火性炎上。天上人間的火同時灌注到熟地中，把本來寒涼的熟地變成甘溫了，本來是苦寒的現在就不再苦，變成甘甜的了。

為什麼要用砂仁拌呢？砂仁能芳香醒脾、健脾理氣，還能納氣歸腎。熟地滋膩，砂仁就會解除它滋膩的性質，還會讓熟地通調五臟，最後納入丹田，這樣才能更好填精、補血、封髓。這樣一來，熟地就沒有副作用了。

但是商家總是很草率的，誰有工夫給你九蒸九曬啊！所以歷代的醫家都埋怨沒有好的熟地，其實做事講究因地制宜、因人制宜、因時制宜，咱們看病為什麼不因藥制宜呢？你不是不加砂仁麼，我在開方子的時候就加進去砂仁，效果是一樣的。你不是不九蒸九曬麼？我讓病人久煮一會兒，或者我再加點其他的溫藥進去，盡量想辦法揚長避短，就可以了。

張景岳論熟地

古代的醫家中，最善於用熟地的是明朝著名醫家張景岳。他對熟地的論述非常到位：「凡諸真陰虧損者，有力發熱，為頭疼，為焦渴，為喉痹，為嗽痰，為喘氣，或脾腎寒逆為嘔吐，或虛火載血於口鼻，或水泛於皮膚，或陰虛而瀉痢，或陽浮而狂躁，或陰脫而仆地。陰虛而神散者，非熟地之守不足以聚之；陰虛而火升者，非熟地之重而不足以降之；陰虛而躁動者，非熟地之靜不足以鎮之；陰虛而剛急者，非熟地之甘不足以緩之；陰虛而水邪泛濫者，捨熟地何以自制；陰虛而真氣散失者，捨熟地何以歸源；陰虛而精血俱損，脂膏殘薄者，捨熟地何以厚腸胃。且猶有最玄最妙者，則熟地兼散劑方能發汗，何也以汗化於血，而無陰不作汗也。熟地兼溫劑始能回陽，何也？以陽生於下，而無復不成乾也。然而陽性速，故人參少用，亦可成功；陰性緩，熟地非多，難以奏效。」

真陰大虛，可能導致很多病，有發熱的，有頭痛的，有口渴的，有喉嚨不通且痛的，有咳嗽多痰的，有氣喘的，有的會出現脾腎寒逆的嘔吐的，有的則虛火把血往上引而口鼻出血，有的是水泛濫與皮膚而導致水腫，有的是因為陰虛而腹瀉，有的是因為陽氣浮越而狂躁，有的是因為陰血不足而中風昏倒在地……這些情況，都可以用熟地。

陰虛而神散，可以用熟地，熟地黏膩而性守，能聚精、聚神，使神不散。

陰虛而火升，可以用熟地，熟地質地重，一般二三十克熟地也就一小塊，能往下沉降，可以降虛火。

陰虛而躁動，可以用熟地，熟地性靜，能鎮得住狂躁。熟地是一味很安靜的藥。那麼還有不安靜的藥麼？當然有，比如芳香的藥，它會在人體各處走竄。在藥裡面加一點厚朴、陳皮、砂仁、木香之類的，肚子裡面就會咕嚕咕嚕地響，因為藥香竄通氣。躁動的人，或者原本有火的人，就不宜用此類芳香走竄、動氣的藥了，要多一些文靜的藥，比如熟地，用來鎮這個躁動，這和前面所講的重鎮有相同之處。

陰虛會令人變得急躁，這個「剛急」有兩重含義：一個是生理上的，一個是心理上的。生理上就是僵硬，心理上就是性格上緊張。尤其是老年人，真陰大虛，容易中風，在臨近中風的時候，他會變得特別倔，脾氣特別大，這是陰虛而剛急。所以家裡老人脾氣變了，要注意可能是一種大病的徵兆。女性在更年期也會因為陰虛而脾氣變剛急，咱們一定要體諒，不要對著幹。熟地味甘而能緩急，所以陰虛剛急，可以用熟地制之。

陰虛而水邪泛濫，可以用熟地，大補真陰，制水消腫。

陰虛而真氣散失，要用熟地將其往回收；陰虛而精血受損，要用熟地補其脂膏，厚其腸胃。還有更妙的，熟地跟發散藥一起用，就能幫助發汗，因為汗是血化的，真陰大虛的人若不用熟地，光用發汗藥，傷害是很大的，汗也還不容易出。

熟地雖是陰藥，但跟溫熱藥一起用，又能回陽，因為陽生於下，來自命門，不補真陰，回陽不易。陽性急速，所有用於補陽、補氣的人參之類，用一點一點就可以了；陰性遲緩，所以像熟地這樣的藥，一定用量要大，否則難以奏效。張景岳用熟地往往一用就是二兩、三兩，也就是六十克到一百克這樣大量的劑量。以前我們去安國藥材市場的時候，往往天還沒亮就吃完早飯去了，三個小時後到了那就餓了，到賣藥的人家到處找熟地當紅薯乾吃，吃幾塊就飽了，它是吃不壞人的。

張景岳何以這麼善於用熟地呢？因為當時他的病人以達官貴人為主，又都是讀書人。讀書人耗心思，也就是精血內耗；等到發達顯貴以後，又妻妾成群，耗精就會很多，所以給這些人治病要養他的陰，填他的精，這樣才會舒服。所以，張景岳用熟地會如此左右逢源。我們在用熟地的時候，也要根據具體情況，不可照搬古人經驗。

生地與熟地的選用

生地、熟地在一些方劑裡都是可以酌情使用的，方書中的很多方子，不寫生地、熟地，只寫「地黃」，你可以根據病人的情況具體來用。該用生地用生地，該用熟地用熟地。比如四物湯中，有時候用生地，有時候用熟地，有時候則生熟地同用。

當更需要滋陰清熱的時候，就用生地；如果病人痰象比較重，用熟地恐怕滋膩，讓痰越補越多，這個時候也用生地；如果偏重於補腎填精的話，就用熟地；如果病人有陰虛又兼有血熱之類的，還可以生地、熟地同用。比如說六味地黃丸，它為什麼叫六味地黃丸，而不叫六味生地丸或六味熟地丸？也是提示你地黃可以用生地，也可以用熟地。往往，男子多陰虛，適合用熟地；女子多血熱，適合用生地。

固本丸與疾病的善後

生地是生精血的，並不僅僅是說它是生的就叫生地，它沒有經過那麼多炮製，只是把地黃曬乾了，裡邊還是黃的，它依然有生生之氣，有生生之氣就能夠生精血。熟地，經過九蒸九曬，就不再是黃的了，而是黑得發亮，它已經改變了很多自然屬性，變成人工的東西了，其作用主要是補精血。

生地配天冬，用來生精血；熟地配麥冬，用來補精血。如果既要生精血，又要補精血，我們可以生地、熟地，天冬、麥冬一塊用。生地、熟地這是地，天冬、麥冬這是天，且天冬、麥冬都是走肺的，走肺的它就屬天。天和地都有了，再加人參，入中焦，這是屬人的。天麥冬、生熟地、人參，天地人都有了，這又成了一個很有名的方子叫固本丸，是用來治療老年人的精血枯槁，或者是病後調養的。固本丸，其實就是三才湯再加兩個藥，在天冬的基礎上加個麥冬，地黃則生地、熟地同用。這是在治病善後時，會經常用到的方子。

治病一定要善後。我們看前人的醫案，列出的一診、二診，其實都是把關鍵的步驟給你講出來了。但一個病真的有那麼好治嗎？沒那麼好治的。在治病的過程中，要是病人感冒了怎麼辦？病人出現了其他的一些變化，怎麼辦？病變則藥變，病好了還要善後，需要把他治病期間消耗的一些東西補過來。好比一棵樹，裡邊有蟲子了，咱們把蟲挖出來了以後，還要把以前那個口給堵上，然後再給這棵樹培土。培土就是固本，把病治好了以後也要固本，用固本丸。這裡用丸藥，而丸藥往往用於善後，在治病的過程中，往往用湯藥的多，因為湯藥有滌蕩之勢，而丸藥的作用就緩而綿長。

酒生地和薑熟地

一般而言，生地會影響胃氣，吃多了食慾就會不好，所以經常要用酒炒。熟地通常用薑汁炒，它就不再滯膩了。

有人說，熟地不是九蒸九曬了而且還加了砂仁了，到這兒你怎麼還說它會滯膩啊？其實，在這裡講的熟地，就不一定是如法炮製的熟地了，它還是有一些副作用，你可以用其他辦法去彌補。薑汁是溫的，即使是不合格的熟地，你用薑汁一炒，它也變溫了，而且薑汁能散，能夠開胃，加點薑汁，加點砂仁，就算是本來沒有經過九蒸九曬的熟地，也有跟九蒸九曬的熟地有差不多的作用。

我們讀古書一定要看文字背後的東西。某一本書裡邊講：「生地酒炒則不妨胃，熟地薑汁炒則不泥膈。」這都是在提示我們，遇到沒有如法炮製的熟地，應該怎麼去駕馭它、調服它，把它變成可用的東西。好的東西固然好用，但不好的東西我們也要會用。用得好，它依然還是好東西。我們現在用熟地用得非常多，而且肯定不是按照古法炮製的。按照古法炮製，熟地是不能見鐵的，但現在炮製過程中地黃是放在鐵鍋裡蒸的，而且不是竹刀切，在機械化大量生產中都是用不鏽鋼刀片來切的，對藥材本身有損傷，然後又沒有九蒸九曬，這樣草草地弄出來就給你了，你難道就不用了？還是得用，就看你怎麼用了。

抱怨藥材不好的中醫，是最沒出息的中醫。

六味地黃丸

六味地黃丸可能是中醫裡知名度最高的一個方子或中成藥。它的組成是六味藥，有一個口訣，叫「地八山山四，丹苓澤瀉三」，就是地黃八錢，山藥和山萸肉都是四錢，丹皮、茯苓和澤瀉都是三錢。當然這是一個參考劑量，在具體運用的時候可以酌情增減。

六味地黃丸的來源

六味地黃丸這個方劑，最初並不叫六味地黃丸，它有八味藥，叫八味地黃丸或崔氏八味丸。崔氏八味丸出自張仲景的《金匱要略》，可能是一個崔姓人家的祖傳祕方，就是六味地黃丸方加上附子和桂。「桂」有時可以用桂枝，有時可以用肉桂，這就是桂附地黃丸。藥店就能買到桂附地黃丸，是用來溫腎陽的。

如果腎陽不足而陽痿，在八味地黃丸的基礎上再加上淫羊藿、補骨脂、巴戟天等溫腎陽的藥，八味地黃丸裡的附子、肉桂本身就可以直接溫腎陽，而且力度峻猛，我們用藥要緩急兼用，剛柔並濟，加上淫羊藿、補骨脂、巴戟天這幾味比較柔一點，但藥力又比較長久一些的藥，那麼它溫腎陽的力度會更大。而且這幾味藥又入奇經八脈，能建奇功。

因腎虛，氣化不利而下肢水腫，可以在八味地黃丸的基礎上加上牛膝和車前子。牛膝把藥往下引，還有破血的作用，車前子是利水的。下肢是因為有水才腫的，所以要利水消腫。如果口渴比較明顯，還可以加知母來清熱；也可以加龜版，加大滋陰的力度。知母、龜版是用來滋陰瀉火的。如果遇到頭暈，可以在八味地黃丸的基礎上加上枸杞子、菟絲子。

上面是八味地黃丸一些常見的加法。八味地黃丸還有一個很有名的減法，就是去掉其中的附子和桂，把八味地黃丸減成六味地黃丸。這個減法是錢乙在《小兒藥證直訣》中做的。《小兒藥證直訣》是一本兒科的書，六味地黃丸最初是治兒科各種病的。

小孩身體稚嫩，往往出現腎虛，說話聲音小小的、膽怯、弱弱的，甚至都說不出話，用六味地黃丸；小孩腎虛，囟門老合不上，用六味地黃丸；小孩沒有精神，這往往也跟腎水不足有關，用六味地黃丸；如果眼睛裡邊眼白特別大，黑眼珠特別小，這也跟腎虛有關，依然用六味地黃丸；還有面色蒼白，也還是跟腎虛有關，還是用六味地黃丸。六味地黃丸也是兒科常用的一個方子。

小孩的腎虛無非兩個來源，一個是先天不足；還有一個，小孩是屬木的，因為他要生長，生長取決於肝，借助肝的生發之力來長，所以小孩的肝木就特別旺，肝木旺就會消耗腎水，因為腎水生肝木。肝木這麼旺那就消耗腎水了，腎的壓力就大了，就容易導致腎虛。此時就要用六味地黃丸來補。

肝木旺，剋脾土，要麼拉肚子，要麼不愛吃東西，白眼珠發藍。肝旺還能助長邪熱，就會發熱，一感冒發熱就會非常的高。要讓他的肝木平和，不生邪火，就應該滋水涵木，這是中醫常用的方法。腎水足了肝就會趨於正常，邪火就不會妄動了。所以把八味地黃丸減成六味地黃丸，這是方劑的減法的代表作。我們經常講一個方劑要加減，加法是很好做的；難的是減法。

龍宮禁方

六味地黃丸的六味藥，搭配得天衣無縫的六味藥。有人甚至認為這是龍宮禁方之一。

醫界有這樣一個傳說，孫思邈治好了龍王的病，龍王非常感激他，就給了他龍宮的三十個禁方。所謂禁方，是光禿禿的一個方子，有方而無解，其用法都是口傳心授的，不用文字表達出來，不得其傳者禁用，所以叫禁方。而得其真傳的人用這些方子，就會用得特別神。

孫思邈後來寫了一部書叫《千金方》，正好有三十卷，每一卷裡邊就藏著龍宮的一個禁方。說六味地黃丸也是龍宮的禁方，但是我查了一下《千金方》，裡邊並沒有六味地黃丸。《千金方》是唐朝的書，而

《小兒藥證直訣》是宋朝的書。當然，龍宮禁方可能不止三十個，可能龍王給孫思邈的就這三十個，六味地黃丸是這三十個以外的，我們只能這樣解釋。

當然，龍宮禁方只是一個傳說，說六味地黃丸是龍宮禁方，只是在誇這個方子好而已。說《千金方》裡藏有龍宮禁方，也是在強調這本書中有很多驪龍探珠的地方，但是這三十個方子到底是哪三十個，我們已經無法找出了。它只是動用我們的好奇心，讓後世學醫之人認真去讀這本書。

《千金方》是唐朝的著作，方多論少；《外台祕要》也是以方子為主，作為一部經典，祕要就是祕傳之要，它以方的形式體現。你要去探究《外台祕要》的意義，一定要以《內經》、《難經》、《傷寒雜病論》為基礎，還有《諸病源候論》也不可忽視。《諸病源候論》正好跟《千金方》、《外台祕要》相反，它是有論無方。方子到哪裡去找呢？到《外台祕要》和《千金方》裡邊去找，把《外台祕要》、《千金方》與《諸病源候論》結合起來看，就會有很多啟發，有很多收穫。

六味地黃丸的方義

六味地黃丸，這個方名的每一個字，都值得咱們琢磨。

六：《河圖》、《洛書》講「天一生水，地六成之」，「生」就是創造，「成」就是完成。生水在數上是「一」，這只是水的源頭，這個水要成為真正的水，那麼它在數上對應的是「六」，這個數是象數的數，比較抽象。但落實到人體，就容易理解了。肺為水之上源，這就是天一生水；水在我們體內，最後成為精，藏於五臟，這就叫地六成之。水在人體就是這樣生，這樣成的。六味地黃丸是一個滋陰養腎經的藥，它在「地六成之」的階段，所以它在象數上取的是六，所以叫六味地黃丸，意味著滋陰、生精。

味：我們知道四氣五味，五味是酸苦甘辛鹹，如果再加一個淡，正好是六味。我們看六味地黃丸的這幾味藥，地黃苦，山萸肉酸，山藥甘，丹皮辛，澤瀉鹹，茯苓淡，六種味道都有了，這也意味著六味地黃丸兼具六味而能走五臟，這也是它能夠滋陰的依據。氣屬於陽，味屬於陰，「形不足者溫之以氣，精不足者補之以味」，六味補五臟之精以養腎精。

六味地黃丸這個方子可以分為兩部分，地黃、山萸肉和山藥這是上半部分，屬於三補；丹皮、茯苓、澤瀉是下半部分，屬於三瀉。大家都說六味地黃丸是三補三瀉。三味藥補，怎麼補呢？腎是藏精的，精也是人體的水，它從肺來，山藥白色入肺，開水之上源。肺金生腎水，通過養肺來達到養腎生精的目的。接著地黃直接補腎水，腎水又生肝木，而且腎水生出來之後要盡量把它收斂住，就要用一個酸藥來收它，山萸肉是酸的，入肝。

山藥、地黃、山萸肉這三味藥正好是處在相生的鏈條上，體現了肺金生腎水、腎水生肝木，養腎要兼顧到它的源和流，這樣才是真正的養腎。這也提示我們平時用藥的一個原則，要補某一臟，既要顧其母，又要顧其子。這是三補。

三泄呢？茯苓、澤瀉，泄水道，通利腎氣，如果腎氣不通，補了也是白補。我們前面講過，腎分陰陽，有陰水和陽水。陰水是精，陽水就是小便。陰水要收斂、要封藏，陽水要氣化、要往外泄。當陽水能往外泄的時候，陰水才能得到很好的鞏固，這叫陽水通則陰水固，就是說小便通則精液固。小便得到氣化就能出來；精液得到火就會出來，所以慾火一動，精液就能出來。邪火一動也能讓精液不安，能讓陰水不安，所以要加一味寒涼的丹皮來清火。火不擾動，陰水自然就能固。

地黃：地黃是君藥，本身是補腎陰的，放到六味地黃丸方裡面，它補腎陰的作用能成倍的放大，因為有了這麼多味藥的幫助，它不再是孤軍奮戰。

丸：為什麼做成丸藥呢？這意味著這個藥必須長期服用，腎是人體最下方，也是最深處的臟器，藥到病除很難，所以要長期服用。如果做成湯劑就比較麻煩，要天天熬藥，這是一方面；另一方面，丸的作用會緩一些，也有助於吸收，服用起來會方便一些。當然現在也經常把六味地黃丸做成六味地黃湯，前面我們講的「地八山山四，丹苓澤瀉三」，這是做成湯劑的劑量。

地黃丸家族

我們在藥店裡可以看到很多的地黃丸，地黃丸作為中成藥，有一個家族，經常見到的有桂附地黃丸，也叫八味地黃丸，是補腎陽的，前面已經介紹過了。其他的地黃丸，這是以六味地黃丸為基礎，進行加減。

知柏地黃丸

當腎陰虧損的時候，腎裡面就有邪火了，這時候用知柏地黃丸。知柏地黃丸是在六味地黃丸六味藥的基礎上，加知母、黃柏。黃柏清腎中之火，還能清下焦濕熱；但是它不能久用，用多了人就陽痿了，或者說就容易性冷淡之類的。清火，要適可而止。

歸芍地黃丸

歸芍地黃丸，就是在六味地黃丸的基礎上加上當歸和白芍。當歸、白芍是補血、柔肝養陰的，這是要加大養肝的力度。六味地黃丸中有一味山茰肉能養肝，加上當歸、白芍，能把六味地黃丸補腎的功能旺肝上引，是通過生陰來生血，同時養肝。一般勞心耗血、常熬夜的人適合用歸芍地黃丸。但用這個藥有一個前提，舌苔不膩，脈不滑，就是這人痰象不明顯，純粹的陰虛，而且是因為肝血耗得太多了，就可以用歸芍地黃丸，肝腎同養。

杞菊地黃丸

肝開竅於目，肝腎陰虛，容易導致眼睛花，看不清，也包括近視。這時候可以用杞菊地黃丸，就是在六味地黃丸的基礎上再加枸杞子和菊花。枸杞子和菊花都能走眼睛，養肝明目。枸杞子是一種子，能往下降；而菊花是一種花，它能往上升發。這一升一降，肝氣就能調勻了。

心、肝、脾、肺、腎五臟的精氣，都要灌注於眼睛。五臟旺的人，眼睛會炯炯有神，五臟弱的眼睛就沒神了。眼睛是心靈的窗戶，也是五臟的窗戶。通過看眼睛，就可以看出這個人五臟的精氣是強還是弱。當肝腎同虛的時候，眼睛就會受到影響。在滋養肝腎的同時，特別照顧一下眼睛，在裡面加上枸杞子、菊花。枸杞子是溫藥，溫養肝陰就能把肝腎之陰精氣往上帶；菊花是升散的，能把眼睛裡面不好的東西散掉，還能散肝經的風熱，所以，枸杞子和菊花是眼科經常用的一對藥。

明目地黃丸

明目地黃丸，是在六味地黃丸的基礎上，加上當歸、白芍，加上枸杞子和菊花，再加上蒺藜和石決明，這個方子就比較大了。

加蒺藜是為了疏肝。柴胡也可以疏肝，但肝腎陰虛的人就不要用柴胡了，恐怕柴胡劫肝陰，所以改用白蒺藜來疏肝。加石決明是為了把肝火鎮壓下去。當然疏肝和鎮壓肝火是捎帶著做的，主要還是肝腎陰虛。所以依然是歸芍地黃丸，大補肝腎之陰。肝腎之陰補足了，然後再用枸杞子、菊花養一養眼睛，同時用蒺藜、石決明來調一調肝。

好些人到了肝腎陰虛比較厲害的時候，容易迎風流淚，明目地黃丸也很管用。老眼昏花了，也可以用明目地黃丸。養肝腎之陰的藥配上石決明，可以鎮肝風、鎮肝火，也有降血壓的作用。年輕人如果勞心太過，讀書、思考問題太多了，脾氣易變得倔強暴躁，視力又急劇下降，也可以用明目地黃丸。

歸芍地黃丸、杞菊地黃丸、明目地黃丸這三個地黃丸，都是從肝腎這兩方面入手的。它們適合以肝腎陰虛為主要病症的人。

七味都氣丸

七味都氣丸是在六味地黃丸的基礎上加五味子。五味子入五臟，味酸，能收斂肺氣。有人因為腎虛影響到肺，呼吸就會變得短淺。莊子說過：「平人之吸以喉，真人之吸以踵。」普通人呼吸只能呼吸到喉嚨裡，有修行的人呼吸可以一直呼吸到腳後跟。這是一種誇張的說法。其實他的本意是說平常的人呼吸比較淺，呼吸的時候胸部在起伏。有修行的人就不一樣，胸部在起伏，小肚子也在起伏。因為氣呼吸得很深長。呼吸到小肚子部位，應不應該呢？應該。因為腎主納氣，當人腎氣旺的時候，就有一種力量把氣往下拉。腎的力量越強，往下拉氣的力度也越強，人的呼吸就會越深長。我們經常講深呼吸，天然的深呼吸就取決於腎，當腎氣旺的時候，腎納氣作用強的時候，我們每時每刻都是在深呼吸。

人都有氣數，死的時候叫氣數已盡，呼吸的次數已經用完了。當呼吸很短淺的時候，每分鐘可能呼吸很多次；如果呼吸很深長，那麼次數就會明顯地變少，氣數就夠多用一段時間了，一生積累下來，會多用很多年，所以呼吸一定要深長。如果呼吸不深怎麼辦？用七味都氣丸，它對氣會有一定的統攝作用。同時，因為腎虛引起的陰虛、盜汗，七味都氣丸也都是有作用的。

麥味地黃丸

在七味都氣丸的基礎上，再加麥冬，就是麥味地黃丸。麥冬是補肺陰的，還有清熱的作用。麥冬和五味子是經常用的一味藥對。它是入心、肺的，不但能夠針對腎不納氣，而且能夠針對腎虛型的咳嗽，尤其是老年人的腎虛型的乾咳。

麥味地黃丸有七味都氣丸的作用，它還能養肺。用了一味麥冬，它是用來養肺的。肺陰養足了，水之上源養足了，也能更好地養腎，所以七味都氣丸和麥味地黃丸都是肺腎同養的方子。因為老年人經常用麥味地黃丸，所以麥味地黃丸還有一個名字叫八仙長壽丸。它是能讓人長壽的。

六味地黃丸還有很多的加法，比如真陰不足，可以加強滋陰的力度，加上龜版膠、鹿角膠；如果是陽氣不足，可以加上鹿茸、紫河車之類。

如果有的人吃了六味地黃丸以後不想吃飯，這是因為他的脾不能運化六味地黃丸。因為六味地黃丸裡面的熟地、山萸肉都比較滋膩，這就要加上木香、砂仁等芳香的藥來幫助它運化。木香、砂仁在這個方子裡，並不是治病的藥，而是治藥的藥。所以，方子裡邊既有治病的藥，也要有治藥的藥，就像部隊裡有打敵人的，還有督戰的。當然這個方劑的劑量不是固定的。如果治精氣下脫導致的遺精之類，澤瀉就少用一點，用一半；山萸肉是酸收的，可以多用一點來收一下。

關於六味地黃丸的加法，實在是太多了，要好好琢磨一下，因為它在臨床上應用得太廣。水是生命之源，養腎總不為錯。病又變化多端，所以六味地黃丸也要跟著變。

左歸和右歸

前面講的都是六味地黃丸的加法。那麼，減法呢？

如果是陰虛的人，渾身都乾巴巴的，就不能用茯苓、澤瀉去給他利水了，可以去掉。如果他的腎氣不通，怎麼辦呢？你可以只去掉茯苓，澤瀉依然留著。如果一派寒象，沒有血熱，我們為什麼還去清火呢？丹皮也可以去掉。甚至在有的情況下，你只在三補三瀉這六種藥中取三個就可以了，只用熟地、山萸肉、懷山藥；其他的，你該怎麼加，就怎麼加。張景岳用六味地黃湯加減得非常靈活，他在六味地黃湯的基礎上進行加減，創立了四個方子：左歸丸、右歸丸、左歸飲、右歸飲。

左歸丸：大懷熟地八兩，炒山藥四兩，山茱萸肉四兩，枸杞四兩，酒蒸川牛膝三兩（精滑者，不用），制菟絲子四兩，鹿膠四兩，龜膠四兩。上先將熟地蒸爛杵膏，煉蜜為丸，如梧桐子大。每服百餘丸，食前用滾湯或淡鹽湯送下。（去龜版，加附子、肉桂、杜仲，為右歸丸）

左歸飲：熟地二三錢至一二兩，山藥二錢，山茱萸一二錢（畏酸者，少用之），枸杞二錢，茯苓一錢半，炙甘草一錢。水二盅，煎七分，空腹服。（去茯苓，加杜仲、附子、肉桂，為右歸飲，火盛恐傷陰，不宜再滲利）

我們知道，左屬水，右屬火。左歸丸和左歸飲都是養腎陰的，大懷熟地八兩，炒山藥四兩，山茱萸肉四兩，這三個藥就相當於是六味地黃丸的三補。枸杞加大養肝的力度；鹿膠是養陽的，龜膠是養陰的，這個既兼顧了腎陰又兼顧了腎陽，同時它們都是膠，總體上還是養陰的；菟絲子是溫腎陽的；川牛膝是往下走的，它能夠化瘀。這是左歸丸。

在左歸丸的基礎上，去掉龜版，加附子、肉桂、杜仲，就成了右歸丸。右歸丸就成了補火的了，它也就相當於六味地黃丸加上附子、肉桂。杜仲也是溫腎的，同時還能去腎中的風濕，因為腎一虛，風濕之邪往往就趁虛而入。去掉龜版是因為它是一個養陰的藥，在養陽的藥裡如果過分養陰就會喧賓奪主，所以要去掉龜版，減少養陰的力度，體現右歸。這是丸藥，可以長期服用。左歸飲和右歸飲是作為日用的飲品，用量就小了，也靈活了。右歸飲為什麼要把茯苓去掉呢？因為你加了杜仲、附子、肉桂就等於是給它加了火了，火盛則傷陰，這樣就不要再用茯苓來滲利它了，因為再利水就會傷陰傷得更厲害。

左歸丸、右歸丸、左歸飲、右歸飲跟六味地黃丸和八味地黃丸有很相似的地方。這樣的方劑主治有很多，我們主要講方子發揮作用的道理，具體治某個病我們講的不多。每個方子的作用都是很廣的，我們明白了道理以後，自然就會用了。

四物湯

四物湯中的生長收藏

四物湯出自《太平惠民和劑局方》，一共四味藥：當歸、川芎、白芍、地黃。

很多方子是由四味藥組成的，其組方的原理往往跟一年四季的生長收藏有關。當歸是一味補血的藥，也能夠補氣，其味辛、甘，有生發之氣，是生血的，對應的是春天。川芎能行氣活血，能夠把身上的血脈打通，讓血迅速地長起來，所以說它是長血的，對應的是夏天。白芍是酸的，酸入肝，酸就能收，是收血的，對應的是秋天。地黃是入腎的，它是藏血的，對應的是冬天。所以，四物湯的四味藥對應的是春、夏、秋、冬。血要經過生、長、收、藏這一個自然過程才能生出來，要是只用一味藥補血就比較難。

當然，聲稱一味藥就能補血的也有很多。像雞血藤，它主要用於風濕傷血，或者用於通經絡血脈，達到養血的目的。還有「一味丹參，功同四物」，其實丹參是一味化瘀藥，「瘀血不去，新血不生」，把瘀化掉了，新血自然就生出來了。這些藥偏於祛邪扶正，而真正要直接養血、生血，還是要用四物湯。

養血就是養肝腎

跟四物湯對應的還有一個四君子湯，由人參、白朮、茯苓、甘草組成，都是入脾的藥，可以說「補氣就是補肺脾，養血就是養肝腎」。這話能夠幫我們很好地理解中醫，甚至能夠幫我們開悟。其實，這話講出來是不嚴謹的，但中醫往往是需要這種不嚴謹的表述才能體現它的生動性。太嚴謹就死板了，死板的思想就治不好活人。中醫的師徒關係一定要好，否則有些話都沒法說，說出來你還會反駁。《論語》有一句話，「君子和而不同，小人同而不和」，君子討論一個問題的時候，追求和諧，相互理解，互相啟發；小人就不一樣，都是為了自己的那一點私利，頭腦裡都只有一些簡單的思想，一說起話來都互相抬槓，喜歡爭論。小人還有趨同的心理，看到大家都怎樣他就也怎樣，或是看到有人與自己不一樣他就起煩惱。這樣就學不好東西了。中國傳統文化是君子之學，講究的是「和而不同」。

初學中醫，有兩重境界，一重境界是，當你學了一些以後，就會自以為是，誰都瞧不起，這就是「同而不和」的思維在作怪。當你的境界提升，到了第二重境界就不一樣了，這時候別人說的話你都會去考慮，去思考，去汲取裡面有用的東西，這就對了。

四物湯的加減變化

四物湯的組成比較簡單，它的意義淺顯地講就是養血，養肝腎；往深地講，它是一個養血的基本方劑，在四物湯的基礎上，我們也可以進行很多的加減。比如說血中有風，往往導致一些皮膚病，尤其是一些很癢的疹子，可以在四物湯的基礎上加上荊芥、防風；如果血中有熱，可以在四物湯的基礎上再加上丹皮、赤芍；如果血中有瘀，可以在四物湯的基礎上加上桃仁、紅花。

四物湯中的地黃，如果略微偏血熱的話，就用生地，如果血熱不太明顯，陰虛比較明顯，可以用熟地；瘀血比較明顯，當歸可以用當歸尾，白芍可以改成赤芍；肝陰虛比較明顯的話，當歸就用當歸身，白芍就用白芍，這也是有很多的變化的。

任何一味藥，跟著四物湯走，其藥力就能很好地被帶到血裡面，四物湯在這裡相當於一味藥引子。但從根本上講，四物湯是一個補藥，如果是外邪比較重，四物湯就要慎用，否則在邪氣沒有被清掉之前，你就來補，可能就會導致邪氣越補越厲害，你就沒有補到身體上去，而補到病上去，把病越補越重了。

第三章

其他養腎陰藥

我們知道，六腑為陽、五臟為陰。六腑以通為補，就是說要保持通暢，就是健康。五臟為陰，當養其陰，滋補就是圍繞養五臟之陰來講的。

養五臟之陰，首先就是養腎陰。腎主水，藏精，而水和精是生命的本源。「營衛之道，納穀為寶；壽命之本，積精至剛」，營衛之道，能吃飯是最根本的；一個人長壽還是短壽，看他積累了多少精，所謂積精，一是節慾，二是滋補。

養陰的根本就是養腎陰，因為是腎藏精。五臟都藏精，最後要由腎來把精進一步封藏起來。如果腎藏精藏得比較堅固，那麼五臟都能藏精。如果腎藏精藏不住，那麼五臟也藏不了多少精。所以養陰的根本就是在養腎陰，而地黃是養腎陰的一個代表藥。當然養腎陰不僅僅是地黃，還有我們將要講到的玄參、女貞子、旱蓮草。

玄參

玄就是黑的意思。康熙年間，因為康熙皇帝叫玄燁，為了避他的諱，玄參被改名叫元參，現在還有人這麼叫。它的根是青白色的，晾乾了以後是黑的，很有滋潤性。北方產的玄參藥效比較好。玄參味苦鹹，性微寒，還有一股腥氣，可升可降。

玄參的性能

一個中藥，究其性味，基本就知道它有什麼作用了。玄參味苦、鹹，苦就能清火，鹹就能入腎。性微寒，依然是清火，入腎而清火。它有股腥味，在五臭中，腥是入肺的，這意味著玄參還能入肺，所以它是一味可升可降的藥。升就升到肺，降就降到腎。因此它是一味壯水制火的藥。

玄參清火跟黃柏、知母有一些不同，它主要瀉腎家無根浮游之火。所以張元素說它是一個樞機之藥，能夠統領諸氣，上下清肅而不濁。

我們從頭來看，腎陰之所以虧損，並不是因為某一項指標高了；相反的，某一項指標高了是因為腎陰虧損導致的。要把這個因果搞清楚。任何化驗結果都是病導致的，而不是說這個病是那個化驗結果導致的。

縱慾、熬夜、思慮過度等，都能導致腎陰虧損，腎水虧了，又會導致什麼後果呢？腎是腎陰腎陽相交抱的場所。如果腎陰虧了，腎陽就沒有歸宿了，它就成了浮游之火。「陽在外，陰之使也；陰在內，陽之守也。」就像一個家庭，有夫妻兩人，妻子在家而且溫柔賢惠，丈夫在外邊就一定要回來；如果妻子沒有了，或者妻子不夠體貼，丈夫可能就會在外邊遊蕩，所以腎陰虧損，腎陽就沒有歸宿，成了浮火，這種浮火很容易往上走，如果走到胸中就能讓人煩躁，讓人有心下懊惱的感覺，這個在古書中叫「氤氳於胸中」；這種火繼續往上走，走到咽喉就導致咽痛；如果再往邊上走一點，可能導致瘰癧，瘰癧就是脖子這個地方有很多的結塊，像淋巴結那樣的；如果繼續往上衝，衝到頭上就會導致耳鳴、頭痛。這種浮火還是會往體表走，形成斑。這個斑並不是雀斑，而是身上的紅斑。敗血症、白血病都會有斑。敗血症的斑，顏色比較深；白血病的斑，顏色是淺粉紅色的，這都跟腎中的浮游之火有關係。凡是遇到上邊講的這些病，都可以用玄參。

玄參與地黃的使用比較

玄參有清上澈下的作用，上能清浮游的熱，下能養腎陰，但它養腎陰的作用遠遠不如生地、熟地。為什麼在這時候非得用玄參而不要生地、熟地呢？

生地、熟地比較滋膩，當人體有火邪的時候，就要慎用滋膩的藥，因為火通常會跟滋膩的藥結在一起化成痰。要大補真陰，必須在清了火的前提下才能用。如果火沒有清掉，你急於滋陰，就像鍋被燒得滾燙，你再倒油下去，可能一下子就著火了。你得慢慢把鍋涼下來，一方面要清火，一方面又要兼顧養陰，只有玄參能夠同時擔此重任，所以當腎陰虛，同時腎中浮游之火往上走的時候就得用玄參。

玄參與黃柏、知母的使用比較

黃柏、知母也是清腎中火邪的，它們跟玄參有什麼區別呢？腎中火邪，如果在下焦擾動，就可以用知母、黃柏，來清下焦；如果這個火不在下焦擾動，已經往上走了，此時知母、黃柏就不管用了。何況黃柏是苦寒敗胃的藥，吃多了也不好。敵人往哪裡走了，你就要朝哪裡去追打，敵人現在往上走了，你就不要再往下進攻，因此，知道病和藥的走向非常重要。

火浮游在上，應該滋陰降火，用玄參是最好的；當然玄參用的太久了也不好，當把火清掉以後，玄參就不要再用了。繼續用下去，會導致什麼後果呢？腎屬水，喜溫惡寒，清熱過了頭，就傷了腎陽。所以，只要火退掉了，就不要再用玄參了，不然的話，就剋伐元氣。

現在很多人見了寒涼藥就非常害怕，說它剋伐陽氣。其實根本不用怕，有病則病受之，不會傷人的，中病即止就可以了。沒有任何一味藥絕對的好，也沒有任何一味藥絕對的不好，關鍵就是要用得恰到好處。

增液湯與溫病後期的養陰清火

溫病傷了陰，可用增液湯：玄參、麥冬、生地。

這就把玄參的作用進一步地放大了：火邪在胸中，現在用玄參來清火邪，同時來養腎陰，讓腎慢慢地把火邪收下去。火邪在上邊的時候，就會傷了肺陰，因火剋金。肺為嬌臟，不耐寒熱，腎火浮游，肺陰必然受損。麥冬是一個補肺的重劑，能夠清火，也能夠養陰。麥冬不往下走，它直接在這裡修復浮火對肺帶來的損失。生地也是清火的，還能養腎。因為這時候依然有火，所以不要用熟地，恐生痰。生地不滋膩，它清熱的作用要強一些，生地是地黃的旁根，旁根就有一定的散的作用。

治療溫病，一要注重養陰，二要注意透散，用藥要輕靈，不宜呆滯。熟地比較呆滯，容易收斂邪氣，不能透散。生地輕靈一些，能夠透散，還能清熱。生地跟玄參一起用，既能清火又能養腎，很適合在溫病後期用來滋陰液、清浮火。

等浮火清掉了以後，就不要再用玄參了，生地依然可以用。到了沒有痰象，也沒有火象，僅僅是陰虛的時候，地黃就可以換成熟地。這時候六味地黃湯、麥味地黃湯等，就可以放心大膽地用了，因為這時候沒有邪氣，滋補的力度就可以加大。

溫病後期，胸中容易殘存一些氤氳浮游之火，人出現懊惱、心煩不眠等狀況。怎麼辦呢？可用玄參配知母、麥冬、竹葉等。麥冬清肺火，還能養肺；竹葉清心火；知母清胃火。再加一個玄參，養腎以降浮游之火。把浮游之火的源頭給杜絕了，胸中這種氤氳之火，自然就沒有了。

玄參治咽痛

溫病後期出現伴隨著發斑的咽痛，那麼有一個很著名的方子，叫玄參升麻湯，三味藥：玄參、升麻、甘草。玄參依然滋陰，清浮游之火；升麻是升舉的，往外透，一則把藥力往咽喉上帶，二則把斑透出去。玄參經常用來治療陰虛火旺的咽痛。

治咽痛，還有一味很有名的藥，就是牛蒡子。牛蒡子一般治外感病的咽痛。凡是急性發作的咽痛，不管是外感，還是內傷，都可以用玄參和牛蒡子。當然，牛蒡子要大量地用，最好用一半生的，一半炒的，把它搗碎。作為種子，牛蒡子是往下降的，能夠降火，也有透散的作用，其性滑利，能夠讓大便變稀變滑，火更容易隨著大便排出去。

玄參是清火的，也能夠讓大便很稀滑。假如大便稀就不要用它了，否則，身體好的人還能扛得住，身體不好的人可能就拉得更厲害了，甚至可能會導致洞瀉亡陰。

中醫經常講「大汗亡陽，洞瀉亡陰」。病重的人，忽然出很多的汗，而且跟油似的黏手，你要非常小心，可能是大汗亡陽，陽氣隨著汗就脫出去了。洞瀉亡陰就是肛門好像成了一個洞，收不住了，大便一直往下瀉，身體的陰液就全部下去了。大汗亡陽和洞瀉亡陰，都會死人。

所以，玄參看起來是一個養陰的藥，很平和，但是用錯了，也會把人治死，一定要注意。

玄參的明目配伍

玄參配地黃、菊花、蒺藜、枸杞子、柴胡這五味藥，能夠明目，一般是治療因為腎虛火旺導致的眼睛昏花。因為肝腎陰虛，肝腎之火就會往上走，使人頭腦昏昏、眼睛昏蒙，這都是屬虛。玄參和地黃是養腎陰的；枸杞子是養肝陰的；菊花既養肝陰，又散肝熱；蒺藜也能散肝熱；柴胡能疏肝，它們一起合用，既能散肝，又能疏肝，能養肝，還養腎。

為什麼總說要養肝呢？因為肝開竅於目，要明目就該在肝上多做文章。如果是肝腎陰虛導致眼睛看不太清的，只滋補肝腎陰虛還是不行的，我們還要把肝的一切性質弄清楚，從各個不同的角度來輔助它。

腎水生肝木，我們用地黃和玄參來滋腎水以養肝木；肝是喜歡條達、喜歡疏動的，所以用蒺藜、柴胡疏肝；肝本身也是要用微溫的藥來養的，枸杞子正好是一味微溫的藥；肝經上的一些風熱，我們用菊花、蒺藜來散掉它，這就是從各個不同的角度養肝，使肝腎之陰上承於目，達到明目的目的。

玄參治瘰癧

上面我們講過玄參治瘰癧。瘰癧跟痰火有很大的關係，痰火結成塊就成了瘰癧了。玄參同貝母、連翹、甘草、花粉、薄荷合用，能治瘰癧，因為痰火互結的根源在腎水虧虛而浮火上行。用玄參滋養腎水、清上行之浮火，就管住了它的根本。光管住根本還不行，還要從源到流一直管住才行，既要治本也要治標。用什麼來治標呢？痰火已經互結了，就要散結，用貝母，一般用浙貝母，而且要用大劑量的浙貝母來化痰散結；花粉也是化痰散結的，就是栝樓的根，既養陰又化痰散結；連翹在這裡是加大清火的力度；甘草在這裡劑量要大，起碼要用十克。甘就能緩，緩就能軟。甘草可以讓痰火互結變鬆一些，這樣這些藥的藥力就能進去了。

痰火互結的火，我們用玄參、連翹來清還不夠，治火還有個方法就是散火。薄荷是一味涼藥，能開表、散火。這一組藥是經常用來治瘰癧的，要根據病人的具體情況，進行適當的加減。

糖尿病中用玄參

玄參也是治療糖尿病中經常用的一味藥，尤其是氣陰兩虛型的糖尿病。玄參有很好的止渴作用，這不僅是因為它能夠養腎水、清浮火；更重要的是因為它能引腎水往上走。

糖尿病病人通常會口渴，因為這個病從本質上講是燥症。因為浮火老是在這裡燻，津液被燻乾了，機體被燻燥了。所以用玄參來滋潤。

在治燥症時要注意，少用芳香燥烈的藥。因為體內是燥的，藥也是燥的，人吃了就會越吃越燥！說燥藥要少用，但也不是一點燥藥也不讓用，相反還得略微地用一點燥藥。如果一派的滋陰藥與涼潤藥，可能會剋伐人體的真氣，或者讓人體運化不動。糖尿病用玄參，同時往往還用一點蒼朮。蒼朮就是一個燥烈的藥，能燥濕健脾。蒼朮配上玄參，它既能滋潤，又能收斂脾津。玄參能讓大便稀，但與蒼朮同用，大便就不稀了。因為蒼朮能夠讓脾的運化能力進一步加強，運化好了，很多水就不會隨大便排出了，而變成有用的、滋潤人體的津液了，人體得到了滋潤，燥象就會緩解，作為燥證的糖尿病就會得到很好的改善。只不過是需要長時間堅持，慢慢地潤養。

旱蓮草

旱蓮草與玄參的類似之處

旱蓮草，是南方的一種草，它喜歡長在潮濕的地方，葉子或者莖折斷後，會流出黑色的汁液，像墨汁一樣，所以又叫墨旱蓮，其味酸甘、性寒。酸甘化陰，所以它是一味養陰的藥；性寒能清熱；它是黑色的，能入腎，能到腎裡去養陰清熱，與玄參有些類似。

旱蓮草入肝、腎、胃、大腸、小腸五經，能夠補陰養血。它跟玄參還有一個類似的地方，都是往下降，是比較寒涼的藥，陽虛的人要慎用，尤其是陽虛、大便滑，一天有好幾次大便的人，就不要用旱蓮草。那種陰虛有熱、大便乾結的，用旱蓮草就非常好。

當然，它雖然與玄參有相似的地方，但畢竟是不同的藥物，它們的自然屬性是不一樣的。玄參傾向於清浮游之熱，清上徹下。旱蓮草沒有那麼神通廣大，但它也有它的絕活。

烏鬚髮、固齒

旱蓮草能夠烏鬚髮，這有點像何首烏，但它比何首烏的作用還要強。何首烏的名字就讓人覺得它能烏鬚髮，但實際上，效果沒那麼好，而且對炮製的要求還很高，如果炮製不好，還會有毒。旱蓮草則平和而有效。

人的頭髮之所以會發黃、發白，是因為體內有熱，尤其是血熱。旱蓮草能養陰、清血熱，而且它本身就是黑的，內服就可以烏鬚髮，還可以用新鮮的旱蓮草的汁往頭髮上、鬍鬚上塗，塗一段時間也能讓頭髮、鬍子變黑。

如果牙齒動搖，可以用新鮮旱蓮草來擦牙，可以讓牙齒慢慢變得堅固起來。過去的人會把藥粉放在布上來擦牙，這種藥粉就叫牙粉。如果牙齒動搖，可以在牙粉裡配入旱蓮草。古人擦牙、漱口都有其特定的方式，這都是根據中醫的基本原理來的，牙粉也有很多驗方。

治灸瘡發洪

旱蓮草還有一個很好的作用是治療灸瘡發洪。

有一種艾灸叫疤痕灸，人們常講「要想身體安，三里常不乾」，就是讓足三里經常處於一種潰瘍的狀態。經常灸足三里，那裡的皮膚就被灼傷了，這就是灸瘡，有一點灸瘡是正常的。什麼叫發洪？並不是看起來有點紅，而是像發洪水一樣，經常灸那個地方，把血熱引動起來了，灸瘡上血流不止，這就叫灸瘡發洪。灸瘡發洪意味著你灸錯了，或者灸過頭了。

艾灸不是所有的人都適合的，如果用錯，即使不會灸瘡發洪，可能也在暗中消耗你的氣血，很多事情都是在暗中進行的，明著進行的事情也有，但是少。艾灸給人的好處可能是明著的，但是暗中也引發一些不好。

當艾灸發洪，血流不止的時候，你就要想到可能你本身就有血熱，血熱再被艾灸的火給引動起來，導致血不歸經，於是流血不止。這時候就可以外用新鮮或乾的旱蓮草敷在上面，很快就能把血止住，或者內服旱蓮草，也可以。

女貞子

二至丸

說到旱蓮草，我們就會想到女貞子。女貞子、旱蓮草等分放在一起用的，叫二至丸。

二至丸是補益肝腎且能強筋壯骨的，同時有清熱的作用。女貞子是平性的，墨旱蓮微寒，能夠清熱、補養肝腎、強筋壯骨。這是養腎養陰經常用的一個方子。為什麼叫二至丸呢？因為女貞子是冬至時候採的最好，旱蓮草是夏至時候採的最好，所以叫二至丸。

貞則多子

女貞子結在女貞樹上，女貞樹非常高大，一年四季都長葉子，冬天也不凋零，跟冬青有點像，二者容易混淆。其實，兩者還是有細微差別的。女貞的葉子比較長、比較大，有四五寸長，結的子是紫黑色的；冬青樹的種類很多，有的冬青結子，有的不結子。冬青樹的葉子要圓一些，籽是紅色的，再成熟也黑不了，不像女貞子又肥又黑。

女貞樹亭亭玉立，經冬不凋，不畏風雪，非常堅貞。女意味著能養陰，貞意味著入腎，意味著能固能守。我們講堅貞不屈，貞就是跟堅固、堅守有關的，能夠堅守一些東西就是貞，不能堅守一些東西就是不貞，貞和正有相似之處。

《周易》講，萬事萬物的發展過程，就是元、亨、利、貞，可以對應於春、夏、秋、冬四季。春對應元，意味著開始、生發；亨意味著很繁盛，就是夏天的長；利是一個立刀旁，就帶有金字了，就意味著收了，有一股肅殺之氣；貞就是正，跟正有關，對應於冬季，冬季要封藏。貞是堅守的美德。一棵女貞樹上會結很多子，貞則多子，這是一個規律，反過來看，多子則貞。

前幾天我在網路上看到一句話，說中國人羞於談性，卻製造了第一人口大國，他企圖表明一種矛盾，可能想通過這個來說明中國人的虛偽，其實並不是這樣的。正是因為羞於談性，所以才會創造第一人口大國，而且創造第一人口大國也不是什麼不光彩的事情，人多了也沒有什麼不好。

羞於談性，說明在性問題上大家有節制。有節制就意味著貞，貞則多子，就能優生優育。跟貞對應的是淫，如果在這方面太過分了，反而生不出多少孩子，正因為貞才會創造第一人口大國。淫則無子。男女都是這樣的。

可能西方怕我們人多，才慫恿我們計劃生育，我們就跟著西方的思維走。西方主肅殺，咱們中國主生，主化，能生能化，人多是必然的，這是一種自然規律，中國是應了這個五行。

還有，作為中國人，作為黃種人，就有能生能長的屬性。中國是個很好的地方，人身難得，中國難生。地球上有那麼多生物，我們能投胎為人，是很幸運的事情了，作為一個中國人就更幸運了，我們要懂得珍惜，不管生在哪一國都有很多遺憾的地方，人生就是一場難圓的夢。咱們不要把這種遺憾歸結於我們生於中國，如果我們生在另外一個國家，可能遺憾會更多。

中土或中國難生，佛法難聞。其實不單佛法難聞，中國傳統學問的一切學問都難聞，就是說難以聽聞到。即使聽到有人講佛法，或者講中醫，講中國傳統文化，可能有的人他都聽不懂，或者說不願意去聽，就是說你聽到了，你都無緣接觸它。所以，我們能夠成為一個人，能夠生在中國，能夠接受中國的這種修身養性的傳統文化，是莫大的幸運。

這就像中醫講的氣血，氣血多一點，少一點並不是一個問題，重要的是你能夠很好地運用這個氣血，使其很好地在身上分布開來。你胖一點、瘦一點都不要緊，關鍵是你要健康。人也是這樣的，人多還是人少，並不是問題，就看你怎麼管理他，怎麼調配他。如果人多，你懂得去節約、節制，那不也是挺好的麼？哪怕你人再少，你鋪張浪費，依然會耗費掉很多資源。而且人不僅能消費，也能創造吧。你把足夠的人放到合理的位置，他創造的東西比他消耗的東西要多得多，所以不要老是把人當做吃貨，你教得好，他就是創造財富的；你教不好，哪怕人再少，他都是破壞者。

女貞子的性能及用法

女貞子在夏天就已經結子了，它的果期特別長，會掛在枝頭直到冬天慢慢變紅，紅得發紫，紫得發黑，等到冬至那一天，已經很冷了，把它採下來。

女貞子可以直接曬乾，也可以用酒先蒸一下再曬乾。用酒蒸了再曬會乾得更快。女貞子是往下走的，用酒蒸一下，它就能夠往上走，走到肺裡面，先上後下，最終還是往腎裡走。女貞子是一味很安靜的藥，看它的名字就知道，靜如處子，是不活潑的，用酒來蒸一下，就會使女貞子變得更活潑一點，它就更容易消化、吸收。

女貞子味苦、甘、酸，它不寒不熱，性平，能滋腎、退熱、養精神，一般陰虛有火的人，用它會比較好；不是陰虛有火的人，用了可能就會肚子疼、拉肚子。

它也有明目、烏髮的作用，經常跟著菊花、生地、蒺藜、枸杞子這些藥一塊用來明目。生地和女貞子一起是清熱、養腎的，養腎就有清熱的作用。熱能令人昏，寒能令人清，用這些涼藥，能夠讓人清，這個清，一方面是神清氣爽，另一方面是讓人的眼睛能看得更清。蒺藜是用來疏肝的，枸杞子是用來養肝腎滋陰的，菊花是用來平肝散火的。這組藥與玄參明目的那一組藥，原理相同。

第四章

養肝陰藥

我們依照五行相生的順序，也就是按腎、肝、心、脾、肺這個順序，把養五臟之陰的藥一一介紹一下。因為肝腎是處在下焦，在養陰方面是首當其衝的，所以養肝腎的藥要多一些。下面我們學習養肝陰的藥。

當歸

當歸是極其常用的一味藥，味甘、辛、微苦，性滑，可升可降，有很濃烈的氣味。當歸入心、肝、脾三經，有養血潤燥之功，是心經的本藥。把當歸放在養肝陰或養心陰的藥中，都是可以的。

引血歸經，血家主藥

我覺得還是把它放在養肝陰的藥裡更合適，我們知道，肝苦急，以甘緩之；肝欲散，以辛散之。肝屬木，木主條達，是喜歡辛散的，當歸味辛能散；肝不喜歡急，所以用甘甜的來緩它，當歸味甘。當歸辛甘兼具，對於肝來說是投其所好了。

肝藏血，當歸如此有益於肝，所以它能夠入肝來助血海，能生血。肝能藏血，意味著血不妄行，讓血回到它該去的地方，當歸的意思就是應當歸來。如果血不在血管裡老老實實地走，就叫血不歸經，會導致很多出血的病症。出來的血就叫離經之血，它是該回到血管裡去的，回到肝臟裡去的，也就是說，當歸。所以當歸是血家的主藥，跟血相關的病，都可以用，甚至可以說是必用當歸。

氣血兼顧

當歸，味辛，能散氣、行氣，是一個血中氣藥。它又有油性，能潤滑，潤滑為陰，辛甘發散為陽，它是一味陰陽皆備的藥，也可以說它對氣、血都有作用，能夠益血中之氣，所以古人說它是血中氣藥，能夠補氣補血，行氣行血。

「氣為血之帥，血為氣之母。」氣和血是相互依存的，不能夠光有氣沒有血，也不能光有血沒有氣，氣血要兼顧，當歸正好是兼顧氣血的藥。光補血不補氣，補的血行不動，就容易成為瘀血；光補氣不補血，氣就沒有依附，氣有餘便是火。血不歸經，就會亂跑，是因為氣亂跑，血就跟著亂跑；當氣不亂跑了，血也不容易亂跑，所以士兵亂跑怪元帥，元帥就是氣。

當歸入藥時的細分

當歸分很多種，簡單地可以分成川當歸和秦當歸。川當歸是四川產的，辛散的力度大，是比較剛猛的一味藥，它善於行氣，行血化瘀。秦當歸產於陝西一帶，辛散的力量要弱一些，養陰補血的作用要大一些。秦當歸的頭很圓，尾特別多，外表是紫色的，氣味很厚而且很滋潤。由於秦當歸的性狀挺像馬尾，所以又叫馬尾歸。如果用來行血、化瘀就用川當歸；如果用來養血，就用秦當歸。

但現在藥店裡邊不這樣分，它把當歸分為頭、身、尾三個部分。當歸頭是主根，當歸身是主根上長出的粗大的支根，當歸尾則是當歸身下面的鬚根。當歸頭是破血的，可以化瘀；當歸身能守中焦而養血；當歸尾則往下走，一切植物的根的末梢都是往下走的，所以它能夠行血，也就是瘀化下行。在用當歸的時候，經常會如此區分，但一般也不分得這麼細，直接用全當歸就行，頭、身、尾都有了，同時破血、養血、行血。如果要強化它哪一方面的作用，我們可以再加其他的藥來輔佐它。

當歸的常用配伍

當歸是一味非常活潑的藥，能文能武，看它跟著誰配伍。跟著補藥它就補，跟著瀉藥它就瀉，跟著熱藥它就溫，跟著寒涼藥它也會涼，所以這味藥非常好用。

當歸配黃芪，就構成一個非常有名的方劑，叫當歸黃芪補血湯，又叫補血湯，是能夠生血的。當歸既補氣又補血，通過補氣行氣來生血，加上黃芪就強化了它補氣的作用。當歸把黃芪的藥力往血分裡邊一帶，氣行則血行，益氣則生血。如果嫌它益氣的力度不夠還可以加人參。人參、當歸、黃芪照樣是補血湯。

當歸辛香走竄，這就要耗氣，所以就要跟上補氣的藥，讓它能夠補氣、行氣而不傷氣；同時，其辛香走竄的性質需要一個推動力，這也需要補氣，氣足了，推動力才強。所以當歸跟著補氣的藥一塊兒，它辛香走竄的力度會加大，同時又沒有副作用，這樣它養血、生血的作用就會更強，因此說，當歸跟補藥在一起就會更補。

當歸跟瀉藥在一起則瀉，它可以配大黃。大黃是將軍，走而不守。當歸頭是破血的，當歸尾是行血的，但畢竟破血、行血的力度都是有限的，加上大黃，力度就大了。大黃是一味瀉藥，是入血分的，能清血熱，它能夠把血熱隨著大便一起清出去。但大黃是芳香的，走大腸，走而不守，它雖然入血，但它入血的力度還不夠。我們把當歸和大黃一塊用，那麼大黃入血分的力度就更大了，或者說破瘀血的力度就更大了。用當歸配大黃來化瘀、解血中之毒非常好，如果嫌不夠，體內有積水，還可以加牽牛子，牽牛子是利水的。這三味藥一起用，力度就比較猛了，一般不要用，用當歸和大黃就夠了，還可以用酒大黃、酒當歸。用酒炒過後，它們就能往上走，往四肢走，就能夠把全身的瘀血和血中之毒從上到下清一遍。

當歸是很油潤的，把當歸切開以後，就會看到裡面很油潤，油潤就有潤下的作用，大黃也有潤下的作用，它們都會往下走。當歸本身就能讓大便變稀，我們用當歸的時候要注意，一定要問問病人的大便的情況。如果他大便乾，那麼你可以多用當歸，可以用到五錢，必要時可以用到一兩。當歸可以潤大便，讓大便不那麼乾，這是直接的理由，間接的理由呢？當歸善於管理、善於調和，它能夠養血，血養足了大便也不會那麼乾。反過來，如果病人大便很稀，當歸就要少用或者不用。如果大便乾稀適度，可以用三四錢。

用於痹症

當歸是治療痹症常用的一味藥。痹有風、寒、濕三種。風痹會有游走性的疼痛，寒痹會痛在一個地方，濕則肢體沉重。實際上，往往風、寒、濕這三痹往往是交織在一起的，只是有所偏重，並不是只有哪一種邪氣。

治痹症經常會用到當歸。痹症往往兼風，而治風先治血，血行風自滅，這是一個基本的原則。痛風也會用到當歸。治痹症一般的配伍是當歸配桂枝、蒼朮、菊花、牛膝。桂枝能走四肢，而且能通四肢的陽，把陽氣鼓動起來，風、寒、濕邪就容易被驅散。蒼朮是芳香燥濕而且健脾的藥，脾主四肢，通過健脾，能夠治四肢的病。菊花能夠散肝經的風熱。用牛膝就可以把藥往下引，往腿部引；在手部用桂枝把藥往上引。如果說筋急，筋都變形了，這跟肝有關，可以加上白芍來柔肝養陰，疏筋的力度非常好。如果手指都伸不直了，當然先要兼顧到風、寒、濕，把邪氣祛得差不多了，馬上得來舒緩筋骨，這就要用大量的白芍。

如果有熱象，比如關節腫痛，那麼加石膏；如果石膏力度還不夠，可以加白虎湯，例如桂枝白虎湯、蒼朮白虎湯。

還有一個技巧，凡是病在晚上更嚴重的，必用當歸。為什麼晚上病會嚴重呢？因為這個病在陰，病在陰，就要用當歸來理血養陰。當然這並不是絕對的，我們知道有這麼回事就行，臨床靈活處理。

生化湯

婦科經常用當歸，尤其是產後。女子生完孩子後，處在一個非常特殊的狀態，氣血不安，惡露未盡，全身的骨節都會鬆動。用什麼來安撫調理？用當歸。產婦會經常喝一個方子叫生化湯：

【生化湯】

當歸八錢，川芎三錢，炮薑五分，桃仁二錢，甘草五分，景岳加熟地三錢

生化湯的君藥就是當歸，用了八錢，其他所有藥加起來也沒有八錢，這就是說，產後用當歸，其他的藥只是幫助當歸，讓當歸的作用發揮到最大化而已。川芎是為了更好的行血，當歸和川芎有相似的地方，都能行氣，並通過行氣來行血。

為什麼加炮薑呢？產前宜涼，產後宜溫，這是一個原則。因為產前母子交抱在一起，容易生熱，既然容易生熱，可以用點涼的。產後氣血虛了，可以適當溫一溫，而且行血化瘀的時候，適當的用一點溫藥，也可以給這些行氣活血的藥提供能量。炮薑只用了五分，相當於現在的一．五克，非常少。桃仁用了二錢，是化瘀的，它是一種果仁，有油潤性，主要走的是六腑，因為產婦氣血剛剛安定下來，桃仁不要多用，用二錢就夠了，有的地方說是用十枚。甘草用五分，也非常的少。

後來張景岳在生化湯的基礎上，加了三錢熟地，加強養陰的力度。熟地是張景岳最擅長的一味藥，為什麼用熟地不用生地呢？因為熟地是溫藥，而生地偏寒涼。生化湯的這幾味藥都是偏溫的，用生化湯的目的就是在調理氣血、逐瘀生新，把瘀血逐了，新血才能生，才能化，所以叫生化湯。

順便提一下，前面講的骨節鬆動，是為什麼呢？交骨，也就是恥骨，平時是合著的，生孩子的時候「啪」的一下開了，其實這時候並不只是交骨開了，全身的骨節都相應地要鬆動。產後交骨會合上，全身的骨節也會相應地合上，但要嚴絲合縫，也需要過程，要一百天才能完全合上。這就意味著這一百天要非常的注意，不要淋雨，不要吹了虛邪賊風。虛邪賊風就是不符合季節的風。比如夏天本該起南風卻起了

北風，春天本應起東風卻起了西風。夏天屬火，應該起南風，現在起了北風。《內經》講「虛邪賊風，避之有時」，就是要躲避這種風。所以，骨節鬆動再合上這百日期間，如果調養的很好，即使你以前有很多病，身體很弱，也能變強。如果有風、濕、寒入侵到骨節裡面去了，就很麻煩了。或者說，在這期間你有很多煩惱憂思，也會落下很多月子病。在這百日期間，如果有性生活，也對身體不好。

凡是氣血亂的，都可以用當歸來調理。還有什麼情況是氣血亂呢？就是月經不調。中醫把月經叫月信。「月信準，體自安」。只要月經準，說明身體好；月經不準，說明身體有問題。來得快、來得慢，或者不是按月來，這都是氣血亂了，當歸往往是必用的。

當歸粉不可濫用

前不久，流行吃當歸粉。有的人吃了以後，出了問題：白帶多了。白帶多，有兩個原因，一是當歸辛散耗氣，對脾就會有一定的影響，導致脾不能統攝而帶下淋灕。二是當歸油性潤滑，吃多了，白帶就會往下滑。

所以，中藥也得用對了才沒有副作用，用錯了同樣會有副作用，同樣會導致別的病。現在有醫源性疾病，有藥源性疾病，就是說，有的病是治出來的，這個叫藥源性疾病，像這種白帶多就是因為吃當歸粉吃出來的，這種病人的方子裡就不要加當歸了，應該主要從氣、從脾這方面來調。

中藥只要用對了，也就是配伍精良、對症準確，就沒有副作用，否則，用多了也是不好的。所以，哪怕是當歸粉，也不能長期吃。

四物湯

四物湯是非常有名的一個方劑：當歸、白芍、川芎、生地。其君藥是當歸，後面幾味藥都是強化當歸作用的。當歸行氣，川芎進一步加強當歸行氣的力度；當歸補血，用白芍是為了與當歸一起柔肝養陰，使其補血；地黃既是入腎的，又是為了加強當歸養陰的力度。這樣一來，當歸如虎添翼，養血的力度就更大了。

從四物湯到十全大補湯

女子以血為主，所以四物湯在婦科裡邊是使用率非常高的一個方子，很多病都可以用四物湯來加減治療。例如調經、養血，在胎產裡邊都會用到這個方子。

四物湯合上補氣的四君子湯，就是八珍湯，它就氣血雙補了。我們看到八珍湯就會想到當歸黃芪補血湯。當歸是補血的，黃芪是補氣的，兩個在一起，氣血雙補。那為什麼還要用八珍湯呢？八珍湯是對當歸黃芪湯作用的放大，它們的含義是相似的，只是在兩味藥的基礎上，壯大了它們的隊伍。

在八珍湯的基礎上再加肉桂和黃芪，就叫十全大補湯，是補劑的代表方。

體虛感冒，且補且清

老人或體弱者，氣血兩虛，他們如果感冒了，純用解表清裡散邪的方法，還是不行的，因為這一切要以人體的氣血為基礎，那怎麼辦呢？可以在八珍湯中選一些補藥，加進去。

參蘇飲就是這個思路，以人參和蘇葉兩味藥為主，當然還可以根據具體情況加葛根、柴胡、半夏、茯苓、枳殼、桔梗、陳皮、甘草之類。

體虛感冒誤治，容易造成邪氣內陷，造成骨蒸勞熱，長期低熱，人也非常難受，感覺熱是骨頭裡邊發出來的。在這種情況下，普通的解表清熱藥就不管用了，可在四物湯中加上銀柴胡、鱉甲、地骨皮、知母之類，一邊清虛熱，一邊養血。

常用的四物湯加減

在四物湯的基礎上，加阿膠和炒艾葉，就是膠艾四物湯。阿膠是血肉有情之品，增強養血的力度；炒艾葉是溫通的，溫通全身、溫通命門。膠艾四物湯還治療下焦有寒、血收不住那樣的月經淋瀝不盡；還能固胎、養胎。

膠艾四物湯是偏溫的，芩連四物湯則偏涼。芩連四物湯就是在四物湯的基礎上，加上黃芩、黃連、丹皮。一般用於月經提前、顏色發紫、發黑，這往往是血熱。丹皮清血熱，黃芩、黃連也是清熱的，但主要是清上焦和中焦的熱，為什麼不能清下焦呢？因為恐傷腎陽。

如果有瘀血，那麼就在四物湯的基礎上加桃仁和紅花，活血化瘀，這叫桃紅四物湯。王清任在桃紅四物湯的基礎上加桔梗向上提，加牛膝向下帶，一上一下，通身去瘀，這就是著名的血府逐瘀湯，此外還有膈下逐瘀湯、身痛逐瘀湯等幾個方劑，都是加減得非常妙的。瘀血一去，新血就生，哪怕這個人很瘦，也可以用。如果是胖子，那麼肥人多痰，可以在四物湯的基礎上再加二陳湯。如果兼有氣鬱，可以再加香附、烏藥之類。

另外，還要注意，在產後，四物湯裡如果是用白芍的話，那麼用生白芍性寒酸收，容易傷生生之氣，把肝陽給泄掉了；如果吃不下飯，就不要用地黃了，因為地黃是滋膩的藥，會讓人更不想吃飯；如果大便稀，當歸要少用；如果出汗多，川芎就不要用了，川芎走竄的力度很大，汗多說明身體中走竄的東西已經不少了，再用川芎，可能汗就更多了。汗多也不好，因為汗為心之液，汗出多了會傷心陰。

四物湯的加減非常多，而且靈活，我們在臨床中要反覆體會。

白芍

收斂木氣

白芍花開得很像牡丹，但它跟牡丹不一樣，牡丹是木本的植物，而白芍是草本的，草本植物能開那麼大的花，是非常難得的。一般自然界的植物有個規律，開花的大小，與其生發之力有關。花開得大，生發之力就強，生發之力越強，說明它的根就越能收斂。植物也講究陰陽平衡，外面生發的厲害，下面就需要強有力的根來收斂，否則植物就變成頭重腳輕了。尤其草本植物更是這樣。開花大，意味著木氣旺，就要求植物的根能夠收斂木氣，收斂木氣就是收斂肝氣，讓肝氣歸根返本，這樣就能夠制約肝氣，不讓肝氣太暴虐。

肝為將軍之官。將軍是個什麼樣的人物呢？抵禦外邪需要他，解決人民內部矛盾也需要他。抵禦外邪要肝提供動力，身體本身的毒也需要肝的疏泄作用來排解。肝主疏泄，就有解毒的意思在裡面。但將軍的脾氣也很大，容易暴虐，所以用白芍來酸收，肝喜歡辛散，不喜歡收斂，白芍非要給它收一下，所以有泄肝的作用。

養肝與瀉肝

白芍配當歸，能養肝。白芍是收的，當歸是辛散的，一收一散，就把酸甘養肝陰的作用發揮到極致，又把白芍酸收泄肝的作用給淡化了。

養肝的時候經常用當歸白芍。如果要泄肝，則用白芍配川芎。川芎走竄，就加大了泄肝的力度。所以養肝就用當歸白芍，泄肝就用川芎白芍。有人問了，當歸、白芍、川芎一起用不就是四物湯裡的三個藥嗎？那麼四物湯到底是要養肝還是泄肝呢？它既要養肝又要泄肝。這個組方就體現了中國人的思維方式。就像一個領導，批評一個人之前先表揚他，講究一個平衡。開方也是這樣的。一打一摸，既養肝又泄肝，肝就暈乎乎了，這樣才能把它給調服。既有讓你很舒服的地方，又有讓你不舒服的地方，然後讓你把該做的事情做好，不敢去做不該做的事情。

白芍的六大作用

張元素把白芍的作用歸納得非常直接：「安脾經一也，治腹痛二也，收胃氣三也，止瀉利四也，和血脈五也，固腠理六也。」

為什麼能夠安脾經？因為它能夠泄肝。脾經不安是因為肝木剋脾土，泄了肝氣，脾經就安了。

為什麼能治腹疼呢？腹疼往往是因為腹中氣急，急則疼。張仲景治腹疼常用芍藥和甘草並用。芍藥專以泄肝。裡急，其實是肝在急，好比將軍一急起來就濫殺無辜，肚子裡面就疼了。所以腹中急痛跟肝有關，酸以泄肝，肝就不急了。為什麼又要用甘草呢？甘草是甜言蜜語的一個和事佬，這樣一個軟，一個硬，然後這將軍就服了，不急了，也就不痛了。到了夏天，可以加一點黃芩；如果病人惡寒，可以加一點肉桂或者桂枝。

白芍為什麼能收胃氣呢？胃氣不收，是因為肝氣不收，酸就能收肝胃之氣。

白芍還有能止瀉痢，也就是能夠治拉肚子。當肝的疏泄力度太大的時候，人就會容易瀉痢。用白芍泄肝，讓肝的疏泄力度減少，瀉痢就容易止住。此外，酸還能收。瀉痢就是收不住，我就直接用酸味來給你收住。

白芍能利血脈，因為肝藏血，肝氣和則血脈和。

白芍固腠理，也就是固皮膚肌表，這也跟它的酸收之性有關。

這六個作用都是圍繞白芍酸收、泄肝的本性來展開的，所以我們認識一味藥，要認識它的本性。抓住了本性，其他的作用我們可以在理論上推出來，再在實踐中去驗證。千萬不要去死記硬背。

痛瀉要方

芍藥跟白朮一塊能夠調和肝脾的，有一個很有名的方子：白朮、白芍、防風、陳皮，這就是痛瀉藥方，它就治療所有的痛瀉。

痛瀉就是先有肚子痛，然後拉肚子，拉完就不痛了，但過一會兒又痛，這樣痛一陣，瀉一陣。這是木剋土造成的。用痛瀉藥方，效果非常好。痛瀉藥方後來在《時病論》裡面演化成了培中瀉木法，加了幾味藥來強化它的作用。

山萸肉

養肝陰還有一個重要的藥就是山萸肉。山萸肉也叫山茱萸，它是一種灌木的果實，產於山東、山西、河南一帶。這種灌木春天先開花，後長葉，到冬天的時候，葉子先落，果實還會在枝頭，一般都是在農曆十月份去採，那是一種橢圓形的小紅果。

山萸肉在很多書裡並不是歸在養陰的藥中，而是歸在收澀藥裡。山萸肉的味是酸、澀的，入肝、腎兩經，它的作用是固精祕氣、強陰助陽，它能夠溫肝，平補陰陽，就是說它既能補陰又能補陽，補得又不是太峻猛。用山萸肉要把核擠掉，光用外邊的皮和肉。一般來說，它的肉偏酸，皮偏澀。

雙面屬性

無論是樹皮、果皮，凡是皮都有澀性，只是程度有輕有重而已。皮在外邊，要把裡面的東西包住，它必然有澀性，不然統攝不住；是皮，又能走表，有透散性，否則裡面的東西就會爛掉。皮不但要收澀，還要透散，而收澀和透散是兩種完全相反的作用。

大自然中，往往同一個東西上有兩種截然相反的屬性並存。只是根據自身的自然屬性有所偏重。有的皮偏重於透散，比如五加皮、瓜蔞；有的皮偏於收澀，比如石榴皮。不管是偏於收澀還是偏於透散，它都是既透散又收澀的。當然也要看你怎麼配伍，通過配伍發揮哪種屬性，它的哪種性質就會得到強化。

人也是這樣，有多少紅就有多少黑，在這方面你是聖賢，可能在那方面你就是魔鬼。

就連字也是這樣的。比如一個「乖」字，我們哄小孩說「你要乖」，這就是聽話的意思。還有一個詞叫「乖張」，就是不聽話。所以「乖」既有聽話的意思，又有不聽話的意思，到底是哪個意思，要看它跟哪個字在一起。

再比如說「亂」。有弄亂的意思，比如「亂臣賊子，禍亂朝綱」；還有治亂的意思，比如周武王說他「有亂臣十人」，就不是亂臣賊子了，而是能夠治亂、平亂的得力臣子。

還比如「重」。我們重教育，要安土重遷，也就是重遷徙。「重教育」跟「重遷徙」是不一樣的。重教育就是要加大教育的力度，重遷徙就是要在遷徙這個事情上比較謹慎，不能亂遷徙。正好又是相反的意思。

又比如「冤家」。「冤家路窄」是仇人見面，但在情侶之間互相稱冤家，又充滿了一種愛意在裡邊。這些，在訓詁學裡叫做反訓，有些東西正面講不通，要從反面來講它的意思。

肝的疏泄和腎的封藏

皮都有澀性，加上山萸肉是酸的，所以它的皮更偏於收澀。

山萸肉是走肝腎的。肝主疏泄，腎主封藏，肝和腎在這方面的功能是相反的。一切疏泄都跟肝氣相關，肝氣動才能疏泄。如果肝氣過旺，腎氣弱，那就會疏泄無度了，腎就不能固澀了，所以就用山萸肉來收澀肝氣。

凡是往外走的，都叫疏泄。比如，大小便能夠排出去，都是肝的疏泄功能在起作用。有人一鬱悶就便祕，鬱悶肝就鬱了，肝鬱則疏泄功能失常，所以人就便祕了。大便滑瀉，則是因為肝疏泄的太過了，肝疏泄太過，大便就解得多，或解的次數多。在治瀉、治痢疾的時候，要注意治肝，調節肝的疏泄。

出汗也跟肝的疏泄有關。汗為心之液，心和肝合作，產生出汗這種生理現象，必須肝疏泄的功能正常，汗才能很好的出來。如果肝疏泄不利，那麼可能就不出汗了。如果肝疏泄太過，人可能會大汗淋漓。

汗為心之液，腎之液則包括尿液和精液。精液藏於腎中，要肝氣動，也就是情慾動，才能疏泄出來。如果肝氣過旺、腎氣過弱，就疏泄無度了，肝氣旺而腎氣弱的人就容易早洩，其疏泄的功能得不到封藏制約。

肝和腎在這個時候是矛盾的，腎要封藏，要固住，不能疏泄出來，肝又要把它疏泄出來，那麼這兩臟開始較上勁了。當腎氣旺的時候，肝想疏泄，腎不讓它疏泄，那麼就要很長時間才能疏泄；當腎氣弱的時候，肝要疏泄，腎沒辦法，馬上就疏泄出來了，所以當我們要補腎的時候，就要收斂肝氣，用山萸肉的收澀作用。

山萸肉是收澀肝腎之氣。其味酸，能泄肝，殺一殺肝的氣燄；還能柔肝養陰，使肝的疏泄的作用柔軟下來。加上其本身固有的養陰固腎功能，所以對於肝氣是疏泄太過而腎氣不固的遺精、大小便不禁、虛汗，都有收澀作用。

固澀精氣，收斂心神

肝主疏泄，不僅是生理上的疏泄，也包括情緒上的疏泄。比如，你想說的話敢於說出來，想表達的東西能夠有辦法表達出來，也是肝氣在疏泄，所以往往肝氣旺的人話多，因為它需要疏泄。我們既要疏泄身體的生理的物質，也需要疏泄自己的情感、思想。但話又說回來，話說的多了，也是要耗傷精氣的，所以山萸肉不但可以固澀有形的東西，還可以用來固澀無形的東西，也就是固澀精氣，收斂心神。

所以山萸肉還能安心神，對心氣虛的心悸、精神不能集中等也有很好的作用。當然這要跟其他的藥配伍。腎一虛，人容易精力不集中，所以補腎方中經常用山萸肉，就有助於交通心腎，安神定志，讓人精力集中。

固脫

收澀的作用如此強大，所以山萸肉能夠固脫。

什麼叫固脫？正常的人是陰陽交抱的，陰中有陽，陽中有陰。當人要死的時候，陰陽就要離絕了。陽往上奔，陰往下走。陽往上奔表現為出汗，只有出去的氣沒有進去的氣；陰往下走表現為洞瀉亡陰，大便止不住了。

所以，經常在急救的時候用山萸肉來固脫，讓陽不至於從上脫，陰不至於從下脫，陰陽依然能夠交抱在一起。它不但能夠固脫，還能平補陰陽，既補陰又補陽。所以在生死反掌的時候，經常要用到山萸肉這味藥，力挽狂瀾。在這個時候用山萸肉的量就比較大了。

張錫純經常用山萸肉來進行急救。如果事情比較緊急，還可以加上大劑量的黨參，這個方法經常用於窮人。窮人沒錢用人參，什麼參附湯、獨參湯就沒法用了，咱們就用山萸肉配黨參，效果是一樣的！此時山萸肉用量就非常大，往往用到二兩、三兩。二兩相當於現在的六十克。

利九竅

山萸肉還有利九竅的作用。九竅就是人體的孔竅，頭上有七竅，下邊有二陰，加起來就是九竅。這九竅都有不利的時候，有可能被東西堵住了，也有可能是氣機不利，影響出入。這些情況都可以考慮用山萸肉，它有通竅的作用。

有人要問了，一個固澀的藥，怎麼還能通竅呢？大自然就是這樣的，這又是事物的兩面性。九竅不通是因為精氣不通，因為人的精氣是要自由出入往來於九竅的，精氣不足，則無法在九竅間自在往來出入。所以，精氣不足則九竅不利。用山萸肉固澀，補益精氣，那麼九竅自然通利了。通利和固攝看上去好像是矛盾的，實際上又是統一的，就好比佛和魔只在一念之間，固澀和通利也只有一步之遙。

六味地黃丸用山萸肉

六味地黃丸裡面用山萸肉，它的用意其實是非常多的。

地黃是能補腎的，但地黃的收澀性不足，不能幫助腎的封藏，所以要加一味山萸肉。山萸肉本身能夠養肝腎之陰，同時又能收澀肝腎，它能把地黃補的陰收澀住。光收澀住還不行，後面又加了茯苓、澤瀉來利水，通腎氣，一邊收澀一邊通利，把精氣收澀住，把邪氣通利出去。這是六味地黃湯用山萸肉的第一重作用。

第二重作用，補腎還得注意養肝，山萸肉味酸入肝，是肝腎同養的，它跟著養腎的地黃，大補肝腎之陰。腎水生肝木，肝陰足了，腎的消耗就小了。

第三重意思，山萸肉色紅入心，地黃色黑入腎，地黃和山萸肉在一起用，也有交通心腎的意思。

山茱萸與吳茱萸

最後，順便提醒大家，山茱萸和吳茱萸是兩種截然不同的東西，吳茱萸是一味大熱的藥，溫肝陽的；山茱萸則是一種小紅果，養肝陰的。

為了區分起見，我們經常把山茱萸寫成山萸肉，這樣就能讓人感覺它是一種養陰的藥，而吳茱萸可以寫吳萸，或者寫泡吳萸，以示區分。

山萸肉一定要去核

此外，用山萸肉一定要把核去掉。現在從藥店買的山萸肉中有時候會有核，一定要把它揀出來。山萸核是不能入藥的，因為它有滑精的作用。山萸的皮和肉是固澀的，而核不但不能固澀，反能滑精。這種現象還有很多。比如麻黃是可以發汗的，而麻黃根恰恰相反，它是收汗的。還有我們即將講到的枸杞，枸杞子是性溫的，而地骨皮又是性寒的。相反的性質，往往存在於同一植物身上。

開山萸肉這味藥的時候，也要用矛盾的眼光去看它，不要把它的作用定在某一端上，如果說山萸肉只是一個收斂的藥，你就漏掉了很多內容。

藥，有時候有些東西是很難講的。講了這一面就漏了那一面。比如你講了山萸肉固澀的一面，就容易忘掉它還能利九竅。你講了肝腎同源，就忘了肝腎之間還有矛盾。所以，我一直在強調思維的開放性和靈活性。我們要用開放和靈動的思維去看中藥，也要用這種思維來聽任何人講的課。我們現在學中醫，如果僅僅局限於疾病本身，局限於病理生理，那麼往往容易走入一些定論，一旦走入定論，你的思維就失去了鮮活性。而人體永遠是鮮活的，疾病永遠是變化的。用很死的思維面對這些變化的疾病會很麻煩。所以，我們一定要學會怎麼思考。

枸杞

關於枸杞，以前我們在講地骨皮的時候已經講了一些。

枸杞子

枸杞是一種灌木，在寧夏長得很大，在一般地方只是兩三尺高的一種小灌木。枸杞子是溫肝腎的藥，它可以生津助陽，溫身暖血，可以填補真陰，同時還能退虛熱，善於補益肝腎。枸杞子是以紅潤、粒大而緊、肉厚子少為最佳。有的枸杞子，籽特別多，肉特別薄，這就沒那麼好了。寧夏是枸杞的地道產地，其實，整個西北的枸杞子都非常不錯。

張景岳的左歸飲、右歸飲、左歸丸、右歸丸裡都用枸杞子，通過養肝達到溫腎養腎的目的。肝腎都處在下焦，下焦容易積累寒氣，下焦是藏精的，精得溫則化，所以在養肝腎，滋補肝腎之陰時經常要用一些偏溫的藥，但也不能太溫，太溫會補出火，枸杞子肝溫而不燥，用之最宜。

枸杞沐浴

枸杞全身都可以入藥，枸杞葉也叫天精草，根皮叫地骨皮。枸杞葉嫩時可以食用，老了以後還可以用來洗澡。

古代的養生家很注重用枸杞來沐浴，《本草綱目》引用《洞天保生錄》：「正月一日，二月二日，三月三日，四月四日，以至十二月十二日，皆用枸杞葉煎湯洗澡，令人光澤，百病不生。」後來明朝有位叫高濂的養生家，他的《遵生八箋》也非常推崇枸杞沐浴，他說用枸杞沐浴，但沒有說用哪個部位，是用枸杞子、枸杞葉、還是地骨皮？很多書裡講的都不一樣，這需要我們去判斷。其實他的本意是枸杞子、枸杞的枝葉、枸杞根同用，因為沐浴是要洗全身的，用枸杞的全身來養人的全身，這是最為有效的。枸杞葉是走表的，我們洗澡也是洗身體的最表層，所以枸杞的葉子是要用到的。枸杞子可以起到滋潤肌膚的作用，可以通過皮膚的吸收來補肝益腎。地骨皮則是去虛熱的，它往骨頭裡走，清全身的虛熱，所以還要放入少量的地骨皮。這是古代很常見的養生泡澡方。

養生的天時地利人和

有人會問，為什麼非得要正月一，二月二，三月三日這些日子呢？因為養生治病，要講究天時、地利、人和。

人和是指一個方子方法到底有沒有效，很大程度取決於你的心態。當你心態好的時候，這個方即使差一些，也能對你起很大的作用。當你心情不好的時候，再好的方法到你那也不行。

地利呢？北方到處都有枸杞，但一定要用寧夏產的地道藥材，這就是地利。

最令我們難以置信的就是天時，哪一天用這個。之所以說每年的正月初一、二月初二、三月三來用，很大程度上是出於心理考慮。哪怕你沒有嚴格遵循這個時間，但是在心裡也必須要建立天時的這種觀念。正月初二、二月初三、三月初四難道就不能用麼？也可以用。過去每年只要求用十二次，這是最少的要求，因為枸杞產於西北，當時運輸條件也不發達，對於中原人來說，枸杞歷來就比較昂貴，吃枸杞的機會就不多，更何況用它來泡澡呢。所以古人很節制、很節約。當然，現在用這個東西，可以多多益善了。

第五章

養心陰藥

小麥

小麥是秋天播種、冬天生長、春天茂盛、夏天收割，得一年四季之氣，所以是五穀之長。它是甘涼無毒的，入心經。入藥的小麥，以淮河以北產的為好，南方的就不行了，處方裡通常寫作「淮小麥」。

淮小麥與甘麥大棗湯

夏季屬火，對應心，小麥夏天收割，是入心的，不僅養心陰，還能養胃氣、益心神，消熱止煩。

張仲景的甘麥大棗湯就是由這三個藥組成的：小麥、甘草和大棗，主要是治療婦人的臟燥症，臟燥症就是五臟煩躁不安，其根源在心。心有火，心陰虧虛，人就會煩躁，所以要清心火、養心陰，因此這個方子的君藥就是小麥。甘草和大棗入脾經，心火生脾土，且脾為氣血生化之源，補足了氣血的源頭，也為小麥養心陰提供了更好的條件。這個方子會很甜，甘以緩之，不僅會使身體，而且會使情緒得到舒緩。

小麥與麵食

有人說，既然小麥還有養心陰的作用，那我天天吃饅頭、麵條不就行了嗎？

這是不行的，因為饅頭、麵條是用小麥去皮後磨成的，而入藥的小麥必須是整個麥粒。小麥皮是性寒的，麵粉只是小麥的肉，是偏溫一點。很多中藥要用麥麩來炒，就是利用麥麩的寒涼之性，讓溫藥不至於太溫，藥的性質就會變得平和一些。稻子跟小麥正好相反，它是糠偏溫、米偏涼，所以我們吃的米是偏涼一點的。

麵粉是性溫的，光吃麵粉就只能充飢，增加營養，和胃氣，增氣力，長肌肉，沒有特別藥用價值。當然，如果是藥，那就沒法天天吃了。

浮小麥

淘洗小麥，粒子飽滿的就會沉下去，不飽滿的就會浮上來。把這些不飽滿的小麥收集起來，就是浮小麥。它依然是養心陰的作用，且還能退虛熱，止虛汗。

止汗的方中經常用到浮小麥，往往配生黃芪、龍骨等。生黃芪能益氣固表，龍骨也是收澀的藥。

浮小麥為什麼能止汗呢？因為汗為心之液，現在心熱旺盛，心液被心火擾動，所以就出汗了。浮小麥養足了心陰，就把出汗帶來的損傷給修復了；它還能清心熱，心熱退了就再也沒有火來擾動心液了，汗就不容易出。

浮小麥其實就是癟的麥子，為什麼這些小麥是癟的呢？因為它得到的自然的賦予不夠全，屬於一種比較虛的狀態。

到了小滿的時候，麥子就需要灌漿，麥子沒成熟時，把它剝開擠一下，裡面就會有漿冒出來，這是麥子的精華，成熟後，裡面就變硬了。漿必須灌滿，才是一顆健康完整的麥子，如果沒有灌滿，它就處於虛的狀態。但正因為它虛，才能以虛治虛。

當人體心陰虛而生火的時候，浮小麥能跟人體的狀況同氣相求。這又提示我們，有些藥要用它的常態，有些藥要用它的病態。癟的小麥就是一種病態。小麥入藥，並不是小麥越好藥用價值越高。當然，你在甘麥大棗湯中可以用好小麥。癟了的麥子，碾不出多少麵粉，碾出的粉的質量也不好，所以人一般都不吃，恰好可以來做藥，這就叫物盡其用。中國人最懂得物盡其用，因為中國人懂得珍惜。

病態入藥舉例

類似的例子還有很多。例如，蠶可以入藥，但並非越健壯的蠶越好，入藥的偏偏是那種自然病死的蠶，也就是白殭蠶，入藥最好。現在把養得好好的蠶，用石灰嗆死，這是不懂得珍惜，這樣做出來的殭蠶反而不好。蠶能夠作繭就該讓牠作繭，不能作繭自然死亡的就用來做藥，這樣，才不違背牠的自然屬性。

還有很多東西都是用它的病態。比如竹子被蟲蛀了，流出了很多汁液，留在竹節中間，乾了，就是天竺黃。沒有病態，反而得不到這個東西。

一隻蟲子在土裡，被菌絲所侵襲，長出一棵草，這就是冬蟲夏草，當然也可能是其他的蟲草，如金蟬花等。有的蟲子沒有被菌絲侵襲，牠存活下來了，只有被菌絲弄死的蟲子才能成為蟲草。所以蟲草，也是蟲子的病態。動植物的常態可以入藥，病態也可以入藥。

藥是藥，動植物是動植物，他們之間還是有區別的。比如蒼朮就有兩種植物，入藥都是香燥健脾的；旱蓮草也有兩種，入藥都叫旱蓮草，還有很多相近的植物，都是一種藥名。有的則是同一種植物或動物，分常態和病態，或者分不同的時期、不同的部位，又有很多不同的名字，比如，牛角和牛黃，能一樣麼？所以咱們不能把中藥跟動植物簡單地等同起來。

柏子仁

柏子仁就是柏樹的子，要弄懂柏子仁，我們先看柏樹。

柏為陰木

柏字，一個木字旁，一個白。白入肺，主收斂，屬陰。

一般的樹，都是東、南面的樹葉茂密，西、北邊的樹葉稀疏一些。當然這要排除在水邊，在水邊又不一樣，在水邊則是靠近水的那一面葉子要稠密一些。柏樹正好相反，它偏西、偏北的葉子比較稠密，偏東、偏南的比較稀少。

山的陰面，柏樹長得往往非常旺盛，而陽面的柏樹則長得稍微要次一點。我們去年秋天一起去北京昌平縣的山上，就看到，山坡西面、北面柏樹明顯多一些，而東南面的柏樹幾乎要少一半。

同理，北方的柏樹長得比南方更茂盛，結子更多更飽滿。

總而言之，柏樹它是陰木，它是喜歡陰的。

側柏葉

柏葉也可以入藥，叫側柏葉。在人體，氣為陽，血為陰，柏屬陰，同氣相求，所以柏葉入血分。柏樹為木。為木而屬血分，這意味著它入肝經。同時，因為柏樹跟秋天相對應，跟西邊相對應，那麼它又是屬金的，所以它又入肺、入大腸經，這意味著它能肅降。這就是在用五行的思維推演柏葉的性能。

五行，是中國傳統學問的思維工具，拋開它，我們就沒法思維了。思維要拋開成見，回到事物本身，這是西方現代哲學強調的，但思維又要有工具，沒有工具，你就會變得非常笨拙。

那麼，柏葉的作用是什麼？柏葉主治陰不斂陽。陰不斂陽則有出血、汗症等。肺與大腸不能很好的肅降，也容易導致血中有火，導致血症。柏葉都可用到。另外，柏葉是芳香的，芳香就能化濕，所以柏葉還能化血中的濕熱。葉子能透散，柏樹葉能把濕熱往外透散。

安神潤便的柏子仁

南方也有柏樹，秋天也結柏樹子。柏樹子最外邊的殼有點像一朵花，把它剝開，裡邊的子就像米粒，外邊還是一個硬殼，把這層硬殼再剝開，裡邊往往是空的，什麼都沒有。但北方的柏樹得天時地利比較足，就不一樣。我們去昌平縣城後面的山上玩的時候，看到柏子我沒有採，有朋友摘了些柏子，剝開裡面是像米粒一樣很油潤的柏子。看了以後我馬上明白了，天有陰陽四時差異，地也有東西南北區分。南方的柏樹沒有仁，北方的柏樹有仁。我當時之所以不採，是因為之前在南方形成了這種思維定式，把這種思維定式帶進了潛意識。其實一種東西在不同的地方，它還真的就不一樣。我們每到一個地方，都要帶著一種好奇心來觀察，才會有收穫。

柏子仁可以養心安神、潤腸通便的，它為什麼有這些功效呢？這又要聯繫到它的自然屬性。仁是植物的核心所在。中藥有很多用仁的，比如說核桃仁、桃仁、杏仁、柏子仁、酸棗仁。一顆小小的柏子仁，埋在土裡，有了充足的條件，就能夠長出一棵大樹，柏樹的壽命也是很長的。這意味著這顆仁裡邊蘊藏著生機，它蘊含的是整個樹的全部信息，可見它的能量之大。

是核心就能入心，所以各種仁都或多或少的有入心的作用。柏子仁也不例外。柏子仁跟別的仁不同的是，它還有芳香，這樣就更入心了。因為芳香能開竅，心有竅，它能夠打開心竅。柏子仁是很油潤的，能滋潤，又養心，所以是一味養心陰的藥。養心陰就意味著它能安神。其油潤性又能潤大便，對於因大便不好而睡不著的人，就更應該用柏子仁了。

但柏子仁也不能久服，如果因為睡不好覺、大便不好經常吃這個藥，大便反而會變得燥結。為什麼呢？這又是藥的兩面性。因為柏子仁是一個芳香的藥，芳香就容易燥，柏子仁雖然不是太芳香，但用久了，芳香也會起作用的，因香而燥，大便也就燥了，所以柏子仁暫時用一下，它能夠潤大便，用得久了，反而又能使大便乾燥，這是我們需要注意的。

肝氣在升，肺氣在降，這樣才能夠達成人體升降的平衡，如果只升不降，那麼人就要出問題。肺苦氣上逆，肺氣以降為順，肺氣如果不肅降，處在肺葉之間的心就會不安寧，所以心不安寧跟肺有很大的關係。心為君主之官，肺為相輔之官，一個是皇帝，一個是宰相。要安心先得安肺，柏子仁能夠促進肺的肅降，同時又能入大腸、潤大便，讓大便解得更快，更容易讓肺火往下走，肺氣下降就不會擾心，這樣就有助於心的安寧，安心就是安神，所以它有養心安神的作用。我們不要以為養心安神與潤腸通便是兩回事，其實這些作用是一體的。《神農本草經》它講一味藥的時候，往往會把很多作用列出來，這並不是讓你去套，而是讓你發現這些作用之間的關係，我們要想為什麼這兩個作用會在一起？它們之間會有哪些聯繫？這些聯繫，《神農本草經》並沒有直接告訴你，這是書背後的東西。

酸棗仁

常與柏子仁一起用於養心陰的還有酸棗仁。

從歸經看棗仁的安神作用

酸棗是北方山上的一種棗樹，都是貧瘠的山上，越是石頭多，不長別的就越容易長酸棗。酸棗仁入心、肝、膽、脾四經，味甘、酸，性平，它不寒不熱、不溫不涼。

入肝，它就能夠安魂、收攝肝氣，讓肝所藏之魂安定下來。失眠多夢，往往因為肝不藏魂，酸棗仁能斂魂入肝。

入心，是酸棗仁的重頭戲，它能夠斂心陰。汗為心之液，出汗往往是心陰外泄，斂心陰就能收汗。睡覺時出汗，可以用點酸棗仁；睡覺時候流眼淚，也可以在辨證論治基礎上加一點酸棗仁。

如果膽氣虛或者膽經有虛熱，也可以用酸棗仁來平息。肝魂不安、心神不斂或者膽經虛熱，都容易導致人失眠，所以酸棗仁是治療失眠一味重要的藥。

生棗仁與炒棗仁

棗仁有生熟之分，都可以入藥，功效略有差異。炒棗仁，也只是微微炒一下，不能炒得太過。微炒就很香了，香則入心脾，它能夠收斂津液，對於心膽氣虛的失眠是很有用的，所以治失眠要用炒棗仁。

生棗仁怎麼用呢？一般生的東西就偏泄，它能夠泄膽經的虛熱。我們在前面講過，寒能令人清，熱能令人昏。有膽熱的時候，人就昏昏沉沉的，貪睡，又睡不好，睡得淺容易醒，醒後還是昏昏沉沉的。失眠也分很多種情況，有的人是越失眠越清醒，頭腦清醒得都可怕。還有一種失眠是昏昏沉沉的，像是睡著了又像是沒有睡著，醒來又特別累，這是一種失眠。如果是火重，膽熱的這種失眠，往往就是神昏倦怠，白天他想睡覺，但又睡不著，這時候用生棗仁，因為棗仁可以讓人睡著，還可以治睡眠多，總之它有雙向調節的作用。

酸棗仁為什麼能夠養心安神呢？首先我們要看一下酸棗與一般棗的區別。我們平時吃棗，買棗，都是挑選皮薄肉厚核小的。但是酸棗正好相反，它沒有哪一條符合我們的要求，它皮厚肉少核大。同樣是棗，為什麼普通的棗和酸棗有這麼大的區別呢？是大自然賦予它們的能量有多有少嗎？不是這樣的。大自然是很公平的，可以說它賦予每顆棗的能量是一樣的，只是普通的大棗把自然界賦予它的能量放到了果肉上，所以果肉特別肥美，味甘養脾，它的核裡面就沒什麼東西了。酸棗則把能量緊緊地藏在果核裡面，所以果肉很薄很少，果核非常發達，能夠養心。

在一粒棗上，我們就能夠看出火生土，看出火土相生。火是果核，土是果肉。果肉發達，是因為果核沒收斂多少能量，都給果肉了，這是普通的棗；酸棗呢，它的火就不生土了，它不長那麼厚的果肉，一心地來發展自己，所以長成了那麼好的一顆酸棗仁。普通的大棗，火已經生成土了，化作了甘美的果肉，酸棗則把這個火封藏在果核裡，所以棗仁入心，供人們養心陰之用。

酸棗為什麼能把天地賜予它的能量收藏在果核裡面呢？這是因為它有收斂性。收斂就能斂汗，各種虛汗可用酸棗仁來斂。它對心氣虛導致的很多出汗，尤其有效。人在緊張的時候容易出汗，因為緊張實際就是心虛，汗為心之液，當心虛的時候就會出汗。人在緊張的時候是正常的生理反應，當人進入病態以後，也容易這樣出冷汗，這往往是因為心氣虛，此時就要用酸棗仁來收斂心氣心神。

歸脾湯

歸脾湯用到酸棗仁有兩個很典型的方劑：

【歸脾湯】人參、黃芪、白朮、炙甘草、木香、白茯苓、遠志、當歸、龍眼肉、炒棗仁

參、苓、朮、草，就是四君子湯，外加一味黃芪，加大了健脾補氣的力度，又加木香，醒脾健脾。脾苦濕，故用茯苓滲濕健脾，配上遠志，又能交通心腎。我們在補氣的同時千萬不要忘了補血，氣血是並行的，所以，後面緊接著加當歸，當歸既補氣又補血，且偏於補血，此時氣血都兼顧到了。後面再加龍眼肉，甘溫，補脾養心。最後加炒棗仁，炒棗仁在這裡就是起養心安神的作用。歸脾湯一般治勞心過度、思慮傷脾，它是一個心脾兩補的方子。

心火生脾土，心和脾是母子關係。要來養心，光養心是不夠的，心神在這時候為什麼需要養呢？是

因為他的兒子不爭氣。思慮傷脾、勞心過度，把母子都累得夠嗆，所以導致身體發熱困倦失眠。人要是操心過度，就會失眠而且自汗盜汗。還有很多一系列的心虛、脾虛的症狀，如失眠、心悸、自汗、盜汗等，跟心虛有關。還有脾虛，吃得少，甚至是女子月經不調、白帶多，這些都跟脾虛有關。凡是因為勞心過度，思慮傷脾，導致了很多症狀，都可以用歸脾丸。脾胃是氣血生化之源，光補心陰還不行，還要把心血的源頭給補足了。所以，在歸脾湯裡面它更注重的是補脾。

天王補心丹

天王補心丹和天王補心丸其實是一個方子。這裡柏子仁和炒棗仁是一起用的。

【天王補心丹】人參、玄參、丹參、茯苓、遠志、桔梗，生地，酒當歸、五味子、天門冬、麥門冬、柏子仁、炒棗仁、朱砂為衣

朱砂為衣

天王補心丹是把它做成小藥丸，把朱砂飛成極細的粉末，薄薄地滾在小藥丸的最表層，讓藥丸看起來是紅的，所以叫丹。朱砂現在一定要慎用，但《神農本草經》裡說它可以久服，是怎麼回事呢？其實，古人講服藥，跟「衣服」的服近似，有佩戴的意思。並不是讓你經常吃朱砂，而是說，一切使用朱砂的行為都是「服」，包括佩戴。比如，用一錢到三錢朱砂做一個朱砂包，放在小孩枕頭下，不用吃下去，也能起到鎮心安神的作用。小孩晚上的夢就會少，睡的就安穩，深睡眠的時間就會長。

邪氣有的是有形的，有的則是無形的。風、寒、暑、濕、燥、火，這是有形的邪氣，傷有形的肉體。自然界的一些精靈鬼怪，則侵害人的精神，這是無形的邪氣。朱砂對這些無形的邪氣就有鎮攝作用。

朱砂是很重的，所以三錢朱砂也不多。朱砂外用是可以的，但如有必要，也可以內服。天王補心丹用朱砂就是內服的。像同仁堂產的天王補心丸，依然有朱砂，不要吃太多就是了。有必要的時候吃一點，它能夠鎮攝心神。

朱砂為衣，必須研磨得非常細，所以開方子寫朱砂的話寫成飛朱砂，就是把朱砂放到水裡飛過。朱砂那麼重的東西居然能夠在水裡面懸浮起來，說明這個朱砂已經非常非常細了。所以我們提練朱砂的細末，常常用這個辦法。沒有飛起來的朱砂再繼續研，繼續飛。這也是藥物炮製的一個工序。

天王補心丹用藥提示

因為補心先補脾，當然要用人參了，丹參和玄參是人參帶出來的，它們都是參。玄參清熱養腎，丹參活血化瘀。因為心陰一旦受損，心血耗散，就比較容易在體內產生瘀血，所以就要用到丹參。心陰受損，腎火也就會騰起來，所以要用到玄參。丹參入心，玄參入腎，也有交通心腎的意思。

茯苓、遠志也是交通心腎的。桔梗則載藥上行的。心是處在上面，用一味桔梗載藥上行。用了這些味主氣的藥，接著再加養陰生血的生地、當歸。因為心陰損耗得多，心神就不易收斂，所以用五味子來收斂五臟之精氣，也是為了收斂人的神氣。其實，柏子仁、炒棗仁也有收斂的作用，嫌它們收斂得不夠，就加上五味子。五味子有五種味道，以酸味為主，酸就能收斂。加天冬、麥冬，它們是養肺陰的，通過養肺陰來養心陰。

生脈飲的擴充

天王補心丹中暗藏著另一個方子：人參、麥冬、五味子，這是大名鼎鼎的生脈飲，也是養心陰的。可以說，天王補心丹就是由生脈飲擴充而來的。

人參帶出來玄參、丹參，而且，參苓桔梗，又有參苓白朮散的意思。通過人參還帶出來玄參、丹參、茯苓、桔梗，茯苓又帶出來遠志。這就像朋友介紹朋友來，然後一群人在一起，乾成了某件事。麥冬把天冬、生地和當歸也帶來了，都是養陰的。五味子是收斂的，它怕自己收斂的不夠，又帶了兩個部下，一個柏子仁，一個炒棗仁，這不全帶齊了？當然在古法裡面，天王補心丹要用竹葉湯來送下去，竹葉也是入心經的，能清心火從小便而出，用竹葉湯送下也是起這個作用。因為心陰過虛導致神志不安、心煩、心悸、失眠、疲憊或者健忘、夢中遺精、手腳熱、口舌生瘡，都可以用這個藥。用這個藥，脈必須是細數的，細數就意味著傷了陰而且生了熱。

收攝心神方能補心陰

我們看到炒棗仁和柏子仁，它們是補心陰的，補心陰的藥都能收斂心神。其實，棗仁和柏子仁直接補心陰的作用倒不是太大，只不過是有一點油潤性而已，它們主要的作用在於收斂。收斂心神就是在補心陰。心為君主之官，用得著你用那點兒棗仁、柏子仁的油潤性來補嗎？人家根本不稀罕。心就象皇帝一樣，它受的供奉非常的多，五臟六腑都在供奉它，不稀罕你那點藥，所以不需要專門用藥去補它，那怎麼辦呢？但君主揮霍起來也是驚人的，只要讓它少揮霍一點就行了。心君怎麼揮霍？就是心神不收。如果一個人耗神過度，就會大量傷陰、傷血。所以我們平時養心，就是要注意收斂心神，不要讓心神外越，心神外越是很傷人的，會導致失眠、心悸。人的消耗主要有兩個方面，一是腎精，一是心神，心和腎，都要收斂，精是物質層面的，神是精神層面，或者說意識層面的，都要注意收斂。

第六章

養脾陰之藥

山藥

得土氣之衝和

山藥是養脾陰的藥，《神農本草經》中叫薯蕷，薯，通署，就是部署，蕷，通預，就是預備。有書上說，當地人種山藥，先用木棍在土裡戳一個洞，然後再放一塊山藥進去，山藥就在這個洞裡生長，正好把預先戳好的洞長滿。預先部署好一個生長的空間，山藥就能長成你想要的形狀，所以山藥都是直直的一根，據說山藥就是這麼長出來的。我在河北還見過長得奇形怪狀的山藥，可能當時沒有扎木棍，讓它隨便長了。

山藥是河南懷慶產的最好，懷慶產很多好藥，比如懷牛膝、懷熟地、懷山藥，於是我們把山藥直接叫懷山，但我們現在所說的懷山有很大一部分並不是懷慶府產的。懷慶府產的山藥主要用來入藥。而平時我們吃的山藥是做菜用的，還是有一點區別的。

山藥入肺、脾、腎三經，可以養陰益氣、澀腸固精，是一味養脾陰的藥。它長在土裡，得土的衝和之氣。為什麼以河南懷慶府的山藥最好呢？因為這裡地處中原，中原是一個很厚重的地方，土氣很重。你看河南人，長得都很敦實，體格特別好。河南的山藥得土氣，所以能夠養脾陰。

山藥散邪

山藥又是白色的，能入肺，入肺意味著它能透散，透散就能打開毛孔，就能把皮下一些不好的東西給散掉。有過削山藥經驗的朋友都知道，千萬不要把山藥的黏液黏到手背上，一黏到手背上就會癢，癢是因為它打開了毛孔，其透散之性動了你的氣血。這時候如果你的手裡還有什麼毒，可能就趁著癢透散出去了。

有一個偏方，先把川芎打成細末，再把去皮的山藥與川芎末一起搗碎，再加點白糖，就可以用來治療乳房中的結塊。當你把它塗上去以後就會癢，奇癢無比，你忍著，多塗幾次，乳房結塊就會變小。還有外科的一些疼痛，疼的太久了就很硬，一股邪氣在皮肉之間散不去，也可以用這個偏方來塗。

這是書中講的，我沒有用過，不過覺得它還是有道理的。當然我們治療各種乳腺疾病或疼痛症，還有更為對證的方法，有整體調理的方子，也非常有效，所以就不用這個偏方了。

固精強陰

山藥屬土，屬土就能生金，金又能生水，所以它能入腎，同時又有一些澀味，澀意味著能固精。所以山藥不但有透散的作用，還有固澀的作用。這又是一味藥的雙向作用。

山藥能固精、補腎、強陰。強陰就是讓腎的固澀功能更進一步加強。陰主收斂，主靜，陰越強，人就會越安靜，精氣就越能固。什麼東西的陰最強呢？烏龜。烏龜不愛動，能耐得住寂寞，所以它很長壽，這就叫強陰。

山藥是固澀之品，所以不要以為吃了它就會讓性慾怎麼膨脹，並沒有這回事。如果真有這回事的話，可能是其他的原因，或山藥的品種變了。真正用來入藥的山藥不是這樣的，它能固精，使人容易節慾。

不能籠統認為山藥健脾

人們都說，吃山藥能健脾。其實不能說得這麼籠統。白朮、蒼朮不也健脾嗎？但它們跟山藥是兩種不同的東西。脾苦濕，脾不喜歡濕，蒼朮、白朮主要是香燥的，健脾而化濕，這是養脾陽的。山藥滋潤，其實是養脾陰的。

我們不能因為山藥健脾，就認為只要是脾虛它都能包治。山藥本身是黏黏糊糊的，它只是養脾陰，當體內多濕，脾被濕氣困住了；當腸胃消化不良，舌苔比較厚比較膩的時候，用山藥反而不行，因為脾本身就運化無力了，再運化這種黏黏糊糊的東西就更費力，山藥的濕氣又進去，會進一步把脾胃之氣困住。

而且，有的山藥還是有粉性的。你把它蒸熟，它就是粉粉的。一切塊狀根類的東西，都有粉性；凡是粉性的東西，都會滯氣。比如紅薯、土豆，吃多了都會不舒服，主要是因為滯氣，山藥也是這樣。說山藥能健脾，是因為它對脾陰虛確實有幫助作用。但是如果執著於它能健脾，可能你就會用錯，在不當用的時候用到它。

山藥的使用場合舉例

如果病人舌頭伸出來，很小，且舌苔也比較乾，同時又沒有痰，這個時候你就可以用山藥；如果舌頭胖大有齒痕，苔厚膩，此時千萬不要用山藥；如果脈滑，也不要用山藥。

糖尿病人特別容易餓，如果用山藥配黃芪，他就不會這麼容易餓了。糖尿病之所以特別容易餓，是因為脾陰虛，脾陰虛就會有胃熱，而邪熱不能殺穀，所以吃的東西還沒來得及很好地吸收消化，就被排掉了，所以會餓。此時山藥養脾陰就是再好不過的了，再加上黃芪補益脾氣，脾就振奮了。如果大便偏稀，還可以略微放一點蒼朮化濕健脾，這樣就可以把山藥黏黏糊糊的性質稍微減輕一點，這是一個佐藥。

六味地黃湯中用到山藥，為什麼呢？就像拔牙和補牙，補中間這顆牙的時候，邊上的兩顆牙你也要注意到，要把它固定好。地黃補腎，好比補中間的這顆牙，旁邊那兩顆牙一個是肝，一個是脾，用山萸肉把肝固澀住，再用山藥把脾固住，固澀住了肝脾之氣，再用地黃養腎陰，這樣腎就能夠得到很好的養護，正氣就能得到很好的收斂。

當然這是一個不恰當的例子，我們可以這樣去想，這些生動形象的東西有助於我們把知識記住，醫學其實是一門很有趣的學問，我們無論在什麼情況下都要帶著一種好奇、快樂、有趣的心態去面對它。即使是面對一個大病，也要有一種很輕鬆的心態，這樣就不至於慌了手腳。

第七章

養肺陰之藥

玉竹

玉竹，又叫葳蕤。在南方經常作為觀賞植物，有些人家會種在花盆裡。它的葉子有些像竹葉，一對一對的小白花開得像風鈴，很清俊的樣子。入藥取根部。在藥店裡看到的飲片是雪白的一片一片，有種很滋潤的感覺。

玉竹性味甘、微苦，是平性的，它不寒不熱、不溫不涼，主要用作補脾和潤肺。

清補肺陰

玉竹開的是白花，根也是白的，很潤，肺喜歡潤，所以它能潤肺。五臟各有喜好，肺喜潤；腎喜固；肝喜疏散；脾喜健運；心喜養。五臟各有其喜好，所以對待每一臟的政策都不一樣，健脾、潤肺、固腎、疏肝、養心。玉竹色白潤肺，所以我們把它放在養肺陰的藥裡邊。

我們知道，熱病會傷陰，尤其是傷肺陰。此時應該怎麼辦？要潤肺，還要清熱。玉竹經常用來補肺陰，用來治療熱病傷陰。

用玉竹有一個好處，它在補肺陰的同時又不收斂邪氣。玉竹是一種非常清爽的植物，不像熟地那樣黏糊糊的。

人體的滋補有清濁之分，就是清補和濁補，清補就好比澆清水，濁補就好比施肥。比如熟地就是濁補的，雖然滋養，但是它很濁，味道很甜，黏糊糊的；龜版更濁。而我們用單玉竹熬出來的湯就跟水一樣，略微有一點甜味，它很清；還有蘆根也是清補的。一般來說補肺的藥都是清補，補腎則要濁補。陰虛有邪的時候只能清補，待到無邪氣方能濁補。

玉竹在風濕病中的應用

古人講，凡是遇到頭痛、腰痛，陰虛又有風濕的病症，就可以用玉竹。玉竹除了補虛，還能清風濕。

很多身體痹痛，表面上是風濕之邪在作怪，本質上是人體虛了，陰虛則風寒濕邪入侵，你能只祛風散濕嗎？人體這時候是沒有這個本錢祛風散濕的。現在很多人一遇到風濕，馬上就用烏頭、威靈仙、川烏、草烏、羌活、獨活這些搜風散濕的藥。但是我們要先看看這個病人是不是適合用這些藥，如果病人身體很好，病又是初犯，你可以這樣來給他搜風散濕。但是如果這個病人已經瘦得不成樣子了，或是病了很久，再用這些燥烈的藥就不行了，因為他已經沒有這個本錢了。所以，如果遇到以陰虛為本，同時又有風濕等各種痹症的病人，方中往往就要用四物湯為君，治風先治血，加上玉竹，清養而不妨礙驅邪，在此基礎上稍加搜風散濕之藥。

但是玉竹的性質是非常的緩慢的，如果只用一次兩次，根本一點感覺都沒有，所以要久用。性緩就不好嗎？也不是。性緩有性緩的用處，緩病就要用性緩的藥，急病就要用性急的藥。

玉竹這味藥用的雖然比較多，但是它並不複雜，所以我們講的簡單一點。

沙參

沙參有南沙參和北沙參之分，南沙參粗大，質地蓬鬆，偏於清熱；北沙參質地緻密，偏於養陰。南北沙參是兩種不同的植物，但性質相似，所以放在一起來論。

沙參是白色的有時候也叫白參，也屬於五參的一種。「諸參辛芍叛藜蘆」，所以它跟藜蘆不能在一塊用。沙參是一個很清的藥，色白能入肺；又因為它微苦，苦就能降，正好跟肺主肅降相應了。火應該是往下走的，沙參助肺氣肅降，其實就是在幫助肺瀉火。肺氣上逆，火就會上逆，沙參是肅降肺氣的，所以就可以瀉火。肺是喜歡滋潤的，沙參正好也是一味比較滋潤的藥。沙參在各個方面都投合了肺的喜好，所以是養肺之品。

潤肺止咳

治肺的時候會經常用到沙參，比如陰虛咳嗽。

人為什麼會咳嗽？原因有很多，無論是什麼原因，都會歸結為肺氣不順或者肺氣上逆。肺不潤，肺氣就會上逆，肺火也會大，人就會咳嗽。可以用沙參來潤肺止咳。

當然不止用沙參一味藥，還可以用百部，這也是止咳最常用的一味藥，不管是寒咳、熱咳，都可以用百部，可以用蒸的百部，還可以用蜜炙百部。還可以加款冬花和前胡，款冬花是溫肺的，前胡是清肺的，溫肺是溫了肺的正氣，清肺是清了肺的邪氣，一溫一清，咳嗽就止住了。還可以加桑葉、枇杷葉，桑葉是升的，琵琶葉是降的，一升一降就能夠理順肺的氣機；又可以用桔梗和杏仁，桔梗是升提的，杏仁是肅降的，一升一降也是在理順肺氣。

上面是治療咳嗽的幾對藥，需要我們要記住。百部配沙參，桑葉配枇杷葉，前胡配款冬花，桔梗配杏仁，這些都是經常用的。

如果肺裡面有虛熱，咱們還得考慮到桑白皮之類的。當然如果痰非常多，就不宜用沙參了，因為沙參是養肺陰的，補進去那麼多水，又得到很好的流通，就成了痰飲，那就越補痰越多了，所以沙參一般用於肺陰虛的咳嗽。

治腸紅下血

沙參還能治腸紅下血。腸紅是一個很委婉的說法，其實就是下血。為什麼會下血呢？因為肺跟大腸相表裡，當肺有熱的時候，大腸也會跟著有熱，熱傷陰絡，血熱下行就會導致腸紅出血。我們先潤肺，從源頭上把熱清掉，把肺潤好，這樣大腸下血也就會慢慢變少。當然治這個病也不止沙參一味藥，治療這類病還有一些特別的藥，比如地榆、槐角之類。

滋補必兼顧潤肺

沙參是養肺陰的，養肺陰在養五臟之陰當中是非常重要的。一切滋補都要兼顧到滋補肺，因為肺屬金，金生水，人體的水液是由肺這裡來的。《黃帝內經》講「飲食入胃」，吃喝到了胃裡，經過消磨，脾主升清，把食物的水穀之精微轉輸到肺，肺朝百脈，水精四布，五經並行，使津液最終由肺輸布到五臟六腑四肢百骸，輸布到人的全身，這就體現了金生水。

肺為華蓋，在五臟最高處，相當於天，對應的卦也是乾卦。天一生水，水是從天上來的。天上下雨就體現了天一生水，也體現了金生水，因為天是屬金的，肺也是屬金的，肺要下雨，人體才能得到滋潤，就象天下雨整個自然界才能得到滋潤一樣，所以我們如果要想養陰，就得先養肺陰，要讓天上有足夠多的水，讓肺陰足夠把雨降下來，降到全身。肺金生腎水，其實它不僅是生腎水，它能生全身之水，所以補五臟之陰，就要先補肺陰。

北方比較乾燥，像沙參、麥冬、蘆根等這些養陰潤燥的藥就會經常用、大量地用。尤其是西北用得會更多。過去京城有蕭龍友、孔伯華等四大名醫，他們沙參、麥冬用得就特別多。

所以，一切養陰，不管養哪一臟之陰，首先要先養肺陰，這是養陰的一個要訣。中醫經常是「千方易得，一訣難求」。很多人去跟老中醫學習，其實都是在傻傻的抄方子。抄那麼多方子，一點用都沒有。任何一本書中都有很多方子，買一套《本草綱目》或者《普濟方》幾萬個方子你都有了，但你可能依然不會看病。方子不在於多，而在於怎麼去運用，你會運用，可能幾個方子就能打天下，不會用，抄得再多也沒有用。方子很容易得到，而方子裡面的訣竅就很難得到了，所以千方易得，一訣難求，方子裡面體現了訣，別人不告訴你，你永遠不知道這個訣是什麼。

例如，在六味地黃湯的基礎上加麥冬、五味子，就是入肺的，開啟了水之上源，其補腎的作用就會更加強。我們還經常在四物湯的基礎上加沙參、麥冬，也會使養血效果倍增。

沙參代替西洋參

沙參是很便宜的藥，但是它的作用非常大，有時候甚至會有西洋參的作用，在很多場合替代西洋參。因為西洋參也是甘寒潤肺的。

西洋參和人參是一類的，但是它在很多書裡跟沙參列在一起。人參略微的帶一點溫性，尤其是現在人工種植的人參，都有一股火性在裡面，不是那麼涼潤。張仲景方子裡的人參都是很涼潤的，有人說是山西上黨的人參，有人說張仲景當年用的那種人參現在已經絕種了，還有人說那就相當於現在的西洋參，還有人說相當於現在的沙參，各家的說法不一樣，這也取決於它們用藥的質量，取決於它們的時代。

在有肺熱的時候，只要不是非要用人參或西洋參不可，就可以不用，我們可以用沙參來代替。沙參有參的作用，能夠養氣陰，還能夠清肺熱，跟西洋參很相近，只不過補氣的力度小一些而已。比如，我們在生脈飲裡都可以用沙參來代替西洋參。

生脈飲是夏天常用的方劑，麥冬養肺陰，五味子收斂肺氣，如果有肺熱的話可以用沙參，如果沒有肺熱，則用西洋參比較好，用黨參也可以。

用於肺癆

沙參還經常用在治療結核病，一般跟百部相配伍。西醫也發現沙參有殺滅結核桿菌的作用，當然我們中醫不這麼說。

百部也是一味殺蟲的藥，如果家裡養的小貓小狗身上長了蟲子，可以每次用三十克百部，熬一鍋水給小動物洗洗澡，牠身上的蟲子就沒有了，以後經常這樣洗洗，也不容易生蟲子。有的小孩子頭上長蝨子，也可以用百部熬水洗頭，要是講究，還可以在裡面加點桑葉、菊花。為什麼百部不管什麼咳嗽都可以用呢？因為人老咳就容易咳出肺炎來，為什麼會咳出肺炎來？因為有細菌感染了。百部能殺蟲，這也意味著它能殺滅各種細菌。這個作用中醫只是不強調而已。

過去有很多虛勞就屬於肺結核，也叫肺癆，這種病人往往發出短促而輕聲的咳嗽，這樣咳反而很可怕。這意味著有一股游絲一樣的肺火一直往上來燻你的肺，你的喉嚨就會感到癢，所以就會這樣咳。這種咳嗽最後能咳得人精氣神都沒有了。如果咳嗽有痰，反而好治。難治的是虛火咳嗽，因為它往往跟心情有關，跟肝腎有關。所以這種肺癆的病人需要安心靜養，用藥一般就是用這些清養的藥，比如沙參、天冬、麥冬、百部、五味子、桑白皮。桑白皮也是用來清肺裡的虛熱，五味子是斂肺氣的，百部能夠止咳，還能殺滅結核桿菌。天冬、麥冬、沙參是來潤肺的。

當然光用藥是不行的，還得讓病人安心靜養，心情愉悅，身心輕鬆，不要發怒、不要窩火、不要憋氣。不然的話肝屬木，木生火，火剋金，這樣就不行。人有時候一生氣一著急就咳嗽，這就是木火刑金，肝火騰地一下子就上來了，人就得咳嗽，我們通常說這種人是被氣得咳嗽。這種情況，對於肺癆患者來說，簡直是災難。

用於慢性咳嗽

沙參還經常用於治療慢性的咳嗽。這種咳嗽就是時間長，不明原因，可能什麼原因都有的咳嗽。我們經常用川貝、枇杷葉、花粉、甘草、桑白皮、百部、天冬、款冬花、沙參這些藥來治療。

究其原理，咳嗽的時間一長就會傷肺，傷肺主要傷的是肺陰，肺喜歡潤，所以咳得久了，我們首先要補肺陰，那麼沙參、天冬、麥冬肯定是要用的。咳嗽久了，肺裡面肯定會有虛火，所以用桑白皮去清肺其虛火。咳嗽久了，肺裡面可能會寒熱夾雜，所以用款冬花來溫肺的陽氣，用桑白皮來瀉肺的虛火，這又體現了寒熱並用。同時，咳了那麼久，肺裡面肯定有痰，用貝母來化痰。貝母分浙貝母和川貝母，川貝母能潤肺化痰，浙貝母化痰的力度大一些，可根據具體的情況來用。比如病人瘦瘦的，咳得又久，肺又受了傷，就用川貝來潤肺化痰；如果病人身體比較強壯，雖然咳得也久，但依然很強悍，濃痰多，那可以用浙貝，加大化痰的力度。肺是喜歡肅降的，肺苦氣上逆，所以用枇杷葉來降肺氣。花粉也是可以化痰的，同時加百部來止咳。

沙參的使用禁忌

沙參在感冒的時候要禁用，尤其是剛感冒，千萬不要用沙參。因為感冒的時候，外邪侵犯人的體表，有表症首先要解表，不要急於去補肺。外邪犯表會導致肺氣不利，肺氣不利就容易生痰、容易導致咳嗽。這時候如果你見到咳嗽就濫用沙參。補很多肺陰進去，會全部變成痰，痰濁大起，很快就把肺堵住了，出現胸悶、痰多，甚至肺積水等。

還有，舌苔厚膩的時候也要慎用沙參。舌苔厚膩，意味著體內痰濁比較重，痰濁重又是因為脾和肺的氣機不順暢。這樣的情況下，就不要過於補肺了，因為越補越不行。

還有，如果感覺到胸悶，也不要吃沙參了。

沙參是一味常用藥，在現代人普遍陰虛的情況下，沙參會用得很多。北方用的更多，因為氣候乾燥。其實南方也還是會經常用，因為南方人出汗多，而且南方人瘦，容易陰虛，需要補五臟之陰，補五臟之陰就要補肺陰，沙參肯定就要用到。

第八章

養陰類動物藥

蜂蜜

百花之精，平和甘潤

蜂蜜是蜜蜂所產。我們知道，蜜蜂有雄蜂、雌蜂，還有工蜂。雄蜂是黑色的，個頭也不小，蜂王則是雌蜂。雄蜂只負責跟蜂王交配，交配完就死了。有的不死就遊手好閒到處亂飛，往往就被工蜂驅逐出去。工蜂既不是雄蜂，也不是雌蜂，牠是中性的，沒有雌雄之心，沒有情慾。蜂蜜是工蜂採花釀出來的，這意味著蜂蜜也是中性、平性、平和的。

蜜蜂群居而不亂，即便被外界干擾一下，亂了一會兒，牠們會馬上調整，又恢復以前那樣的井然有序了，而且牠恢復得特別快。這意味著牠能和。這樣一種動物，釀出的蜂蜜也讓人體的五臟六腑井然有序。所以蜂蜜能和五臟、安六腑，調和人的氣血營衛。

蜂蜜是採百花之精釀造而成的。春天，天地之間是一種和諧的生發之氣，范仲淹的《岳陽樓記》講「春和景明」。和諧，是生發的前提，不和諧是不能發展的，春天是和諧的季節。和諧之氣在植物上體現得尤其充分和明顯，而植物的精華又在花上，花的精華又在花粉。蜜蜂採花粉來釀蜜，可以說是把春天的衝和之氣、生發之氣收藏起來了。

我們在超市裡經常可以看到什麼槐花蜜、菊花蜜、油菜花蜜，其實，這只是商家做出來的概念，這些概念又弄巧成拙。哪有蜜蜂只採一種花的？如果真的只採一種花，釀的蜜反而沒那麼好，蜜蜂要採百花之精，將其和合在一起，釀成蜂蜜，才是天地間最純的、最精華的東西，體現了春天的生發之氣與和諧之氣。所以蜂蜜是養生之上品，所以古人非常推崇它。

蜂蜜入心、脾、肺、胃、大腸經。它芳香開竅，開竅就入心經；芳香味甘則入脾；花主散，蜂蜜作為花的精華，它也能散。一般甘味的東西會守在脾胃，比如說大棗，就會守中，產生壅滯，唯獨蜂蜜甘甜活潑，能發散，入脾後很容易游溢精氣，上輸入肺。

蜂蜜的作用

生蜂蜜又叫白蜜，色白入肺，還能潤下，很多人喜歡吃蜂蜜來治療便祕，確實有一定的作用。它能和營衛，潤臟腑，還能清熱。把蜜進行提煉，進行炮製就成了熟蜜，也叫煉蜜。熟蜜補脾胃的作用更強了，清熱的作用就沒有了，因為它經過炮製，性質變溫了。入藥用生蜂蜜還是用熟蜂蜜，要根據具體情況而定。

蜂蜜還能止痛。因為痛往往是因為急，也就是體內某些部位不夠緩和，一急不通，不通則痛。那麼，甘以緩之，讓人體各方面的機能緩下來，緩下來就不急了，不急就不痛了，這就叫緩急止痛。

蜂蜜還能解百藥之毒，所以我們很多藥在炮製上，都用蜂蜜來炮製。前面我們講的百部，就是用蜂蜜來制的。附子等中藥誤用，會引起中毒，可以用蜂蜜來解。蜂蜜和甘草有很多相似的地方，它能調和百藥，所以我們製作藥丸的時候也經常用蜜丸，就是用蜂蜜來調和的。蜂蜜在其中不僅起黏合劑的作用，還起一個調和的作用，讓這些藥在一起和合成一個圓融的整體，所以，古人把丸叫「圓」，形狀上它是圓的，藥性上它是圓融的。

蜂蜜能夠潤大便，張仲景在《傷寒論》的陽明病篇有一個方子就是叫蜜煎導，把蜂蜜放在一個銅器裡邊，放到火上煉，煉到一定的火候，趁熱搓成長條，放溫後塞到肛門裡，治陰虛大腸乾燥的那種便祕，效果還是挺好的。

蜂蜜的使用禁忌

脾胃不實、腎氣虛滑的就不要吃蜂蜜了。這種人表現為老是拉肚子，大便比較稀、比較溏，一天上好多次廁所，這是因為脾胃不實，不能統攝，還因為腎氣虛滑。腎氣虛了，不但大便容易滑，白帶、精液都容易往下滑，這叫腎氣虛滑，這樣的人就不要吃蜂蜜了。

女子白帶多的也不要吃蜂蜜，有的女子白帶多，傷陰傷的也比較重，大便還乾，大便一乾她又吃蜂蜜，越吃蜂蜜白帶越多，白帶越多，大便越乾，惡性循環。

此外，如果痰多，吃蜂蜜也是要慎重的。

龜版

自然思維與制度思維

前幾天，正下著雨的時候，我在社區看到給草坪澆水的水龍頭依然在噴水，而且管草地的工人也在。我問：天上都下雨了，你怎麼還在這裡澆水呀？工人茫然地抬頭看了我一眼，說這是規定，然後繼續澆水。

人和人的思維是不一樣的，有的人遵循的是自然，這叫自然思維；有的人遵循的是制度，這叫制度思維。這是兩種不同的思維。跟自然接觸得比較多的人，自然思維會多一些；跟制度接觸得比較多的人，制度思維就會多一些。優秀的醫生，不管是中醫還是西醫，講究的是自然思維，就是遵循自然之理、自然之道，靈活變通，很少有條條框框。庸醫更多的是遵循制度思維，書上怎麼規定的，就按書上的來做。中醫應該是完全遵循自然思維的，你要是把自然之理丟掉，去守一些方子，就從自然思維跳到制度思維上來了。

所以，一個從農村走出來的人，跟自然接觸得比較頻繁，有著很原始、很鮮活的經驗，那麼他的自然思維就要多一些，他處理問題的方式會遵循自然；一個累世公卿的，祖祖輩輩在機關裡做事的，他接觸的是一些人際關係、一些制度、權術，那麼他的制度思維比較強一些，必須按規定辦事。

但又有人講「寒門生宰相，白屋出公卿」，這是什麼意思呢？這跟他小時候的歷練有關，也跟他的自然思維有關，自然思維是一種鮮活、靈動，甚至很狂野的思維，是很有生命力的，能夠做大事，成大事。

中醫要講自然思維，從自然思維中去體會陰陽，體察萬物。我們這裡講的龜版、阿膠是動物藥，是血肉有情之品，可以補陰。但這個補陰之品什麼時候當用，什麼時候不當用，我們要根據自然思維去把握。

任督二脈

補陰的藥前面我們講了很多，生地、熟地、天冬、麥冬之類，但這些都是草木，當人體的精血虧到一定程度的時候，草木是補不了的，那就得用到血肉有情之品。烏龜是大補真陰的，跟火部方藥的鹿相對應。龜是通任脈的，鹿是通督脈的。一個補陰，一個補陽。

近期有關於打通任督二脈的爭論。到底是否存在打通任督二脈呢？從中醫的角度講是存在的。不過中醫的表述方式偏於隨意。如果較起真兒來，說要打通任督二脈，那就是說普通人的任督二脈就不通了？其實不是這樣的。任脈主陰，督脈主陽，人是陰陽調和的，他需要陰陽交抱，陰陽之氣要互相溝通。所以在每一個人的身上，任脈和督脈都是通的，只是通的程度不一樣。任脈在身體的前面，督脈主要在身體的後面，它們有一個相交之處就是在齦交，也就是在兩個大門牙的上方。外邊是人中，裡邊就是齦交穴，任脈和督脈在牙齦這個地方相交。

人要是中暑昏迷或者不舒服，趕緊揉一揉人中，也就相當於揉了齦交這個穴。這個小小的動作，其實就是在溝通陰陽，也就是在打通任督二脈。人一昏迷，陰陽就更加不通了，要把它通過來怎麼辦？趕緊打通任督二脈。這時候揉人中就有打通任督二脈的作用。龜鹿二仙膠是我們很常用的一個方劑。它的組成是龜膠、鹿膠、人參、枸杞子。其中龜版是補任脈的，鹿角是補督脈的，也有打通任督二脈的意思。所以不管是經絡療法還是藥物療法，都含有打通任督二脈的成分。

在普通人這裡，任督二脈只能打通到這個程度，在練家子那裡，他能把任督二脈打得更通，他體內陰陽交匯的程度跟普通人不一樣，這是一種更高的境界，我們要遵循一定的路子，先修後證。有人總是說，任督二脈怎麼通？你證明給我看。讓別人證明給你看，不如自己證明給自己看。中國的學問都是自己證明給自己看的。如何證明給自己看？你先得練這個功夫，練到能打通任督二脈，你就證實了，不修你就證實不了。你證實不了，那麼這個東西對於你來說就是不存在的，但對於別人還是可能存在。

任脈的「任」其實有「重任」的意思，它負擔著什麼樣的重任呢？我們直直地站在這裡，腰部只有脊椎骨在撐著，肚子這一圈全是肉，一根腰椎骨把我們撐起來嗎？其實，骨頭只是一個有形支撐，還有另外一個無形的支柱在支撐我們的，這就是任脈，它從前邊把我們支撐起來，這樣，人才能夠昂首挺胸地站著。跟任脈相對應的還有衝脈，我們光從字面上來理解，衝脈就有一股往上衝之勢。衝脈的循行跟任脈在很長一段是平行的，它這股上衝之氣也是人體的支撐。

前邊有任脈和衝脈，後邊則有督脈和膀胱經。膀胱經和督脈在背部很大的程度上是平行的。督脈主一身的陽氣，膀胱經也是陽氣最旺盛的一條經脈。當人陽氣旺的時候，督脈就會很緊，督脈一緊人背就不容易駝背。人到老的時候就容易駝背，那是因為陰陽兩虛，陽虛了督脈就鬆了，督脈一鬆，背上就拉不住；同時任脈也虛了，任脈一虛，它負重的能力就減弱了，衝脈它也衝不起來了，這樣一來，身體自然的就會往前面傾。前面在縮、在傾，後面又鬆了拉不住，人的腰自然就彎了，背就駝了。所以任脈和督脈是存在的，而且對人的體形都有非常大的影響

烏龜與龜版

我們可能都見過烏龜，牠行動遲緩，體溫很低，可以好幾個月不吃東西，還長壽，一般牠生在陰濕之

處，比較喜歡躲藏。比較喜歡躲藏，意味著它能入腎，有封藏之性。長壽意味著牠的生命力非常的頑強。體溫低，也意味著牠是入陰的。烏龜有很多種，有山龜、海龜、河龜，其中以河龜最佳。入藥的龜版，以河龜版最好，但現在藥店很多都是海龜的龜版。一個海龜的龜版能有十幾斤，河龜的龜版巴掌大的最好，只有幾十克或者一百來克。但海龜版是不入藥的。

龜版甘鹹寒，入肝、脾、腎三經，是大補真陰的。我曾經看到過一個很大的山龜，背上的甲殼不知道怎麼被磕破了一點，傷口就有一些很濃很濃的白漿流出來，這就是龜版裡面的真陰。龜版是甲殼類的，質地很重，有鎮陰潛陽的作用。當人陰虛的時候，陽氣就會往上浮越，於是用重鎮的藥把往上浮越的陽氣給鎮壓下去。龜版一則補真陰，二則鎮浮越之陽，所以經常用在真陰大虛、有肝陽上亢或有浮陽外越的時候。

一般的情況下，如果只是陰虛，並無真陽外越、肝陽上亢，用熟地就行了，如果潛鎮的話，補陰是給補了，但同時又潛鎮了陽氣，把真陽都給潛鎮住了，陰不得其陽也不能生長，所以這時候用龜版反而不好。更何況龜是一種有靈性的動物，用的時候一定要有節制，不能濫用，濫殺無辜是不好的。

大補陰煎

治真陰大虛而浮陽外越，有一個很有名的方劑叫大補陰煎。大補陰煎的組成是龜版、熟地、黃柏、知母、豬脊髓這五味藥，也可以做成丸藥，叫大補陰丸。這是一個補陰壯水的重劑。六味地黃丸補陰壯水的力度不如大補陰煎大，對於這種陰虛有熱用大補陰煎是極好的。

龜版補真陰、潛浮陽；熟地入腎，大補真陰；黃柏、知母清浮游之熱，因為陰虛，所以生熱，這種熱往往在下焦，所以用黃柏、知母來清；豬脊髓本身可以補陰，又起到藥引子的作用，以豬的脊髓入人的脊髓，而脊髓也是骨髓的集中之地，引藥力入脊髓，使之迅速發揮作用。這個方，無論是做成湯劑，還是做成丸劑都可以。

講到大補陰丸的時候，我們要提醒一下，龜版在入湯劑的時候，可以把它打成粉，打成粉它出汁就多，也可以打成小塊，要久煎。如果要入丸劑，要注意把它研成極細的粉末，不然它就會黏在腸子裡出不來，就容易生出症瘕、積滯。鱉甲、人指甲、血餘之類的藥都是這樣的，要碾成極細的粉末，才能入丸藥。

酥龜版

生龜版偏於補陰，但也能散結，如果要增強其散結的力度，就要對龜版進行炮製。把龜版打成小片，拌沙炒得滾燙，然後迅速篩去沙子，噴上醋。龜版在醋裡一嗆，馬上就要鼓出很多泡來，質地也變得酥脆，這就成了酥龜版。

酥龜版偏於散結，兼養陰，只是養陰的作用比較弱。它經常跟酥鱉甲一塊用，酥鱉甲也是經過了炮製了的鱉甲。二者一起用，軟堅散結的功能非常好，經常用於治療各種症瘕，也就是體內的各種結塊。《時病論》中有一個雙甲搜邪法，就用酥龜甲、酥鱉甲。如果嫌不夠你還可以加穿山甲，那就是三甲搜邪法，體內的很多結塊都可以用這個來化。加了穿山甲，力度會更大，甚至可以用於肝硬化之類的病的治療。因為硬化就相當於這地方結塊了，也相當於症瘕。在疏肝養肝、活血化瘀的基礎上，用二甲或三甲來軟堅散結。

阿膠

關於阿膠的傳說非常多。阿膠，就是山東東阿這個地方產的膠。

阿膠的制法

阿膠要是按照嚴格的古法製作的話，是非常複雜也非常講究的。要取用一種黑驢的皮，這種黑驢必須是吃獅耳山的草、飲狼溪河水的黑驢。養大了的驢要在冬至這一天把牠殺了，取牠的皮，刮掉毛，在郎溪水裡浸泡七天。然後切成小塊，放在瓷鍋裡面漸漸加入阿井的水，用桑木火煮三天三夜，就煮成膠了。在這個過程中，可能還要濾掉渣滓，還要加進去一些藥或者收膠的輔料。我們煮豬蹄，小火慢燉，湯會黏黏的，要是一直熬的話也會熬出膠來。驢皮慢熬也會熬出膠。驢皮熬成的膠就是阿膠。

好的阿膠是深墨綠色的，氣味清香。但是因為這味藥太有名了，大家就都去做，偷工減料的就多。所以，真正按照上面講法做的阿膠就少了，魚目混珠，假的居多，真的就比較難得了。最近有一個報導，說現在阿膠都是用什麼騾子皮、馬皮、牛皮、豬皮，甚至舊皮鞋、廢皮箱的皮為原料做的。這並不是現在才有，古代就有了。用的皮要是不地道的話氣味是非常難聞的，他就在這裡面加一些香料，把濁臭的氣味化掉。你不是喜歡顏色深嗎，他就加一些黑豆汁之類的進去。

黑驢皮

為什麼製作阿膠要用黑驢皮呢？驢在五行中屬火，黑色屬水，黑驢有水火既濟之象。皮是屬肺的，肺主皮毛，而且皮上面有毛孔很通透。阿膠是用來養血、滋陰、補腎的，用皮熬成，有金水相生之義。因為皮毛屬金，而腎屬水。

除了養血滋陰，阿膠還可以驅風、潤燥、化痰。驢肉很能養陰，但不能多吃，尤其老年人不能多吃，吃多就容易動風。驢皮也跟風同氣相求的，能入肝經而補血。這就好比春天，光下雨還不行，還得起風。在和風細雨中，植物會才能長得飛快。和風意味著生長，對應春天，對應生發之氣。補陰也是這樣的，往往在補血的藥中都要加入風藥。阿膠就有風在裡邊，同時又滋潤，可以說是有風有雨。

我們看四物湯，其中也是有風有雨的。當歸、地黃養陰，這就是下雨了。為什麼要用川芎呢？川芎是風中潤劑，芳香走竄，這就是風。

有風有雨，它滋補的作用就強。如果光下雨不起風，那麼雨就呆滯了；如果光起風不下雨，就會越吹越乾。有風有雨，才能有生機。當滋陰的作用比動風的作用更大時，就能驅風，養陰可以驅風，養血也可以驅風。「治風先治血，血行風自滅」，養陰養得多的時候，風自然就沒有了。

所以，一個黑驢皮，有水火既濟、金水相生、和風細雨等多重含義，其養陰、潤燥的作用是顯而易見的。

製作阿膠所用之水

養陰的藥都容易滋膩、生痰，但阿膠卻有化痰的作用，這是為什麼呢？

前面我們講了，製作阿膠所用的黑驢，要喝狼溪水。狼溪河發源於洪泛泉，它是陽性的。熬制阿膠用的阿井水則是陰性的。阿井是山東東阿縣的一口古井。這口井的水很清，質地很重，它跟濟水相通，而濟水是通心的。《黃帝內經・靈樞》中有一篇就叫作《經水》，就是講大地上的河流，跟人體的五臟六腑、十二經脈是相通的，其中濟水能通少陰，是通心的。

阿井的水為什麼和濟水相通呢？地上的大河往往還有看不見的地下部分。我們經常會在比較大的河裡看到漩渦。當然有些水是打著漩渦流的，還有些漩渦是因為河底有洞，通地下的暗河。地上有河流，地下也有河流。地上的河流相當於人體的陽脈，地下的河流相當於陰脈。我們看地圖能夠看到地上的河流，卻看不到地下的河流。地下的河流更值得研究，而且地下的河流往往與地上的河流是相通的。

阿井是一口井。會打井的人都會說，井要在水脈上打，水脈也就是地下水經過的地方。阿井可能正好就打在與地下河與濟水相通的那個地方了，所以井水很特別。

阿井水屬陰，狼溪水屬陽，這是陰陽相交。阿井水通心，驢皮又通腎，這又是心腎相交。所以，補陰時要注意陰陽相交、陰陽和合。

阿井水清，而質地很重，性下趨，喝下後，會迅速往下走，這就可以化瘀，滌蕩體內的汙垢，迅速往下走，不停留在人體內形成疾病，這叫瘀化下行不作癆。所以，阿膠不但能補血，還能化瘀。

阿膠四物湯

阿膠是血證的常用藥，有個很有名的方劑叫阿膠四物湯，就是在四物湯的基礎上加一味阿膠。四物湯只不過是四味草木之藥，如果要進一步加大補血的力度，就要加一味血肉有情之品，也就是阿膠，不僅能夠補血，還稍微有些化瘀的作用，同時能清浮游之熱。因為阿膠同時通肺、通腎，而四物湯主要是通肝、腎的，阿膠四物湯走肝、肺、腎，兼顧了氣血，所以養血的力度會更大。

阿膠四物湯在安胎的時候會經常用。畢竟阿膠是驢皮熬的，驢皮連一頭驢都能裹住，所以對胎就有一定的固攝的作用。這是從形象思維的角度看的。其實，阿膠四物湯安胎是通過養血，血養足了，胎自然就安了。從各個角度都能講得通阿膠安胎的道理，所以，有時候我們得正著講，有時候可以歪著講；有時候可以從醫理、藥理的角度去考慮，有時候可以用一些形象思維。形象思維說出來的可能是一些荒誕不經的東西，但是它能給我們一些啟發，即使不能給我們啟發，它也是一種工具，至少對我們記憶藥的作用有所幫助。

阿膠使用禁忌

阿膠，也是當用則用，不當用的時候就不要用了。需要補血，有血虛、癆熱，或需要安胎的時候，可以用阿膠，或者阿膠四物湯。真陰大虛的時候，可以用阿膠配上龜膠、鹿角膠使用。但用來作為一種日常補品，我認為大可不必。

阿膠是一味藥，沒事好端端的就不要亂吃藥了。正是因為阿膠這味藥在製作的時候有太多講究，它就有了一層神祕的色彩，很多人就拿它做補品，沒事也吃。很多人出於自己的慾望，總認為補一補好，於是濫用阿膠，結果把它的價格抬上去了，高價就會產生暴利，有暴利就會讓很多人鋌而走險。作假的人多了，大家都吃不到真的了。

第六卷

朮之屬 — 土部方藥

第一章

土部方藥概論

中部與四維

現在我們講土部方藥。五行已經講完了四個，只剩下土部一個了。大家可能會覺得現在已經講完五分之四，只剩下五分之一了，其實不然。如果說方藥之道像一個人體，那麼前面已經講完的四個部分如同四肢，還沒有講的部分類似軀幹。講完四邊的四肢，現在講中間的軀幹，中間是最複雜的。四周對應東西南北，對應春夏秋冬；中間對應中土，在季節上它對應長夏。我們知道春生、夏長、秋收、冬藏，在生、長、收、藏的中間還存在一個「化」。所以在春、夏、秋、冬中間，從夏至到立秋以後這段時間屬於長夏季節，長夏季節它就要「化」。中，就意味著運化。春生、夏長、秋收、冬藏其實都跟土有關，有個成語叫「土生土長」，其實「土生土長」、「土收土藏」，都跟土有關。就好比四肢都跟五臟六腑有關一樣。

我們看經絡圖，十二經脈都跟手足有關，五臟六腑都有經脈，要麼延伸到手上，要麼延伸到腳上，我們把四肢上的所有經脈講完，那麼對五臟六腑也就更瞭解了。先把十二經脈講完，然後再講五臟和軀幹，這樣就好講了，所以我們前面講的四部方藥等於講了東西南北四維，有了四維再講中央，就好講了。雖說好講，但實際上也難講，因為四維比較簡單，是四個方向、四個維度，而中央意味著集中、運化、擴散到四周。人體的中央，或者說自然的中央，我們可以把它對應到社會組織上的中央，即中央政府。中央政府意味著要把東西南北四周的地方上的信息集中起來，進行運化，然後制定政策，以各種形式發散到地方上去。這種社會組織的中央，跟人體有某些相似之處。哪裡是人體的中央呀？脾胃。脾主中土。所以講土部方藥，也就是屬於「中」的這些方藥的時候，首先要講到人體的中央——脾土；其次要講到一個特別重要的概念，就是運化。

運化

運化這個概念在中醫裡非常重要。「運」就是運行，身體本身就在運，在這個過程中，外來的東西被化掉了。任何東西進入體內都要經歷運化的過程，自身的「運」，把外物「化」成我們需要的東西，這就叫運化。這是運化的第一層含義。

講土部方藥，首先仔細品味一下運化的含義。體會清楚了運化的含義，認識土部方藥就會比較簡單，對中醫醫理的理解也會比別人高一籌。不管是養陰的水部方藥，還是養陽的火部方藥，無論哪類方藥，都需要運化。如果補陽不能運化就會上火，補陰不能運化就會生痰。龜版和地黃，吃下去不消化有什麼用呢？不要認為不消化就能原樣排出來。可能一部分排出來了，另一部分積聚在體內形成了一些不好的東西，不為利反為害，不為福反為禍，這就比較麻煩了，所以需要運化。把外物運化成自己的，這是脾土的功能。脾土屬於中央，這也是中央的功能。中央要把外在的東西運化成自己的東西，再輸布到四旁。

土的特徵

土到底有哪些性質？這可以從我們中國的文化來講。中國為什麼叫中國？是不是中國人一向總以為自己在正宇宙的中心呢？是我們中國妄自尊大？其實沒有這種意思。中國人是很謙卑的，傳統文化尤其謙卑，怎麼能說我們妄自尊大呢？中國之所以叫中國，是因為這片地域有「中」的特徵。

「中」有什麼特徵呢？

「中」在五行屬土，它就有土德，有土的特徵。那麼土有什麼特徵呢？我們不需要的水、不需要的垃圾都是往地上扔，往地上扔意味著這些東西其他地方不能接受它。一張廢紙不能總夾到書裡邊吧？書裡邊不能接納它，桌子上不能放它，只能扔到地上，扔到土裡，土能接納它。土是能接納萬物的，任何廢棄不用的東西，最後都是被扔到土裡。

扔到土裡的東西，過些時間就沒了。它怎麼就沒了呢？它被運化掉了。所以土是最能接納、最能運化的。很多垃圾埋在土裡，天長日久它們也成了土了。你去年埋在土裡邊的西瓜皮今年還能找到嗎？肯定找不到。哪去了？它被土運化掉了。

中國人也是這樣，不管外界來了什麼思想，什麼宗教，什麼文化，我們都能接收，而且都能很謙卑的、很謙遜的接收。漢朝的時候佛教傳到中國，我們接收；後來基督教，我們也接收，不排斥；叫我們留辮子我們就留辮子，叫我們剪辮子我們就剪辮子。流行穿中山裝了或者穿西裝了，我們馬上也跟著改，不像有的國家直到現在還穿著他們的衣服。中國人非常能夠接納，這就是土德。中國人對新鮮的事物總是保持著驚喜，保持著欣賞的態度，保持著接納的態度，然後又運化成自己的。佛教在印度都沒有那麼發達，後來到了中國，有了禪宗，這是佛教跟中國傳統文化交融的一個結果，也就是中國文化把印度佛教的東西經過運化的結果。宋明理學也是如此，你說它是儒學還是道學？還是佛學？這些它都有。

中國傳統文化，有人說就是儒、釋、道三教合一。這種觀點對嗎？我覺得這是不對的。為什麼呢？因為儒、釋、道這三家是無法釐清界限而分彼此的。中國文化就是中國文化，你不能說這個是儒，那個是釋，那個是道，不是。中國文化它是一個有機的整體，在這裡邊，它把什麼思想都運化開來。比如我們的身體，一個人他長了幾十年，主要吃的就是米飯、蔬菜和肉類，你不能說我們的身體是由飯、菜、肉組成的。飯、菜、肉是我們吃了的東西，但是我們的身體依然是我們的身體，我們的肉就是我們的肉，雖然吃了很多豬肉、雞肉，但是不能說你身上有豬肉，因為那些豬肉被你運化掉了，運化成你自己的肉。所以中國文化就是中國文化，咱們不要說它是由什麼組成的，如果說是由什麼組成的，你就陷入了一種機械的思維，正是因為它是一個包容萬物、運化不息的有機整體，所以中國文化它才能生生不息。當然在這個運化的過程中，也會出現一些崇洋媚外，也會出現一些曲折，走一些彎路，但大體的趨勢是好的。

運化是一個痛苦和骯臟的過程

運化，是一個非常痛苦、非常骯臟的過程，甚至可以說是一個非常噁心的過程。為什麼這樣說呢？比如吃下去的東西，在腸胃裡邊運化，這個運化過程我們看不見；但如果這時候正在腸胃中運化的東西被吐了出來，這東西是很令人噁心的。食物在腸胃裡邊運化，其結果是好的，是升清降濁，將水穀精微輸布到全身，令人很舒服；但過程卻是很骯臟、噁心的。再比如，夏至過後的長夏季節主運化，氣候濕熱，悶濁的空氣中到處瀰漫著西瓜皮的臭味、下水道的異味，還有疾病的蔓延，這時候讓人很難受；但正是這樣一個過程，春生夏長的東西，通過運化，得以變成了秋收冬藏的精華。所以春夏的欣欣向榮，要經歷一個非常酷熱、非常難受的季節，才能成就秋天的碩果累累。

那麼，長夏季節，我們在屋子裡邊吹空調，好不好？你舒服了，但你就減弱了運化那個痛苦的過程，這會影響身體的運化。所以夏天該熱的時候，咱們一定要熱一下，千萬不要過於貪涼。人在大自然裡邊，有適應的時候，也有不適應的時候。這種「不適應」能夠促進人體的運化，幫助人體從「不適應」狀態調整到「適應」狀態。我們吃飯也是，哪怕你吃最好的東西，對於身體來說都是一個異物，當然這個異物起碼它是能吃的，既然能吃，說明它跟我們的身體有同氣相求的那一部分，但哪怕再同氣相求，它對於我們的身體來說依然是個異物，人體對它依然有排斥的一面。有排斥的一面，也有需要的一面。飲食既需要又排斥，那怎麼解決這個矛盾呢？那就需要我們的脾胃來運化，就是取其精華，去其糟粕，把需要的吸收過來，把不需要的化做大小便排走。

這個過程在小孩子身上表現得更明顯。小孩吃一點他從來沒有吃過的東西，往往要麼肚子疼，要麼拉肚子，但以後再吃這個東西就不再拉肚子了，為什麼？因為他忽然吃之前從來沒有吃過的東西時，腸胃會有排斥反應。好比一個熟人到家裡來了，一進來就趕緊讓他喝茶；一個生人到家裡來，我們就會有所排斥，一般會先聊幾句，試探試探，然後可能感覺挺好，一起喝起茶來了，這也是一個人際關係運化的過程。所以說自然、社會、人體無時無刻都是在運化。如果運化得好，壞事也能運化成好事，好事能運化成更好的事；運化得不好，好事也能運化成壞事，壞事能運化成更壞的事。「大事化小、小事化了」、「化腐朽為神奇」、「逢凶化吉」、「化金戈為玉帛」，這幾句話都蘊含「運化」之道，有這個能耐就能很好地化，沒這個能耐那就壞了。

小孩子吃東西有兩點規律：第一，小孩子拉肚子時，不要緊張，要先想一想他有沒有吃從來沒有吃過的東西。如果是吃了從來沒有吃過的東西，那你就不要慌張，他很有可能是正在運化呢，要記住運化的過程是痛苦的，可能讓人嘔吐，也可能讓人拉肚子，拉完就沒事了，不用過於緊張。還有一點，小孩的飲食不要過於複雜。如果是偶然吃了一下沒有吃過的東西，拉了一次肚子，運化了一次，在這個運化的過程中，人體也進步了一點。如果飲食過雜，天天變著法地給他吃沒吃過的東西，生怕虧了他似的，今天這個，明天那個，然後他老是壞肚子，這樣就會傷了脾胃，最終導致運化不利，這樣反而不好。所以小孩子的飲食可以稍微簡單一些，每吃一種新東西的時候，要瞅準時機，不要一味的給他新東西吃，吃的不要太雜。

把壞事運成好事，把異己的東西運化成對自己有好處的東西，過程雖然痛苦，但結果是好的。人生也是這樣，只有在不斷的運化中才能積極進取，所以說人要吃點苦，因為吃苦就是在運化，那是迫使人行動起來去運化，一直在順境中度過的人，他運化能力就差，遇到不如意的事情他就運化不掉。我們經常說「你要想開啊……」，就是說，這件事情對於你來說雖然是不好的事情，但你必須要把它給運化掉，必須有運化能力，若運化不掉，那就容易想不開了，想不開要麼瘋了，要麼怎麼樣怎麼樣去了，這就是運化能力差。還有人有很多的偏見，什麼是偏見呢？所有的偏見都是思想障礙。沒有思想障礙，人是沒有偏見的。有的人很通達，四通八達，說明他運化能力好，不管什麼東西在他那裡都能行得通，沒有障礙；如果他運化能力不好，就會思想障礙多，或意志消沉。就好比人運動的少，就容易生痰生瘀，那還得去化，還得去動，還得去經歷這個痛苦的運化的過程。

中醫理解的運化

運化是一個大的概念，在後面講到人體的運化、藥物的運化作用時，先要有這個大的觀念為基礎。運化是土的功能，對應於人體就是脾的功能，想要運化得好首先就要健脾，健脾有一味重要的藥，就是白朮，所以土部方藥就以白朮為代表。

白朮、蒼朮，《神農本草經》籠統的都叫作朮。其實白朮和蒼朮還是有區別的，所以我們先講白朮，再講蒼朮，以此繼續擴展，引出一批健脾的藥。因為脾主運化，這主要是中焦的運化。上焦、中焦、下焦都存在運化的過程，這個運化在很多地方又叫氣化，上焦有氣化，中焦有氣化，下焦也有氣化，隨後我們還要講很多氣化的藥。

化在中醫裡有很多種，比如化痰、化瘀、化濕、化積等，其實是在把異己的東西消滅掉，或者說把它變成對自己有用的東西。痰是人體生出來的，生出來以後它不參與正常生理活動，成了異己的東西，正常情況下人體會將其排出。比如喉嚨裡有一口痰，肯定是想把它咳出來吐掉，這就說明它是一個異己的東西，我們要把它排出來。還有化瘀血，血死了，行不動了，結在那裡就成了瘀血，血本來是我們自己需要的，因為運化不動而成了瘀血，就不再是人體需要的了，就要把它排出去。所以人體之所以會有痰和瘀，很大程度上都是因為運化的能力不行了。

運化的能力好，你會把異己的東西（食物）變成自己的東西（氣血）；運化的能力不好，你會把本該屬於自己的東西也給丟了，使其變成異己的東西。氣、血都是我們需要的東西，但由於運化不好，氣行不通生了痰，血不行成了瘀，水行不通就成了濕。水也應該行得通的，我們到自然界裡面去看，比如說，大晴天的，我們到一塊草坪上去能感覺到濕的嗎？感覺不到。躺在草地上也不會弄濕身子，但草坪裡面是有水的，自然界就需要這種狀態的水，它有濕度，但不是潮濕。如果是一潭死水行不通了，就成了濕，人也是這樣的。

痰、於、濕、積等異物，都是因為我們的運化能力不行而導致。因此往往在化痰、化瘀、化濕、消積的過程中，都要注意中焦脾胃，要健脾以增強自身運化能力，不能只用化痰、化瘀的藥，而不注重中焦的運化功能。

當然前面講的氣行不通，血行不通，是一種不嚴謹的表述。人體氣行不通則成痰，氣真的行不通嗎？氣要是真的行不通，人不就死了嗎？死人身上還有三分氣呢。所謂氣行不通就是氣運行得不到位，血行不通就是血運行得不到位。中醫的很多症狀、病機的表述並不是很精確的，往往是似是而非、模糊的。比如心腎不交導致失眠。它真的是心腎不交嗎？心是火，腎是水，水火要既濟。心在上面，心火是君火，就像太陽一樣，要往地下照。腎水，就像大海裡的水一樣，要向上蒸。人體裡的水火就這樣的上下循環，生命才能持續。現在說的心腎不交，不是絕對的心腎不交。心腎絕對不交時，人也就早死了。通常說的心腎不交，只是心腎交得不到位。還有，中醫所說的肝不藏魂，也是說肝藏魂藏得不到位，即使是不到位也有輕重之分。最輕微的肝不藏魂就是睡覺睡的不踏實、不安穩、多夢；嚴重一點，他老說夢話；再嚴重，他醒著也說夢話。什麼人醒著也說夢話呢？瘋子。他自己控制不住自己。睡覺說夢話的人和瘋子還是有天壤之別的。所以，同屬肝不藏魂，根據程度的輕重，是有天壤之別的。

模糊表述與理解運化

中醫沒有一個絕對精確的表述。不光是中醫，其他地方的表述也是不夠精確，就我所知表述的比較精確的是德語，漢語的表述是最不精確。什麼語言總會有模糊之處。中國隊大勝日本隊是我們贏，中國隊大敗日本隊還是我們贏。語言的模糊需要我們去配合著理解。尤其是學中醫的時候，很多東西需要配合著理解。前不久有人問我：「你看了那麼多中醫書，你說中醫書裡有沒有錯的？」我想了想對他說：「中醫書裡說的，你要是較起真來，每句話都是錯的；可你要是配合著去理解，它每句話都是對的，所以關鍵看你怎樣理解。」我們看很多醫案，比如說某個鼓脹或中風，也就寫一個方子。這一個方子怎麼能把人家那麼大的病治好呢？分明不是的。每個病都是有一個治療過程的。一開始先要把這個病控制住，然後怎麼治這個病，怎麼病變藥變，病好後還有一個善後的過程。所以，治病是有一個過程的，但是一般的醫書能把整個過程全寫給你嗎？不能。寫醫案的人就像我們做數學筆記，把最關鍵的記下來，至於具體的演算過程就不記了。你這樣去理解醫案，那麼你覺得這個是對了。如果你不配合著去理解，你覺得那麼大的病就這樣一診，就這一個方子就夠用了，從這個角度理解那它就是錯的。所以說，書不存在對錯，只有讀書人存在對錯。很多東西都要這樣去理解，你要是不配合，去抬槓，那你必然不能理解，吃虧的是你，不會是別人。

還有，我們聽到一句話，也需要去運化，理解也是一種運化的過程。聽到任何問題、任何話你都要去運化它。有些話可能你聽得有些逆耳，不太同意，但是你只要運化一下，吸收裡邊對你有用的東西，或者有些東西激發了你的一些想法。當然，聽有些話，看有些東西，是不需要運化的。不需要運化的東西並不一定好。需要運化的，是那些聽起來的有點不舒服的，自己不太同意的，經過運化，汲取對自己有啟發的內容。這樣的東西、文字、書、或講座，它對你有用。如果你拒絕運化，遇見一個你覺得不好的東西，馬上就排斥，就好比吃下去的東西不消化，然後又嘔了出來；又如你看一本書，沒有把內容消化好，就匆匆忙忙地講出來。這兩者都是沒有運化好。嘔吐出來的都是酸臭的，所以很多人形容有些知識分子，就說是酸臭的知識分子、酸文人。文人怎麼會酸呢？就是因為他看了一些書，沒能完全地運化掉，他又急於說，說得一知半解。他自我感覺良好，其實在別人看起來，這個東西你自己都沒能理解，都沒能運化就說出來，酸臭！跟嘔出來的東西一樣。這是很令人生厭的。所以我們學一個東西，看一個東西，都需要運化，運化得非常成熟了，再把它拿出，這樣就比較完善了。

以前我讀書的時候，就不喜歡別人看了一本書後循章摘句地拿一兩句話來，說書內弗洛伊德怎麼說的，傅柯怎麼說的，令人很難受。所以，我當時說一句話：我是要讀書，而不引書。你可以讀很多的書，但是等到你真正要說話的時候，不要去引用這些書，要把別人的書充分運化好了，說出自己的話來。學習中醫更要這樣，不要學了一點點方法，馬上就去用。這在行家看來就很外行了，或者就很令人生厭了。

我們從下次開始講如何讓人體的運化能力得以充分地施展。白朮、蒼朮，尤其是白朮，它通過健脾增強人體的運化能力。再講一些化瘀的、化痰的、消瘀的、開竅之類的藥。這類的藥一方面在給人體的運化開闢道路，掃除障礙；另一方面也能促進人體的運化。就圍繞這些展開土部的方藥。可能運化這個東西還有一點不好理解，但其實雖然生活中時時處處都存在著運化。我們要理解方藥，就要把運化的概念，仔細琢磨清楚。

第二章

白朮

白朮藥性解

方莖走中焦

白朮是一種多年生的草本植物，根部入藥。白朮的根是成塊狀的，莖是方的。

我們知道「天圓地方」，方莖是大地的形狀，因為脾屬土，那麼它就能通脾。只要植物的莖是方的，那麼它肯定能走中焦，能夠通脾，助運化。

方莖的還有藿香。藿香分為普通藿香與廣藿香。廣藿香就是廣東、廣西產的藿香，作用最好。廣藿香的莖就是方的，能夠走中焦，清化濕熱。

採藥的功夫

如果我們去採藥，山上草木各種各樣的，可能很多是你不認識的。那怎麼辦？即使你不認識這個東西，也要體察物性，去觀察、去品嚐，然後確定這個東西到底該如何用。這是採藥的比較高的境界。古時醫生都會親自給病人採藥治病，會因時制宜、因地制宜，有什麼用什麼，而不是說我要柴胡就非要柴胡。山上沒有柴胡怎麼辦？往往，沒有一個固定的藥在那裡等著你去採。你也不要嚷嚷不認識藥，不認識藥你也可以採藥，要安心去觀察。

我們還可以繼續體察，同樣是方莖的，白朮的香味要弱一些，藿香的香味強烈一些。香味強烈就會走表，方莖入中焦，既走脾胃又走表，那化濕的作用就很好。白朮芳香弱一些，氣比較輕、味比較重，再加上它的根入藥，所以它是往裡走的。

看病也是這樣。很少有一個病是規規矩矩、老老實實，就跟《傷寒論》寫的一模一樣的在那裡等著你去治，等著你去用《傷寒論》裡邊的大青龍湯、小青龍湯。沒有這麼規矩的病。你還是需要觀察這個病，辨證論治。採藥也是這樣的，所以採藥看病都需要功夫。

現在看病依然在講辨證論治。而採藥呢？懂這個的人就越來越少了。中藥成了一個僵化的學問，局限於具體多少味藥。病是千變萬化的，藥也是千變萬化的，並不只是《神農本草經》上列的那些藥，它那些藥也是一些例子。我們能採得到就採，採不到我們再體察物性，然後因時制宜、因地制宜地來用藥，能採到什麼藥就用什麼藥。

我們採藥的時候，遇到甘甜的，就知道它能入脾；遇到黃色，也知道它屬於脾土；如果看到它的莖是方的，像白朮那樣，也提示它入脾。其餘以此類推。有了這種取象比類的思維，我們即使到了南美熱帶雨林裡，你也能採到治病的藥。即使所有的植物你都不認識，也能根據那個地方的天地、環境，再根據這些植物的性質、顏色、形狀、氣味，仔細的辨別，就會知道它到底治什麼病，到底在什麼時候可以用。

自古大醫用藥，都是這樣用的，但他在寫書的時候，寫到白朮多少、地黃多少、生薑多少，都是代表方劑、參考劑量，在具體的方子裡，沒有這個藥，可以用那個來代替；這個藥品質好，可以少用點，那個藥品質差，可以多用些，這種靈活變通的能力，現在很少有人能做到了。

補土除濕

白朮是冬季採，入脾經和胃經，它的作用可以用「補土除濕」來概括。補土就是補脾，脾土是主運化的，土剋水，脾土能夠運化水濕。

下雨了，土吸收了雨水，就變成了濕土，但又不是太濕。如果雨不大，下到莊稼地裡剛剛把土潤濕，土沒有變成泥，而是一種很鬆、很軟、很滋潤的土，很適合作物的生長。這是脾土最佳的狀態。如果雨下得過多了，土就更加潮濕，變成了泥巴，這樣就不好了。很多植物適合在潮濕的土壤裡邊生長，在泥裡它反而不能生長，這就叫脾惡濕。脾需要濕但又不需要太濕，任何事情都要有一個限度。

土剋水，脾土能夠運化水濕，但是如果水太多了它就剋不動了，所以脾又惡濕。

白朮的性味是苦、甘、溫，氣是辛香的。苦能燥濕，脾惡濕，正好用苦味來燥濕。甘味是入脾的，脾喜歡甘甜的味道。白朮是溫性的，「脾為濕土，得溫則運」，脾喜歡溫的，正好白朮的苦、甘、溫的性質都是脾喜歡的。

白朮的氣是芳香的，芳香可以醒脾。白朮之所以能健脾，是因為它對脾可以說是投其所好，送其所要。脾喜歡什麼，它就給脾什麼。其他的藥則不同，如藿香雖然也是方莖，但它沒有甘甜的味道，補脾的能力要稍微弱一些。不補，它與白朮的性質有天壤之別了。又因為藿香是全草入藥，主要用地上的部分，包括莖、葉，白朮是根入藥，全草入藥與根入藥，又不一樣。雖然都是方莖的，它們又可以從入藥的部位、形狀、氣味上來進行區分。

白朮的炮製

新挖出來的生白朮，把它切開，裡邊有白色的漿汁，直接晾乾或者曬乾，它還容易軟。買到的生白朮一般都會很乾燥，但放一段時間，一回潮它就軟了。

一般脾陰不足而且有火，經常要用生白朮。藥店裡邊現在可能都抓不到生白朮，只能抓到炒白朮，實在抓不到生白朮，你就不用。有火怎麼辦呢？可以再配別的藥。藥是死的，人是活的。

生白朮有黏滯性，容易滯氣。用了生白朮，又怕它閉氣，可以配上茯苓、陳皮。陳皮是和胃理氣的，茯苓能夠利水，也是宣通脾氣的。有火，又怕它滯氣，又不想用陳皮和茯苓，那怎麼辦呢？你可以把生白朮放在淘米水裡漂。白朮先切成片，然後泡在淘米水裡，把裡邊的白漿全部漂出來，再把它晾乾。這叫漂白朮，南方有，北方沒有見過。因為白朮本身就有一定的燥烈之性，一炒就更燥烈了，體內有火的人會受不了，所以就用漂白朮。漂白朮不滯氣，還有滋潤性，能養脾陰。北方一般都是用炒白朮，就是用土炒的白朮，土性平和，而且是入中焦的。

健脾的雙向調節作用

白朮還有發汗的作用，其實它不僅能發汗，它還能收汗。當汗太多的時候，它能把汗收回去一些；當不出汗的時候，白朮又能發汗，它有雙向調節的作用。

凡是對人體機能具有雙向調節作用的藥，往往都是入中焦的，都是有運化能力的。比如，小柴胡湯對人體也有很多雙向調節作用的。它走少陽，走膽。我們不要把一個方子孤立起來看，我們看小柴胡湯的藥物組成，柴胡是入肝入膽；黃芩呢？你能說它就是走上焦入肺的嗎？不一定，黃芩的黃就是入脾的，也會走中焦；人參肯定走中焦不用說了；半夏也走中焦。所以小柴胡湯它為什麼能夠主半表半裡，為什麼有那麼多的雙向調節的作用呢？因為其中走中焦的藥還是非常多。當然這話不嚴謹，但對我們會有很多啟發。

白朮對汗有雙向調節作用，依然是靠健脾，脾一健運，汗自然就恢復正常了。

看到健脾的「健」字，我們就想到乾卦。「天行健，君子以自強不息。」乾卦，在後天八卦的方位上，是在西北方向。以天安門為中心，向西北走，出了北三環就是健德門，再往北走一點，就到了健翔橋，這些名字都跟八卦方位有關。向正北走，到三環有安貞橋，也跟八卦方位有關，先天八卦的坤卦在正北，北方主水，就要安貞。

脾是要健運的，它雖然屬土，但有「天行健」的性質。胃也是屬土，但又有厚德載物的性質。「天行健，君子以自強不息。地勢坤，君子以厚德載物。」厚德載物就是不管吃了什麼東西吃到胃裡，都能容納。相對整個人體來說，脾胃就是屬土的，但脾胃之間又有區分的，脾是屬天，胃是屬地。脾要自強不息，胃要厚德載物。所以它們都屬土但又不僅僅屬土，它們永遠都是乾坤合德，既有乾的性質又有坤的性質，這樣脾胃才能相得益彰，運行得好，才能負擔起運化的重任。

白朮使用禁忌

白朮在很多處方裡用量較大，這是誤區，白朮這味藥似乎很平和，但它也有很多禁忌，很多情況下是不能亂用的。

腎虛之人，慎用白朮。因為土剋水。把土培養得太強大了，就更加剋水，腎就越來越虛。六味地黃湯一般就不用白朮，當然這也不是太絕對的。白朮配生地或熟地，這也是一種配伍，也是可以用的，這是要根據具體情況來看的。

還有，白朮有個特點就是閉氣。前面雖然說過，用淘米水去泡，就不閉氣了；或者加上茯苓、陳皮就不閉氣了；炒了，就不閉氣了。其實閉不閉氣，不是非此即彼，這些方法，只不過是讓白朮閉氣的力度小了一點。既然閉氣，所以感冒有表邪就不要用白朮這類的藥。氣機閉住了，邪氣就不容易透散。

還有一些潰瘍、皮膚病之類的，其實就是氣閉。邪氣在體表，沒有很好透散，就會痛，這時候不如用黃芪。黃芪的作用，不但能夠補脾益氣，還能托瘡生肌、收汗固表，黃芪不閉氣，白朮閉氣，遇到這種皮膚病非得健脾益氣時，用黃芪代替白朮。

白朮性質是燥的，即使是漂白朮，還是偏燥。濕氣重，用了當然好；如果濕氣不重，舌頭伸出來小小的、乾乾的，用它就不好了。病人本身就脾陰虛，用白朮脾陰就更虛了。

還有失眠的人要慎用白朮，比如肝鬱失眠，失眠就煩，煩就更加肝鬱，肝鬱氣滯，辨證都準確了，普通的大夫會用逍遙散加些養心陰的藥，這是常規的思路，有時候越喝這個越睡不著覺，為什麼呢？柴胡是升散的，神氣隨著這個藥升散掉了；白朮是燥性的，「水流濕，火就燥」，一燥，火就越來越大，越是讓人睡不著覺。遇到失眠，如果治療起來沒有療效，可以從這些方面去考慮。

白朮相關方劑

枳朮丸

白朮能健脾，從整體上講它的作用是往上升的，所以當脾氣下陷的時候，用白朮會比較好。治療脾氣下陷，有一個很有名的方子，叫補中益氣湯，身體、臟器的一切下垂，都是因為脾不能升。補中益氣湯主要是升提脾氣，所以其中很多藥都是往上升的。但脾也不能一味地往上升，有升就得有降。上升，把水穀之精微往上帶到肺裡，再由肺來播撒到全身，但不能光升不降，什麼在降呢？胃主降。在一升一降中，脾和胃完成了中焦運化這個艱鉅的任務。體現在藥上，有一個很有名的方子叫枳朮湯，一味枳殼，一味白朮。朮是往上升的，枳是往下降的，正好適應了脾升胃降的這種格局，所以這個方子是用來調節脾胃的升降的。枳朮湯也有多種版本，因這兩味藥，就叫枳朮湯，至於後面應該加什麼藥，可根據具體情況而加，就不把它們固定在一個方子裡了。

把很多的藥固定到一個方子裡，就等於把自己的思維固定到一個框架裡面了，所以我們講方子的時候，喜歡講藥味比較少的。兩味藥組一個方子，值得大講特講，因為它有典型性。三味藥組一個方子這是天地人；四味藥組一個方子是一年四季，生長收藏、君臣佐使；五味藥組一個方子，那是生長化收藏，走完了五行；六味藥的方子走的是六爻；七味藥的方子走完了七日的一個來復；八味藥的方子則合八卦；再更多的藥的方子，可以就說不用那麼重視了。我們要重視小方子，再根據這些小方子，來組成大方子。船小好掉頭。當然，在臨床上你能開出一個大方子，這可能是你的功夫，也可能是你在堆砌；在學習當中，咱們還是從小方子入手。

所以我們在講白朮的時候，首先講枳朮湯。當然，枳朮湯也是可以變化的，如果寒象重，可以加附子、肉桂、乾薑之類；如果熱象重，可以加黃連，因為黃連也是走中焦的，還可以加麥冬、蘆根之類；如果是胃氣不降很嚴重，枳可以是枳實，如果沒那麼嚴重，枳可以是枳殼；如果濕象特別重，朮可以是蒼朮，如果濕像沒那麼重，朮又可以是白朮。一個枳朮湯，就提示這兩個朮可以一塊用，提示脾主升胃主降，用藥根據具體的情況來選擇。

從整體來講，白朮是偏補的藥，它能治脾胃的虛，如果是實症的話，就不能用它了。虛就是正氣虛，白朮能補正氣虛。如果邪氣太旺、邪氣實，那麼用白朮就要注意了，因為實邪引起的嘔吐、拉肚子、腹脹，就千萬不要用白朮。此時它是有實邪，白朮一補，邪氣就更加厲害。病不但不好，反而更加嚴重。

四君子湯

四君子湯這個方子，是把白朮的作用放大了。

【四君子湯】

人參、白朮、茯苓、甘草

它是補氣的主方，很多方子都是由它演變而成的。人參補脾、白朮補脾，茯苓、甘草都是走中焦的。所以，應了那句話：「補氣就是補脾。」這句話有點不嚴謹，但我這麼一說你那麼一聽，幫助理解，理解了就可以把它忘了，過了河可以拆橋。這橋雖然修得不漂亮，但它能幫我們過河，這才是最重要的。

四君子湯裡，有人說人參是補氣的，是君藥，其實，君臣佐使是沒有固定的。我更傾向於把白朮做君藥：白朮也補氣，只是補氣的力度沒有人參那麼強。加人參，把白朮補氣的作用放大；白朮也可以化濕，但化濕的力度還不夠大，加茯苓利濕，把白朮化濕的力度放大；白朮還可以補脾，但補脾的力度沒有甘草強，再加甘草把白朮補脾的力量放大。我們可以把四君子湯理解為健脾的方。脾為氣血生化之源，脾健運好了，就不愁氣虛啦。

四君子湯再加上陳皮、半夏，就具有消導、化痰的意思。陳皮、半夏就是二陳湯，是化痰的主方。脾虛就生痰，生痰就要化痰，把痰化掉，道路掃清，氣血生化的能力也就更強了；陳皮理氣和胃，半夏降逆和胃的，如果胃氣逆，就更適用。

氣虛還往往伴隨著氣鬱。氣虛就是氣少了，氣鬱就是氣被痰堵住了。氣虛就用四君子補氣；氣一虛它又生了痰，再用陳皮、半夏化痰。因為有痰，氣被堵住了，導致了氣虛的假象，那怎麼辦呢？先要把氣理過來，再加木香。為什麼要用木香而不用別的芳香藥呢？因為木香不但走中焦而且通三焦，三焦哪一焦的氣有阻滯，都可以用木香來通。砂仁能通脾腎之元氣，開鬱宣氣。這就成了香砂六君子湯，健脾化痰，行氣解鬱。

理中湯

理中湯跟四君子湯只差一味藥，四君子湯是參、朮、苓、草，理中湯是參、朮、薑、草。參、朮、草是必用的，如果濕重，就加茯苓；如果有寒象，就加乾薑。

「脾為濕土，得溫則運，」乾薑是溫中焦的，中焦溫了，運化自然就好了。如果覺得加乾薑還不夠溫，那就再加點附子。附子大熱，通行全身，跟著走脾的藥就主要溫脾。附子還能入腎，尤其是量大的時候，它馬上就往腎裡走，或者熬藥的時間長的話，也會往腎裡走。像附子理中湯中附子的量一般稍微大點，或者熬的時間長點，它就會往腎裡邊走，形成腎火生脾土的局面。

在人參、白朮、甘草的基礎上，有濕就加茯苓，有寒就加乾薑，寒重就加附子，附子、乾薑一塊用。所以，經方是很有道理的。但我們不要迷戀經方，不要局限於經方，更重要的是要從經方裡面去找它的規律，找它的道理。規律和道理找到了，然後我們的每一個方子也都可以說是經方。我們應該追求這樣的境界。

五苓散

【五苓散】

茯苓、豬苓、澤瀉，桂、朮

五苓散是一個利濕的方子，我們以後講化濕的時候還要講。今天我們主要講五苓散中為什麼要用白朮。茯苓、豬苓、澤瀉，這三味藥都是利水的，茯苓利脾裡的水，豬苓、澤瀉利腎的水。桂，當寒邪閉表，阻礙足太陽膀胱經氣化的時候，就用桂枝；當沒有外邪、下焦虛寒、腎經氣化不利的時候，就用肉桂。白朮則是促進脾的氣化的。要利水，一定要促進氣化，這樣會事半功倍。且利出的水會從膀胱走，「氣化則能出焉」。有氣化，膀胱裡面的水才能出來。這個氣化並不是膀胱本身的氣化，既然叫氣化，那麼全身都存在氣化。這就意味著只要有一個地方氣化不行，它就能影響全身，影響水液的排泄。所以用朮健脾，促進全身的氣化。用肉桂或桂枝促進腎和膀胱的氣化。腎氣、脾氣通了，水濕也就容易利出來了。

有人說，腎是主一身之水的，腎有了水邪，或者腎行水的力度變弱了，為什麼要用白朮呢？前面不是說腎虛不能用白朮嗎？大家知道，腎虛是腎的正氣虛，現在有水了，是邪氣盛，當然用白朮，水來土掩嘛，也有土剋水的意思。白朮不僅促進氣化，更讓水利出去。這是五苓散中用桂、朮的意思，都是在氣化上做文章。

這也提示了用藥過程中的兩個技巧。第一個，即使完全辨證對了，在藥物的選擇上，我們還是要注意，要絲絲入扣，不能選擇與病有違背的藥；還有一個，就是要促進氣化。要利水，單純利水，單用茯苓、豬苓、澤瀉就夠了。但是為什麼很多情況下，用茯苓、豬苓、澤瀉效果不好呢？氣化很關鍵。五苓散加了朮和桂，促進脾和腎的氣化，利水就事半功倍。所以，有的藥是直接治病的，有的藥是促進人體氣化的。兩方面都要兼顧到，用藥療效才能得到很大的提高。

第三章

蒼朮

蒼朮藥性解

蒼朮與白朮的異同

蒼朮和白朮有一點相近，但其實是差異很大的兩味藥。

蒼朮味苦、辛而甘，它是溫性的，入肺、脾、胃、大腸、小腸這五經。蒼朮有芳香的氣味，能夠燥濕健脾，能發汗。又因為它非常芳香雄烈，所以還能辟邪。蒼朮能化痰，是因為它能健脾。要論起芳香雄烈來，蒼朮的作用比白朮要大得多，雖然白朮也芳香，但它沒有蒼朮那麼芳香。芳香就能醒脾、健脾。總體說來，白朮是一味比較緩、比較柔的藥，蒼朮的性子就比較剛烈，而且發揮起作用來也比較急、比較快。要論補益性，白朮要遠遠優於蒼朮，蒼朮基本上沒有補的作用了。在臨床上，如果脾虛同時濕氣又比較盛的話，經常蒼朮和白朮一起用。

有人總結說：「白朮是健脾燥濕，蒼朮是燥濕健脾。」「健脾燥濕」，意思是說它健脾的力量大，燥濕的力量稍微小一點；還有一種含義，就是白朮是通過健脾來燥濕的。蒼朮燥濕的力量強，健脾的力量倒在其次；還有一種含義，就是蒼朮是通過燥濕來健脾的。蒼朮、白朮都有發汗的作用，只不過白朮發汗的作用比較弱。

蒼朮燥濕

蒼朮是一味燥濕的藥，它發揮的任何作用都跟濕有關。它能發汗，那麼治感冒能用它來發汗嗎？未必。只有濕困無汗，當身體的氣機、毛孔被濕困住了，才可以用蒼朮來發汗。以前學《傷寒論》，學外感病的時候，經常會看到人體不出汗，是因為肌表被寒所遏，其實風、寒、暑、濕、燥、火都能扼住毛孔，只是程度有深淺而已。寒是一種陰邪，能遏住毛孔，濕也是一種陰邪，也能遏住毛孔。所以當毛孔被寒邪遏住的時候，可以用麻黃、蘇葉；被濕邪遏住的時候，就得用蒼朮來發汗了。

這些一般書上講的不是太多，我們要看文字的背後。比如《傷寒論》，它表面上只講了汗毛孔被寒邪所遏住，看到這個就要想到，除了寒邪，還有哪些邪氣能夠遏住人的汗毛孔，讓人不出汗呢？濕邪是其中之一，所以當濕困無汗時就要用蒼朮來發汗。濕邪還能讓人汗出不止，當濕熱在人的肌表，擾亂了人的營衛，會讓人出非常多的汗，這時候依然要用蒼朮，所以蒼朮有雙向調節的作用，有汗能止汗，無汗能發汗。它是健脾和燥濕兩種功能共同發揮作用的效果。

以前有人剛學醫的時候，給人開了一個方子，方子有效了，他很高興，但他馬上冒出一個疑問，說不知道是哪一味藥的效果。其實這種思維就是錯的。開了一個方子並不一定是某幾味藥的效果，而是它們共同作用的結果。不要再想從這個方子裡找出到底是哪幾味藥在發揮作用了。還有這種情況，某病人一直吃藥，某一次他對你說：大夫啊，這次藥效果特別好，你就按這次開吧。這種觀念也是錯誤的。這次的效果好，是因為有前面很多次的鋪墊，這一次開始發揮作用了，效果好了，並不只是說這一次的方子開的好，以前的方子就不好了。所以我們開方子的時候要注意到這個，不能因為病人說某一次方子吃的效果好，你就按那次的方子走，這是唯方唯藥的僥倖心理。

蒼朮的炮製方法

再回到蒼朮。蒼朮是一種多年生的野生草本植物，江蘇南京附近茅山產的最好。茅山的蒼朮有甘味，前面講了，蒼朮是味苦辛而甘，這就是按照茅山蒼朮的性味來說的。普通蒼朮苦、辛比較明顯，甘味少。

苦、辛都是比較剛烈的氣味。但藥要能剛中有柔、剛柔並濟，茅山蒼朮就有這個特點。茅山蒼朮並不大，很小很瘦，很堅硬，有一定的油潤性，表面有很多毛，所以又叫毛蒼朮，即叫茅蒼朮，這兩種寫法都對，它們是同一種藥。

把茅山蒼朮切開，會發現裡邊有很多小紅點，叫朱砂點，這意味著它能入心。有人問，前面不是沒說歸心經嗎？歸經之說也是各家有各家的說法。前面我們說了蒼朮對汗有作用，汗為心之液，也說得通。歸經之說不可拘泥。心是主火的，火土相生。比茅山蒼朮稍微再差一點的是湖北這一帶的，它的塊頭較大，辛烈的氣味更加的強，甘味就少。這種蒼朮用來做內服藥的時候，就遠遠不如茅蒼朮了；但我們不能因為它不如茅蒼朮就棄而不用，它也有它的用途。例如我們可以用它來做燻香，做香囊，這樣就用湖北的蒼朮，甚至北方的蒼朮都可以。

在選擇藥材的時候，最好要選擇地道藥材，當不能選擇地道藥材的時候，普通的藥材也可以用，我們還可以在炮製或配伍上下功夫，總之要讓藥符合我們的作用要求。蒼朮的炮製也非常的講究，前邊我們講漂白朮是用淘米水來浸泡，蒼朮也可以用淘米水來浸泡，最好用糯米的淘米水來浸泡，浸泡好了以後再把它的皮刮掉，切成片，然後跟芝麻一起炒，或者加芝麻油來炒，炒得通黃，當然這種炮製的方法現在比較少見，過去是這麼要求的。為什麼要與芝麻一起炒？因為蒼朮是很燥烈的，芝麻是油潤的，芝麻油也是油潤性的，用芝麻來炮製蒼朮，夠讓蒼朮的燥烈之性小一些，這相當於反佐。為什麼用淘糯米的水來浸泡呢？因為淘米水也是很滋潤的，也是企圖把蒼朮的燥烈之性減小，一方面要用它的燥烈之性，另一方面又要控制它的燥烈之性，控制到人能夠適用的範圍，這是中藥炮製方面需要拿捏的一個技術。

還有一種炮製蒼朮的方法，是在白露節（一般在西曆九月七日、八日）後，依然將蒼朮用淘米水來浸泡，泡透以後把它晾到房頂上，日曬夜露一個月，這種蒼朮更好，叫神朮。有一個很有名的方子叫神朮散，用的就是這種蒼朮。神朮散就是在平胃散的基礎上加藿香、砂仁。蒼朮到白露節後，精氣就往根部收了，所以白露節後採的蒼朮，根部精華就比較多，藥力就比較足，白露節後能得秋氣，露水多，露水是涼潤的，辛香燥烈的蒼朮用淘米水浸泡，得到了米的精華，就稍微潤了一些。再日曬夜露，白天得到太陽的陽氣，晚上得到露水的滋潤，那麼它的滋潤性就更好一些，燥烈之性就小一些。為什麼要把它晾到房子上邊呢？過去的房子是那種瓦房，瓦至少得有兩層，有朝上的那一層瓦，還有朝下的那一層瓦，瓦是很通透的，能遮光避雨，還能透氣，蒼朮放在瓦房上邊晾曬，能得屋子裡的人氣。有人問：如果下雨怎麼辦？下雨就得把它蓋起來，不能讓它淋著雨，老淋雨不行。一般秋天的雨水也比較少，這時候正是秋高氣爽。這種瓦房上晾曬出來的蒼朮就叫神朮。

平胃散

與蒼朮有關的方子很多，我們主要講兩個，一個是平胃散，一個是三妙散。

平胃散方名含義

【平胃散】

蒼朮、厚朴、陳皮、甘草

平胃散是一個很常用的方子，它的君藥為蒼朮。它為什麼能成為我們重點介紹的方子呢？就像以前我們講四物湯和當歸一樣，四物湯以當歸為君藥，它把當歸的作用放大了。平胃散是把蒼朮的作用放大了。我們知道蒼朮是芳香燥烈的，可升可降，它能夠平胃，能夠燥濕，為了加大它燥濕的功能，為了加大它往下降的作用，所以加了厚朴，厚朴也是一味芳香化濕的藥。前面講了，蒼朮辛香燥烈，它需要略微帶一點甘甜。如果蒼朮實在沒有甘甜怎麼辦呢？我們加點甘草，那它不就在辛香燥烈中有了甘甜嗎？平胃散要和胃，所以加了陳皮，陳皮是理氣和胃的。因此在蒼朮的基礎上加上厚朴、陳皮、甘草，其作用就被放大了。在臨床中，只要遇到了濕氣，我們就經常會用到平胃散。當然，在必需破氣的時候，陳皮可以換成青皮。在脾胃陰虛的時候，舌頭小小的，舌苔上沒有什麼津液和水分，這時候就不能用蒼朮，可以把蒼朮換成白朮。

平胃散為什麼叫平胃散呢？我們知道，脾胃是屬土的，土是有高有低的。《黃帝內經》講，當土凸起來的時候叫「敦阜」，「阜」是小土堆的意思，安徽有「阜陽」，本意就是小土堆的南面，山東還有個「曲阜」；當土陷下去的時候叫「卑監」。當土凸起來的時候容易乾；當土陷下去了，四周都很高，只有這塊土地就容易積水，就會比較濕。太高了、太低了都不好，所以我們要把它弄平整，這樣才能幹濕得當。脾胃也是這樣，不能讓它這一塊濕，那一塊乾，或者說不能太乾或者太濕，要讓它乾濕很均勻，高低就要調節一下，平一平。

如果遇到「敦阜」，出現了燥，怎麼辦呢？就要大量用蘆根、玉竹、山藥之類的來潤養脾陰。那如果是「卑監」，脾胃濕氣太多，就要來化濕，把陷下去的地方填平。填平後這一塊就永遠不會濕了。如果不把這裡填平，只把濕氣燥了，等到下次下雨時，這裡依然會很濕。平胃散的意思就是把它這個卑監容易受潮的地方填平。借用這個比喻，就可以知道平胃散的方意之所在了，它不僅燥濕而且還要讓脾胃達到平的狀態。這是自然之道，自然是最親切、最直觀的。道法自然，自然是比道更高的境界，想要達到自然的境界很難，所以，只能盡量朝這方面努力。

香砂平胃散

平胃散的加減也非常多。例如有一個很著名的方劑叫香砂平胃散，就是在平胃散的基礎上加上香、砂，那麼香、砂是哪兩味藥呢？不確定。有人認為是加木香和砂仁，有人認為是加香附和砂仁，到底是哪兩個呢？要看情況而用。砂仁也是燥濕的，當你口乾的時候就不要用砂仁了，因為砂仁芳香，香就能燥，砂仁如果用多了，會讓你更口乾的；木香是通三焦之氣的，砂仁是通脾腎之氣的，還能夠直達下焦。所以如果需要通三焦脾腎之氣，可以木香砂仁加上平胃散。如果要通肝脾腎之氣，那就用香附砂仁再加平胃散。

有人講「香砂平胃散，一天開到晚」，為什麼可以這麼說呢？比如，你作為一個醫生，來了個病人，不知道他是什麼病，但你也不能就愣著，好歹得給人家一個方子，開個什麼方子呢？香砂平胃散。這並不是教我們不會看病開方子就給人家開平胃散，而是說香砂平胃散這個方很平和，且對很多病都有效果。香砂是理氣的，平胃散是平中焦、平脾胃的，只要脾胃一平，中土在中焦運化的力度就強了，人就要舒服很多，再加上木香砂仁或者香附砂仁這幾味理氣的藥，中焦運化的好了，然後再把氣一理，人自然就舒服了，所以香砂平胃散有很強的普遍性。過去有些老先生在教學生的時候經常說，要是實在不會看，實在拿不下來，你先開個香砂平胃散，吃去，病人吃了這個肯定舒服，病人走了，你回家趕緊該問人就問人，該查書就查書，等到病人下次再來治，你已經有準備了。這不是在糊弄病人，這是一種非常負責任的態度，是一種非常負責任的方法，這可比那些亂用虎狼之藥的醫生要高明得多，這就是「香砂平胃散，一天開到晚」深層次的含義。

平胃散加減

凡是中焦傷了，脾胃傷了，都可以用平胃散。平胃散的加減法非常多。有一本書叫《醫學傳心錄》，這本書裡面講香砂平胃散的加減法，講得比較詳盡。比如病人平時喝酒比較多，可以在平胃散裡面加上葛花、葛根、枳椇子；病人平時吃肉多可以加上山楂。如果平時特別愛吃水果，要在裡面加上草果、青皮、乾薑之類的。

水果吃多了也不好，不是所有人都能隨便吃的。水果本身是寒濕的，當脾胃有寒濕比較重的時候，越吃水果，臉色越黃，食慾越不振作；水果對於健康的人來說，能補水，但對於脾胃有濕、尤其是有寒濕的人來說，越吃水果越補不了水，寒濕困在中焦，脾不能運化津液，氣血不能輸布到臉上，它就不能補水。這是題外話。

如果病人濕重，脾陰又非常虛，你可以把平胃散的蒼朮換成白朮，再加上蘆根、茅根甚至當歸之類的，來養他的脾胃之陰；當病人脾胃有寒的時候，平胃散可以合上兩薑散。兩薑散就是乾薑、高良薑。方子的加減都是需要在臨床中根據具體的情況來定的。

神朮散

神朮散就是在平胃散的基礎上加上藿香、砂仁。為上麼要加藿香？因為平胃散裡的陳皮、蒼朮、厚朴這些藥都是走中焦，是往裡走的。藿香也是走中焦的，是去濕熱的藥，但它能走表，加了藿香就表裡通透了，化濕的作用就更好了。

夏至到了，暑邪就會比較盛。暑是由濕熱二氣組成的，濕和熱交織在一起就成了暑邪。濕熱交織其實就是天地之氣交織，天上熱氣往下來，地上濕氣往上走。濕氣和熱氣就交織在中間，在中間的是人，人就在濕熱之氣的交匯之處。天地之間是濕熱之氣，同樣人體裡面也是濕熱之氣。外面的濕熱之氣困住人的體表，裡面的濕熱之氣傷人的脾胃。把藿香、砂仁和平胃散配在一起，既健脾又平胃、又清熱、又燥濕，這些作用全有了。所以，關於神朮散、香砂平胃散，我們沒必要記它有什麼作用，只記它在什麼時候能用就行。

要宣暢三焦之氣用神朮散，一年四季都可以用藿香。尤其是病人表裡不通的時候，汗出不來，消化又不好，食慾也不好，可以用神朮散。為什麼叫神朮散呢？因為它的君藥是神朮，就是白露以後放在房頂上晾的蒼朮。它的性質非常的平和。

蒼朮相關其他方劑或配伍

二妙散

跟蒼朮有關的還有一個名方叫二妙散，顧名思義，就是兩個很好的藥在一起構成的散。散就是散劑，就是把藥打成粉，要麼來吞，要麼用水煎煮。散，取它往外散的意思。散是多音字，其實它並不是多音字，它在意義上有相通之處。凡是用同一個字的，哪怕它意義相差十萬八千裡，但仍有相通之處。脾胃的濕熱需要散，所以，我們用的藥都是叫散，比如平胃散、神朮散、藿香正氣散。

二妙散是朱丹溪的方子。朱丹溪擅長養陰，也擅長攻下、健脾，他是一位思想很圓融的大師。只不過他的病人需要養陰的比較多，在他處方用藥的時候就偏於養陰，所以後來以至於有人說他是養陰派的。當然，因為他的病人需要養陰的多，所以在他養陰方面就有一些心得。張子和是攻下派的，攻下派喜歡汗、吐、下，就是讓人出汗，嘔吐，拉肚子。其實他也是一個很圓融的大師，只不過他遇到的病人需要發汗、嘔吐、拉肚子的多，他在這方面也有一些心得，後人就說他是攻下派的，其實真正的大師都是無門無派的，不要用一個概念就把他畫地為牢了。

二妙散僅有兩味藥，蒼朮和黃柏。蒼朮除濕，黃柏苦寒，走下焦而清熱。

三妙散

後來又出現一個方子叫三妙散。就是二妙散的基礎上加一味牛膝，可以用川牛膝，也可以用懷牛膝。如果有瘀血可以用川牛膝；沒有的話，可以用懷牛膝。因為川牛膝是入血分的，懷牛膝是入氣分的。或者如果說濕熱偏於血分，左脈滑象更明顯，就用川牛膝。如果濕熱在氣分，比如有的人血壓比較高，臉紅紅的，就用懷牛膝，因為懷牛膝還有往下潛鎮的作用，鎮肝氣，能夠降血壓。二妙散的作用已經很妙了，三妙散加入一味牛膝就更妙了。川牛膝也好，懷牛膝也好，都有往下走的作用，它能夠引導各種藥迅速地往下走。

順便說一下，跟牛膝作用相反的有一味藥是桔梗，桔梗能夠把各種藥迅速的往上升提，升提到咽喉。所以頭上病一般不用桔梗，心、肺、胸、咽喉的病可以用桔梗。它升提到嗓子眼，就再不往上走了。牛膝能一直降到腳。有人會問，你如果要一直升到頭頂怎麼辦？那就用升麻了。什麼桑葉、菊花、蔓荊子都是走頭的，這些都是引經藥的作用。

牛膝在這裡就是引經藥，它把蒼朮、黃柏往下引。蒼朮、黃柏本身就能除下焦的濕熱，加上引經藥，它的作用就會更好。叫三妙散，就是說可以做成散劑用。我們也經常會在湯劑裡用，直接把這三個藥開在湯劑裡，作用也是一樣的。

蒼朮配玄參

蒼朮配玄參，是祝諶予老先生在治療糖尿病時經常用的一組藥對。雖然不是一個方子，但是在講蒼朮的時候，還是有必要拿出來說一說。

治糖尿病有很多對藥。有一本書叫《施今墨對藥》，其高明之處在於把很多藥方簡化成對藥，也就是一對一對的藥，使人對這個方子有更深一層的認識。

蒼朮是一味燥烈的藥，玄參是一味滋潤的藥。而糖尿病是以燥為主，糖尿病的人都乾巴巴的，糖都到哪裡去了？都去尿裡面了。這種病人飯量還特別大。這是一個由於燥邪引起的病，脾腎胃不能很好地輸布人體的水穀精微，水穀之精微流失了，人得不到很好的滋養，尿還很甜膩。黃河流域的很多地方，寸草不生，水土就很容易流失，水土流失，黃河的水都黃了，土都到水裡去了。糖尿病人因為尿裡面有糖。糖是甜味的，是屬土。人得了糖尿病，水土流失，水裡面泥沙俱下，水帶走了土，它往往跟乾旱有關。長江中下游，植被比較好，所以長江的水就清一些。黃河就不一樣了，黃河流域比較乾燥，土就到水裡了。不恰當地講，黃河就是一個糖尿病的模型。

怎麼來治糖尿病？怎麼來治水土流失呢？就要來滋潤這個地方，讓這個地方總下雨。下雨，就會長草木。長草木，河床就能固定住，就能減少水土的流失。這樣來治理它，治理黃河，治理人體，只要有耐心，慢慢這樣來治理，是可以的。治療糖尿病時候用的藥，往往都比較的滋潤，像生地啊、山藥啊，養肺陰、養脾陰、養腎陰的藥，都會用，但是用多了這些滋潤的藥，人體的運化能力不行，這些藥馬上又成了那種很稀的大便，又排出去了，那怎麼辦呢？可以用蒼朮，來反佐這些滋潤的藥。其實蒼朮配玄參，蒼朮只是一個反佐。玄參是養腎的，是能生津液止渴，它是調動人體水液循環的一味藥；但玄參能讓大便變稀，就加一味蒼朮，來反佐。它不但反佐玄參，而且反佐方子裡邊其他的所有的滋潤的藥，所以蒼朮在這裡邊，它有一個斂脾經的作用，能收斂脾的精氣。當人得糖尿病的時候，他脾的精氣，已經耗散得比較多了。所以一方面要來補他的水分、補精氣，另一方面，要讓這些補進去的精氣能夠收斂起來。所以，要用到蒼朮。用了蒼朮以後，大便就漸漸不稀了。這意味著脾胃的濕熱被清掉了，也意味著人體的運化能力增強了。

第四章

陳皮與各種理氣藥

理氣概說

在土部健運方藥中，促進人體運化的藥有很多，蒼朮和白朮只是兩個有代表性的藥物，我們把它提出來，放在開頭作為一個引子講。因為蒼朮和白朮一個是健脾燥濕，一個是燥濕健脾，都跟脾有關，是用它們來說明運化以健脾為首要。因為脾主運化，要運化首先要健脾。

運化的關鍵在脾胃、氣血

運化取決於脾，那麼脾是怎麼運化的呢？它要依賴全身氣血的周流。因此講到運化就非得講到氣血，氣行於周身，血也是行於周身，氣是人體一切活動的推動力。氣是無形的，血是有形的，血隨氣走，氣依附在血上，所以氣和血也是一對陰陽，是交抱在一起、不可分割。氣血的周流促進了人體的運化，要想運化正常，就要理氣、理血。相反，如果氣血不順暢的話，那麼運化也就不得力了。這就叫「失於運化」。氣失於運化就容易生痰，血失於運化就容易成為瘀血。痰和瘀血堵在那裡，又會進一步地影響氣血的循行，所以理氣和理血是促進人體運化的重要途徑。

我們講運化的方藥，就要講理氣和理血這兩大類藥。這兩大類的藥非常多，因為人體以氣血為本，而大自然中不管是動物也好，植物也好，它無非都是走氣或者走血，有的同時走氣、走血，走氣走血也就或多或少的有一些理氣、理血的作用，因此這兩類的藥我們會講得多一些。

中藥的分類方法，中藥的講法，是無窮無盡的，關鍵是能夠讓人很快理解這些藥。我們講到脾主運化，然後又講到氣血，運化取決於氣血的周流，然後從氣血的周流講到理氣的藥，講到理血的藥，這是我們的講法，而理氣理血又取決於什麼呢？以後在理氣理血的藥裡面，我們可能又要分類，又要有一個邏輯去講它，那又怎麼講呢？理氣理血又取決於五臟六腑，所以我們從五臟六腑講，講到氣血，從氣血又講到五臟六腑了，這樣一來一回，我們對五臟六腑、對氣血理解得可能會更加的透徹。

理氣藥如何起作用

我們先講理氣的藥。氣是以和為貴、以通為貴，和氣生財，不論在哪裡都要和氣。人際交往要和和氣氣，身體的氣也要和。身體的氣一和就相當於和風，和風能夠吹生萬物。氣還得通，所以氣以通為貴，氣堵了就不好了。衡量人體的氣有兩個準則：一個是和，一個是通。氣堵了就成了痰。所以要理氣化痰。

怎麼講理氣的藥？要結合五臟六腑。肝有肝氣，肺主一身之氣，脾有脾氣，心有心氣，腎有腎氣，五臟六腑都有它的氣。理氣最重要的是理哪裡的氣？其實理哪裡的氣都重要，但我們認為理胃氣是重中之重。得胃氣則生，失胃氣則死。有胃氣則生，無胃氣則死，這是一層意思。還有一層意思，胃為五臟六腑之大海。胃是受納水穀的，五臟六腑跟胃都有關係。同時胃為多氣多血之腑，胃氣順的話，那麼氣血也會順；胃氣不順，那麼人體的很大一部分氣和血在這裡不順了，直接就要影響到整個人體的氣血順與不順。所以理氣以理胃氣為主。所以說我們先講理胃氣的藥，然後再延伸到理五臟六腑之氣的其他的方藥。

理胃氣的藥最有代表性的是哪一個？最主要的就是陳皮。陳皮就是橘子皮。因為橘子皮放的年頭越久越好，放陳得發黑了都可以，所以叫陳皮。陳皮其實並不是簡簡單單的橘子皮，它背後還有更多的學問。我們不只講陳皮，還得發散開去，講很多橘類的藥物。

橘類

很多植物全身都是寶，整棵樹上很多東西都可以入藥。例如桑樹、枸杞、桂，還有竹子，都是全身都能入藥的。橘樹也是如此。

橘類藥概觀

關於陳皮或橘皮，有很多學問。根據產地，廣東新會產的陳皮最好；福建的力量就弱一些，但也可以用；浙江產的橘子皮就不堪入藥了。不堪入藥並不是說不能作為中藥，而是說作為藥物它是不達標的，你要是實在沒辦法也可以用。「蜀中無大將，廖化作先鋒」嘛！如果實在沒有新會陳皮，隨便一種橘子皮也可以湊合，看你怎麼搭配。現在藥方裡很多陳皮就是普通的橘子皮。

根據成熟和儲藏的時間，有青皮、陳皮、橘皮；根據炮製也可以分為鹽陳皮、參貝陳皮；根據所取的部位，一棵橘樹有這些藥：橘紅、橘白、橘絡、橘核、橘葉。還有一種橘紅叫化州橘紅，跟我們普通講的橘紅又不一樣。跟橘子相似的植物還有枳，橘生淮北稱為枳。枳又有枳實和枳殼。另外，小金桔、蘆柑、柚子、香櫞、橙子，都屬橘類。把這些東西從頭到尾仔細地理一遍，能讓我們對橘類的藥物有個大體上的瞭解。

總體上講，這些藥都是和胃、調氣、化痰的，但又因為它們確有不同，所以在作用上又會略有區別。不要以為他們有類似的芳香之氣，就是一樣的東西。中醫在該模糊的時候很模糊，在該精確的時候又非常的精確。我反覆強調，一個人不能處處嚴謹，處處嚴謹你就成了一台機器；但也不能處處不嚴謹，那你就成了馬大哈。所以該嚴謹的時候嚴謹，該不嚴謹的時候就不嚴謹，這是最佳的狀態。中醫也是這樣，不嚴謹的時候，咱們可以把所有與橘子相似的藥放在一起，想辦法互相替代；嚴謹的時候，一片橘皮還得分成兩層，分成橘白和橘紅。

青皮

橘子開的花不大，但是很多。花謝後，結出特別小的橘子，一顆一顆的。但並不是每一顆都能長成大橘子的，在長的過程中，它會一批一批的掉。沒有成熟的小橘子掉在地上，把它撿起來，發現橘子皮已經有很刺激的辛香氣味了，但它還很苦，不能吃。這種掉下來的、特別小的橘子，把它青色皮剝下來，就是青皮；等到橘子紅了，可以吃的時候，剝下來的皮，說嚴謹一點就叫橘皮，橘皮的性質比青皮要平和一些。

青入肝，青皮入肝經。又因為這種橘子還沒有成熟，正處在一種升發的階段，它還正在長，它本身依然有生發之氣，生發之氣也入肝，所以青皮就經常是足厥陰經的引經之藥。

跟陳皮相比，或者跟成熟了的橘皮相比，青皮性子比較烈，沒那麼平和，它理氣的力度比較強、比較烈、比較生猛。這就好比年輕人和老年人，年輕人往往脾氣比較大，做事情風風火火；老年人脾氣比較緩，做事情往往三思而後行，或者說在做事的方式上他更情願和風細雨，不像年輕人，有時候一個問題解決不了，馬上就拍桌子了，就打架了。年輕人就是青皮，成熟的人就是陳皮了。當然，在該用年輕人的這種衝勁的時候，還是得用年輕人，所以青皮在臨床上也是經常使用的，它有推陳致新的作用，而且它經常與陳皮一起用。陳皮主要是理氣的，青皮是破氣的，什麼叫破氣啊？氣停滯了，它能夠給你衝擊開，這叫破氣，或者說理氣的力度更大。這就好比調停糾紛，你可以慢慢去勸說，最後勸和了，大家都消了氣，這叫理氣；破氣呢，遇到矛盾，跑過去桌子一拍，該打板子的打板子，該批評誰批評誰，最後大家不說什麼了，也都散了，這就是破氣。這是解決問題的方式不一樣。

橘皮和陳皮

橘皮，在陰涼乾燥的地方保存三五年甚至更長時間就成陳皮了，陳皮的性質就會更加平和。橘皮比青皮平和，陳皮比橘皮更加平和。陳皮越陳越好，陳皮相對於橘皮來說，就是更老的老年人。它處理問題的時候，更加老奸巨猾，更加風和日麗。

有很多陳皮，並不是把橘皮放在那裡就可以變成陳皮，它還有很多炮製的方法，能夠把它炮製得比放了三五年的陳皮更加管用。

比如鹽陳皮，就是用鹽炮製的陳皮。陳皮是理氣的，走胃，用鹽炮製過它就會走腎。陳皮本身就會理氣化痰，痰是從哪裡來的？脾為生痰之源，肺為貯痰之器，而腎則為生痰之本。當腎氣不利的時候，脾就容易生痰，肺就容易貯痰，所以我們可以用鹽或者青鹽來制陳皮，可以理氣治痰，同時可以治痰之本，能夠利腎氣。還有，青鹽陳皮能夠順氣生津，還能醒酒，它既是一種小食品，也是一種藥。

還有參貝陳皮，是在炮製陳皮的時候加了人參和川貝。陳皮是理氣的，理氣時就會耗氣，加人參就是用來補點氣，這樣在理氣化痰的時侯就不會傷氣了；陳皮化痰的力度可能還不夠，所以加一味川貝，川貝能化痰又不傷肺還能潤肺。所以參貝陳皮是一個補而不滯、消而不伐的藥。參貝陳皮現在用的不多了，作為一個知識，我們還是要瞭解一下。

橘紅和橘白

把新鮮橘子的皮剝下來，可以看到它分兩層。上面一層是紅的，裡面一層是白的。通常是把整個皮入藥的，但是如果講究的話可以分開，紅的叫橘紅，白的就是橘白。

橘紅在橘子的最表層，肺主皮毛，橘子的最表層也會入肺。肺往往對應於最表層，而且橘子上面也有很多氣孔，與人體的毛孔類似，所以橘紅是入肺的，能理肺氣。橘子有很香的氣味，這種香氣主要就集中在橘紅這裡，它太香了也有不足，一香就散，耗散的力度就比較大，所以橘紅的力度比普通的橘皮要大一些。

橘白就正好相反，橘白是裡面的，味偏甘，入脾胃，它甘多而辛少。它微弱的香氣，依然能夠理脾胃之氣；香氣不那麼重，所以它耗散的就小，補的作用就大。

還有一種橘紅是化州橘紅，也叫化橘紅，是廣東化州產的，整個橘子叫橘紅，它不是從橘子上面剝下來的那層紅。這種橘紅也是橘類，只是它的肉比較厚，瓤比較少。這是一種很溫、比較燥的東西，跟陳皮的作用有相似之處，只是它的性質更燥一些。一燥，它理氣的作用就強一些，但依然平和，化痰濕的作用很好。但是畢竟化州地方不大，化橘紅產量很少，化州橘紅又以賴園的最好，叫賴橘紅，就更難找了。市面上有許多假的橘紅，是用柚子皮冒充的，不過柚子皮也是理氣的，也有一定的作用。

橘絡

把橘子剝開後，裡面有一層絡，也就是白色的絲，抽出來，就是橘絡。一個橘子抽不了多少橘絡的，所以橘絡這個藥還是很貴的。橘絡能夠通人體的絡。

人體有經脈，有絡脈，絡脈是很細的脈。久病入絡，而痰隨氣走，無處不到。當人體有痰的時候，痰也會隨著氣走，進入人體的絡脈，這個時候橘絡就能用到了。痰一旦進入了絡脈，往往就會導致發麻，病到了絡脈就比較難治，為什麼呢？這就好比當敵人都在京九鐵路上，都在京石高速上，要去打他們很好打，能很快地把他們給截住，一網打盡；當敵人散布在每一條鄉村小路上的時候，要打就很難。京石高速、京九鐵路，這就好比是經脈，都是大動脈；而鄉村的小路，就好比是絡脈，敵人剛來的時候肯定都是走大路，在這裡摸熟了，他們才會竄到小路上去。邪氣在人體也是這樣的。感受邪氣，在剛剛開始的時候，邪氣是走最大的那條路，最大的那條路是足太陽膀胱經。所以《傷寒論》一開始就是講寒邪犯足太陽膀胱經人是什麼反應。當敵人集中在主幹路上的時候，是最好打的；當然這時候也是最難打的，打得不好的話，他會從大動脈很快分散開去。當敵人已經遍布了每一條鄉村小路的時候，也就是說當邪氣已經進入人體絡脈的時候，我們就要用一些入絡的藥，以絡入絡，帶著別的藥到絡脈裡面，去把這些邪氣搜出來。這就會用到橘絡。

橘絡是從氣分化痰通絡的，經常與絲瓜絡一起用。絲瓜老了以後，裡面就全是網絡狀的東西，把裡面的子抖掉，再把外面的皮剝掉，剩下的就是絲瓜絡。絲瓜絡也能通絡，它偏於通血分，所以橘絡、絲瓜絡經常一起用，當病入絡脈的時候，它們可以作為藥引子，把各種藥引到絡脈，它們也有直接化痰的作用。

橘核

橘核，就是橘子裡面的核，有的橘子裡面的橘核不多，有的則特別多。橘核有點微微發青，它是入肝經的，經常用來治療疝氣。橘核為什麼能夠用來治療疝氣呢？我們又要調動形象思維，疝氣是跟肝經有關，且跟睪丸有關。我們來看一個橘子，橘子的表皮，有點皺又不是太皺，像不像人的陰囊啊？橘子裡面的橘瓤的樣子，像陰囊裡面的一層，再裡面的就是橘核了，橘核就有點像睪丸了。這個比喻可能還不太形象，還有一個更形象的，荔枝。荔枝的外皮有些粗糙，也不是太粗糙，像不像陰囊？裡面的荔枝核像不像睪丸？這就更像了。所以，橘核和荔枝核也是經常用的一對藥，專門入睪丸。凡是睪丸有病就用它們來治。當然，並不僅僅是因為它們形狀相似，更因為它們有理氣的作用。尤其是橘核有理氣的作用，同時它又入肝經，它就能夠理肝氣。

疝氣的發病部位是肝經循行之處，可以通過疏肝來治；如果有中氣下陷的，用補中益氣；如果是肝鬱的，可以用逍遙散。一般疝氣間帶著有肝寒，可以加小茴香甚至吳萸，裡面加廣橘核、荔枝核，既用來理氣又是取它在形象上有相似之處，還可以用來做藥引子，把這些藥帶到它該去的地方。男子的睪丸、女子的乳房是肝經的結節之處。廣橘核和荔枝核能治肝經結節處的病，治乳房上的一些病，也可以用這兩味藥。這個就是相通的，我們可以從一個地方聯想到另一個地方，這種聯想能啟發我們，再在臨床中反覆得到驗證，就是和中醫的醫理相符的。

橘葉

橘樹的葉也是藥，叫橘葉，也是很香的，香就能理氣。橘葉很輕，到了冬天它也是不掉的。是葉子就能發散，青就能入肝。橘葉也是治療乳房一切疾病的一味好藥，它能理肝氣而散結。尤其是乳房小葉增生，用它就比較好。

橘葉還有另外的一個妙用，可以用它來解魚腥之毒。人為什麼聞著腥味就非常的難受呢？因為腥味本身就是一種毒。人的嗅覺、味覺有一種本能的判斷能力。一般來說，聞著舒服的對人體就有益，比如做菜只要聞著香，對人體就好；花香對人體也比較好，它聞著就比較舒服。對人體不好的東西聞著就不舒服，聞著不舒服的氣味就會被理解為是一種臭味。比如大便是人體排出的，你聞著就不想吃，它是臭的。炒菜炒得香噴噴的，你聞著就想吃，因為是香的。魚對人體有有益的一部分，也有有害的一部分，它有一種魚腥味，會讓人感覺很難受，要把魚腥味去掉，就可以用橘樹葉來解魚腥之毒，放進去橘葉以後，魚就不腥了。不腥，意味著這個毒解掉了。當然蘇葉、生薑也可以來解魚腥之毒。

橘瓤

還有橘瓤，就是一瓣一瓣的橘子，一般是不入藥。當橘子很甜的時候，甘則潤，就能潤脾，還能和胃。吃橘子一定要吃甜的，甜的既能理氣，又能滋潤脾和肺；不要吃酸的，吃酸的就容易生痰。因為橘瓤跟橘皮的性質完全相反。橘皮是理氣的，橘瓤則滯氣。味酸且滯氣，就容易生痰。

我們可以來觀察身邊的人。如果某人比較胖，或者痰比較多，你看他喜不喜歡吃很酸的東西，一般都不喜歡吃。那些沒痰的人，瘦瘦的，吃點酸的倒沒事。小孩子沒有痰，橘子酸一點他也可以吃，老年人看都看不得這些酸的東西，因為他有痰，酸橘子能生痰。

枳

還有枳。《晏子春秋》裡面講，橘生淮南則為橘，橘生淮北則為枳。其實它是一種類似橘樹的植物，只是它生長的環境變了，就長成了另外一種東西。枳，用在藥裡又有枳實和枳殼。

枳開小花，開花的時候結得滿樹都是。但是，不是每一個小小的枳都能長大、成熟，其間要不斷地掉下來很多。掉下去的也不要浪費了，把它撿起來切成片，曬乾，這個叫枳實。其他的枳繼續長，長大就黃了，剝下皮來，就是枳殼。枳一般長在陝西，陝西商州產的最好。枳是北方的，我們在北京看不到橘樹，但可以看到枳。北京藥用植物園裡有很多枳樹，夏天就可以採枳實了，到了秋天，就可以去採枳殼。一棵樹可以結很多。和橘子比起來，枳就比較野了。枳上面有刺，是苦、辛、寒的。

枳殼和枳實

枳殼入肺、胃兩經。因為它已經成熟了，成熟了就發散開來，所以它能入肺，同時入胃經。從根本上講，它也有理氣的作用，且作用比較強，它能瀉肺氣，除胸痞。所以胸中痞悶會經常用到枳殼。

肝從左升，肺從右降。當肺氣不能很好地下降的時候，經常用枳殼來降肺。中醫有一個訣叫「左鬱金，右枳殼」。左邊有病，是因為肝氣不能很好地上升，用鬱金，以解肝鬱，讓肝氣從左往上升。如果右邊有病，往往是肺氣不能很好地下降，用一些枳殼促進肺胃之氣往下降。因此，枳殼是一個往下降的藥。肺氣是往下降的，胃氣也是往下降的，枳殼正好順應了肺胃二經，或者說順應了肺胃這兩個臟腑的性質，所以它在肺胃二經上散結逐瘀，瀉肺氣，是除胸痞。

枳實就不一樣了，因為它還沒有成熟，性子就比枳殼烈一些。它能破氣行痰，能很快地降氣，或者說把一些實邪往下降。它還有開竅，有通竅的作用。

枳殼和枳實有時也是可以通用的。我們沒必要完全拘泥於書裡講的它歸哪一經、到底有什麼作用。根據輕重緩急，例如溫膽湯用了枳實，如果病人實邪不重的話，我們不妨把枳實換成枳殼。又如大承氣湯用的是枳實，如果怕它下降得太厲害，我們也不妨把枳實換成枳殼。

小金橘與用藥的輕重剛柔

還有小金橘，這是可以一個一個連皮帶肉一塊兒嚼的，然後把裡面的籽吐掉。小金桔也有化痰的作用，只是它的味道更加甘甜。

在過去用到陳皮這一類的藥的時候，用橘皮、陳皮，如果怕傷正氣，那就用真正的廣陳皮，也就是廣東新會產的陳皮。有人為了強調必須用廣東的陳皮，就把廣陳皮寫成「陳廣皮」，既要陳又要是廣東的陳皮，其實廣陳皮和陳廣皮是一種東西。如果還不放心，還怕它理氣理出毛病來，可以用金桔餅。金桔餅就是把小金桔壓成餅，再拌上糖讓它乾燥，也是作為一種零食吃的，有化痰的作用。在民國時期的一些醫案中，可以看到有人用金桔餅。

用藥越柔和，就說明醫生膽子越小麼？效果就會越差麼？這也未必。有時候，方式越柔和，效果還會更好一些。尤其對於那種體質比較虛的，又有氣滯，怎麼辦呢？要理他的氣，只能很柔和地去理。用很多年的老陳皮，甚至用金桔餅，這種柔和的方式，會讓病人比較舒服。如果你直接用青皮、枳殼去破氣，病人就不舒服了。總之，藥與病要匹配，什麼樣的人用什麼樣的藥，而不是力度越大就越好。

此外，還有橙子、蘆柑、柚子，這些東西都屬於橘類。我們可以格物致知，去觀察它、品嚐它、體會它的性質，這些我們就不講了。

陳皮無主見

總而言之，陳皮或橘皮，它的性質是辛、苦、溫。辛，它能橫行，能散結；苦，能直行，能往降氣，它能在人體內縱橫馳騁。它的性質很活潑，配白朮，就會補脾胃；配甘草，就會補肺；單用它一味反而不好。

以前我和一位中醫藥大學的同學一起吃橘子，他說，你不要把橘絡剝掉嘛，扔了太可惜了，這個東西可以通絡，而且它對脾胃特別好。我不以為然，橘絡吃下去沒什麼味道，用它入藥可以，在吃橘子時單吃它，未必好。為什麼呢？單用它反而泄肺滲脾。所以吃橘子時，就只吃橘子瓤。且橘子瓤必須是很甜的才好吃，不要吃酸的，吃酸的就會生痰。橘皮能吃嗎？也不能吃。後來有用鹽醃的，或者用糖醃的桔皮，這就可以吃了，它被炮製過，或者經過配伍，才能用。

陳皮跟著補藥就補，跟著泄藥就泄，跟著升藥就升，跟著降藥就降。它沒有一定的性質，它跟著配伍的藥走。它跟了得力的藥就有得力的作用，不跟得力的藥就沒有得力的作用，它沒有主見。

過去醫家也有很多家法，在寫方子的時候不要把陳皮寫在第一位，因為寫在第一位的往往是君藥，陳皮不能做君藥的，只能作臣藥、佐藥或使藥。因為陳皮沒有主見。一般君藥要有主見，君藥是定位的。如果把陳皮作君藥定位，別人不知道你想幹什麼，那麼後面的臣藥，佐藥和使藥都不好配了，所以這是一個家法，或者說這是一種不成文的規矩，只是現在這樣的規矩都慢慢地被大家忘記了。現在到醫院去看，把陳皮寫在第一位的方子還是有的。「陳皮不寫在第一位」這種雞毛蒜皮的事情，書裡面不會說，但作為一種規矩，作為一種家法，它在師門傳授中會講到。現在不重視師承了，大家都是從書裡吸取知識，從書裡面去考證，去得出結論，從書本到書本，慢慢地也就把這些細微的東西，把這些背後有很多文化含義的特殊講究忘記了，這是非常可惜的事情。

橘子皮可以當一道菜，在做的時候要用油、用鹽，就是說不會把橘子皮專門單獨地去吃，還要放別的佐料和配菜，也是需要配伍。柚子皮也可以做菜吃，把柚子皮上面的一層表皮削掉，柚子皮有一層很厚的白瓤，可以切成丁，炒著吃。單吃的時候會感覺索然寡味，但是跟別菜配在一起，再加上一些調料，柚子的白瓤能吸收很多味道，味道會很美。

陳皮相關配伍和方劑

要理解一味藥的配伍，首先要記住它的根本性質。一味藥我們可以講一個晚上，可以講它的很多性質，但是我們講得要撒得開，也要收得攏。陳皮的根本性質只有四個字：和胃理氣。

陳皮和胃止嘔的配伍

比如，陳皮配生薑，可以止嘔。為什麼呢？陳皮能和胃，生薑連皮用，能溫胃。當胃氣不順的時候，用陳皮來理氣，同時用生薑來溫胃。生薑有化痰的作用，也有往下降的作用。我們說陳皮、生薑能止嘔，並不是說所有的嘔都止，它只能用於止寒嘔。如果是熱嘔，可以用陳皮配竹茹。

嘔往往伴隨著有痰，如果胃裡有食物的話，肯定還要嘔食物，在嘔食物的同時仍會有一些痰涎。有些人坐車的時候，暈車，會想吐。暈車的吐有很多種，其中有一種就是總感覺鼻腔和嗓子接頭的地方有點痰，這種痰讓他噁心，他嘔的時候不僅嘔食物，還會嘔出很多痰，這就是痰嘔。生薑是化痰的，陳皮和胃，它也能化痰。在坐車的時候，一是因為在車裡顛簸動蕩；二是因為聞了不習慣的氣味；三是因為心理比較緊張，坐車坐得少；四是因為身體比較虛。所以氣就運行得不通了，脾升清的功能就減弱了。脾不升清，那麼這些水穀的精微，在脾胃裡就化成痰了，不能很好地往全身輸送，胃裡就積攢了很多痰，需要吐出來，痰和食物一起嘔出來，所以通常用陳皮、生薑加半夏來止寒嘔。

止熱嘔時，用陳皮、竹茹，也可以加半夏。半夏雖然偏溫，但是它主要的作用還是在化痰上。

陳皮降逆止呃的配伍

陳皮、竹茹不但可以止熱嘔，還可以止呃逆，當然主要是治熱呃的。熱呃是因為胃裡有熱導致的呃逆，胃裡有寒也有可能導致呃逆，這就是寒呃了。有人說喝一杯水，呃逆就可以好了。如果是熱呃，喝一杯涼水就好了；如果是寒呃，喝一杯熱水就好了。為什麼呢？因為水喝下去，首先是到胃裡，水的溫度也能調節胃裡的溫度。

呃逆起源於胃氣不和，就要用陳皮來理氣。接著要看它的寒熱。如果是熱就要用竹茹，如果是寒就要用丁香。丁香是一味芳香的藥，也能和胃止呃。還有一個止呃逆的專用的藥就是柿蒂，整個蒂都可以用，柿蒂是澀的，它也有很好的止呃的作用。柿蒂是止呃的專用藥，不管寒呃熱呃都可以用。

治呃逆方法還有很多。呃逆就是胃氣不順嘛，胃氣不順的原因可能是渾身的氣不舒，可能是肝氣不舒。遇到有人呃逆，你在旁邊嚇他一下，就可能止住。為什麼呢？因為驚則氣亂，或者說驚則氣散。人體的氣是不能亂的，他受驚的那一剎那，氣就亂了，但馬上他又會定下神來，神一定，亂了的氣馬上就理順了。在這一亂一順的過程中，氣就順了，氣一順，他就不再呃逆了。

二陳湯與熱痰的化法

陳皮、半夏再加上茯苓、甘草，就是我們經常講的一個方劑：二陳湯。

它為什麼叫二陳湯呢？因為陳皮、半夏都是越久越好，因為越久越平和，對人體的損傷就越小。陳皮、半夏主要是用來化痰的。如果是熱痰，陳皮可以同知母、貝母、瓜蔞皮這些藥一起用，知母是清熱的，貝母和瓜蔞皮也是偏寒性的。半夏也未嘗不可用，雖然它是溫藥，但也不是太溫，何況痰要溫化才行，不能一味地用涼藥，那樣反而把陽氣都扼殺掉了，化痰效果就會慢一些。化痰還是很有講究的，我們在後邊還要講到。

便祕與和胃

胃不和，不但會嘔吐、呃逆、打嗝，還可能導致便祕。解大便本來是與大腸有關，但跟胃也是有關係的。因為大腸與胃是相通的，食物從胃到小腸再到大腸，是一個往下降的過程。脾主升清，胃主降濁，食物吃到胃裡邊，包括在小腸裡邊，都還存在一個泌清別濁的過程，泌出來的清，也就是水穀精微、營養物質，依然會往上升，這是脾的作用，糟粕往下走都是胃的作用。脾主升，胃主降。脾的性質是往上升的，胃是往下降的，大腸它也是往下降的，正是胃在降，大腸也在降，我們消化產生的這些糟粕，才能順利地排出體外。

如果胃氣不和，胃氣不降，大腸之氣也就跟著不降。中焦脾胃是一個樞紐，肝從左升，肺從右降，它的動力來源都在脾胃，都跟脾升清、胃降濁緊密聯繫。人體的升降是一體的，肝升得不好，脾升得必然不好，胃降得不好，肺降也必然受到影響，大腸的下降也會受到牽連。可謂牽一髮而動全身。如果胃不和，就有可能導致便祕，大便降不下來。降不下來怎麼辦呢？也要從和胃開始。

通便的方法有很多，如果大便結在大腸裡邊了，不管是因為熱結，還是因為濕熱黏膩結在裡邊了，都可以用大黃、芒硝把它攻下去。如果是因為乾結，結在大腸裡邊了，可以用芒硝來軟堅散結。芒硝是一味鹹藥，鹹能軟堅，芒硝的作用就是讓大便變軟，不管是乾結的還是黏糊糊的大便，它都能給慢慢的軟化，軟了就好往下排，就不黏糊、不乾結了，這是芒硝的作用。

大黃則像一個將軍，走而不守。一喝下去，它就一直往下走。因為它是苦的，苦就往下走，它又是芳香的，芳香就能走竄，這味藥到胃裡邊是往下降的，到小腸裡邊也是往下降的，到大腸裡邊它同樣往下降，它這麼一倒騰，有結的就不再結了，所以它也能通。

大黃和芒硝一起用的時候，它們的力度是非常大的，單用其中一種，力度會比較小。如果只用大黃，它能通便，但通便的力度比較小。小有小的好處，它能瀉血分的實熱，或者說瀉脾胃的實熱。如果只用芒硝的話，它瀉下的力度也比較小，它只是把大便變軟，其他的由人體自身來完成，這樣，基本上就對人體沒有什麼傷害。

還有兩種情況，跟氣血有關：

氣不通，人體沒有足夠的氣把大便往下推，這叫氣祕。為什麼沒有足夠的氣呢？這跟肺有關，肺主一身之氣嘛，肺氣不足造成了氣祕。我們一面用陳皮來和胃，另一面加一味杏仁來開肺，肺肅降的功能強了。胃一和，往下降的功能就加強了，大便自然就下去了。況且杏仁是一種仁，有油性，能滋潤腸道，讓大便也容易往下降。

還有血祕，就是因為血不通導致的便祕。此時用陳皮和桃仁相配來治療。陳皮依然是和胃的，桃仁是仁，裡面有油，能滋潤，而且桃仁是果仁，它能往下降，同時桃仁還能破血、化瘀。瘀血化掉了，新血就生出來了，血液循環就好了，大腸的水液就充足了，加上胃氣往下降，大便就容易下來。

九竅不和，其治在胃

前面我們講了嘔吐、打嗝、便祕，這些都是人體孔竅的問題，它們都跟胃有關。

中醫有一句話叫「九竅皆屬於胃」，是說人體暴露在外面的九個孔竅的病都和胃有關。所謂九竅，是指頭上的七竅：兩耳、兩眼、兩個鼻孔，還有嘴巴，還有下面的兩竅，也就是前後二陰。九竅疾病，是很多的，其治療的方式當然是多種多樣的，但在治療的過程中，我們要記住「九竅皆屬於胃」，要有一個和胃的思想，在適當的時候用一些陳皮之類的藥，效果會大大地增強。這就叫「九竅不和，其治在胃」，尤其是在久治不愈的情況下，考慮和胃，會別開生面。

從這裡也可以看出陳皮這味藥的作用，也可以看出和胃這個方法有廣泛的適用性。

甚至慢性鼻炎也要和胃，因為流鼻涕也和胃有關，況且扶土能夠生金。在這裡舉幾個例子，希望大家能舉一反三。知識總是變化無窮的，再好的書都講不盡。書裡只能舉一些例子，比如《傷寒論》，它就是給我們舉一個例子，人體感受寒邪以後，是什麼樣的，病會怎麼變。那麼風寒暑濕燥火六淫呢？《傷風論》、《傷暑論》、《傷熱論》有沒有呢？張仲景沒有寫，他只寫了一個《傷寒論》，這是因為當時東漢末年寒邪比較重；也是因為六淫邪氣他只用寫一個，其他的讓大家舉一反三。所以書不盡言，言不盡意，書只能是一個例子、一種端倪，剩下的還得靠我們自己。

如果你是跟師學習的話，老師可能會一天到晚對你絮絮叨叨，天天講，非常細緻，甚至能講很多書上不講的東西。寫書的人都是很高姿態的，一些雞毛蒜皮的東西，他們不屑於寫進去；而且，寫書的人，他們的老師也是寫書的人，很多東西他也不知道。有些臨床的人，是看了一輩子的病，知道很多東西但他不寫；有些人寫了一輩子的書，他寫書的素材也是從另外一些書上得來的，從書本到書本，也就漏掉了很多很精微的東西。所以如果是師承，他會比書裡多講一些；如果是家傳的，那就更多一些了，因為你會天天在家裡，被這些知識薰陶，會知道得更多一些；最關鍵的不是你能夠學多少、聽多少，而是靠自己建立陰陽五行、取象比類的中醫思維方式。運用這種思維模式，在日常生活中，時時處處去觀察、思考、體悟，然後這些知識才能源源不斷地成為你自己的東西。

一個思想很豐富而且願意真正教你的人，每天給你講很多東西，這些東西未必都是他從書上看來的，可能很多東西都是他自己悟出來的。從書上看到的東西不一定能記住，而自己悟出來的東西，也不一定是錯的，難道非得書上寫的東西才是對的嗎？根據實踐檢驗出來的東西才是對的。更可貴的是根據自己的體悟，然後在實踐中去運用，得到了驗證，這樣的東西最寶貴，中醫的經驗必須要這樣來積累。

辨證用藥

細心的朋友可能會發現，前面我們講的這些病，其實裡面還是有一些文章的。比如講柿蒂止嘔的時候，寒嘔、熱嘔都可以用，陳皮也是寒嘔、熱嘔都可以用。竹茹和生薑就不一樣了，生薑只能用於寒嘔，竹茹只能用於熱嘔，所以臨床的功夫首先在於辨證。我們經常講辨證用藥，它包括兩個層面，一個是辨證，一個是用藥。辨證，首先是要區分寒熱、陰陽、表裡、虛實。有人辨證很對，但他不會用藥。用藥要精到。選藥的途徑、角度非常多，但至少，是寒症你就要用熱藥為主；是熱症你就要用寒涼的藥為主。

進一步講，比如病人嘔吐，同樣是嘔吐，他的症可能不一樣，有的是因為胃熱，有的是因為脾虛，有的是因為痰，有的是因為瘀血，有的是因為肝胃不和，有的是因為其他的原因，這就要用一些藥來針對這些症候。還有的藥是針對這個病，用一個柿蒂來止呃逆，這就不是通過辨證來用的，而是通過辨病來用的，只要是呃逆，柿蒂你就可以給用上，它就有效果，柿蒂就是針對這種病的藥。有針對病的藥，有針對症的藥，這兩個要結合來用。

過去我在師父那裡看到一個病人，是北大的教授，年紀有六十來歲，還沒有退休，個子很高大，聲如洪鐘。本來是身體很好的一個人，現在血壓高，臉也非常的紅，脾氣也非常的大。用什麼方子？鎮肝熄風湯，但他把裡面的川楝子去掉了。我問為什麼，師父說這個人是做學問的，而且學問做得還很不錯。這就意味著要動腦筋，要傷肝、傷血。肝藏血，血用掉了，肝氣雖然旺，也是外強中乾的。因為川楝子是泄肝氣的藥，所以，就不要用川楝子來破他的氣了，其他的藥都可以用。可以去鎮壓他，但是，不要鎮得太狠。這是根據這個人的具體情況用的，要分人用的。鎮肝熄風湯用到這個分上就用得比較精到了。

我又想起了另外一件事情，是聽北京的一位老中醫講的。他當時遇到一個病人是慢性闌尾炎，因為病人年齡比較大，不敢做手術，找中醫治療了。本來中醫治療闌尾炎還是有一套方法的，而且很快。前面的醫生主要用苦寒的藥，清利濕熱，活血化瘀。痛是好了，但後來病人老是拉肚子。於是病人換了醫生到這位老中醫這裡來了。病人舌苔又黃又膩，這肯定是中焦有濕熱。開了連朴飲，也是清中焦濕熱的方，吃了還是不管用。然後，這位老中醫仔細詢問。得知病人雖然拉肚子，但是拉出的東西並不是熱辣辣的，還有很多寒象。有時候肚子還會痛，喜歡用熱的東西敷在肚子上，而且喜歡按，這又像是一個寒症。但是從舌苔上看，又是一個濕熱，很嚴重的濕熱。那怎麼辨呢？再仔細詢問才知道，這位病人在退休前是一家製冰廠的工人，是專門做棒冰、雪糕的，接觸的寒涼太多了；而且病人現在年紀也比較大了。年紀大同樣也會陽虛。還有，之前用了很多苦寒的藥，這又進一步導致了陽虛。陽虛則寒，陰虛則熱。所以他後來把這個病當成一個寒病來治，採用健脾溫中的方法，很快就把這個腹瀉治好了。這就是追本求源。追本求源就會不必顧慮他的舌苔又黃又厚，這是說得通的。因為他本身有寒，就運化不開，中焦就有積滯，積滯反而生熱。這種熱只是小範圍的熱，它的本質是寒的。現在還有很多病，本質是熱的，有小範圍的寒，這種寒往往是臟器功能不足，或者是因為其他的原因。因此我們要有追本求源的功夫。

痛瀉要方

我們再講一個與陳皮相關的方劑，痛瀉要方，此方最早出現在朱丹溪的著作中。一共四味藥：炒白朮、炒白芍、防風、陳皮。這個方子之所以有名是因為它的配伍非常精到，效果非常好，適用面也非常廣。木剋土，肝脾一向不和。和諧是一種追求，人體的五臟六腑一定要和諧，但這種狀態很難達到，五臟生剋，它們各自之間都是存在矛盾的。但這個矛盾可以適當調解一下。

炒白朮是補脾、健脾的；白芍瀉肝火，能養肝陰。肝是體陰而用陽。它本質上是屬陰的，但在功能上是屬陽的。肝主升，升為陽；肝為將軍之官，將軍的一切活動也都是屬陽的。當肝陰虛的時候，肝陽就會上亢。白芍味酸，可以泄肝之用，養肝之體。它讓肝自己把自己養好了，不要過於逞能，否則脾土就被剋得很難受。防風，是一味辛散的藥，能夠辛散肝氣、和肝氣；陳皮能夠和胃氣。

這個方子其實是用白朮、白芍把肝脾先好好地撫慰一下，你們倆不是有矛盾嗎？我都先給你們倆一點補償。白朮是補償給脾的，白芍是補償給肝的，然後再互相勸一下。防風和陳皮是勸和的，這就是這個方子的意思。

之所以叫痛瀉要方，是因為這個方子最初是用來治療痛瀉的。痛瀉就是肚子痛一陣，瀉一陣，感覺肚子痛了就要上廁所，解下大便後痛就好了，此時大便是稀瀉的，甚至有沒消化完的東西。一切的痛往往跟肝有關係，尤其是陣痛。一陣痛一陣不痛是氣痛，氣不和往往跟肝氣不和有關，所以要考慮肝。腹瀉則跟脾有關。所以痛瀉破譯開來就是肝脾不和。叫「要方」是說這四味藥非常的精要、簡潔，可以在此基礎上加進別的藥。《時病論》裡邊有培中泄木法，以痛瀉要方為基方，加進別的藥，例如有寒加吳茱萸；因為是瀉，唯恐痛瀉要方解決不了問題，就加了一些升清的藥。清氣在下則為瀉，加一些葛根、荷葉，把清氣往上提升，就能讓痛瀉要方的效果更好。後來，痛瀉要方不僅僅用來調和肝脾，它還有其他的作用。

厚朴

厚朴是厚朴樹的樹皮，味辛、苦，性溫。有部電影叫《黃連厚朴》，裡面有個對聯是：「雲過黃連淡，風來厚朴香。」厚朴有芳香的氣味。它入脾、胃、大腸三經，性質是往下降的。脾主升，胃主降。厚朴主降，正好順應了胃的性質。當胃下降力度不夠的時候，經常用厚朴來推動胃往下走。胃下降的力度不夠，就會導致脹滿、不消化。有的人本來不該吃人參黃芪這類補藥，這樣補氣的藥吃多了也會導致壅滯，脹滿，也可以用厚朴來消脹。

厚朴消脹

現代人飽食終日，每天吃得很多，有食積，可以在消導化食的基礎上加一些厚朴，把這些東西迅速降下去。比如傷食腹脹，吃肉多了不消化，用山楂；吃多了蔬菜、水果就用草果；吃多了米飯就用炒稻芽；吃多了饅頭、包子就用炒麥芽。另外可以加上橘皮來和胃，加枳殼、厚朴以降胃氣。為防止降得過於厲害，還可以加一些砂仁。砂仁也是芳香的，芳香能醒脾。砂仁是先升後降，可以防止降得過於厲害。

厚朴是一個往下走的藥，能平胃、消脹。脹分虛實，有實脹、有虛脹。實脹，是氣真的壅滯在那裡了，現代人一般實脹居多。一脹就吃不下飯，所以用厚朴是能夠讓人吃飯的藥。脹消了，人就覺得還能吃些。所以中醫有一句話叫「吃厚朴的飯，穿肉桂的衣」，什麼意思呢？不想吃飯的時候，就考慮用厚朴；當特別怕冷、老要穿衣服的時候是陽虛，可以用點肉桂，你就可以少穿衣服了，因為肉桂是一個溫藥，它可以溫腎，溫腎就可以溫人的全身。吃了厚朴，你就很能多吃飯；吃了肉桂，你就能少穿衣。咱們要這樣去理解，而不能死板地去理解。

虛脹慎用厚朴

虛脹就要慎用厚朴。現在有很多人，尤其很多老年人，覺得比較脹，這往往都是因為不運動，吃得又比較多，脾虛不能運化。吃一點厚朴，也會感覺很舒服，但要適可而止，因為厚朴是不能久用的，老人尤其不能久用，久用會傷氣的，因為它老往下降，老年人好不容易有點生生之氣，老往下降，這股氣就被剋伐了。

不光厚朴是這樣的，還有萊菔子，就是三子養親湯裡的蘿蔔子。有的老人在電視裡面聽說厚朴好，聽說萊菔子好，就從藥店裡買來自己泡水喝，剛喝下去的時候感覺真舒服，就買來很多。吃一次舒服並不意味著吃一百次還舒服，可能吃到第十次你就吃過頭了，結果吃壞了，肚子又脹啦，於是就多吃一些，結果是越吃越脹。這怎麼回事呢？殊不知，以前那個脹是實脹，實脹用厚朴、萊菔子之類的就能消掉，消掉以後本來就不應該再吃這個。老年人脾胃之氣本來就比較虛，存一點胃氣已經很不容易了，又吃了這麼多剋伐消導、破壞脾胃之氣的藥，再脹起來就是虛脹了。虛脹有虛脹的治法，就不能再繼續用厚朴、萊菔子之類的了。

單用厚朴還不如三子養親湯來的平和。三子養親湯以前講過，這是韓懋創的一個方子，它有三味藥：家蘇子、萊菔子、白芥子。家蘇子就是人家家裡種的紫蘇的種子。現在有人一聽中藥是人工種植的就痛心疾首，其實人工種植的藥自有其好處，有些藥還非得人工種植的才行。比如蘇子，就是種植的好，要是野生的蘇子反而不好。萊菔子就是蘿蔔子，主要用於消食降氣。白芥子聞著比較衝，它能化脾裡膜外之痰，能化肝經的痰，很難化的痰它能給化了。紫蘇子還能走表，因為紫蘇就是走表的，蘇子相對的也能夠解表、通內外。這三味藥老年人適量用一些是非常好的，但是千萬不要過。後來有人在三子養親湯的基礎上再加上人參、白朮。為什麼呢？因為三子養親湯是消導耗散的藥，用人參、白朮來給補氣，這樣就是攻邪而不傷正了。還有人在裡邊再加上五味子，五味子是收斂的，而三子養親湯的三子是散的，一邊散邪，一邊收正氣，這樣就達成一個平衡。

「平胃」的含義

我們講蒼朮的時候講到平胃散，講到土。土有高高隆起的土，也有低低陷下去的土，當土高低不平的時候，高處的土相當於胃土，「胃為燥土，得涼則安」，它喜歡下點雨，喜歡涼涼的，這樣的話它那上面就容易長東西。脾為濕土，就好比是那陷下去的土，裡邊總是潮乎乎的，甚至有一些積水，所以它就喜歡乾、喜歡溫、喜歡暖一點，它不喜歡太涼的，太涼了那一潭水就結冰了，所以，「脾為濕土，得溫則運」。那脾和胃就是有矛盾的了，怎麼樣才能緩解這個矛盾呢？我們就要把土稍微平一平，讓高出去的胃土不會高得太多，讓陷下去的脾土不會陷下去太多，它們的矛盾不就緩和了嘛！所以，土需要盡量平整一些，才好種莊稼。

平胃散，是由蒼朮、陳皮、厚朴、甘草這四味藥組成。它的意思是讓土能夠平一些，雖然它主要的作用是在燥濕。厚朴是辛、苦、溫的，往下降。辛溫則散濕，苦則下降。厚朴的辛溫苦降就正好能夠消除脹滿，消除因濕邪，或因脾不能運化導致的脹滿。這是符合「脾為濕土，得溫則運」的。為什麼叫平胃散呢？平胃散其實是平脾散，這些藥都比較燥，都是燥脾濕的，這就好比把胃高出去的燥土削一些下來，填到陷下去的濕土裡邊。這樣它會把低窪裡的一些濕給吸過來，然後脾土就沒那麼濕了。這個土地也變得平整了，這就是平胃散的本意。

木香

前面講了幾個土部的藥，細心的朋友可能會發現，這些藥都有一個共同的特徵：就是比較香。白朮是芳香的，蒼朮更香。橘類，包括陳皮、橘紅、枳實、柚子皮等等，雖然氣味有差別，但它們無一例外，都是比較香。厚朴也是香的。芳香就能醒脾，脾主運化，所以運化的藥往往都有芳香之氣；同時，芳香還能化濁、開竅。這些香氣之間雖然有差別，但是共同的地方就是能夠促進運化。因為它們有差別，所以在用法上也有不同。

後面我們還會講很多芳香的藥。先講兩味：木香、砂仁。

木香產地

木香是一種藤，附著在其他的樹上，到春末夏初的時候會開花，但它入藥的部位不是藤而是根，切成斜片，晾乾以後就可以用。

廣東、廣西產的木香，叫廣木香，雲南產的木香叫雲木香，都是佳品。四川產的木香叫川木香，就沒那麼好了。

北方很多地方也產木香，但都不行。祁木香是河北安國產的，因為安國是藥都，木香用量又比較大，所以在藥材市場的旁邊就會有很多種植藥材的地方。河北的安國、安徽的亳州、江西的樟樹，都會在本地種很多藥材來賣，這叫地產藥材，就是在藥材銷售地生產的藥材，往往有的藥材質量就沒那麼好，祁木香就屬於這種地產藥材。現在市場上，尤其在北方的市場上，多是祁木香，當然也是可以用的。

如果講究一點，那就用廣木香、雲木香。如果你用藥不講究的話，祁木香也可以用。

木香歸三焦經

木香辛、溫，歸三焦經、肝經、脾經，是三焦的氣分藥。看到木香，首先就想到它是入三焦的，這是它與其他藥不一樣的地方。如果看到厚朴，就要知道它有一個特殊的作用就是降氣，入大腸的，因為大腸是主降的。看到陳皮，第一印象就是和胃。看到青皮呢？就是它能破肝氣。所以每一味藥都會給我們一個第一印象，第一印象就是它區別於其他的藥的地方，後面要講的還有香附，它也是一味理肝氣的藥，它還有很多其他的作用，但它最主要、特殊的作用就是理肝氣。

木香最主要、最特殊作用就是入三焦經。三焦，歷代醫家有很多的說法，有人認為它是人體腔內的一層油膜，有人認為它就是整個體腔分為上、中、下三部分。還有很多其他的說法，我們可以把它們相通起來理解。說木香是入三焦經的氣分藥，能夠行氣、降氣、調三焦之氣的升降。其實考究起來，首先木香能瀉肺氣，能和脾胃之氣，還能疏肝氣。古人很多論述本草的書裡邊講到木香的時候，都不離這三種說法。泄肺氣是走上焦的，肺屬上焦；和脾胃之氣，脾胃是屬中焦的；它又能疏肝氣，肝腎是屬下焦的。這就意味著它上、中、下三焦之氣都能理。而且又特地的說它歸三焦經，歸三焦經就能理三焦之氣。它同時入肺經、脾胃之經和肝經，這也是通過分別入三焦的幾個臟腑來實現它通調三焦之氣的作用。

有人會問，不是說入三焦肝脾之經嗎，怎麼又說入肺經了？我們一直講，歸經是相對的，凡是芳香的都會入肺，凡是走氣分的藥也都會入肺。既然入肺這樣明顯，芳香理氣就不用說了，木香它肯定也入肺經，但是書上並沒有講。我們讀書千萬不要死於句下，書上說什麼你就信什麼，不肯變通，不肯自由、靈動地去理解。香的東西，用鼻子一聞，它進了你的鼻孔，進了你的氣管，最後不就走到肺裡面去了嗎？又因為它是芳香的，是開竅的、理氣的，肺又主一身之氣，它怎麼可能不作用於肺呢？太明顯了的東西書裡面是不會說的，書裡面不說，你就不承認，你讀書就太拘泥、太死板了，所以說讀書要活。

學問的三個層面

一個人的學問，要分三個層面：

首先是根底。有人覺得，讀了很多書，就叫學問有根底。這要看是什麼學問，像中醫這樣的學問，它的根底是生活，生活的經驗。為什麼老中醫更好？因為他有很多生活的經驗，這種經驗並不單是醫療的經驗，還有其他生活的經驗。人活了一輩子，也就是體驗了一輩子，思考了一輩子。怎麼體驗、怎麼思考？就是結合自己的生活、結合自己的閱歷，再結合醫理，結合這些學問一直在思考。思考得成熟了，那麼他的醫道自然也就成熟了，他的學問也就有了根底。

學問還要有性情、性格，尤其是像中醫這樣的學問。什麼叫性格呢？就是要讓這些東西講出來就像是你講的，有你個人的特色在裡面，有你個人的思考在裡面，有你個人的表述方式在裡面。這表明，你跟學問已經合二為一了。

往下走是經驗、是根底，往上走是學問的性格、性情，中間才是書本。這就是學問的三個層面。如果你不肯聯繫生活，也沒有自己的性格、性情，書上講什麼就是什麼，那麼你只局限於中間層，從書本到書本。這樣的知識是記不住的，記不牢的。學了你也是不會用的，而且學得也會非常枯燥。

木香的鑑別及使用禁忌

回到木香這味藥上面來。木香有純陽之性，很香、很燥。有人很喜歡聞木香的氣味，也有人很討厭。其實廣木香的氣味是很好聞的，只是有的稍微有一點腥氣。

怎麼去辨別木香的好壞呢？木香是根部入藥，切成片。好的木香，皮是灰黃色的，裡邊有灰白色的小孔，就像枯了的骨頭一樣。放在嘴裡咬一咬，能夠黏牙。有的木香，小孔裡有油脂狀的東西，這是走了油，質量稍遜，但也不影響使用。

凡是芳香的藥，就會有燥性。如果你的手經常碰一些芳香的藥，事後你會覺得手有點發乾。因為你接觸到了香燥的東西，會消耗津液，所以陰虛的人用木香就要注意了，書上講「陰虛者忌」，但陰虛者真的忌諱木香嗎？也未必。當然，單用一味木香，陰虛的人是非常忌諱的。香燥消耗陰液，使陰虛的人更陰虛，就犯了《內經》虛虛實實之忌。也就是讓正氣虛的更虛，讓邪氣實的更實。

但單純用一味木香的時候很少，木香往往是與很多滋陰一起用，例如陰虛的人，用了滋膩的藥補陰，為了防止滋膩藥不能運化，所以往往加木香，還加砂仁，在後邊我們還要講到。加木香的作用就是為了通三焦之氣，來幫助運化。

香連丸與痢疾

木香通三焦而調氣，能促進三焦氣化，調氣滯。那麼，三焦氣滯，氣化不利，會導致一些什麼情況呢？最典型的是痢疾，痢疾拉下來的是一些濃凍狀的東西，不像普通的稀便，這往往是因為濕熱盤踞在脾胃大小腸這一帶，脾胃大小腸氣滯了，水穀清濁不分，影響大小腸本身，以至於身體有用的東西都會轉化成不好的東西往下排，一次排一點，但又不能完全排淨，所以人得痢疾，經常會用到一味藥：香連丸。

香連丸有很多種配方，它最主要的兩味藥就是木香和黃連。黃連是用來清中焦的濕熱，木香則用來調氣，調理上中下三焦之氣。氣調順了，濕熱清掉了，痢疾就會好得快。這就是香連丸這個方子的原理。當然痢疾並不是說只用這兩味藥就能管用，我們還可以加其他的藥來輔助這兩味藥。香連丸在治療痢疾尤其是熱痢的時候，經常會跟白頭翁湯一起用。白頭翁湯也是治療痢疾的經方。

香連丸雖然只有兩味藥，但它的含義還是比較多，一個理氣，一個清化濕熱。香連丸裡邊用的木香，用的是煨木香，就是把木香用濕麵團裹住，放在鍋裡炒，等到把麵團炒乾以後，再把麵團去掉，用裡邊的木香。木香經過這麼一煨，油就少了，氣也比較緩和了。而且麵團屬於五穀，用麵團裹住煨一遍，能使木香得谷氣，穀氣是一種衝和之氣，所以煨木香與生木香相比，它比較和緩。那為什麼要把它全部裹住在火上來煨呢？因為木香的香氣跑得很快，如果像炒白朮那樣來炒木香的話，可能就會把這點香味全炒跑了，所以要用麵團把它全部裹住，這時候它的香氣就不會全部發泄出來。所以在治痢疾的時候，用這煨木香會比較好。

還有一重意思，痢疾跟脾胃的運化機能失調有關，所以在用藥時要兼顧脾胃。黃連是清脾胃的濕熱，木香則能芳香醒脾，又因為它炮製的方法比較特別，得了穀氣，它也能調和脾胃之氣，而且是用一種很溫和的方式來調和脾胃之氣。

痢疾的濕熱需要緩緩地清，它的氣滯也需要緩緩地調，不能太急，否則欲速則不達，所以在用藥方面要緩。當然這並不是說需要吃很久的藥，或者說療效慢，而是說用藥本身要緩，這樣才能很快見效，不是說藥用得越急見效就越快。有時候，用藥越緩見效反而越快，關鍵在於輕重緩急要拿捏得好。

有的痢疾會痛，那就加白芍。白芍味酸，酸就能收，能夠收住真陰。而且痢疾往往跟肝有關，加白芍並不僅僅是因為白芍能止痛，它還能夠柔肝養陰，能緩肝之急。黃連、木香、白芍，是在治痢疾時經常用的。

木香配梔子用於淋證理三焦

還有淋證，也經常要用到木香。淋證有五，氣、血、石、膏、勞，主要表現為小便不通、尿痛、尿濁、尿血等。而尿血又要分別，要問他尿血的時候痛不痛，如果不痛，就是真正的尿血，需要按血證來治；如果伴隨著陰莖疼痛，就是一個淋證，這也跟濕熱困在下焦、膀胱氣化不利有關。所以，治淋證一定要兼顧調理三焦之氣。

治淋證有很多方子，比如大薊飲子、小薊飲子，還有八正散之類的，但這些方劑都只是基礎的方劑，還要根據具體的情況來加減。所以木香、梔子這些藥在治療淋證的時候要經常用到。

木香調理三焦之氣，梔子清三焦浮游之熱。前面我們講了香連丸，現在又講了木香和梔子這對藥，其實這兩對藥的結構是一樣的，一個調氣，一個清熱。梔子是苦寒之藥，能清熱，也有一些燥濕的作用。

木香在用於理氣的時候，是不能久煎的，甚至有的書上說它根本不能見火，不需要熬，一般是把它打成粉，然後在藥劑裡泡一泡，就能喝了。一般開方子的時候，木香要寫上後下五分鐘，在熬藥的最後五分鐘把它扔下去就行，它只能熬五分鐘，就有作用了，如果久煎，香氣就全跑掉了。當然治療痢疾的時候，就要把它煨熟，就又要另當別論。

木香配玄胡索治一切氣痛

木香配玄胡索能治療一切氣痛。玄胡索是調理肝氣的，最善於止痛。但如果只用玄胡索來止痛的話，有時候止得住，有時候止不住。雖說它能調理肝氣，但作用還有待提高，加一味木香，它的調氣力度就更大了。木香調三焦之氣的，三焦是一個很大的概念，包括上焦、中焦、下焦，它不拘泥於某一臟腑，說木香能走三焦，就是說木香能夠通全身，它管的範圍比較大，那麼它理氣的力度、幅度就會更大，對於氣痛是有一定作用的。

剛才講了玄胡索治一切氣痛，當然也有的氣痛還是治不了，畢竟理氣的藥還有很多，因為氣不順，有時候你沒有必要用玄胡索，可以根據痛的部位來合理的用藥。

例如與胃有關，用陳皮就行了，木香、陳皮，同時還可以用一味玄胡索；如果與肺氣不利有關，可以再加白豆蔻，白入肺，豆蔻入中焦，白豆蔻入肺脾兩臟，能清化肺脾裡面的濕熱；如果肺氣不能宣散，可以加蘇葉，蘇葉是往外宣散肺氣的，它是一種辛溫的葉子，能走表，能散，與理氣的藥一起用，就像一個屋子裡面現在悶得比較厲害，一邊要開窗子，一邊又要在屋子裡面加強通風。很多病都是跟氣不通有關，氣不通馬上就堵在那裡了，剛堵上的時候往往會讓人痛，堵久了人可能還會痛，也可能不痛了，不痛，氣還堵在那裡，最後形成了痰。所以，氣滯就成了痰。木香通常又與其他化痰的藥一起用，它可以加大化痰的力度。

追蟲丸

追蟲丸出自《證治準繩》，一共四味藥：木香、牽牛、雷丸、檳榔，能夠治療體內的一切寄生蟲。

雷丸就是殺蟲的；檳榔能殺蟲，還能破積、降氣。

每個人體內都有寄生蟲，只是人體和這些寄生蟲相安無事，人體甚至需要一些寄生蟲來維護體內生態；但當人體出問題的時候，這些蟲會突然繁殖得非常多，這就比較麻煩。一般來講，在濕熱或者有積滯的情況下，或者有瘀血，有痰的情況下，體內比較汙濁，這些蟲就會失去正常的生長規律，繁殖得過多。所以用檳榔，一則殺蟲，二則破氣化瘀消食，它能把體內一切不好的東西全部掃蕩出去。

牽牛是利水的，也是驅邪比較迅速的。一味牽牛，一味檳榔，能夠讓人體的邪氣從大小便迅速地排出去。再加一味木香，因為在做這些事情的時候，必須有一個前提條件，就是氣機通暢，氣機通暢了，它們才能很順利地發揮作用，如果不通暢的話，它們發揮作用沒那麼快，反而會傷了人體自身。

砂仁

砂仁的性狀及產地

砂仁是入肝、腎、脾、胃四經的，也是一味芳香的藥，醒脾開胃。它性辛溫，能破寒氣，主要破脾胃中的寒氣。砂仁這味藥，產於廣東、廣西、福建、雲南、海南，東南亞、印度也有出產，但是，從現在用藥的總體情況來看，還是中國產的砂仁比較好，市場上中國產的砂仁價格也更貴。仔細聞起來，中國產砂仁的氣味要溫馨一些。

陽春砂，產於廣東陽春，裡面的子是紫紅色的；還有一種叫縮砂仁，它是灰白色的。藥鋪裡陽春砂會比較多一些。

砂仁是一種草本植物，它結的果跟別的植物不一樣。別的草就是往上長，在上面開花結果。砂仁則是從它自己腳下的根上單獨長出一個莖，這個莖不長葉子，直接開花結果。而且這個莖非常矮，結的砂仁看上去就好像是結在地上一樣。這叫附根而生，是附在根上另長出來的，那麼它入下焦要多一些。而前面我們的很多芳香的藥，都偏入上焦、中焦，因為芳香輕浮，不容易往下走。

砂仁外面有一層殼，裡面有很多小粒，在一起攢成一團。我們要把它砸碎用，熬的時間不能太長，只能熬個五分鐘，甚至把它打碎了放到熬好的藥裡面泡就可以了。

入腎納氣

砂仁能夠入腎，又能降氣。我們知道肺主一身之氣，而腎主納氣。腎要把人體的氣往底下收，砂仁幫助腎納氣，也能夠把其他藥的藥性往腎裡面引。所以又叫縮砂仁。這是取它能夠封藏的意思。還有的書裡寫作縮砂蜜，或者縮砂密。

最近流行一個火神派，他們用藥的時候，經常用大量的附子，五十克、一百克甚至用二百五十克、五百克。但有一個規律，在很多用大量附子的方子裡面，都會用大量的砂仁，比如十五克砂仁，或者三十克。因為砂仁是往下走的，能夠通腎氣的，用這麼多屬火的附子，如果不把它往下引，封固在腎裡，它必然往上走，因為火性炎上。所以，要把這麼多附子用好，首先附子用量要大，用量要大就會往下走；第二，附子熬的時間要長，熬的時間一長，陽極生陰，它的火性就不那麼大了，而且藥熬的時間越長，藥力也會更往下走；第三，再用大量的砂仁，把附子的作用往下引，往腎裡面封藏，讓附子的純陽之氣歸到腎裡面，而不是到脾肺裡面為非作歹。按我理解，這是他們用藥的原理。

雖然我不敢完全苟同火神派的很多觀點，但他們一些用藥方法和思路，有些仍是值得我們學習的。當然，在臨床上如果有其他的方法可用，就沒有必要去走他們這條路了。能用平和的方法，就盡量用平和的方法，還是不要標新立異、挺而走險為妙。

香燥解膩

我們平時用砂仁，十五克就太多了，頂多用到六克、八克。因為它是一味調氣的藥，而氣是無形的，輕輕地撥動它就可以了，調氣的藥往往用量比較少，用多了反而不好。砂仁用多了，會讓人口渴。為什麼？因為芳香燥濕耗氣，消耗津液，而且它往下走，還能把津液往下引。

砂仁經常用在燉肉料理中，它的香燥之性能夠解油膩，使肉類肥而不膩，尤其是燉豬蹄，那是必用的；它芳香化濁，能夠去掉肉類的腥臭；它健脾開胃，能讓人胃口大開。但是，用量必須恰到好處，用的太少，杯水車薪不起作用，用得太多，肉就柴了，可見這個藥的威力。

在過去製熟地的時候，經常會用砂仁。把砂仁搗碎，泡水，或熬水，澆到地黃上，再把地黃經過九蒸九曬。用砂仁、陳皮來製熟地，是熟地的標準製法。

為什麼要用砂仁呢？熟地也是入腎的，性質非常滋膩，往往在脾胃中就運化不了，最後黏黏糊糊地被排出去了。砂仁能夠解滋膩，還能幫助脾胃運化熟地，還能幫助熟地往腎裡邊吸收、封藏。

保胎要藥

孕婦必須慎用芳香的藥，就連木香都要慎用。像什麼麝香、冰片根本碰都不能碰，甚至聞都不能聞。因為芳香走竄得太厲害，易傷胎元，甚至引起流產。

那如果孕婦出現脾胃不和、氣機不利，該怎麼辦呢？砂仁可以用，因為砂仁很平和，能夠寬中、調氣；同時，砂仁健脾，脾主升清，有升提的作用，能防止墜胎；砂仁還能幫助腎的封藏，腎封藏得好，胎也就更加堅固。

所以，白朮、砂仁，經常作為保胎要藥，出現在各種孕婦用的方劑中。孕婦用砂仁，一般用殼砂，也就是帶著外殼的是砂仁。

當然，砂仁也不能用得太多，它雖然不耗氣，能夠和脾胃，但如果使用不當，也會適得其反，這要靠我們靈活地把握。

孕婦可以用砂仁，但是新產婦不要用，為什麼呢？香燥耗血，而新產婦本身就處於血虛的狀態，再多用香燥的藥對她是非常不利的；而且新產婦需要盡可能地排除惡露之類，也不宜用封固之品。

砂仁配木香、陳皮

砂仁與白朮和陳皮配在一起能夠和胃益氣。白朮是健脾益氣的，陳皮理氣，如果加一味砂仁，理脾腎之氣，又理胃氣，效果會更進一層。前面我們說了，它可以用來製熟地，但現在市場上買到的熟地是不是真的那麼精心地用砂仁去做的呢？很難說。所以我們用熟地的時候，經常會刻意地再加一些砂仁，那麼砂仁、熟地、茯苓這三味藥在一起用來納氣歸腎。增強腎納氣功能的時候，這三個藥用得比較多。

前面我們講了，木香和砂仁經常一起用於滋陰的藥裡，作為反佐。比如六味地黃湯是一個補腎陰的藥，有時候光用六味地黃湯還嫌不夠，有人就加入龜版膠、鹿角膠、阿膠，甚至加生龜版，這都是一些不易消化的、滋膩的藥，吃多了，病人就容易不愛吃飯。那麼，再加木香和砂仁，一則解膩，二則調理脾胃，促進人體消化吸收機能。而且，木香是調理三焦之氣，能使藥力運行順暢；砂仁能促進腎的封藏，把這些養陰藥很好地封藏在腎裡。滋陰藥加陳皮促進運化吸收，不算本事，誰都知道；懂得加砂仁才算本事，為什麼呢？因為考慮得更深。砂仁不單是為了幫助消化，還是幫助封藏的。

砂仁與霍亂

通過砂仁，能同時調和脾胃之氣，能升能降，我們很容易地就想到一種病：霍亂。

霍亂是什麼病呢？我們可以從這兩個字的本身來看：霍，就是猛然的意思；霍亂，就是猛然一下子就亂了；什麼地方猛然一下子就亂了呢？脾胃！本來，脾主升清，胃主降濁，升降有序。現在猛然亂了，脾不能往上升清氣，清氣在下，人就會拉肚子；胃不能降濁，濁氣在上，人就會嘔吐，所以霍亂的症狀就是上吐下瀉。有的年分霍亂相對少一些，而有的年分多，這跟五運六氣有關。二〇一一年夏秋之際很多人都犯霍亂，往往是吃了一點有點變質的、或在冰箱裡放得太久的東西，馬上就上吐下瀉了。

怎麼辦呢？夏天可以用芳香化濁的方法來醒脾開胃，例如可以用藿香正氣散，及其他的一些藥，裡面可以加一些黃連、厚朴，化解一下中焦的濕熱，黃連能清熱、降濁，厚朴也是促進胃往下降的，同時它的芳香能夠醒脾。

當然砂仁也是可以用的。它跟藿香、陳皮、木瓜一起用可以治療霍亂轉筋。因為得了霍亂的時候，人經常會出現小腿肚子抽筋，加入木瓜走肝，用來緩急，同時能夠引氣下行；藿香既走表又走裡，解表和中，通表裡之氣；橘皮是理胃氣的；砂仁是理脾、胃、腎之氣的。所以他們一起在針對霍亂，效果很好。

還有一種霍亂叫乾霍亂，它也是脾胃之氣陡然一下子亂了。清氣不升反降，但該瀉而瀉不出來；濁氣不降反升，該吐卻吐不出來。這樣，肚子裡就絞痛。這比普通上吐下瀉的霍亂要可怕得多。氣閉住了，所以出不來。邪氣一直在中焦攪和，讓人痛得不得了，這種病又有個別名叫絞腸痧。怎麼治呢？要讓這些邪氣有個出路，先讓該吐的吐出來，該瀉的瀉出去，然後才好辦。

首先催吐，用燒鹽湯。就是燒得很濃的鹽水，讓病人喝下去，喝下去後就會嘔吐，吐了以後，上通則下達，下面也能瀉出來了。如果在鹽湯裡面加點砂仁，理氣和胃，效果會更好。

第五章

解鬱藥

我們繼續講兩味芳香的藥：香附和川芎。它們對人體的運化有很重要的作用。這兩味藥的作用都傾向於解鬱：解氣鬱的是香附，解血鬱的是川芎。

香附

香附是一種多年生的草本植物，在田野和水邊都會有。它是一種草，根下面會結一兩個子，長條型的，上面長了很多毛，這就叫「香附米」或「香附子」。細長的比較好。用的時候要把那一層毛去掉。香附以浙江金華產的最好。

香附的性能

香附辛溫，微有甘甜，但有些質量不好的香附就沒有這種微微的甘甜了，只是辛溫而苦。它歸肝、肺、三焦經。實際上，香附是一味全身都走的藥，歸肝、肺、三焦的言外之意就是通行全身。肺主一身之氣，解鬱重在疏肝，調理肝肺之氣，就能疏肝解鬱。三焦是上焦、中焦、下焦，能通調水道，又是火府，是水火通調的場所，我們更傾向於認為三焦是我們整個的體腔，歸三焦經的藥往往能夠行氣、解鬱。

香附是氣分藥，能通行十二經、奇經八脈的氣分，也就是說它通行全身的氣分。在學藥的時候，凡是遇到歸三焦經的藥都要注意。其實，入三焦經的藥不多，一旦說某個藥入三焦經，那言外之意就是它作用範圍比較廣，能夠調理全身。

入肝經，還提示香附能入血分，能調節血中之氣。它與入血分的藥一起用，能把血分的藥引到氣分，然後來生血。所以，香附配當歸則養血，配丹參則化瘀。

因為香附能通行全身，它還走血中的氣分，能理氣，能調氣血，所以它是一味重要的解鬱藥。很多書說它「總治諸鬱」，就是說不管什麼樣的鬱都要用它來治，是解各種鬱的主藥。

鬱是什麼

《黃帝內經》講，天地有它的鬱，東西南北方與五行都有它各自的鬱。人體五臟六腑也有各自的鬱，歸納起來，就氣鬱和血鬱。氣血在我們渾身是要上下通行、周流不息的，一旦不太通暢，就是鬱了。但這種鬱並不意味著完全停滯，只要有一點點的停滯，就叫鬱。

治療氣鬱和血鬱，最終還是要以治氣為主。

氣和血是分不開的。氣為血之帥，血為氣之母。帥就是率領的意思，好比元帥，率領著軍隊往前走。氣朝哪個方向走，血就會朝哪個方向走，人體的血液因此能夠循環。血為氣之母，氣雖然在走，但要依附在血上。氣和血是不可分割的。氣屬陽，血屬陰，氣血交抱在一起，有血就要有氣，有氣就要有血。如果沒有氣，光有血，血很快就凝滯了，成為瘀血，瘀血又進一步加劇氣鬱；如果有氣沒有血，或者氣多血少，那就更不可想像。

氣和血鬱了，就要調氣解鬱，或者化瘀解鬱，這是一個大法，香附正好有這種性質。不管什麼鬱，本源都在肝，所以解鬱又要以疏肝為主。肝為將軍之官，對人的情緒影響非常大，而氣跟人的情緒也有很密切的關係，《黃帝內經》講「怒則氣上，喜則氣緩，驚則氣散，恐則氣下」，情緒對氣有直接的調節作用。

比如呃逆，《黃帝內經》提供的治法之一就是突然嚇唬他一下。這個方法我在生活中用過。有一次跟一個朋友走路，他老是呃逆。因為在路上，沒有條件用藥，當我們走到了一個稍微偏僻一點的地方的時候，我裝作嚇得魂不附體的樣子，陡然一下拉起他就跑，他看到我那麼害怕，也一下子被嚇壞了，就跟著我趕緊跑，跑了幾步之後我們站住了，他問我什麼事，當時他的樣子比我還害怕。我說沒什麼，就嚇唬你一下，看看你還打不打嗝。後來他一上午都沒再打嗝，為什麼呢？因為他是被驚了一下，氣亂了，但是亂了以後，馬上又能順過來，一亂再一定，氣機就獲得了重新調整。氣順了，就不會有呃逆。可見情緒對生理的影響之大。

越鞠丸

解鬱必須以疏肝為主，肝木也特別容易鬱。我們經常聽說的就是肝鬱，至於什麼心鬱、脾鬱，聽說的不多。但肝木一鬱，脾土的壓力就大了，所以要解鬱就必須健脾。解鬱有一個很好的方劑，叫越鞠丸：

越鞠丸有五味藥：香附、蒼朮、川芎、神曲、梔子。有個歌訣可以幫我們記憶和理解這個方劑：香附蒼朮走太陰，芎入肝膽以其平，更加神曲和梔子，肝胃火清穀也清。

中醫常講五鬱：氣鬱、血鬱、濕鬱、食鬱、火鬱。氣鬱就是氣行不通，這是根本；血鬱，就是血行不暢；濕氣太重也會導致氣血的鬱結，是為濕鬱；食鬱，就是吃多了食物，消化不通，脾胃升清降濁的功能受到了影響，導致人體的鬱結；火鬱，是體內有熱，氣機被熱遏制住了，導致氣血鬱結。

越鞠丸的五味藥，就是針對這五鬱而來的：香附解氣鬱；蒼朮燥濕，解濕鬱；川芎解血鬱；神曲消食，解食鬱；梔子清火，清三焦浮游之熱，解火鬱。哪裡的鬱比較重，哪個藥就用得多一點。如果是沒有食積，神曲就可以不用了；如果有寒像，梔子可以用炒梔子，甚至可以不用。總之在這個方子上加減。但越鞠丸不能久用，因為這五味藥都是偏燥的，消耗正氣，不滋潤。所以不能經常用，我們在臨床上，一般不會套用原方，而是根據具體情況取其中幾味。

逍遙丸

那麼什麼方解鬱的效果好，而且可以經常用呢？那就是逍遙散。

【逍遙散】

柴胡、白朮、白芍、當歸、茯苓、甘草、薄荷。

柴胡是疏肝的。雖然我們經常講疏肝解鬱，但深究起來，疏肝是疏肝，解鬱是解鬱，它們之間是有差別的。為瞭解鬱，我們不直接用解鬱的藥，轉而用疏肝的藥，也是一個策略。

疏肝的時候，我們要馬上想到，肝木鬱則剋脾土，脾肯定要受影響，於是加個白朮。《金匱要略》講「見肝之病，知肝傳脾，當先實脾」，就是這個意思。茯苓、甘草，也都是入中焦的藥。茯苓利水，配白朮能促進中焦氣化；甘草甘緩養脾，還能調和諸藥。

柴胡辛散的，肝喜歡辛散，但過於辛散又會傷肝陰，所以葉天士講柴胡「劫肝陰」。怎麼辦呢？通過醋炒，甚至鱉血炒等炮製方法，固然可以，但在組方的時候，我們可以用白芍反佐。白芍味酸，能入肝；性寒涼潤澤，能泄肝火，柔肝養陰。白芍配當歸，是一個養血生血的藥對。疏肝不忘補肝陰，所以要加當歸、白芍。何況有的肝鬱就是因為肝陰虛引起的，所以當歸、白芍更要用了。

薄荷是開表的，能調和表裡，還能夠幫助柴胡辛散解鬱。

所以，逍遙散與越鞠丸比起來，更加平和。它是通過調理五臟來達到解鬱的目的。不僅通過疏肝來解鬱，還兼顧了健脾、養陰，所以逍遙散的含義更加深遠。

在逍遙散的基礎上，如果是火鬱，或者鬱而生火，也可以加梔子，熱象比較厲害，還可以再加丹皮，這叫丹梔逍遙散，也叫加味逍遙散。現在同仁堂產的加味逍遙丸便是。

如果有濕，蒼、白朮可以一起用；如果氣滯，肝鬱得非常厲害，也可以在逍遙散的基礎上再加一味香附；如果血虛得厲害，當歸、白芍還不夠，可以再加川芎和生地，這樣四物湯就湊齊了。

在臨床上，逍遙丸是經常用的一個方劑，它的變化是無窮無盡的。現代人，有很多地方都是處在鬱的狀態，需要解鬱，解鬱了，氣血就會更加通暢，氣血一通暢，很多病自然就被化掉了。當氣血不通的時候，哪怕開的藥再對症，也沒有用的，因此很多病在一開始都要用逍遙丸來打基礎，同時兼顧到具體的病。主方或者說用來用為君的方劑，我們用逍遙散，後面該用什麼藥再用什麼藥。先把氣血的鬱結打開，把肝脾調和過來，尤其是要把肝氣疏展開來，剩下的病就好治了。如果不打下這個基礎，上來就化痰、化瘀，是化不動的。人體的鬱結還沒有解決，氣還沒有通，上來就治病，病有時候會治不好。這可以說是一個思想、戰略的問題，可惜現在大學的教材只講戰術，像這種大的戰略就講的比較少了。

為何女子多鬱

在很多書裡都講香附是婦科仙藥。為什麼呢？因為女子多鬱，女性比男性鬱悶要多一些，當然鬱悶既指心理上的鬱悶，也指生理上的鬱。當心裡比較鬱悶的時候，氣血也會比較鬱悶；當肝鬱的時候，心情也是比較鬱悶的；當心情鬱悶的時候，肯定就會有肝鬱，都是相通的。因此，婦科經常會用到香附來解鬱。

女子為什麼多鬱呢？歷代的醫家有很多說法，有種比較常見的說法是，婦人多鬱往往跟月經失血有關，因為每個月要失一次血，所以肝處在一種缺血的狀態，肝陰一虛，肝陽就亢，肝處在陽亢陰虛的狀態下就容易出現肝鬱。

為什麼有的女性在經期或月經前後容易煩躁，性格不穩定呢？因為這是氣血不穩定的時候，或者說是失血比較多、肝鬱比較嚴重的時候，往往還表現為乳房脹痛。所以，女子肝鬱跟月經有很大的聯繫，這就要求男性必須多多的體諒，如果妻子對你發脾氣，這並不是修養、德行不好，而是她生理的一種反映。

她的肝鬱需要發泄，就要讓她發泄。這比吃藥疏肝的效果好。肝主疏泄，既有生理上的疏泄，也有情緒的疏泄。如果一個人有情緒發泄出來，就不容易肝鬱，最怕憋著。所以，女子在月經期間情緒不穩定，遇到事情喜歡起急、發脾氣，這是一種自救機能在起作用，試圖通過情緒的發泄來疏肝。那麼就讓她疏肝，這比吃逍遙丸強多了。所以，不要跟她對著幹，要是對著幹，她會越來越鬱悶，疏肝沒疏成反而又討氣受，這不好。這是一方面。

另一方面，又與男女差異有關。男屬陽，女屬陰，男人和女人差異很大。過去女子受壓迫，容易肝鬱。現在女子不受壓迫了，但社會往往忽略了男女之間的這些差異。過去男女是有明確分工的。男耕女織，男主外，女主內。不像現在，男人能做的事情女人也能做，沒什麼區別。這樣反而不好，為什麼呢？男女不分，甚至顛倒陰陽。男人做女人的事情去了，女人做男人的事情去了。這就違反了女子的本性，比如女子不適合做某些事情，你偏要讓她去做。她能不鬱嗎？女權主義認為男女要平等，女性要爭取她的權利。要平等，能平等的了嗎？現在在這不分男女甚至顛倒陰陽的社會裡，女子的鬱會更加多一些。所以，才有那麼多的乳腺增生、乳腺癌、乳腺炎和那些婦科疾病。這些都是長期的鬱結中慢慢形成的。因此，現代女性疏肝是非常重要的。加味消遙丸應該是一個必備的藥。

香附的炮製

香附的使用是很講究的。要讓它充分發揮作用，就要掌握它的炮製和配伍。它全身都走，如果一味藥它全身都走，就有點漫無目的，作用就會比較渙散，所以，在炮製上就尤其需要注意。

如果直接用生的話，它的作用是往上的，調胸肺之氣，如果有胸悶之類的，或者體表需要解鬱的話，就用生香附；用炒熟的，它就會往下走、走肝腎，是走腰部與腳部這些地方；如果你把它炒黑成炭，那麼它就有理氣止血的作用；如果用童便先泡再炒，那麼它就能夠補虛；用鹽水來炒，它就走血分，能潤燥；

如果用青鹽炒，它還能補腎氣。青鹽是一種特別的鹽，它的顏色有點發青，是走肝腎的。如果用酒來浸炒，它就能上行，而且更偏行於經絡；如果用醋來浸炒，它就入肝經更多一些，因為醋是酸的，酸能入肝，入肝它就能消肝裡面的一些積聚，甚至入肝而解鬱，就能夠化瘀消積。比如肝硬化，需要理氣的話，那麼就要用醋香附。包括女子身上的一些飽塊，乳房裡面的一些結節，都要用醋製香附。因為乳房是屬於肝經的，乳腺炎或者乳房小葉增生是肝鬱，也是積聚，要用醋製香附來讓它們疏通，把積聚消掉。還有兩脅痛，因為脅下也是肝經的循行部位。兩脅痛也是肝氣的鬱結。那麼，在辨證論治的基礎上，方中也常用醋香附。

香附還可以用生薑汁來炒，炒過就會往脾經走，能理氣化痰。

以前我在一本書裡看到一個治女子不孕的方子。其實只用了一味藥，就是香附，但是要把它分成很多分，分別用醋、酒、鹽等不同的的東西炮製，然後一起用，能達到很好的治療效果。女子氣血鬱結引起的不孕不育，可以用這個方子。如果是因為其他的原因，用這個方子就不一定管用。當然，這提示我們，炮製的方法不同，香附的走向是有差異的。炮製方法得當的話，香附的作用會非常大。

香附的配伍

香附是一味比較活潑的藥，它與人參、白朮一起用，就能夠補氣。本來，香附是理氣、耗氣的藥，跟補氣的藥一起，一邊補，一邊調，反而能讓補氣的作用更大。

香附它跟當歸、地黃一起用，就能補血。當歸、地黃是補血的，一邊補血，一邊理氣，補血的效果會更好。

香附與生薑、艾葉這兩味溫藥一起用，就是溫的，能溫氣血之寒。通過解鬱、理氣，讓溫藥的作用發揮開來；它與黃連、梔子這些涼藥一起用的時候，又能清氣血之熱，邊涼邊理氣，寒涼藥的作用也會發揮的更好。

從這裡我們可以看出，不管是寒熱虛實，總跟氣血的鬱結有關。不然，人體哪來那麼多寒熱虛實呀。人體應該是一個平衡的整體，沒有熱也沒有寒，沒有虛也沒有實，是平衡的，一旦不平衡也能自我調節為平衡狀態。出現了寒熱虛實，都與氣鬱有關，氣鬱影響了人體自我調節機能。香附正好能調理氣機，促進氣化，調整人體的自我調節機能。它的作用取決於配伍，什麼藥與它一起，作用都會更強。當然話說回來，香附是比較燥烈的，用錯或久用會耗氣耗血，所以一定要注意它的配伍和炮製。

香附最忌諱的是誤用、久用、單用。誤用，就是用錯了；久用，就是用得雖然對，但用的時間太長；單用，就是只用這一味藥，不去顧及怎麼炮製和配伍。

有人總是說香附太香了、太燥了、太動氣了、太耗血了，有人卻說香附挺好的，挺平和的。這要看個人用藥的習慣。香附到底是什麼樣的藥呢？每個人用藥風格不同。如果一個人總把香附和當歸、白芍一起用，那他一定不會覺得香附太香燥，而會覺得它很平和；但是如果總是把香附跟白朮、白芷一起用，或者放在越鞠丸裡面用，那麼一定會覺得香附太燥了。其實對一味藥的認識，很多人都不一樣，這跟他們用藥的風格和藥的配伍有關。在會配伍的人眼裡，什麼藥都是好藥；在不會配伍的人眼裡，這個藥就未必好了。

川芎

川芎又叫芎藭，這個藥很多地方都有，它的葉子很像芹菜，川芎的葉子更細一些。川芎入藥的部位是根，根的形狀不規則，堅硬，味道有點辣又微微甘甜。

撫芎與川芎

江西九江、撫州一帶產的芎藭叫撫芎。川芎跟撫芎區別是，川芎外邊是黃或黑色，裡面是白色的；撫芎最明顯的特徵是切成薄片後中間有孔。它們的作用是相近的，但又各有所長，有細微區別。

撫芎很多作用都和川芎很相似，唯獨它直達三焦的作用更強一些，解鬱的力度要強一些，而且它還能夠溝通氣血，讓陰和陽。而川芎則潤一些，作為血中風藥，或是風中潤劑。現在川芎用的比較多，已經都直接把所有的芎藭都叫川芎了。

川芎的藥性及使用禁忌

川芎是辛甘微寒，有升浮之性，可以通奇經八脈，散血中風寒。它是非常香的，芳香就走竄，古書中說它「走竄無方」。所以川芎需要用其他的藥好好管一下，不能讓它亂跑，如果它跑得沒有方向和目的，就會傷陰，傷血中的元氣，消耗人體的真氣。

川芎是血中的氣藥，也是血中的風藥。如果血分有鬱的話要用川芎來解。川芎是升浮之藥，可以升清氣，發散頭上濕氣，各種各樣的頭痛都可以用川芎來把藥帶到頭上。所以，頭痛必用川芎，再根據頭痛的類型加上不同的引經藥。

有的病人，天天坐在那裡不動，用藥就要用好動的藥，讓他的氣血動起來。人雖然不動，但氣血動了，周流得就快了。有的病人老是動，需要安靜，就不宜給他用好動的藥。川芎是一味好動的藥，四物湯裡就用到川芎，因為其中當歸動得不怎麼厲害，白芍酸收，不動，地黃滋膩，更不動。這個隊伍裡就是川芎動的比較厲害。這四個在一起就互相牽制了，就把動靜調到了合適的程度，所以我們用藥的時候要調它的劑量。四物湯裡有了川芎才動起來，血一動起來，新血才能生，不然光補血，血補足了不動不行。就好比一個工廠總是生產東西賣不出去，必然是維持不下去的。血也是這樣的，生產一點賣一點，賣的非常好，賺錢非常多，那麼生產的勁頭就足了，動起來，氣行則血行，也就解血中之鬱了。來月經的時候，或者有其他出血的時候，就不能讓血動的太厲害，否則就會出血太多，所以就不用或少用川芎。

川芎容易往上走竄，所以，虛火上炎類的病，就不要用它了。川芎耗散，會進一步傷陰，進一步把虛火往上帶。還有嘔吐、咳嗽也要慎用川芎，嘔吐是肝胃之氣上逆，再用往上升的藥，恐加劇。高血壓是血隨氣上，氣血並走於上，如果還用川芎往上帶，血壓就可能會越來越高。汗多也要慎用川芎，血症也要慎用，用川芎動了血，血可能會出得更厲害。

當然，瘀血導致的血證除外。這種情況反而要用川芎。比如體內有瘀血，月經就老不乾淨，怎麼治也不好，往往是因為有瘀血，活血化瘀，血就收住了。怎麼化呢？四物湯的基礎上加桃仁、紅花，加桔梗、牛膝，這就成了血府逐瘀湯了，隨症加進。這個方子裡就用到川芎，川芎會幫助活血化瘀。中藥在運用的時候，總要根據具體的情況而定，所以中醫是一門應用科學。好多東西必須是在用的時候來體會，體會這些東西也只有一部分可以言說出來，還有一部分只可意會。

川芎妙用舉例

在臨床上川芎經常有一些妙用。比如，腹瀉，脈滑，舌苔膩，胖大有齒痕，這是因為體內有濕導致的，在辨證論治的基礎上，在方子裡加一點神曲、川芎，效果非常好。神曲化濕，而且消食，加了川芎，稍微兼顧一下血分，效果就大大提高了。

再比如，還有血痢，就是說拉血，拉出來的是紅的，經過用藥治療以後，痢疾已經止住了，血也不再流了，但就是肚子疼。這是什麼原因呢？這是因為血痢，拉血拉得太久，傷了陰了，傷陰就會氣鬱，所以也可在辨證論治的基礎上，加一味川芎，氣血的鬱結就開了，肚子很快就不疼了。

第六章

化痰之藥

從今天開始，我們講運化的具體方面，即化痰、化瘀、化食等。之所以把這些具體的方面放在後面講，是因為具體的方面是以不具體的方面為基礎的。

前面講了蒼朮和白朮，這是健脾的；後來又講了橘類，這是養胃、理氣的；接著又講了厚朴、木香、砂仁，還有川芎、香附，這些都是調理氣血的。要化痰、化瘀、化食化積，先得健脾，得調理氣血，氣血調了，大的格局定下來了，具體的化痰、化瘀等工作才好進行。

氣不通就是痰，這是我們常講的一句話。當人體的津液運行得非常好的時候，它就是津液，運行得不好的時候，津液聚集在那裡，不活動了就成為痰了。所以說生命在於運動，這運動並不是單指體育運動，還有很多生命微觀的活動。化痰就是讓這些津液運行起來，或者說流通得更加通暢。化痰的藥不但要把痰化掉，還要讓津液在我們全身更通暢地運行開來。其實五臟六腑都有痰，這些痰並不單指我們吐出來的痰，根據痰所處臟腑的不同，用藥也會有所差異。

化痰的藥，我們計劃講六、七種。

五臟六腑皆有痰。半夏化脾經之痰，南星化肝經之痰，貝母化肺經之痰，石菖蒲化心經之痰。還有昆布鹹入腎，化腎經之痰；白芥子化皮裡膜外之痰。化痰並不是一個二陳湯那麼簡單。二陳湯是化痰的基礎方劑，根據痰所在的部位，我們還要多掌握一些藥，這樣在用的時候才能更加的得心應手。

半夏

半夏入脾。脾為生痰之源，要化痰首先要考慮到脾；且脾主運化，也應該考慮到脾。半夏是化痰最主要的藥，用途非常廣。

農曆五月，半夏苗生出，到了八月中秋節前後，採其塊莖部位，曬乾。半夏生長的時間比較短，之所以叫半夏，是因為它只得到了半個夏天的氣，它是半夏而生。五月就是夏天過去一半了嘛？它的整個生長期基本處在長夏階段，這是天地間是非常濕熱的時候。春生夏長、長夏化、秋收冬藏。半夏正好生長在「化」的季節，所以天地也賦予它運化的機能。而且長夏對應的是脾，半夏也是走脾經的。長夏季節最明顯的是濕熱之邪比較重，濕與人體的痰有同氣相求之處。所以生於一年之中最濕熱季節裡的半夏作用於人體，能化各種痰。

體滑而用燥，通陰陽

半夏得天之燥氣而生，其性燥烈。還有的書上說它其中有黏液，性滑，其實這不矛盾，半夏是體滑而用燥。所以，炮製半夏，要放在清水裡漂七天七夜，每一天一夜換一次水。換水時你會發現水有些黏了。這是為了把半夏裡邊的黏液漂出來。半夏本身是比較黏滑的，但入藥發揮作用的時候，它又有燥性，這是它的兩面性。半夏放到水裡邊漂，也使它得到了水的陰氣和滋潤。所以半夏是燥和潤的結合體。認識任何一味藥，不能用一種非此即彼的思維，認為這個東西要不就是燥的，要不就是潤的；要麼就是溫的，要麼就是涼的；要麼是寒的，要麼是熱的……有時候並不然，很多中藥都有它的兩面性。

半夏性燥，正好脾惡濕，燥就會化濕健脾。它的黏滑又跟痰涎同氣相求，這也有利於它更好地化痰。如果藥很燥，痰又很黏，藥跟病碰在一起水火不容，就融不到一塊了。半夏不是這樣的，它本身也是黏的，跟痰涎能夠很好地相處，處著處著就把痰涎給化了。所以半夏能化各種痰涎。

半夏還能通陰陽，這也是源於它的兩面性。只有既能走陰又能走陽，它才能通陰陽、理順逆。半夏辛溫，味辛則能潤能散，所以它能夠走氣，能夠化邪。就因為它辛，它還能夠利竅，能夠通利大小便，尤其是因盤住腸胃的大便不通，可以用半夏來化，也就是說在辨證論治的基礎上，在方子裡酌情加一味半夏來化痰涎、開竅，對大小便的通利都有好處，這是它潤的一面。有時候，病人本來大便比較黏，用半夏後，大便變得乾爽了，這又是它燥的一面，所以說，半夏能潤能燥。

半夏味辛，通常味辛則散，但半夏不一樣，它反而有澀性。從藥房裡抓來的一般都是法半夏。法半夏是按照規定的炮製方法炮製過的半夏，氣味略微有些變化。

嚐一嚐生半夏，嘴裡會發麻，如果能夠吞一點下去，吞著吞著你就會發現，喉嚨被它封上了，甚至說不出話來，這東西又麻又澀。從前有個故事，有一個在南方當官的，忽然嗓子腫了，漸漸說不出話，用了各種方法都治不好。後來有一位醫生讓他吃生薑。別人都會覺得生薑很辣，唯獨他覺得生薑很甜很清爽，吃著吃著嗓子就開了，能說話了。這是怎麼回事呢？醫生告訴他，你這個病其實是吃多了山裡的鷓鴣，而鷓鴣在這個季節吃半夏，所以鷓鴣有了半夏的毒，你吃多了鷓鴣，半夏的毒就結在你喉嚨裡了，喉嚨就不通了，生薑可以解半夏的毒，嗓子自然就好了。

半夏本來是化痰的，化痰就能夠讓人體氣機通暢。但如果用得不好的話，它能把喉嚨給閉上，半夏有開的一面，也有閉的一面，能開能閉。在五味上它是辛的，辛中帶澀，能散能收，收中有斂，斂中有散，這是它的二重性，其中的微妙要仔細體會。也就是在這一收一散之中，該理順的氣機就都理順了，該化掉的東西也都給化掉了。

半夏能化各種痰

半夏入脾經、胃經和膽經，兼入心經、肺經和大腸經。每味藥都能歸很多經，但它都有一個最主要的。我們後邊要講的南星，也入很多經，但主要入肝經；貝母也能入很多經，但主要入肺經。半夏也入很多經，主要入脾經，或者說入脾胃、入中焦。

半夏是化痰的主藥，不管化什麼類型的痰都能用到半夏：

比如濕痰，是體內有很多濕氣，阻滯氣機，使津液不斷慢慢化成痰，痰和濕交織在一起，使人疲憊、貪睡，這時候用蒼朮、茯苓配半夏來治。半夏化痰，蒼朮燥濕健脾，茯苓滲濕利水，把濕滲掉一點，通過小便排出去。

如果是熱痰怎麼辦？有人說半夏是味溫藥，用溫藥來治熱痰是不是有點不好？也不一定，其溫性可以用其他的涼藥來牽制、反佐。比如，天花粉、黃芩。天花粉是瓜蔞的根。瓜蔞皮是化痰的藥，瓜蔞根也是化痰的藥，它有粉性，所以叫天花粉，也叫花粉，它並不是粉末狀的東西，而是切成白片，就像山藥片似的。黃芩是一個苦寒的藥，能清肺熱，跟化痰的藥一起則有助於化熱痰。

半夏與南星一起能夠治風痰。什麼是風痰呢？肝主風，「諸風掉眩，皆屬於肝」，風痰來源於肝。風和痰往往是並存的，陽不得其陰則為風，陰不得其陽則為痰。人體本來該是陰陽相抱在一起的，陰得其陽，陽得其陰，如果陰陽分離了，就不叫陰陽了，容易產生風痰，也就是風和痰攪合在一起，不再是陰陽交抱的生理狀態。有了這些風痰，先要化掉，然後再慢慢地恢復人體陰陽交抱的能力。半夏能通陰陽，使陽得其陰、陰得其陽，自然能使風痰無法生成。同時半夏還能燥濕、健脾，脾的運化能力增強了，人也不會有痰。治風痰，在半夏和南星的基礎上，還可以再加上前胡。

半夏與白芥子、生薑汁一起，可以治寒痰。寒痰是因寒而生的痰，我們就去溫它，白芥子是一味溫藥，走竄的力度非常大，薑汁是生薑汁，也是溫性的。

還有燥痰，是因為體內太燥，津液消耗乾，走不動，就成了痰。治燥痰就要慎用半夏，改用花粉和貝母就可以了。貝母在很多情況下可以代替半夏用，但它們歸經不同。貝母歸的是肺經，半夏歸的是脾胃，但是在不得已的時候，它們可以互相替代。花粉和貝母都是涼性的，而且可以潤燥。貝母可以分川貝母還是浙貝母。浙貝母化痰的力度大一些，川貝母潤肺的力度大一些，要根據具體情況而選擇使用。例如癆病，可以用川貝，一面化痰，一面修復肺部。浙貝的腠削的力度就要大一些，但化痰的力度也更強。

還有一種痰叫癆痰，是因為有虛勞，身體一直不好，傷了陰也傷了陽，同時又生了痰，這時候用半夏也要慎重一些。

散結解鬱，降氣止嘔

半夏不僅能化痰，還能散結。其實很多結也跟痰有關，是痰導致的。散結的藥有很多，有的藥通過動氣來散結，還有的藥通過化瘀來散結，半夏就能夠化痰來散結。

半夏走中焦而降，而且降的力度非常大，所以經常用來治嘔吐。當然，半夏止嘔的作用並不像我們想像的這麼簡單，讓這些要嘔吐出去的東西往下走它就往下走了？沒那麼簡單。仍要追溯，病人為什麼會嘔吐呢？跟脾有關，尤其跟胃氣不降有關，其間往往有痰。比如，很多人暈車嘔吐，他說只覺得一上車喉嚨裡就有口痰，吐掉了還有，痰在裡面攪和，然後就吐了，半夏正好把這些痰往下降。胃氣本降，半夏正好與胃的性質是一致的，能幫助胃氣下降，所以它解鬱調中，能夠調脾胃，止嘔吐。

這裡我們又講到解鬱。上次我們講了，鬱就是不能發泄，全悶在裡面。五臟皆有鬱，其中脾鬱就跟痰濕有關係。脾為濕土，它已經很濕了，所以它就討厭痰濕，如果痰濕積累得多了，脾就會鬱。說半夏能解鬱，其實就是解脾鬱，當然很多時候脾鬱解開了，其他的鬱也跟著通了。半夏解鬱的作用就在這裡。

半夏三禁

有些情況是不能用半夏的，半夏有三禁：血家、渴家、汗家。意思就是說半夏在三種人身上應該是慎用的：

一種是老出血的。不管是出什麼血，吐血、鼻血、咳血、牙齦出血、舌頭出血、因為受傷出血、產後失血過多、還有尿血、便血，這些情況都不要用半夏，因為半夏是一味燥藥，它本身就耗血，沒有必要再讓它耗了。

還有渴家，總是覺得渴，用半夏也要注意。比如，治糖尿病，用半夏的情況就非常少，因為他老渴，說明他津液不足，而用半夏要以消耗一定的津液為代價。只要不是明顯的痰證，半夏都要慎用。

汗家是特別喜歡出汗的人。夏天出汗是正常的，如果冬天也出汗，晚上盜汗，剛一睡著身上的衣服就濕了。總之，過於喜歡出汗，必然損傷津液，再用半夏，就不好了。

南星

南星的性能

南星與半夏比較相似，又叫天南星。其入藥部位比半夏大一些，還有個名稱叫虎掌。它的塊莖中間大，邊上還有一些小的。合在一起，挺像老虎的掌。中間大的像老虎的掌心，邊上小的像老虎的掌指。

南星歸肝、脾、肺、胃這四經，大溫，非常燥烈，它的毒性比半夏大，含在嘴裡會麻，用得不好，也像半夏一樣，會燥。這就需要有很好的藥材炮製技術，還要有藥材配伍的技巧。南星跟防風一起用，就不會令人發麻。用牛膽來拌，就能不會過於燥烈。南星有毒，炒一炒就能解毒。所以，用南星必須用炮製過的，生南星用得不多，除非做膏藥外用。

南星和半夏如此相似，那麼它們之間可以通用嗎？也未必。南星和半夏有很多相似之處，但也有根本上的不同。南星是一味走經絡的藥，所以，中風、麻痹都以它為嚮導。半夏則專走腸胃，所以，嘔吐、腹瀉會經常用到半夏。

膽南星的製法和使用

現在我們常用的膽南星，是跟牛膽一起製過的南星。先把生南星放在清水裡反覆漂洗到沒有麻辣味，再晾乾，打成粗末，然後加入等量的牛膽汁，或者用豬膽汁，拌勻，切成小塊陰乾，一年後再加入牛膽汁，再陰乾，再過一年再加入牛膽汁，再陰乾。如此三遍。還有一連九的，就沒必要一年一遍了。這就叫九製膽南星。人們可能會認為這樣做是要用牛膽來反佐南星，其實不然，這跟普通的藥物炮製不一樣，膽南星是膽和南星共同發揮作用的結果。可以說，這一味藥它包含著兩味藥：苦膽和南星。這兩味藥在一起相得益彰，作用肯定就會放大。與其說用牛膽來製南星，還不如說用南星來收取膽汁。然後它們同時跟著發揮作用。

膽南星和天南星有比較大的差異。膽南星因為是用牛膽製過的，所以顏色會變黃或變黑，味道會變苦，關鍵是它的性質會轉涼，不再是大溫的藥了。

膽南星，為什麼要用膽製呢？「十一臟皆取決於膽。」人體只要膽氣發動了，就比較好辦。膽南星中的牛膽，與人的膽同氣相求，它既能清膽熱，又能使南星的藥力在人的身上無處不到，能夠散結氣、鎮靜、養肝。這是一個調和之劑，在功效上很多時候跟牛黃相似。

膽南星經常用來治療中風、瘋癲、癲癇、頭風、眩暈、抽搐等。這些病往往都是因為風痰、膽熱。風痰夾雜著膽熱，風痰用南星來化，膽熱就用膽汁的苦來清。其中還可以加丹皮和梔子。

貝母

入肺化痰

貝母是入肺而化痰的。貝母是一種草，根部入藥，夏天開花，花有六瓣。與別的花不同，它的花開了以後會倒垂下去。什麼東西是倒垂的？鐘是倒垂的，人的肺也像一口鐘那樣倒懸著，這也提示貝母是入肺的。貝母是入肺經的氣分藥，也入心經。

貝母解肺鬱，我們經常說貝母化痰，卻不知道它為什麼化痰。有人說中國的學問是知其然不知其所以然，或者是說中醫是知其然不知其所以然，這是不對的。中醫是知其然更知其所以然。我們可以從各個角度去知其所以然。貝母為什麼能化痰？因為它能夠解肺鬱，能夠散結、瀉熱、潤肺、清火，這樣就可以散痰化痰。

川貝母與浙貝母

貝母分川貝母和浙貝母。川貝母比薏米稍大一點，形狀跟薏米有點相似，底是平的，上面開了瓣，是一顆一顆的，一顆貝母就是一株植物的根，所以川貝母特別的貴。浙貝母比較大，又叫元寶貝，像古代的元寶那麼大，它是獨一顆的，它不分瓣。浙江象山縣產的浙貝母最好，力度較大。

川貝母就是我們經常說的川貝，甘寒、微辛、微苦。甘就意味著滋潤，能潤肺燥；寒能清肺火，辛能解肺鬱，苦能瀉心火。所以川貝是用來潤肺化痰的，有解肺鬱的功效。肺一旦有鬱就會生熱，熱就會生痰，津液就不能輸布全身。脾主升清，把水穀之精微升到肺裡邊，再由肺輸布津液，五經並行，使津液到達全身。現在肺鬱了，不通了，生了熱，津液就不能輸布到全身，全鬱在肺裡邊了，熱把津液煉成了痰。所以「脾為生痰之源，肺為貯痰之器」這句話是有一定局限的，有些痰並不是脾生出來的，是津液在肺裡遇到了熱而轉變成了痰，這種痰往往是燥痰，或者是熱痰。貝母的作用是解肺鬱，解鬱就能降火、散火。火一散開，痰的來源就沒有了。所以貝母經常用來治因為肺氣不通而產生的熱痰、燥痰。

浙貝母甘少而苦多，其解肺鬱、軟堅散結的作用更強一些，養肺潤肺的作用比川貝要弱得多。要化頑痰，用浙貝就可以了，而且浙貝還便宜。如果既怕傷了肺又要化痰又要潤肺，就要用川貝，但川貝的價格很昂貴。一般是用川貝粉，每次用三到六克就夠了。浙貝可以多用一點，最少用十克，多則可以用到三十克或五十克不等。

此外還有一種平貝，主要產於東北，其顆粒的大小在川貝和浙貝之間，作用也與二者相仿。

解肺氣之鬱

貝母的用途是非常廣的。

一切的外科瘡瘍都跟火的鬱結有關。既然在皮膚上，那麼肺主皮毛，皮膚上的瘡瘍往往源於肺鬱，肺氣鬱則皮膚不能通透，所以經常用浙貝來散鬱。

浙貝是很早以前就開始使用的一種藥，《詩經》裡邊就有這樣的詩句：「陟彼阿丘，言採其蝱。女子善懷，亦各有行。」，「蝱」就是貝母。這句詩的意思是，因為心情不舒服，所以到山上去採貝母。女子善懷，就是女子多愁善感，雖然各有原因，但總離不開一個鬱字。女子多鬱，主要是肝鬱，肝鬱又會導致氣鬱。肺主一身之氣。肺鬱了，氣也就鬱了，所以用貝母來解肺鬱。詩中的這個女子可能是因為什麼事鬱悶了，就採些貝母回來解鬱。

解鬱，我們會想到逍遙散，這是用來疏肝解鬱的，用逍遙散的時候經常加一味浙貝母，有佐金平木的作用。浙貝母能夠幫助肺金來平肝木，讓肝木的邪氣平息下來。這個說法是講得通的。還有更直接的說法，浙貝在解肺鬱、解氣鬱。逍遙散再加一味解肺鬱的貝母，解鬱的力度就大大增強了。因為肝鬱必然導致氣鬱，氣鬱又會導致肺鬱，這是連鎖反應。光解了肝鬱，肺依然鬱在那裡，也不好。肝鬱、肺鬱一起解，氣才能通。而且貝母還是散結的，鬱結是一個詞，裡邊也含有很深的醫理，一鬱就會結，氣鬱就會痰結，血鬱就會有瘀結。解鬱不能忘記散結。

散痰結

有了結，就會有各種腫塊、包塊，凡是因鬱結產生的這些東西，都可以用浙貝母來化。因為這些包塊有鬱的成分，也有痰的成分在裡邊，最常見的包塊，例如乳房小葉增生，或者說乳腺炎，更嚴重一點的就是乳腺癌。如果乳房裡邊有包塊，醫生會告訴你別生氣，心情放舒適一些。他知道這是肝鬱，特別喜歡給你開逍遙散、加味逍遙丸來疏肝，但是有人吃著有效，有人吃著無效，無效的更多一些，為什麼呢？因為這是一個成藥，不便加減。如果把它開成湯藥的話，其中勢必要加浙貝母，因為結節已經形成，這就不僅僅是肝鬱了，所以要加浙貝母來散結。

乳房的部位固然屬肝，但也屬肺。在講醫學課的時候，我們說的比較直白，就直接說乳房，平時在生活中，我們往往把這個部位叫胸部。胸為肺之腑，胸部也屬肺。因此乳房的結節跟肺鬱也是有關的，所以必須加浙貝，而且用量還要大一些，至少是十五克，甚至二十五克，要根據人、根據病情來加減。還可以加夏枯草，這也是一味散熱結的好藥，尤其是用於散乳房中的熱結，效果非常好。在逍遙散的基礎上加上這兩味藥，再根據結塊的部位，例如結塊是在乳頭的上部，往往屬火；如果左部偏多，左主血，那麼可能跟瘀血有關；如果右部偏多，右主氣，可能跟痰相關。據此繼續進行加減，效果會非常好。臨床的妙處在於這些加減，在於這些細節。

貝母經常與桔梗一起用。桔梗升提，能載藥上行；貝母下行，又歸肺經。為了讓貝母能夠充分地到肺裡邊，所以用桔梗先升提，讓貝母在肺裡邊多停留一會，充分化痰散結，之後再肅降。一升一降之間，二者的作用會相得益彰。

因為肺經痰熱鬱阻，很多哺乳期的女子乳汁出不來，乳房會脹痛，在通乳的藥裡邊加一些浙貝和桔梗，也能解鬱，使乳汁自然出來。

貝母解毒的原理

貝母還有解毒的作用。因為貝母能夠導熱下行，熱往下走，則不往上犯，痰也跟著減少，氣就通了，氣通則身體疏泄的能力就強了，毒就能解掉，因鬱結產生的毒也就解掉了。

肝主疏泄，是人體解毒部位。人體每一天都在產生新的毒，飲食裡邊有毒，情緒太過不及都有毒。人體有自我修復的機能，無時無刻不在解毒，尤其是在睡覺的時候，血歸於肝，正好進行大清掃。但在鬱結的時候，毒是解不掉了。所以要解鬱散結，幫助解毒。因此，我們不能僅僅理解為貝母本身能解毒，更要想到，它還能化痰、散結、解鬱，能讓人體舒暢起來，人體通暢了，自然就有能力把毒解掉。

貝母解毒，常配連翹，一般用於頸上的一些結塊、結核，必要的時候加上海藻、昆布。海藻、昆布都是能開鬱、散結、解毒的。

貝母的用量可以用三錢到一兩，如果有必要，還可以多用。

我們要有對證的方，也要有治病的藥。我們常說辨證用藥，其實辨證是辨證，用藥是用藥。方要與證對，在這個過程中可以加上治病的藥，比如連翹和貝母，這是治病的藥，用來治療項上的結核，如果項上的結核是因為肝鬱導致的，可以在逍遙散的基礎上加上這兩味藥；如果是因為濕氣導致的，可以在平胃散的基礎上加上這兩味藥。

貝母與半夏的比較

半夏和貝母，都是化痰的主藥，它們之間有很大區別。貝母解鬱，走肺經；半夏偏燥，走脾經。貝母寒涼，半夏則溫。所以貝母用來化火痰、熱痰，半夏化偏寒的痰。當痰來自肺的時候，用貝母來化，當痰來自脾的時候，用半夏來化。痰是如何來自肺的？肺主金，火剋金，肺最怕火，當人體有火邪，有熱邪，肺被火刑，水飲不化，肺氣鬱結就成了痰，此時的痰是燥痰，適合用貝母。當脾胃虛寒，水飲停積在脾肺之間不能通的時候，這是濕痰，適合用半夏。這是半夏和貝母的區別，不能混用。當然有時候也可以一起用，當痰既跟肺有關，也跟脾有關的時候，就可以半夏與貝母一起使用。

貝母治療的範圍比較廣，虛勞的煩熱、肺癰、肺痿、喉痹、咳血、吐血、目眩；還有各種痰結、各種瘤、惡瘡；甚至難產、乳汁不通等都可以使用貝母，因為貝母是甘寒偏涼性的藥。前面我們講了血證忌半夏，但是血證不忌貝母。血是因為氣鬱而出的，用貝母的效果反而會更好。

人面瘡與玄學

有一本書在講到貝母的時候，順便講過這麼個故事：說有人胳膊上長出了一張臉，這張臉能做出各種表情，還能吃東西，誰都治不好。後來醫生教他對著這張臉唸中藥的名字，一個一個唸下去，唸其他藥的時候，這張臉都不動聲色，唯獨唸到貝母的時候，這個人面瘡皺眉，表情很痛苦，醫生就說：行了，你就服用貝母吧。於是，此人把貝母碾成粉，不僅自己服用，還往胳膊上這個小人嘴裡灌，沒多久，這張臉就消失了。

這種病叫人面瘡，很多古書都有過記載。現在也有，我在網路還裡看到過這樣的照片。人面瘡可能長在臉上，也可能長在四肢或其他地方。這屬於怪病，而怪病皆屬於痰，所以用貝母來治療。

很多人把人面瘡歸於玄學。玄是黑的意思，玄學就是黑學，我們看到其中是一片黑暗，什麼都看不到。任何一門學問，只要我們不懂，我們都可以稱之為玄學，懂了就不是玄學了，而就是一種明明白白的學問。所以，我們要把我們認為是玄學的東西變成明明白白的學問。

當然有人認為關於鬼神的東西是玄學，這也是一種說法。即使關於鬼神，在中醫裡面也會有明明白白的說法。很多都是因為痰迷心竅，讓人產生了各種各樣的幻覺。接下來，我們要講的這味藥就與心有關，與痰迷心竅有關，它可以用來治療某些怪病，治療人的某些幻覺，這味藥就是菖蒲。

菖蒲

菖蒲的性狀及選擇

菖蒲是一種水草。端午節的時候家門口掛的，生長在水溝淤泥裡的叫水菖蒲，生長在山間流水石上的，叫石菖蒲。它們是很相近的，只是生長的環境不一樣，性質就產生了差異。入藥必須用石菖蒲。水菖蒲長在泥裡，雖然也香，但香氣就要弱多了，盡量不要用。

石菖蒲又叫節菖蒲，或者叫九節菖蒲，和現在藥材市場上賣的九節菖蒲有些差異。藥材市場上有一種藥就叫節菖蒲，但是不怎麼香，中醫臨床上用的九節菖蒲是石菖蒲，節非常密，在一寸之內有九個節，這就是九節菖蒲。不管什麼東西，節一多就善於通，比如說竹子有節，所以竹瀝、竹葉、竹茹都有通利的作用。石菖蒲的節比竹節還多，它也是一個能通的藥。

石菖蒲乾了以後，會很結實。把它折斷，裡面會微微的有點發紅，這樣的石菖蒲是最好的。

開竅而通心脾

石菖蒲有點微紅，所以能夠入心，同時它又有濃烈的芬芳，所以能夠開心竅，還有令人喜悅的作用。

有一個成語叫「悶悶不樂」，氣悶住了，人就不高興了；還有「鬱悶」，氣鬱住了，所以就不高興了。「開心」就是心竅打開了，心裡的氣血打開了，人自然就高興。我們的漢語都符合醫理。當心竅閉住的時候，就是悶悶不樂，當人的心竅打開的時候，就會開心。開心與悶悶不樂，與心情有關，與人的心理有關，也與人的生理有關。石菖蒲能夠通過作用於人的身體來影響人的心理，有令人喜悅的作用。

石菖蒲通過芳香，把人體內的各種孔竅打開，痰就能夠自然排出去。而且它開心竅。人體到處都有痰，當心包絡裡面有痰的時候，叫痰迷心竅，或者叫痰犯心包，人往往就會神經病，亂說話，或者妄知妄見，看到的東西和平常人不一樣，或者別人看不到的東西他看到了。石菖蒲把心竅打開了，把痰排出了，痰就不再擾亂人的心情了。這是石菖蒲的一個很重要的作用。所以，很多神志方面的疾病經常會用到石菖蒲。

石菖蒲是長在水裡面的，它對水就有一定的抵抗力。所以，它能散水邪，還能通心脾之間的痰濕。它是開竅的，開竅就能夠行痰，就能夠行濕，讓痰濕有路可通、有路可去。它是芳香的，芳香能醒脾，能夠開發脾氣。脾主運化，它能讓脾的運化功能進一步增強，甚至發揮到極致。因為心火生脾土。一個對心有作用的藥肯定對脾有作用，何況芳香能夠醒脾呢？所以，石菖蒲能夠促進脾的運化。

菖蒲用於霍亂和痢疾

霍亂和痢疾都可以用到石菖蒲。王孟英《隨息居重訂霍亂論》裡有一個很有名的方子叫連朴飲，其中就用到了菖蒲。

【連朴飲】

黃連、厚朴、菖蒲、半夏、豆豉、梔子

黃連、厚朴是清脾胃濕熱的。當濕熱之邪在中焦擾亂，讓脾胃的升清降濁功能受到影響的時候，就會脾不升清、胃不降濁，升降失調就會導致霍亂，上吐下瀉，所以用黃連、厚朴來清中焦的濕熱。接著就用菖蒲，一則芳香化濁，二則促進脾的運化，三則打通體內的孔竅，也更有助於升清降濁。後面的半夏也是健脾的，豆豉和梔子為梔子豉湯，是清上焦的。

還有痢疾，如果時間太久會導致口噤。口噤就是說不出話，或者懶得說話。這叫噤口痢，是比較危險的。這跟脾虛有關，也因為熱氣阻閉在膈上。一般在這個時候就得用參苓白朮散。但光用參苓白朮散加石菖蒲。如果光用參苓白朮散，是對證的，但有效的少。加一味石菖蒲馬上就不一樣了。

參苓白朮散作用於脾虛，但是熱氣把氣機閉住了，用木香打開嗎？不好。用石菖蒲去打開會更好，因為石菖蒲的通竅作用比木香要大得多。所以，用石菖蒲熬湯，送服參苓白朮散這個中成藥就可以了。也可以再加一點米湯，米湯是調和胃氣的。因為到了噤口痢的時候，人的食慾也會非常小，用米湯來調服這個藥也算是給人增加一點能量。

菖蒲的其他配伍

石菖蒲與熟地、黃柏一塊做成丸劑，可以治療腎虛性的耳聾。耳為心腎之竅，清竅不通則耳聾，所以要來開竅。光開竅還不行，還得補腎。熟地是補腎陰的，黃柏清腎裡面的邪火，還可以固腎。一個補真陰，一個清邪火，一個通竅，三個藥用得非常精到。所以，可用於治腎虛性的耳聾，尤其是腎虛耳聾。人在中年，四十五歲左右的時候提前吃些這樣的藥，老來可以延緩聽力不減退。

菖蒲和遠志是經常用來交通心腎的，但是不宜經常用。有時候神志昏迷、精神病、癲癇可以用它，但是不能用得太久，中病即止。因為心是喜歡收斂的，它不喜歡散。而菖蒲和遠志都是散的。遠志雖然不香，但也是辛辣的，氣味也很濃，所以還是能散的。這些藥都不能久服、不能多服。尤其是菖蒲，太香了，一香它就燥，一燥它就能散，能散人的真陰，也能散人的真陽。所以尤其是陰虛不足的人，千萬不要亂用石菖蒲，還有汗多的病人，在用石菖蒲的時候也要慎重。再有一個，石菖蒲不能犯鐵器，在熬藥的時候千萬不要用鐵勺子去攪，更不要用不鏽鋼鍋熬帶石菖蒲的藥，否則就會讓人有想嘔吐的感覺，嚴重了就讓人嘔吐。很多藥都是不能見鐵的，所以熬藥的時候要用砂鍋，或者用陶罐、瓷器的來熬，不要用金屬器皿。

昆布

昆布和海藻

「昆」就是大、多的意思。法國的法布爾寫過一本書叫《昆蟲記》。為什麼叫昆蟲呢？「昆」就是多的意思，昆蟲就是指種類繁多的蟲子，任何一種動物的種類都沒有昆蟲多。「昆」還有大的意思。「北冥有魚其名為鯤」、「鯤鵬展翅八萬里」，「鯤」和「昆」是相通的，也有大的意思。昆布，就是講海帶很像一匹很大的布，它只長在海裡面。昆布是比較硬的，也是大的，海帶要小一些，海藻就是很細的了。有些時候海帶和昆布也是相通的，也有人就把海帶叫昆布。

昆布、海帶、海藻，它們的作用很相似，都是海裡面的，味鹹，鹹能軟堅、能散結、能潤下、能除熱、能入腎。所以它們用來化頑痰、痰結會有比較好的作用。但是這不能久用，用久了就會使人消瘦。化痰就把脂肪都給消了，人就瘦了。所以經常有人問到中醫怎麼減肥，中醫減肥的方法實在是太多了。健脾促進運化，可以減肥；化痰消脂肪，也能讓人瘦；還有山楂也是讓人瘦的，山楂是消肉食的，也能消肉，看情況而用。

海藻玉壺湯及反藥的運用技巧

昆布治療一切的瘰癧、癭瘤、頑痰膠結的效果很好。但它禁忌跟甘草一起用，會有毒。這就叫「藻戟遂芫具戰草」，但也有的方子就是把海藻、昆布這些藥跟甘草一起用。《醫宗金鑑》裡有個很有名的方劑，叫海藻玉壺湯。

【海藻玉壺湯】

海藻、昆布、貝母、半夏、青皮、陳皮、當歸、川芎、連翹、甘草

不是說海藻和昆布不能與甘草一起用嗎？這裡為什麼一起用呢？因為海藻玉壺湯一般是治療上焦的，尤其是上焦非常頑固的痰結。

這種頑固的痰結，你不清楚它是寒痰還是熱痰，也不清楚是屬脾還是屬肺了。它既屬脾又屬肺，所以貝母和半夏一塊用。痰已經結在那裡了，所以要軟堅散結。海藻、昆布，鹹能散結；貝母通過解鬱化熱痰來軟堅散結。

在化痰的同時，氣的層面也要跟上，所以用陳皮、青皮來理氣、破氣，氣行則痰化。氣行，血也要行，加上當歸、川芎來行血。這就像是一場很大的戰爭，面面俱到，兼顧氣血。既然痰已經結了，勢必有熱，用連翹來清。

最後加一味甘草，海藻、昆布是往下走的，而甘草是緩的，這樣就讓海藻、昆布在人體停留的時間長一些，有的人可能會受不了，會嘔吐，又有半夏降逆止嘔。而且青皮、陳皮、當歸、川芎是行氣行血的，它們走得很快，有這些走得很快的藥，加入一味甘草不要緊。如果去掉青皮、陳皮，去掉當歸、川芎，那麼剩下的藥就有毒了，喝下去就很不舒服了。

當然，痰結久了，就會產生毒，連翹後面還可以加一味金銀花。還可以根據具體的情況來進行加減。這樣化痰結的力度就非常大了。

白芥子

白芥子是藥用芥菜結的種子，不是食用芥菜結的種子。藥用芥菜的葉子是青白色的，子是黃白色；食用芥菜的葉子是青綠色，子是紫黑色的。

白芥子的性能和用法

白芥子是辛熱的藥，入肺、胃兩經，可以通行經絡，化痰，能夠搜剔內外痰結。我們都吃過芥末，是白芥子碾成的末。吃芥末的感覺就是整個頭皮都受到刺激，它能夠走皮裡膜外。有時候，人體的痰就停留在內膜裡，半夏化不了，貝母也化不了，唯獨白芥子辛香走竄，專門走皮裡膜外，所以當痰在四肢、脅下、在各種皮裡膜外，只有用白芥子才能夠搜刮到。尤其胖的人脅下痛，用白芥子更有必要。

白芥子能走竄經絡，所以經常用它來敷貼穴位。比如摔傷了，有瘀腫，可以用白芥子搗碎，加上醋一起塗在患處，效果很好。如果直接塗抹，它的刺激性會很大，傷皮膚，可以跟雞蛋清一起調，其性就會有所緩和，就不怎麼傷皮膚了。如果不用雞蛋清調的話，就千萬不要給小孩用，小孩皮膚脆弱，很容易被灼傷。如果牙痛，可以把它敷在臉上；如果五臟痛可以將它敷在相應的穴位；如果是頭上的病，可以把它貼在腳心；如果是風濕病，也可以把白芥子貼在腳心，或者用它泡水洗腳。

三子養親湯

說到白芥子，我們又想起了經常說的一個方子，叫三子養親湯，就是白芥子、蘇子加萊菔子這三味藥。因為老年人總是多痰，而且痰藏得很深，所以用白芥子是用來化痰的；老人總是氣往上逆，所以用蘇子是來降氣；老年人的脾胃虛了，有時稍微多吃了一點就會導致食積，所以用萊菔子來消食。用這三個種子，要把它們略微炒一炒，炒香然後搗碎熬湯。

雖說是叫養親湯，是用來孝敬父母雙親的，但也不能多用，用多了就會耗氣。白芥子雖然化痰，化得沒痰可化了，它就消耗人的正氣了；蘇子雖然是降氣了，氣降得差不多了，就不能繼續降了，繼續降下去人就沒氣了；萊菔子是消食的，消完了以後就不要再消，而且萊菔子也是降氣的。多用久用，就會導致其他一些意想不到的後果。

第七章

化瘀之藥

瘀血概論

瘀血，是病理產物。當血不能正常運行的時候，就成了瘀血。瘀血是什麼樣子的呢？很容易看到。咱們吃的毛血旺，看到的豬血、鴨血，就是瘀血。這些血已經結成塊了，成了巧克力色。如果你想到這些東西是瘀血，可能再也不想吃這些東西了。

瘀血的形成

為什麼你吃的豬血已經成了瘀血了呢？因為它脫離了這頭豬，豬已經死了，血放出來了，血已經不能在動物的身上運行了，就成了瘀血，這就是「血不行則瘀」。

血遇到熱也可能瘀，比如燙傷，燙傷的地方就會發紅。血遇冷也會瘀，比如身體某個部位凍得發紫，一凍，血就行不通了，就成了瘀血。遇到跌打損傷，身上有的地方會出現青紫，這也是出現了瘀血。還有血不歸經，也會導致瘀血。血應該在它本來血管裡邊走，現在它流到血管外面來了，沒地方去了，也成了瘀血。所以導致瘀血的原因有很多，人體只要是血能經過的部位，都有可能出現瘀血。

瘀血導致的病症

瘀血會導致各種各樣的病，有很多怪病都可以從瘀血來論治。

江西的名醫羅瓚先生，有一次遇到一位青年農民，發狂一個星期了，跟《黃帝內經》講的症狀是一樣的，「登高而歌，棄衣而走」，「罵戾不避親疏」，不管是親人還是不認識的人，見了就罵。前面的醫生按照常規的治法，清火、化痰，都不管用。羅瓚先生診他的脈，脈細、澀、不數。細，是血虛；澀，是有瘀血；不數，說明沒有熱。如果是有火，就應該會是數脈，跳得很快，或者脈很大，這個人的脈不是這樣子的。他仔細地詢問，病人家屬說這個人曾經推車遠行，不慎摔了一跤，回來以後就開始發狂了。羅先生於是診斷為瘀血的發狂症，給了桃核承氣湯加上失笑散，瘀血化下來以後，狂症很快就好了。

瘀血瘀得非常多才能導致發狂，若瘀了一點點，或者瘀血的部位不一樣，導致的症狀也不一樣。很多小孩發熱，沒有感冒，也沒有吃多，也要考慮是否瘀血發熱。瘀血發熱的小孩很常見，它有哪些表現呢？比如，忽然發高熱，煩躁不安；要麼臉色發黃，其他的症狀並不明顯，都跟正常人一樣；看他的手上的指紋，比較沉，看不太清。遇到小孩發熱，有上面這些症狀，你得問他最近是不是摔倒過啊，或者說受過驚嚇。受驚嚇也會影響血的運行，產生瘀血，導致瘀血發熱。出現這種情況，可以用血府逐瘀湯，或者血府逐瘀口服液。

瘀血還有很多其他的症狀，比如面色暗黃，尤其嘴唇周圍發黃。還有，吃東西怕鹹味。為什麼怕鹹味呢？因為鹹入血，過鹹就傷血，如果很討厭吃太鹹的菜，也跟瘀血有關。

新瘀似少陽，久瘀似陽明

有的瘀血，時間非常的長，有的瘀血則是剛剛形成的。該怎麼判斷呢？有一個規律，叫「新瘀血症似少陽，久瘀血症似陽明」。瘀血剛形成的時候，症狀就像少陽病那樣，出現口苦、咽乾、目眩之類的；瘀血太久了，就有一些像陽明證。

前不久，我看一位崩漏的病人，她治了很長時間了，也是遍訪名醫，她就有很多陽明症狀。比如，以前她一直是流血的，後來經過治療一段時間，她就在下午大概五點以後就開始出血，一直出到晚上十一二點的時候才慢慢止住。陽明之熱旺在申酉，也就是下午五點以後，熱逼血出。其實這是一個久瘀症。

新瘀血症似少陽，可以用桃仁承氣湯。久瘀血症似陽明，可以用抵擋湯主之。當然，方劑不必拘守，還得根據具體情況而定。尤其是抵擋湯，其中含有水蛭、虻蟲之類的。水蛭，就是螞蟥，這味藥一般不要用。如果炮製不好的話，水蛭即使打成了粉還能復活，喝下去以後還能在你肚子裡長出小螞蟥，這是很可怕的。所以，能不用動物藥，盡量還是不要用。久瘀血症，用血府逐瘀湯，再加上丹參、三七、五靈脂、生蒲黃這樣的藥，也是可以的。

丹參

丹參是一種植物，用它的根，根皮呈紅色。紅色就會入心、入血。這個藥辛、苦，微微有些甘寒，入心、肝、腎三經，是心和心包的血分藥，能夠行血、清血。行血就是讓血動起來，行血才能活血化瘀。清血是能清血熱，因為丹參是微有甘寒的，甘寒就能清血熱。辛以潤之，苦能下行，能通利。微微有些甘寒，意味著它不會傷害人體的正氣。所以丹參是活血化瘀的一味很好的藥，它性質也非常平和。凡是遇到血崩、血痢、臃腫、各種瘡瘍，胸部、腹部的各種瘀血的積聚，凡是因為瘀血、瘀熱的，都可以用到丹參。

功同四物

老中醫有個口頭禪。「一味丹參，功同四物。」就是說，一味丹參的作用就相當於四物湯了。

四物湯是當歸、白芍、川芎、生地這四味藥。在什麼情況下，用一味丹參，作用就相當於四物湯呢？就是在有瘀血的情況下。瘀血不去，新血不生，人就會有血虛的症狀。一般的醫生就會虛則補之，補血用四物湯，但是不管用。因為瘀血不去，新血不生啊。任憑怎麼補血都補不進去。怎麼辦？就用丹參。丹參活血化瘀，把瘀血化掉，瘀血一去，新血自然就能生出來。所以一味丹參就有四物湯的功能。如果瘀血沒有化掉，反而用四物湯來補，要知道瘀血忌補，它會越補越多的。

複方丹參片

丹參是一味非常平和的化瘀的藥，運用的非常廣泛。

比如說心臟病有瘀血的，就經常用到丹參。我們都很熟悉一味藥：複方丹參片、複方丹參滴丸。在心臟病的時候經常會用到這些。

尤其是複方丹參片，它的結構非常的簡單：丹參一斤，三七三兩，冰片三錢，只有這三味藥。

丹參是活血化瘀的，用量非常的大，三七也是活血化瘀的，冰片是一味芳香的藥，芳香就能開竅，瘀血化掉了，心竅打開了，人自然就會舒服。但是這個藥不能久用，現在很多心臟不好的人，他只用複方丹參片，而且堅持用，吃了可以舒服一些，但是用得久了，確實不好。畢竟丹參是一個活血化瘀的藥，雖說「一味丹參，功同四物」，但它養血的能力很小，不能直接補血，只活血化瘀，等到瘀血化得沒有的時候，還繼續活血化瘀就傷血了。冰片也不能久用，它芳香走竄，芳香開竅，因為它走竄所以能開竅，但是它走竄的太厲害了，也能夠動氣動血，所以說這藥只能用於一時，而不可以長久的使用。

三七

三七是一味很有名的藥，它治血的力度更大，我們現在用的雲南白藥，最主要的成分就是三七。

三七的原名叫山漆，是山裡產的，能夠合金瘡，效果非常快，就像用漆把傷口黏住了一樣，血就不再流了。過去的武林高手，都是治傷的高手，身上帶的傷藥主要成分就是三七。過去在軍隊裡也會經常用到這個藥，用來療傷止血。所以，三七又叫「金不換」，並不是說它有多昂貴，而是說它作用大，能救命。

各種三七

又因為是雲南產的山漆最好，所以叫滇山漆。也許這三個字太難寫了，索性有人就寫成田三七。其實三七並不只是雲南產的好，廣西產的三七也好，廣西出產三七的地方在田林，這裡的三七也叫田三七。

三七是一味甘苦的藥，苦多一些，甘少一些，它的形狀與味道都有一點像人參，所以又叫參三七。雲南產的三七，甘甜的味道要多一些，於活血化瘀中略帶養血功能。廣西田林的三七就苦多甘少，主要用於活血化瘀。三七最佳的入藥部位是主根，一般都是奇形怪狀的，上面有很多瘤，這個活血化瘀的作用最好。主根上還有很多小根和鬚根，甘多苦少，藥力薄得多。

此外還有竹節三七，是專門來化瘀的；還有毫三七，是黃白色的，像骨頭那樣，可以用來療傷、活血、強筋壯骨。還有藤三七等，長在藤上，是三七的偽品，但也有一定的活血化瘀作用。這些三七，都不如田三七純正。

活血不傷血，止血不留瘀

三七，甘苦微溫，入肝、胃兩經，治療各種瘀血，尤其是治療金瘡、燙傷等。它可以活血化瘀，還能止血，止血又不留瘀。總而言之，它就是要讓血回到它最佳的狀態。

在一般的情況下，活血化瘀的藥，能動血，讓人出血更多；而止血的藥，它能讓血不運行，血止住了就會留下瘀血。唯獨三七，能活血又能止血，止血又不會留下瘀血，這是它的特殊作用。過去鑑別三七有一個方法，就是把豬血取出來摻入三七末，豬血全化成血水，這就見證了三七化瘀的本領。

三七的服用方法

三七能活血化瘀，還能防止出血。老年人多瘀血，老年斑就是體內有瘀血在臉上的一種標誌，所以老年人就可以經常用一些三七粉，化一化瘀。老人用雲南三七是最好的，甘甜的多一些，化瘀之中偏於養血。對於慢性瘀血，效果也好。

經常坐辦公室的人，由於缺乏運動，血行不通，也會有瘀血，需要經常化一化，常吃三七粉也很適宜。體力勞動過多，會造成勞傷，其間也有瘀血，也同樣適宜用三七。

三七最好是打成粉，直接吃下去。三七非常的堅硬，像石頭一樣，越堅硬的越好。優質的三七，砸開裡面是墨綠色的。裡面是白色就不好，要麼是毫三七，要麼是這個三七在土裡就已經死掉了，再挖出來晾乾後，就可能是發黃發白。好的三七，是活著挖出來把它晾乾的，只有這種三七，才是硬硬的墨綠色。

紅花

草紅花和藏紅花

紅花，顧名思義就是一種紅色的花。它有草紅花與藏紅花之分，二者不是同一種植物，入藥部位也不一樣，但功效相近。

草紅花，全國各地都有栽培，主要產於四川、江浙一帶。全花入藥；藏紅花並不產於西藏，而是產於希臘等歐洲國家，經由西藏傳入內地，所以叫「藏紅花」，當然，現在西藏也開始種植紅花了。藏紅花是花中小小的柱頭入藥，產量小，所以，非常珍貴。

紅花的性能與用量

紅花味辛、甘、苦，性溫。溫性，就能夠行血散血。如果瘀血是因為血熱結成的，就要用一些涼性的藥來散瘀，如丹皮之類；如果瘀血的熱象不明顯，就要用到紅花了。溫就能通，溫就能散，溫就能夠走動。而且紅花是花入藥，諸花皆主散，花作為藥材一般都有散的作用，紅花散血。紅花在用量上非常的講究，有用到三四錢（的相當於十克到十二克），有的用七八分（相當於二克），有的只用二三分（相當於一克），總體說來，紅花就是多用則破血，少用則養血。

當紅花用三到四錢的時候，辛溫的力度就非常的強大了，它能夠使血運行起來，並且讓瘀血散開，所以它經常配跟蘇木來逐瘀血；在婦科上，跟肉桂一起用，可以治療女子因為寒導致的閉經；與當歸、川芎一起使用，還能治遍身的刺痛，或胸腹的刺痛。刺痛往往是因為有瘀血，這都是取紅花活血的作用。如果只用七八分，是取紅花芳香味辛，疏肝氣的作用。如果只用兩三分，那它的作用主要是入心，散心火。所以用量不同，它的作用也不同。在一些特殊的場合，紅花還可以用得更多，這樣它散血的作用會更大。

草紅花以顏色清紅者為佳，其中不宜夾雜過多黃色的花瓣，黃色的都是因為採收過早。

藏紅花

通常，我們用草紅花，效果就會非常好，沒有必要非得用藏紅花。藏紅花太貴了，而且也有它適用的範圍，它養血的作用大一些，祛瘀的作用要小一些。很多書講藏紅花「久服令人心喜」，就是說這個藥吃久了就會讓人高興。因為它打開了心竅。而且，當人在身體好的時候更加容易高興，在身體不好的時候就會多一些愁苦。

藏紅花還能治療心臟、神志方面的一些問題，這些問題又跟血有關。

在外科，就像武門的傷科的一些祕方裡面會用到藏紅花。為什麼呢？一般來說，中國功夫的打鬥，受傷主要是內傷，瘀血停留在體內。其實在這些方子裡面，有大量活血化瘀或養血的藥，而藏紅花可以在活血化瘀和養血之間起到調和作用。

藏紅花顏色是紅紫潤澤的，放一點點在水裡面，會浮在水面上的，但是它會有一個紅絲往下垂，然後再慢慢的散開來，這才是真正的藏紅花。你用色素，或者其他的紅花，是不會出現這種奇觀的。

桃仁

桃仁配紅花

說到紅花我們又會想到桃仁，桃仁紅花經常一塊用。

用來入藥的桃仁是用野桃子，那種桃子比較小，桃核卻比較大，而且很難砸開，桃仁也很硬，這種桃仁才是比較好的。

桃仁入肝、肺、大腸經，味苦辛。辛能入肺，苦能往下走，辛苦開泄，能夠泄瘀血。它還有甘味，能緩肝氣、生新血。

所有的仁都能潤燥，走大腸，通大便，桃仁能促使瘀血從大便排出。更進一步說，桃仁能走六腑，祛六腑瘀血。所以，我們經常講，桃仁入六腑，紅花走五臟，要治五臟六腑的瘀血，紅花桃仁是常用的一對藥。

而且，桃仁是仁，是沉降的；紅花是花，是發散的。也是相得益彰。

在四物湯的基礎上加上紅花和桃仁，叫桃紅四物湯，四物湯養血，桃仁紅花破血化瘀。化瘀要以消耗一定的血作為基礎，所以配合四物湯養血；而且四物湯還能把桃仁和紅花引到血分，更好的發揮作用。

生生之氣能辟邪

看到桃仁我們就會想到桃木。道家用的桃木劍可以辟邪。有人說，桃木是紅的，紅色就可以辟邪，其實這倒在其次，主要是桃木有春天的生生之氣。桃花開得早，而且開得比較盛，它的生生之氣是很旺的。到了夏天，尤其是在雨後，桃樹的皮只要破一點，就會流出很多樹脂，這是桃膠，也是一味藥。能流出這麼多桃膠，也都是因為它的生生之氣。桃木的生生之氣比一般的樹旺得多。所以，桃為五木之精英。生生之氣旺就能辟邪，因為邪氣是不正之氣，生生之氣是正氣，一正壓三邪。

桃樹的生生之氣主要集中於桃仁，這是因為它要封藏精華，以備下次發芽之用。一顆小桃仁要長出一棵大桃樹來的，所以，桃仁的生生之氣會更旺。桃仁能入肝，肝也是有生氣的。所以，它能夠逐瘀血，生新血。同時它的生生之氣讓新血更快地生成。

桃仁也能夠辟邪。所以，有的有神智方面病的人，說見到了鬼，從生理上講這些病都是跟肝血的瘀結有關。瘀血在六腑，就會導致妄知妄見，一會說見到鬼了，一會自己發狂了，這種情況，咱們在辨證論治的基礎上，就要用到桃仁。桃仁把瘀化掉以後，人自然也就清醒了，這些鬼也就見到得少了。這又是桃木辟邪驅鬼另一層面的含義。一個是它的生生之氣，一個是它的化瘀作用。

蒲黃

蒲黃的性能

蒲黃是水生植物香蒲的花粉。香蒲生在水裡，夏天結出像蠟燭那樣的東西，裡面是絨，表面有粉，那粉取下來就是蒲黃。那絨在我們那裡叫刀割絨。被刀割了，用蒲黃的絨敷上，很快就能止血，不會化膿，要是敷得好的話連傷疤都不會留。很多人家都會準備一些。

蒲黃是黃色的粉末狀，用的時候要單獨包煎，否則會讓藥液變得渾濁。蒲黃生在水裡，有涼性，是一個甘涼的藥，入心、肝、脾三經。前面我們講的那麼多活血化瘀藥，沒有入脾經的，唯獨蒲黃入脾經，它通過入心、肝之經，達到脾經；同時它氣味芳香，也能夠醒脾。因為入脾經，它才有一些特殊的作用。它能涼血、活血、散血，能夠散除血熱，對各種損傷也有一定療效。

蒲黃有生蒲黃和炒蒲黃之分。生蒲黃就是直接用花粉，炒蒲黃就是把花粉略微的清炒一下，不加任何輔料，炒到黃褐色。雖然只是略微炒了一下，但是它的性質就發生了很大的變化。雖然都是活血化瘀，但是生蒲黃性質比較滑，能夠破血、消腫、行血；經過炒，性質就澀了，不滑了，止血的作用就要強一些，也能散瘀，但以止血為主。炒過後，入脾經的能力就強化了。所以炒蒲黃經常會與一些補脾的藥一起用。老是出血，最後就會歸結到脾不統血，另一方面還要健脾。炒蒲黃經常與健脾藥物一起用，達到止血的效果，這叫統血歸元，加大了脾統血的作用。讓血到它該去的地方。

失笑散

蒲黃通經脈，能夠止痛。有一個名方叫失笑散。

【失笑散】

五靈脂、生蒲黃

失笑散是治痛的，而且是治久痛的。顧名思義，用過失笑散，能讓人啞然失笑。本來痛得很難受，會愁眉苦臉，吃了藥就笑了，說明很久的痛消失了。當然，久痛通常與血瘀有關，即使痛不是因瘀血引起的，痛得久了也會形成瘀血。通則不痛，痛則不通。是什麼不通呀？要麼是氣不通，要麼就是血不通。氣不通久了，血自然也不通。血不通，氣也會不通。所以，久痛有瘀血。把瘀血化掉，不痛了，病人就啞然失笑了，這就要歸功於失笑散。

久痛入絡，五靈脂、生蒲黃都是通絡脈的，對瘀血比較久的，這兩味藥效果會比較好。它不僅僅局限於治痛，瘀血很久可以不痛，不痛也可以用五靈脂、生蒲黃。在這裡它的功能就不是治痛，是化瘀了。失笑散在有的情況下用五靈脂和炒蒲黃，這要視情況而定。

五靈脂也是化瘀的藥，入肝經血分。五靈脂是寒號鳥的糞便，有點黏，結成塊的為好。糞便類的藥可以往下走，也就是迅速地引血下行。它在人體內停留的時間也不會太長，能迅速地從大便當中排出體外。此時，瘀血也會隨大便一起出來的。吃過活血化瘀的藥後，大便變黑，是好事，說明有些瘀血正在通過大便排出。

不管什麼痛，多數與肝有關，與氣有關。久痛用失笑散，新痛則用金鈴子散。金鈴子散也是由兩味藥組成的：川楝子、延胡索。延胡索既通血分也通氣分，行血也行氣，主要還是以行氣為主，兼有化瘀的作用。

化瘀的藥還有很多。比如益母草，益母草並不是只有女性能用，男性也可以用，它可以涼血。還有比如乳香、沒藥，主要用來化下焦的瘀血，還可以強筋壯骨。這些藥就不作重點介紹了。

第八章

消積之藥

積，有積累的意思。言下之意是，體內的積是日積月累形成的一些東西。它們也是痰和瘀血形成的，它們導致氣血不能周流，繼續生痰、生火，給人體造成各種不適，最終甚至危及生命。

氣經常不能周流就會形成痰，如果痰在體內長期存在，再加上體內有一些邪火邪熱，把這些痰越烤越焦，又沒有及時的排出去，那麼就在體內形成了痰積，甚至形成了痰核。

血不行則成瘀，瘀血久了，又形成了乾血。《金匱要略》就講到乾血癆，用大黃蟄蟲丸來治。

不管是痰積還是血積，依然是要化痰、化瘀、散結，一邊養一邊化，這在前邊我們已經講過。化痰積，用浙貝母、天花粉之類，浙貝有散結的作用，能化掉積累了很久的痰結。還有必要加一些軟堅的藥，因為痰結已經結的很堅硬了。鹹以軟堅，用海藻、昆布、海蛤之類。血結也是這樣的，用化瘀的藥慢慢來化，加軟堅、消磨之劑，最好用血肉有情之品、蟲蟻搜剃之法。我們在化痰、化瘀藥中都已經講過了。

還有一些積，是因為飲食不節、菸酒過度產生的，我們今天主要介紹這些。

山楂與消食積類藥

食積，是因為食物不消化導致的積滯。說到食積，我們馬上就會想到大山楂丸，其主要成分是山楂。

山楂消肉積

山楂是一種喬木，全國各地都有，以北方產的最好，所以開方常寫「北山楂」。

山楂入肝、脾、胃三經，它的性質是酸、苦、甘、溫，有消磨剋化的作用。它能消磨食物，但它主要是能消磨肉食，一般吃多了肉就要用山楂來消化它。山楂有大、小兩種，很小又很緊的那種適合入藥。小而緊的酸多、苦多，性溫，大的山楂甘甜的味道多一些，苦酸的味道略微小一些，尤其是苦味要小一些，這種就是我們平時吃的山楂，用來做糖葫蘆的。所以，藥用山楂和食用山楂還略有區別，但它們的作用都是相似的。

山楂入藥用，一般要去核。山楂核也是一味藥，它的作用和山楂比較相似，也有化食消積的作用，還能治疝氣，能催生。山楂酸能入肝，能消肉食，消脂肪。脂肪其實是一種痰，山楂也能化痰。山楂入肝，入肝就是入血，因為肝藏血，所以山楂還能化瘀。把山楂炒黑，就成為焦山楂，它不僅能化食積，還能化瘀血。人如果暴飲暴食久了，也容易在腸胃中形成瘀血，用焦山楂非常適宜。

在平時也有很多場合下能夠用到山楂，比如說，家裡宰了一隻老母雞，老母雞營養價值比較高，但有一個缺點，就是肉太老，燉不爛，那麼怎麼辦呢？在調料裡邊加一點山楂，肉就容易燉爛了，而且味道也好，吃了也容易消化。當然不要放的太多，太多就影響味道。

兒科常用藥

小孩偶爾吃一些山楂，是有好處的。首先，肝體陰而用陽，小孩的肝陽比較旺，酸味能夠對肝陽有制約作用，還能養肝陰。這就避免了肝木剋脾土。小孩的肝木比較旺而脾土比較虛，木剋土，導致脾氣大而食慾差，所以要養肝之體，瀉肝之用。小孩往往比較喜歡酸的，因為他的身體需要酸味；當然，也因為山楂具有消導化食的作用，小孩如果吃肉吃得多，山楂是必用的一味藥。

山楂還能鬆肌肉。治小兒的疝氣會用到山楂。健康的小兒一般是不會有疝氣的，有疝氣一方面是因為厥陰經有寒，另一方面也是因為氣血不能周流。體內寒熱不均，厥陰經有寒，氣行不通就成了疝氣了。所以要溫厥陰經，行氣，還要稍微化化瘀。我們可以用山楂來化瘀，再加一味小茴香，小茴香辛溫，可以溫肝經行氣。把這兩種藥打成粉，做成小丸，用米湯服下，治偏墜的疝氣效果會特別好。有的醫生會用補中益氣湯，但是光用這個是不行的，依然要辨證論治。小茴香和山楂是一個對藥，可以單用，也可以根據具體情況加進別的藥裡面。

總之，治一個病不止一個方法。同樣一個病也有許許多多的可能性，不要因為教科書上沒講就排除了這種可能性。現在的教科書上對一個病的分析往往太簡單，導致有人認為中醫是治不好病的。其實你仔細去分析，在用藥的時候再靈活一些，本來有很多在別人那裡治不好的病就可以被你治好。所以說，沒有治不好的病，只有治不好病的郎中，這話是有道理的，學中醫的人要拿這句話來自勉。

還有小孩的痘、疹，尤其是痘，一旦發黑，往往就不是什麼好現象，那麼也經常在辨證論治的基礎上在方裡邊加入山楂和紫草。紫草是入血分的、化瘀的，山楂也入血分而化瘀，還能鬆肌肉，使毒能夠清透出來，所以山楂是兒科經常用的一味藥。

山楂的禁忌

當然，山楂也不是人人都適用。如果脾虛，吃肉又不多，沒有肉積，就不要用山楂了。千萬不要看到一個什麼東西好就趕緊去吃，吃很多很多，這樣就物極必反。尤其有些人是素食的，從來不吃肉，人又長得比較瘦，這時就千萬不要吃山楂，在這種狀況下，山楂只能去消磨胃本身，吃久了，人反而不愛吃飯了。即使是那種食用的大山楂，也不要吃得太多，吃太多容易上火，畢竟山楂溫肝、溫血分。

炒稻麥芽

炒稻麥芽是用來消米麵食的，吃多了米飯、饅頭、麵條，導致的食積，可以用炒稻芽、炒麥芽、神曲之類的藥來消。

炒稻麥芽沒有必要同時用，如果說他是吃多了飯，那就用炒稻芽，是吃多了饅頭、麵條，就用炒麥芽。為什麼要用這個呢？過去做飴糖的，就是《傷寒論》建中湯所用的飴糖，一般在冬天買，是米黃色的。它從米裡邊煉出來的、特別的黏，安徽叫板糖。冷的時候還很脆，可以把它敲開，等拿到手裡了，受了潮或受了熱，馬上就變黏了。它是從米或麥子裡邊提煉出來糖，是稻子和麥子的精華。做飴糖的人家做完飴糖以後，鍋裡、還有一些器具上肯定都黏滿了糖，就用炒稻麥芽來洗，就很容易洗乾淨，為什麼呢？同氣相求。炒稻麥芽就能夠化稻子和麥子。用科學的話語來講，當稻子和麥子發芽的時候，它產生了某種酶，能夠迅速分解自身的蛋白質或澱粉。

生稻麥芽就有生發之性，所以，尤其是生麥芽，經常用來疏肝。當病人不想吃飯又有肝鬱，還不適合用柴胡的時候，疏肝就得用生麥芽。麥子剛發芽的時候，還是有生生之氣的，炒過之後，它的生生之氣依然在，炒黃了它又焦香入脾。一則生生之氣入肝，二則焦香之氣入脾，兩者加起來，足以消導米麵在人體裡面的積滯。

神曲

神曲是通過發酵得來的，它的主要成分是麵粉，裡面加了赤小豆、杏仁、青蒿、蒼耳、野蓼等熬的汁，放在一起發酵。等上面長了黃色的霉以後，再晾乾保存，保存年頭越久越好。

它相當於酵母片，也是用來消食的。因為酵母片也是發酵過的東西，雖然後來有人研究說酵母片裡面的酵母菌都是死的，但是死的酵母菌也有作用，依然能夠發酵。食物到肚子裡後成了食積，死死地積在那裡排不出去。一發酵它就變鬆了，就容易化了。用神曲就是為了讓積滯變鬆，以便更好地排出去。

我們不從細菌的角度去看問題，那是一種微觀的角度。中醫從宏觀的角度去看問題。畢竟是同氣相求，不僅是酵母菌在起作用，我們甚至可以說，正是因為有發酵這個過程才產生了酵母菌，而不是有了酵母菌才有了發酵的這個過程。

化酒積

酒喝多了，會產生酒積，這是一個無形的東西，它也會以痰、濕熱、血熱等形式存在。化酒積的藥有：葛根、葛花和枳椇子。

葛根和葛花

葛是一種植物，它的藤非常長，這意味著它的根必須有很強大的輸布養分的能力。藥店裡賣的葛根會被切成丁，我們可以看到葛根的橫斷面上有很多小孔。在植物生長的過程中，這些小孔裡面都是汁，是津液。正是通過這些小孔，葛根把從地下吸收來的水分往上輸送，輸送給長長的葛藤，這就意味著葛根能夠行津液。而且葛根還有升騰的性質，能鼓舞胃氣升騰，所以它能升陽散火、解肌。人要出汗，靠的是胃氣，胃氣振奮起來，陽氣升發了，火也就順勢散掉了。

酒毒能讓脾氣下陷，讓胃中產生濕熱。脾氣下陷可以用葛根來升它，胃中的濕熱可以通過鼓舞胃氣，讓它往外升散，把胃的陽氣鼓動起來，胃中的濕熱自然容易化掉。

葛花是葛藤開的花，是一串一串的，紫色的小花，紫色入肝，而諸花皆散，葛根和葛花一個是入胃的，一個是入肝的，都有升散的作用，都解酒毒。它們有相通的地方，也有不同的地方，要根據具體情況來用。葛根和葛花都是往上升的，能夠把酒毒散去，還能增強人體自身的運化作用，讓這些酒毒和濕熱消失於無形。

枳椇子

解酒毒，僅有升散的還不行，還要有往下降的藥，這就是枳椇子。枳椇子是一種植物的種子，形狀與棗仁相似。這種植物是喬木，主要產於我國的中部，結的果實像雞的爪子一樣，在沒成熟的時候是青色的，等到秋冬季節變成金黃色的，會非常甜，非常的好吃，枳椇子就結在這「雞爪子」的末端，又叫金鈎子、雞距子，入肺、脾、胃三經，味甘，能生津液、除煩、解酒毒。

枳椇子本身有解酒毒的作用，它能讓酒毒的熱往下走，然後通過大腸排出去，所以又有人說它能去胸膈上的熱，還能潤五臟、利大小便。去胸膈上的熱是因為它降火，潤五臟是因為它是一種核，味甘，比較油潤。它自身有解酒毒的作用，還能通過調動人體的機能，進一步實現解酒的這一個目的，但是它本身解酒的作用還是主要的。

據說，如果你家旁邊有一顆枳椇子樹，你家釀的酒都沒有別人家釀的香，質量都沒有別人家那麼好。要是不相信的話，你可以用枳椇子打碎，泡一點酒，嚐嚐這個酒是什麼味道，是不是味道感覺不對。

枳椇子味甘，入藥也不能用得太多，畢竟酒客不喜甘，用得太多太久的話就會助濕熱，生蛔蟲。

解酒毒之藥的用法

如果長期喝酒導致酒毒的積滯，就要用這些解酒的藥。這三種藥可以同時用，也可以根據具體情況，用其中的一種或者幾種。如果大便稀就不要用枳椇子了，枳椇子能讓大便更稀。如果血壓比較高，那麼葛根就該慎用。

長期喝酒的人病了，即使後來他不喝酒了，也得經常用這幾味藥。當然正在喝酒的人，吃一點葛花、枳椇子也有解酒的作用。這些藥不能喝多，喝多了就沒有用了。如果總是一邊喝酒一邊用枳椇子、葛花解酒毒，那就把你的身體當成酒和藥的戰場了。用人體做為戰場，總是會有損耗的，到最後身體對這兩種東西都適應了，藥和酒就並行不悖，它們就不會去給你解酒毒了。

以前我經常跟人說，在喝酒之前可以喝點葛花、枳椇子。後來我就不說了，因為很多人都依賴這個了。每次喝酒前都喝藥，後來酒量大增，喝酒一多，藥等於沒喝，不醉不罷休。這樣藥就沒有一點用了。古人講用藥如用兵，其實有很多層的含義。第一層的含義用藥就像用兵那樣，兵不在多而在精。要排兵布陣，知人善用。另一方面，這兵是不能輕易用的，戰爭是不能輕易發動的，因為大炮一響黃金萬兩，既要花錢又要死人。藥也不能輕易用，即使要用也要省著用、節約著用。葛根、枳椇子這些解酒的藥也是如此，只有到了不得已的時候才用。如果把它當成日常用的一種東西，那麼就違反了用藥的原則。這不是違反了小原則，而是違反了用藥的基本原則。

化菸積

講到酒積，自然就有人問：抽菸抽得多了，有菸積嗎？

吸菸是要吸進肺裡的。吸一口菸，把它含在嘴裡，然後把它吐在衛生紙上，你會看到紙上有一層黃褐色的東西，這可能就是所謂焦油一類的。現在是吐出來了，如果不吐出來，這些東西全都吸進肺裡了。所以，經常吸菸的人會吐菸痰，這種痰是灰色的或者是褐色的，這是好事，因為痰在往外排；但也是壞事，它說明你的肺裡面有很多的菸積，雖然在排，但是排不淨。所以遇到這樣的病人，也要給他進一步地化掉。用什麼呢？這就不是一味藥能夠解決的問題了，得用一個方子，叫「千金葦莖湯」。

前面講過，千金葦莖湯是孫思邈《千金方》裡的，叫葦莖湯，現在叫千金葦莖湯是說明它的出處。千金葦莖湯是由四味藥組成的，有蘆根、冬瓜子、桃仁、薏苡仁。它本來是用來治肺癰的。肺癰有程度之分，當菸痰積在肺裡邊也會導致肺氣壅滯，這也是某種意義上的肺癰，所以用千金葦莖湯來滌蕩。

千金葦莖湯中，蘆根是生津的，冬瓜子是降的、潤的，桃仁能化瘀，還能通肺。為什麼用桃仁呢？因為當瘀積久了的時候，就會傷及血分，產生瘀血，桃仁同時通肺、通大腸，還通肝。薏苡仁能把肺裡的邪往下引。這四味藥用來化上焦的熱痰，效果都會非常好。上焦之所以會有熱痰，是因為肺被壅滯住了。那麼，用千金葦莖湯一方面化上焦的熱痰，一方面滌蕩肺裡面不好的東西。當然還可以加上魚腥草，魚腥草是一味清熱解毒的藥，有消壅、排膿的作用，也有洗肺的功能，能把肺裡邊一些不好的東西給洗滌出來。還可以加上栝蔞皮、浙貝母，這些是用來化痰的。浙貝母有軟堅散結的作用，尤其是它入肺，能夠降肺氣，能散肺裡邊的痰結。這些藥一起才能把裡邊的菸積給去掉。因此吸菸的人咳痰了，可以隔一陣子，或者辨證論治，在治其他病的基礎上把這些藥加進去。

化果菜之積

草果化果菜之積

有人問，水果蔬菜吃多了會不會有積滯呢？也會有。

蔬菜的「蔬」，就是一個草字頭下面一個疏通的「疏」，蔬菜有疏通的作用，能疏肝、疏通腸道。但物極必反，蔬菜吃得太多，它就不疏了，也會積在那裡。此外，蔬菜、水果，本身就帶有寒濕，當你涼著吃這些東西的時候，容易導致寒濕困脾。脾為濕土，得溫則運，太寒了，它就不運了。脾苦濕，蔬菜、水果能助濕，這都容易導致脾的運化不利。怎麼辦呢？

化果菜之積，有一味藥就是草果。前面已經講過，這是一味辛溫的藥，芳香怡人，走中焦。辛可以散濕，溫可以祛寒，芳香醒脾，辛溫健脾，它能加強脾的運化功能。用草果化果菜之積，依舊是根據這些原理。所以說，用藥要合理，合乎自然之理，它就有效。

思想與自然

很多人都說，學好中醫，還是要回到經方，所以《傷寒論》比《內經》要好的多。其實，冷靜地想起來，這個是尋找方子的人說的話。我覺得，《內經》和《傷寒論》兩者都要重視，尤其要重視《內經》。有人學習中醫是在尋找方子，那麼《傷寒雜病論》必然是他最好的選擇。經方只要對證，效如桴鼓。如果你學醫是在尋求醫道，那麼《內經》是最好的選擇，它讓你明白自然之理，明白生理、病理。然後去格物致知，熟悉藥性，勤修苦練，在此基礎上開出方子。

《傷寒論》也是運用《內經》開方子的一個很好的範例，如果以《內經》為基礎去明理，那麼你開出的方子，方方都是經方。雖然可能你開出的方子，在《傷寒雜病論》裡面沒有，但是也會像《傷寒雜病論》的經方那麼有效。《傷寒論》是一部經典，是「道」。但是我們別忘了老子還說過一句話，叫「道法自然」。《內經》不但是講醫道的書，還是一部講自然的書，它教我們怎麼去認識自然。

我舉一個例子吧。《內經》中，黃帝曾經這樣發問：為什麼冬天人哪裡都感覺冷，唯獨臉不冷呢？臉上不用穿衣服。這個問題是我五歲的時候問父親的一個問題。當我讀《黃帝內經》，黃帝竟然也問到這個問題，我看到就非常想笑，同時也非常的感動。像這樣的發問在《黃帝內經》中還有很多，《黃帝內經》就是像一個孩子一樣，以純真的心態來發問，然後用聖人一樣的智慧來回答。它沒有讓我們將它的每一句話奉若神明，它只是教我們面對自然的一個正確的姿態，首先要有孩子一樣的好奇和驚喜，同時又要有伏羲畫八卦一樣，去取象比類，用自己的思想、想像去囊括萬事萬物，把一切現象都看做一個自然過程，把一切問題都看做是一個自然的問題，也要用自然的方法去解決，它們都是自然的。

這幾天網路上有人問我，他長了疥瘡、身上各處都有。他去醫院買了硫磺軟膏。醫院的大夫告訴他，硫磺軟膏必須塗滿全身，不管這地方長了疥瘡還是沒有長，必須全部塗上。他不明白為什麼要全部塗上。哪裡長了塗哪裡不行麼？我就問他，你不全部塗上，那疥蟲不就會往沒有塗藥的地方跑麼？沒有長的地方不是一樣會起疥瘡麼？就好像小區投放蟑螂藥，必須同時投放，不然沒有投放藥的人家就會有蟑螂了。這是個什麼道理啊？這就是自然的道理，裡面沒有什麼醫學的定律，沒有什麼高深的說法，就這麼簡單。你全身都塗，疥蟲就全部殺死了，好的地方不塗，疥蟲就遷徙了，好的地方就會長新的疥瘡了。所以我們學習中醫藥，要學會用自然的思維來思考問題。《傷寒論》作為一部臨床的經典，是一個很好的範例，但是如果把它放在自然的大背景下去考察的話，把眼光放寬一點，不局限於方子，我們學習中醫的眼界會更廣，所以要以思想去治病，而不要以方子去治病，有思想的方子才是活方子，當然這種思想不是教條的思想，而是自然的思想，是活潑的思想。

結語

結語

方藥之道到這裡我們就全部講完了，我們講的藥也不是太多，肯定是掛一漏萬，還有很多方藥沒有講到，甚至有很多非常重要的方藥沒有講。某一味藥的藥性也還沒有講全，甚至有的還會有一些差錯，這些都是難免的，也請大家包涵。但是話又說回來，這些具體的知識，我們都能從書本裡面學習到，以前有一個說法，就是老師要給學生一些乾貨。不知道這種說法大家同意不同意，反正我是不同意的。乾貨就是菜市場上那些茄子豆角一曬，乾了就是那些。你買回家用水一發就可以用了。但乾貨都是死的，乾貨用水來發，發的再多也只有那麼多，畢竟課堂上的時間也少，他給你再多乾貨，也是有限的。所以給乾貨還不如給一些鮮活苗，把這些苗栽在我們心中，讓它長成大樹。

所以我們講這個課，不僅僅要追求有乾貨，還要試圖把盡可能多的正確思想方法，也就是中醫的傳統的思想方法體現出來，去影響大家，這是最重要的。當然很多的思想方法在現代科學的影響下，大家都不重視了，都不相信了。有很多傳統，很多習俗，中醫裡面的很多講究，現在都不講究了，大家都忘了，我爭取盡量把這些東西講出來。我認為這才是比較重要的東西，也是別人不多講的，所以我多強調一點。

在講具體藥物的時候，我們的方法、體例也不一樣，有的是從經典入手，有的是從具體屬性入手，有的則是從應用入手。這些都是在啟發大家的思路。

思考中藥：純中醫思維下的方藥入門課
作者：唐略
本書由學苑出版社經大前文化股份有限公司正式授權
中文繁體字版權予楓書坊文化出版社

思考中藥

出　　版／楓書坊文化出版社
地　　址／新北市板橋區信義路163巷3號10樓
郵 政 劃 撥／19907596 楓書坊文化出版社
網　　址／www.maplebook.com.tw
電　　話／02-2957-6096
傳　　真／02-2957-6435
作　　者／唐略
審　　定／楊世敏
企 劃 編 輯／陳依萱
總　經　銷／商流文化事業有限公司
地　　址／新北市中和區中正路752號8樓
網　　址／www.vdm.com.tw
電　　話／02-2228-8841
傳　　真／02-2228-6939
定　　價／450元
初 版 日 期／2019年2月

國家圖書館出版品預行編目資料

思考中藥 / 唐略作 . -- 初版 . -- 新北市 : 楓書坊文化 , 2019.02
面； 公分

ISBN 978-986-377-445-7（平裝）

1. 中藥學

414　　107020823